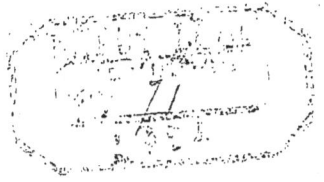

DES

# MÉTAMORPHOSES

## DE LA SYPHILIS.

# DES
# MÉTAMORPHOSES

DE LA

# SYPHILIS.

## RECHERCHES SUR LE DIAGNOSTIC

DES MALADIES QUE LA SYPHILIS PEUT SIMULER

ET

SUR LA SYPHILIS A L'ÉTAT LATENT.

## PAR PROSPER YVAREN,

DOCTEUR EN MÉDECINE DE LA FACULTÉ DE PARIS.

*Facies non omnibus una,*
*Nec diversa tamen, qualem decet esse sororum.*
(OVIDE, *Métam.*)

PRÉCÉDÉES DU RAPPORT FAIT A L'ACADÉMIE IMPÉRIALE DE MÉDECINE.

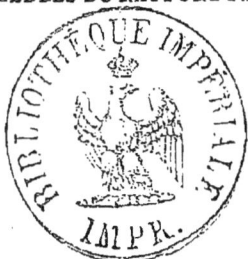

# A PARIS,
## CHEZ J.-B. BAILLIÈRE,

LIBRAIRE DE L'ACADÉMIE IMPÉRIALE DE MÉDECINE,
Rue Hautefeuille, 19.

A LONDRES, CHEZ H. BAILLIÈRE, 219, REGENT-STREET;
A NEW-YORK, CHEZ H. BAILLIÈRE, 290, BROADWAY;
A MADRID, CHEZ C. BAILLY-BAILLIÈRE, CALLE DEL PRINCIPE, 11.

1854

AVIGNON, TYPOGRAPHIE DE FR. SEGUIN AÎNÉ, RUE BOUQUERIE, 13.

—

—

## RAPPORT.

*Des métamorphoses de la syphilis. — Recherches sur le diagnostic des maladies que la syphilis peut simuler, et sur la syphilis à l'état latent*, par le docteur Prosper YVAREN (d'Avignon). (*Rapport* de MM. Gimelle, Lagneau, et Gibert, *rapporteur.*)

Avec cette épigraphe :
*« Facies non omnibus una,*
*« Nec diversa tamen, qualem decet esse sororum. »*
(*Métamorphoses d'Ovide.*)

« PARMI la multitude de maladies auxquelles l'espèce humaine est condamnée à payer un douloureux tribut, il en est, dit M. Prosper Yvaren, que le monde poursuit de sa réprobation et qu'il marque du sceau de l'infamie. Elles sont devenues un objet d'épouvante et de dégoût ; on en rougit comme d'un vice ; on les désavoue comme on ferait d'une mauvaise action... »

En tête de ces maladies honteuses, l'auteur place le mal vénérien. En est-il donc encore réellement ainsi dans la province reculée qu'habite notre confrère ? Il y a déjà à Paris un certain temps que nous avons secoué de pareils préjugés. Peu s'en faut qu'on n'en soit venu chez nous à un excès contraire. Vous vous rappelez tous, Messieurs, quelques-unes des exhibitions qui se sont fait jour jusqu'à cette tribune... Je crois, pour ma part, que le *progrès* que je signale pourrait être poussé un peu moins loin.

Quoi qu'il en soit, l'auteur, convaincu des nombreux désordres produits dans la société par la propagation incessante de la syphilis, convaincu notamment de la fatale influence que cette maladie exerce sur la dégradation physique des populations, s'élève avec force contre les abus engendrés par la négligence, l'incurie, aggravées encore sous l'influence de certaines théories modernes, et signale les suites dangereuses de l'abandon à eux-mêmes des phénomènes primitifs, les conséquences fatales des traitements palliatifs, et tout à fait insuffisants, qu'on leur oppose trop souvent. La disparition des premiers accidents entraîne fréquemment une sécurité trompeuse, et tôt ou tard, le mal, temporairement dissimulé, fait explosion sous une forme ou sous une autre, et amène des désordres qu'il n'est pas toujours facile de rattacher à leur véritable source.

Ce sont ces sortes de métamorphoses, si propres à égarer le praticien, que l'auteur a entrepris de révéler, et qui ont fait l'objet des nombreuses et intéressantes recherches dont se compose le volumineux travail que nous avons eu à examiner.

D'après M. Prosper Yvaren, ces métamorphoses que subit trop souvent la syphilis, ces déguisements qu'elle emprunte, égalent presque en nombre les espèces morbides de nos cadres nosologiques. Or, jusqu'ici, très-peu d'observateurs ont entrevu quelques-unes de ces formes insolites de la syphilis ; aucun n'en a fait l'objet d'une étude suivie et spéciale, de manière à en offrir le tableau complet. M. Prosper Yvaren s'est efforcé de combler cette lacune autant que le lui permettaient ses propres observations, jointes à celles qu'il a relevées, au nombre de plus de cent, éparses dans un grand nombre d'écrits, où elles avaient été insérées dans un tout autre but que celui que notre auteur s'est proposé dans son intéressant mémoire.

Selon Sauvages, une foule de maladies diverses, et même des maladies fébriles, peuvent être produites par le virus syphilitique.

D'après Hufeland, il n'y a pas une seule maladie chronique dont la maladie vénérienne ne puisse revêtir les apparences.

Mais, d'autre part, il ne manque pas d'auteurs modernes

qui ont cherché à révoquer en doute la syphilis larvée et protéiforme de leurs prédécesseurs ; et bien qu'aujourd'hui une
réaction peut-être exagérée en sens contraire, paraisse sur le
point de s'opérer, il faut du moins reconnaître que ce sujet
est resté fort obscur, et que les incertitudes, les difficultés et
les méprises y abondent.

Pour mon compte particulier, et bien que j'aie eu occasion
de traiter un très-grand nombre de vénériens, surtout de
ceux attaqués de syphilis secondaire et constitutionnelle, je
n'ai guère rencontré de syphilis larvée que sous la forme de
névroses ou de cachexies lymphathiques ou pulmonaires.
N'omettons pas de noter à ce propos que la phthisie proprement dite, une phthisie tuberculeuse tout à fait réfractaire
aux antisyphilitiques , peut très-bien coïncider avec la cachexie vénérienne, et même être amenée secondairement par
cette cachexie. Quant à la lésion du foie, signalée dans ces
derniers temps par un jeune observateur, cette reproduction
d'une ancienne hypothèse, appuyée de nos jours sur de prétendus caractères anatomiques, ne me paraît pas encore bien
solidement établie.

M. Prosper Yvaren étudie, dans un premier chapitre, les
maladies du système nerveux que la syphilis peut simuler.
C'est en effet dans cette classe d'affections que les observateurs de tous les temps ont eu le plus souvent l'occasion de
reconnaître la syphilis larvée, et surtout d'appuyer sur les
résultats favorables du traitement la certitude du diagnostic.

L'auteur s'occupe d'abord de la céphalalgie ou céphalée
qui se montre souvent au début d'autres formes syphilitiques,
coïncide la plupart du temps avec des lésions plus ou moins
caractéristiques , mais peut aussi exister seule pendant un
temps plus ou moins long , et devenir alors d'un diagnostic
très-difficile. Les principaux caractères qui servent alors à
établir ce diagnostic, sont les suivants :

1° La violence de la douleur ; 2° la durée plus ou moins
prolongée du mal ; 3° le retour ou l'exacerbation nocturne

de la douleur ; 4° l'incurabilité par les remèdes ordinaires ; 5° enfin, le rapide amendement sous l'influence de la médication spécifique.

La première observation rapportée dans ce chapitre, est tirée de la pratique particulière de l'auteur : la douleur de tête simulait une névralgie occipito-frontale.

Dans la deuxième, également propre à l'auteur, la syphilis simulait le tic douloureux de la face.

La troisième observation, empruntée à B. Bell, est un exemple de céphalée vénérienne qui a persisté trois ans sans lésion matérielle appréciable du crâne.

Dans la quatrième observation, tirée des *Centuries* d'Amatus Lusitanus, le mal simulait une névralgie oculo-sincipitale.

La cinquième observation est empruntée à Baillou : la céphalalgie s'accompagnait de carie des os du crâne.

L'auteur cite ensuite des exemples d'odontalgie, de névralgies intercostale, brachiale, sciatique syphilitiques. Ce paragraphe se termine par une observation empruntée à M. Baumès, observation dans laquelle la syphilis larvée déterminait des accidents nerveux très-divers.

Les maladies convulsives syphilitiques, et en premier lieu l'épilepsie, sont étudiées avec soin. Le plus ordinairement, la syphilis larvée épileptiforme s'accompagne de lésions du crâne qui deviennent la cause directe des accès convulsifs. Mais il peut arriver aussi qu'aucune lésion apparente ne se montre, et que la syphilis simule l'épilepsie idiopatique, comme le prouvent, entre autres, deux observations publiées par Cullerier (l'ancien), dans le *Journal de Médecine de Sédillot*.

Les circonstances suivantes sont signalées par l'auteur comme propres à éclairer le diagnostic de l'épilepsie syphilitique :

1° L'absence des causes ordinaires de l'épilepsie ;

2° L'âge où se produit l'invasion de l'affection convulsive;

3° L'invasion nocturne des accès ;

4° La coexistence des phénomènes syphilitiques caractéristiques.

Dans les chapitres qui suivent, l'auteur cite des observations de tétanos, d'aliénation mentale, de paralysies diverses, et notamment d'amaurose, de paraplégie, que l'on a dû rapporter au vice syphilitique.

Dans un appendice au chapitre des névroses syphilitiques, M. Prosper Yvaren rappelle l'opinion de Jos. Frank sur la possibilité de voir l'infection vénérienne donner lieu accidentellement à des accès de fièvre intermittente, et il emprunte à Gardan, à Baillou, à Deidier, à Bosquillon, et à divers autres observateurs, des faits et des remarques propres à étayer cette opinion. Il ajoute à ces faits la triste observation de notre malheureux confrère Hourmann, chez lequel la syphilis, après avoir provoqué des accès fébriles fugaces, simula plus tard une lésion organique cérébrale.

L'auteur passe ensuite en revue les lésions diverses des appareils des sens, telles que le coryza, l'ophthalmie, l'otite syphilitiques.

Existe-t-il en effet, comme le prétend M. Yvaren, des affections gastro-intestinales que l'on puisse regarder comme syphilitiques ? Les quelques faits que l'auteur emprunte à M. Baumès, à la clinique du professeur Andral et à sa propre pratique, tendraient à faire admettre que diverses souffrances abdominales, le plus ordinairement jointes à d'autres accidents, peuvent être entretenues par la syphilis larvée, et céder au traitement méthodique de celle-ci.

M. Yvaren admet encore un rhumatisme et une goutte syphilitiques, dont il distingue soigneusement l'arthrite blennorrhagique, bien connue de tous les praticiens.

Mais dans ce chapitre, comme dans quelques-uns de ceux qui précèdent, peut-être l'auteur a-t-il eu le tort de réunir à quelques faits plus caractéristiques les cas où les accidents qui peuvent simuler la goutte ou le rhumatisme n'ont qu'une durée de quelques jours, par exemple, et ne peuvent être considérés tout au plus que comme les prodromes de l'éruption d'une syphilis.

L'auteur étudie ensuite la tumeur blanche syphilitique, maladie que nous avons déjà eu l'occasion de signaler, à l'occasion du mémoire de M. Richet (*), dans notre compte rendu des concours de prix.

Le chapitre suivant traite de la rachialgie syphilitique, rachialgie qui peut présenter tous les symptômes du *mal de Pott*.

En tête des lésions viscérales que peut simuler la syphilis larvée, l'auteur place la phthisie laryngée et pulmonaire. Bien que cette forme de la syphilis puisse entraîner la mort, il n'est pas rare de voir des malades qui avaient été jugés incurables, et même désespérés, comme atteints de phthisie tuberculeuse, et qui ont dû un rétablissement complet et assez rapide à la médication spécifique.

Déjà, il y a deux cents ans, Schenkius, de Grafemberg, publiait, dans son recueil d'observations curieuses, un exemple remarquable de phthisie syphilitique guérie par l'usage de la salsepareille. L'auteur de l'observation reconnut le caractère du mal, tant aux antécédents qu'aux douleurs nocturnes des membres qui accompagnaient la phthisie, et entreprit avec succès un traitement spécial, après que d'autres médecins eurent déclaré le cas désespéré et tout médicament inutile.

On sait que Morton regardait comme assez commune la phthisie vénérienne. Vous avez entendu ici notre honorable collègue M. Lagneau, affirmer que, dans sa longue pratique, il avait vu un assez grand nombre de cas de ce genre. Moi-même, assez récemment, j'en avais un sous les yeux dans mes salles de l'Hôpital-Saint-Louis : bien que le malade, affecté d'ailleurs d'une syphilide papulo-tuberculeuse sur les membres et d'exostoses aux tibias, fût, depuis plus de vingt ans, sous l'empire d'un mal qu'il avait toujours négligé ; bien qu'il fût arrivé à un état d'émaciation extrême, qu'il eût éprouvé une

---

(*) *Mémoire sur les tumeurs blanches*, par le docteur A. Richet, avec planches. (*Mém. de l'Acad. de médecine. Paris*, 1853. t. XVII. p. 249.)

toux fatigante, des vomissements, des hémoptysies considérables..., nous avons entrepris la cure par les frictions mercurielles convenablement ménagées, et cet état si grave et si alarmant s'étant sensiblement amélioré, le malade a voulu sortir et reprendre ses occupations habituelles.

J'ai signalé chez ce malade l'hémoptysie (qui d'ailleurs datait de plusieurs années et ne s'était pas reproduite depuis); ce symptôme ne se retrouve pas, ou se retrouve à peine dans les observations citées par M. Yvaren, de telle sorte que l'absence de l'hémoptysie lui paraîtrait un des caractères accessoires qui peuvent servir à différencier la phthisie vénérienne de la phthisie ordinaire.

L'auteur, après avoir passé en revue les faits qui se rattachent à l'asthme, à l'angine laryngée œdémateuse, aux affections du cœur et aux anévrismes, dans lesquels on peut reconnaître, ou du moins soupçonner une étiologie syphilitique, arrive à étudier les lésions du viscère où la plupart des auteurs du xvi^e siècle plaçaient le siége principal de la syphilis constitutionnelle : je veux parler du foie.

Tout récemment, notre éminent collègue, M. Rayer, n'a pas hésité à attribuer à la cachexie vénérienne certaines altérations du foie révélées par la nécropsie. (*Traité des maladies des reins. t.* ii. *p.* 486.)

On sait assez qu'un autre observateur a publié, depuis, des faits d'anatomie pathologique qui lui paraissent des exemples de lésions vénériennes du foie, chez le nouveau-né.

Le temps nous apprendra si ce retour aux opinions des écrivains des xvi^e, xvii^e et xviii^e siècles, est justifié par des observations suffisamment probantes.

Plus d'une fois, la syphilis larvée s'est montrée sous les apparences du squirrhe et du cancer.

Deux cas de squirrhe des mamelles par cause syphilitique sont empruntés par l'auteur à la *Nosologie* de Sauvages.

Il rapporte ensuite plusieurs exemples d'ulcères ou de tumeurs diverses simulant le cancer, et cédant au traitement spécifique, après avoir résisté à toutes les autres médications.

Le chapitre cinquième offre un résumé général des recherches relatives au diagnostic des métamorphoses de la syphilis.

Dans ce chapitre, où l'auteur passe en revue les circonstances capitales des nombreux faits qui ont servi de base à son travail, le titre de *Syphilis larvée* ou de *Métamorphoses de la syphilis* se trouve tout d'abord justifié par cette remarque générale qui ressort de l'étude des faits, savoir, que dans plus de la moitié des cas le médecin, induit en erreur par de trompeuses apparences, avait d'abord méconnu la nature syphilitique de la maladie. Ajoutons que celle-ci s'est montrée rebelle à toute médication qui n'attaquait que la forme, ou du moins n'en a reçu qu'une modification passagère, tandis qu'en général, elle a cédé rapidement dès qu'on a eu recours au traitement spécifique.

Une autre remarque générale importante, c'est que, dans 35 cas sur les 125 relatés dans le mémoire de M. Prosper Yvaren, aucun traitement mercuriel antérieur n'avait eu lieu, et que, dans 31 autres, il n'y avait eu que des essais de traitement irréguliers et incomplets. Dans 11 cas seulement, les premières manifestations de la syphilis avaient été méthodiquement traitées.

Le volumineux travail de M. Prosper Yvaren, dont nous n'avons pu qu'esquisser à grands traits les chapitres principaux, se termine par une sorte d'appendice qui traite de la syphilis à l'état latent. On sait qu'une théorie moderne s'efforce de révoquer en doute cet état qui a existé indubitablement dans un assez grand nombre des observations rapportées par l'auteur.

« Il est démontré, dit-il, que le principe de la vérole peut rester dans le corps un certain nombre d'années, sans y déceler sa présence par des signes apparents; il y sommeille, mais il y vit; il y existe en un mot à l'état latent. »

Un fait curieux à rapprocher de celui-là, c'est la possibilité de l'infection, par voie d'hérédité, d'enfants qui naissent de parents jadis infectés, mais actuellement exempts de tout symptôme vénérien appréciable. L'auteur cite deux exemples de ce cas ; j'en avais moi-même un tout récemment sous les yeux dans mes salles de l'Hôpital-Saint-Louis.

La cause la plus commune du passage de la syphilis à l'état latent est sans contredit l'abus, si commun de nos jours, de ces traitements incomplets ou palliatifs, qui dissipent les symptômes actuels sans opérer une guérison radicale, et le peu de sévérité qu'on apporte généralement dans le régime. On sait assez cependant que, dans plusieurs cas, il a suffi d'un régime sévère pour dissiper les accidents les plus graves de la syphilis, soit primitive, soit surtout consécutive. M. Prosper Yvaren insiste avec raison sur ce point si important du traitement des maladies vénériennes. Je suis très-convaincu pour ma part que c'est au régime seul qu'il faut attribuer plusieurs des cures rapportées à tort à certains médicaments qui ont joui d'une grande vogue, tels que la salsepareille et le gaïac par exemple, regardés longtemps comme des spécifiques de la syphilis, et encore aujourd'hui investis d'une sorte de renommée populaire qu'exploitent les charlatans et les industriels sous le titre de robs sudorifiques, de sirops, d'essences, etc.

D'ailleurs, comme l'a dit avec raison un auteur qui joignait certainement une grande sagacité pratique à des théories un peu aventureuses (Swediaur) : « C'est toujours un point de jugement pratique des plus délicats de connaître si la vérole est radicalement guérie. » C'est aussi là ce qui explique comment, chez des sujets même en apparence méthodiquement traités, il peut y avoir ultérieurement des accidents consécutifs qui viennent révéler la persistance du mal, pallié mais non guéri.

Le travail consciencieux, et aussi complet qu'il peut l'être en ce moment, de M. Prosper Yvaren, sur un sujet à peine ébauché jusqu'ici dans les traités les plus récents sur la matière, est un écrit tout à fait hors ligne, tant par son étendue que par sa nature. Je voudrais qu'il fût au pouvoir de l'Académie d'en provoquer, ou du moins d'en encourager la publication dans un but d'utilité publique.

N'osant entrer dans une voie aussi insolite, j'insisterai du moins pour qu'on rende à l'auteur toute la justice que méritent d'aussi laborieux efforts.

M. Prosper Yvaren s'est déjà fait connaître au public médical par de sérieux et importants travaux.

Il a le premier, à ma connaissance, révélé le caractère apocryphe des prétendus statuts de la reine Jeanne, au xive siècle, apportés en preuve de l'existence de la syphilis à cette époque, antérieure d'un siècle et demi à celle fixée par les partisans, au nombre desquels je me range, de l'opinion de la nouveauté de la syphilis. (*)

Il a publié, il y a quelques années, une traduction élégante et fidèle, *en vers français*, du poëme latin de Fracastor sur la syphilis.

D'après toutes ces considérations, il me paraît avoir tous les droits possibles à être agrégé à cette savante Compagnie.

Je n'hésite donc point, Messieurs, à soumettre à votre sanction les conclusions suivantes :

1° Une lettre de remercîment sera adressée à l'auteur, avec invitation à publier l'intéressant ouvrage qu'il a soumis au jugement de l'Académie.

2° Le manuscrit restera déposé honorablement dans les archives de la Compagnie.

3° M. Prosper Yvaren (d'Avignon) sera désigné pour être inscrit sur la liste des candidats à la future commission chargée de préparer une nouvelle élection de membres correspondants.

(Les conclusions du rapport sont mises aux voix, et adoptées à l'unanimité.)

---

(*) On peut voir dans mon *Manuel des maladies vénériennes* (aux pièces justificatives), le passage relatif à ces statuts.

# INTRODUCTION.

Parmi la multitude de maladies auxquelles l'espèce humaine est condamnée à payer un douloureux tribut, il en est que le monde poursuit de sa réprobation et qu'il marque du sceau de l'infamie. Elles sont devenues un objet d'épouvante et de dégoût ; on en rougit comme d'un vice ; on les désavoue comme on ferait d'une mauvaise action. La honte qui leur sert de cortége, écarte d'elles jusqu'à la charité.

De ce nombre : l'épilepsie, la folie, les écrouelles, la gale, et surtout le mal vénérien.

Qu'un malheureux tombe sur la voie publique, frappant et ensanglantant la terre de sa tête convulsée, la foule recule, et le contemple de loin avec une curiosité pleine de répugnance et de terreur. C'est à peine si quelque bon Samaritain se hasardera à pousser du pied, en passant, un peu de sable ou quelques brins de paille sous la tête de l'épileptique moribond.

Qu'un fou s'échappe de la prison qui lui sert d'asile et qu'il vague par la ville, aussitôt hommes, femmes, de le harceler de sarcasmes provocateurs et d'insultantes risées ; les enfants, de l'assaillir de pierres ; et cela, au sein des nations civilisées, plus barbares sur ce point que les peuples sauvages, chez lesquels la pitié pour l'homme privé de raison, s'élève jusqu'au respect et au culte.

Les écrouelles : quel opprobre pour celui qui en est atteint ! Leur nom seul n'est-il pas devenu si hideux, que chacun s'applique à le taire?

La gale : elle règne en souveraine dans nos manufactures; elle est endémique dans nos casernes. Quelle puissance du jour s'est abaissée à s'en occuper? On a inventé des appareils ventilateurs pour assainir les ateliers industriels; on passe au lait de chaux les dortoirs de nos prisons ; mais la peau des ouvriers, mais les mains de nos soldats, un vent ministériel a-t-il soufflé pour en expulser *l'acarus?* une eau officielle s'est-elle jamais épanchée pour laver et dissoudre les croûtes psoriques?

La maladie vénérienne enfin, celle qui fait le sujet de ce Traité : celle-là, ce ne sont pas les hommes d'État, les tuteurs de la santé publique, les économistes seuls qui devraient l'étudier, la combattre, et attacher à son extinction la gloire de leur vie : la société tout entière devrait réunir ses efforts pour écraser ce grand destructeur, *cette mort chronique* de la race humaine, pour extirper cette lèpre immonde d'autant plus dangereuse, qu'elle porte ses coups dans l'ombre, et que, comme le mauvais principe, *homicide dès le commencement, homicida ab initio (Joan.* VII. 44.), « elle agit sur le possible, tue ce qui n'existe point encore, et ne cesse de veiller sur les sources de la vie pour les appauvrir et les souiller. » (1)

Ce mal, le genre humain l'a laissé multiplier ses ténébreuses attaques, et répandre ses poisons dans les veines de chaque peuple, de chaque famille, j'allais presque dire de chaque individu !

Est-il, en effet, un seul père qui, à l'aspect d'un si terrible fléau, n'ait tremblé pour la santé de son fils; une mère qui n'ait versé de secrètes larmes sur des souffrances dissimulées, les seules pour lesquelles sa main n'ait aucun baume à préparer?

_____

(1) De Maistre, *Soirées de St-Pétersbourg*, *t.* 1. *p.* 55.

Et nul gouvernement n'a osé encore évoquer cette question de la syphilis au grand jour de la publicité, la clouer au pilori d'une enquête officielle, l'élever à la hauteur d'une question d'hygiène publique, de salut social !

Loin de là, on se garde d'en prononcer le nom. On réduit les hommes de l'art eux-mêmes à déguiser la chose sous d'atténuantes périphrases; et quand le mal s'attaque à d'indigentes victimes, on est allé, en s'armant d'une hypocrite délicatesse, jusqu'à leur fermer sans commisération la plupart des asiles ouverts aux plus grandes misères, aux plus épouvantables maux. S'il est vrai que l'on ne frappe plus de verges ceux que la vérole a infectés, qu'on ne les menace plus de la hart, qu'on ne les chasse plus des villes, il n'en est pas moins vrai qu'on les laisse à la porte des hospices; on les refoule sur la population où ils vont propager, éterniser le mal. O pudeur des nations corrompues ! On craint que l'octroi d'un grabat ne devienne un encouragement à la débauche !

On dirait que cet ostracisme à l'égard de la syphilis gagne quelquefois ceux mêmes qui, par état, ont mission de la combattre. J'ai connu des médecins, et des plus en renom, qui se hâtaient de renvoyer à des confrères plus humbles les vérolés de leur clientèle. Ce ne sont pas là les exemples que, dans leur pratique comme dans leurs écrits, nous ont transmis nos ancêtres hippocratiques. Ouvrez le moins complet de leurs traités sur l'art de guérir, vous y verrez quelle large part, dans les trois derniers siècles, ils ont réservée à l'étude et au traitement de la *lues venerea*, et avec quel zèle, quel saint amour de l'humanité ils se sont voués de leur personne à lutter contre le fléau, et à chercher les moyens d'en paralyser les ravages ou d'en étouffer la semence.

Sur bien des points, ils ont tout fait; sur quelques-uns, ils nous ont laissé beaucoup à faire. Trois siècles ont accumulé sur cette partie de la science des matériaux nombreux. Aux médecins vraiment dignes de ce nom, le soin d'explorer la mine et d'en tirer les richesses qu'elle renferme. Aux hommes de science, à quelque branche des connaissances humaines qu'ils aient appliqué leur génie, le devoir, l'impérieux devoir de nous venir en aide, et de généraliser les conquêtes de notre spécialité.

Dans le problème de la perfectibilité humaine, tout ne gît pas dans une plus ou moins bonne répartition de la fortune et du travail. Ce n'est pas là uniquement qu'on doit chercher à circonscrire le progrès. Donnons-lui pour complément l'amélioration de la santé, l'accroissement des forces physiques, le développement de l'intelligence et le perfectionnement de l'âme ; élevons d'un égal degré vers le mieux, vers le bien, l'être organique et l'être moral. S'il est nécessaire d'assurer à l'homme le pain de chaque jour, il n'importe pas moins d'éteindre en lui les vices du cœur et de guérir les plaies du corps. Oui, autant de gloire s'attachera à déraciner de la substance matérielle de l'agrégat humain le germe d'une maladie, qu'à arracher de la portion spirituelle un mauvais instinct.

Certes, s'il est une plaie qui s'étende plus vive, plus opiniâtre sur toute la race humaine ; s'il est un mal qui la frappe d'une dégradation de plus en plus apparente, c'est sans contredit la maladie vénérienne. Depuis qu'elle est venue mêler au sang des peuples modernes son virus délétère, une tendance au *rabougrissement*, qu'on ne saurait nier, s'est manifestée chez eux.

Parcourez nos arsenaux, voyez les armures des temps chevaleresques : nos épaules ne sont plus taillées pour elles. Ces épées, ce bouclier, ces haches, ces massues, quelle main oserait y toucher aujourd'hui ? Nos bras en seraient écrasés.

L'abandon des exercices corporels, l'introduction des

armes à feu, la mollesse des habitudes nouvelles, ne peuvent à eux seuls expliquer le contraste de la force d'alors avec la faiblesse d'aujourd'hui. La taille de nos conscrits s'abaisse de plus en plus, les cas de réforme se multiplient d'année en année. D'où vient cette décadence ?

Il y a là des inconnues à dégager. La syphilis n'est-elle pas un des agents de cette dégradation physique ? Je n'hésite pas à répondre par l'affirmative, car j'ai la conviction que nulle cause n'y contribue plus largement.

Je n'ignore point que, de nos jours, l'opinion générale considère la vérole comme déchue de sa virulence primitive : on en est venu à la croire tombée, par sa bénignité, au rang d'un ennemi sans importance, et dont il est permis de dédaigner les coups.

Cette croyance erronée est un danger de plus : elle entraîne les malades à un laisser aller funeste, les médecins à une déplorable condescendance.

Sous le prétexte que maintenant la syphilis n'est plus accompagnée, comme dans les premières années de son apparition, d'un cortége d'accidents primitifs formidable, on s'endort sur la foi d'une apparente mansuétude ; on n'oppose d'ordinaire à ses premières manifestations aucune espèce de traitement, ou bien (et ceci arrive dans la majorité des cas), on ne se soumet qu'à une médication insuffisante, que quelquefois la rapidité même d'un apparent succès fait promptement abandonner. On regarde surtout comme trop lourd et comme inutile le joug, autrefois si patiemment supporté, d'un régime austère et prolongé ; rarement se résout-on à consulter un médecin : c'est bien assez d'avoir recours au pharmacien. Le plus souvent, on se soigne d'après ses propres lumières, ou à l'aide de l'expérience personnelle d'un ami.

Nonobstant cette incurie et cette imprudente légèreté, les symptômes primitifs disparaissent : ils semblent donner

2.

raison à la croyance commune par leur hâtive terminaison.

Il est inutile, pour les hommes de l'art, de faire remarquer que les choses sont loin de se passer toujours ainsi, et que les cas ne sont pas rares où des chancres phagédéniques, gangréneux, détruisent une partie de la verge, où des bubons s'abcèdent pour ne plus se fermer, où l'inflammation gonorrhéique altère l'œil en quelques jours, et le frappe d'une incurable cécité, etc.

Cette réserve faite, convenons que les symptômes primitifs s'amendent, en général, assez rapidement.

Le signe apparent de la vérole n'existe plus, cela suffit au malade ; il se croit irrévocablement guéri, et agit en conséquence ; mais l'affection persiste : un travail morbide s'opère à l'intérieur ; les fluides de nos vaisseaux s'imprègnent du principe virulent ; les molécules des parties solides se combinent avec lui, l'organisme tout entier en est profondément modifié : *fit morbus totius substantiæ.*

La vérole est devenue constitutionnelle ; les accidents secondaires éclatent. Alors surviennent ces ulcères qui détruisent les membranes, les chairs, les cartilages et les os ; ces chancres qui dévorent la gorge, le nez, les yeux, et peuvent n'épargner aucun organe ; ces nombreuses syphilides, dont quelques-unes creusent dans le derme de larges et hideux sillons, et laissent après elles d'indélébiles cicatrices ; toute la série enfin des désordres consécutifs dont nous n'aurons que trop l'occasion de reproduire le lugubre tableau, ou, pour me servir de l'énergique expression de Storck, d'exposer le drame plein de péripéties : *Hoc modo lues venerea suam ludere solet tragœdiam, ubi ipsius virus sanguinem ingressum corrumpit penitus, et solidas etiam partes ex integro destruxit.* (1)

A cette époque de la maladie, quel contraste entre ses

(1) Storck, *Præcepta medico-practica. t.* ⅠⅠ. *p.* 240.

débuts et ses suites? de quelles souffrances le malade ne paie-t-il pas la bénignité de sa première blessure? Que de difficulté dans le traitement, que de fréquence dans la rechute? Ce n'est pas trop de toutes les ressources que l'art et le tact peuvent inspirer à un médecin habile et dévoué, et de la soumission la plus absolue, de la persévérance la plus opiniâtre de la part de la victime; pour triompher des atteintes redoutables de la syphilis confirmée : ulcérations, gommes, carie, etc.

La cure est difficile, alors même que les manifestations morbides portent le cachet patent, irrécusable de l'affection vénérienne.

Mais cette physionomie à elle, ces traits qui lui sont spéciaux, ces formes caractéristiques, la vérole constitutionnelle peut s'en séparer ; elle peut s'en dépouiller pour revêtir l'appareil symptomatique d'autres maladies, et se produire au dehors *dégénérée, larvée, masquée, etc.*

En présence de ces *métamorphoses*, l'erreur est facile. Le coup d'œil le plus exercé prend le change, le diagnostic s'égare, le mal s'accroît, les périls du malade redoublent. En vain le médecin combat-il par des armes énergiques l'insidieuse maladie qui se dresse devant lui : les agents les plus sûrs échouent; il frappe l'ombre, il n'atteint pas la réalité. Trompé par une illusion, il s'épuise à la poursuite d'un simulacre.

Méconnue, la syphilis larvée peut devenir incurable ; elle peut occasionner la perte d'un organe, la ruine du corps entier, la mort même.

Un résultat funeste peut aussi avoir lieu : l'infection se transmettre d'un père à son enfant; car la syphilis est dans quelques gouttes de sperme comme dans tout l'organisme. L'*aura seminalis* en porte le germe.

Les métamorphoses que trop souvent subit la syphilis, les déguisements divers qu'elle emprunte, égalent presque en nombre les espèces morbides de nos cadres nosologiques. Parvenir à la démasquer, c'est, dans la plupart des cas, en rendre la guérison possible.

Mais à quels signes alors la reconnaître ? Par quels indices trahira-t-elle sa personnalité ? Quelles ressources enfin l'art possède-t-il pour arracher le masque dont elle se couvre ? Questions ardues ! problème d'une fort grande obscurité !

Des centaines de volumes ont été publiés sur la maladie vénérienne. Peu d'auteurs ont entrevu quelques-unes de ses formes insolites, aucun n'en a fait l'objet d'une étude suivie.

C'est à ce point inexploré du domaine syphilitique que j'ai consacré mes recherches. Les matériaux que j'ai rassemblés et mis en œuvre, ont pour but d'offrir une réponse aux questions que j'ai posées, de pousser l'investigation, sinon jusqu'à la solution définitive du problème, au moins jusqu'à une approximation satisfaisante ; d'aider enfin un plus heureux que moi à trouver le mot de l'énigme, s'il ne m'est pas accordé de le présenter moi-même. *Non tam metam figam quam animos iis addam, qui feliciore ingenio præditi ad hoc opus posthac se accingent, quod jam ego imperfecte molior.* (1)

Si j'insiste sur les difficultés de la tâche que je me suis imposée, ce n'est point pour donner plus de prix à mes efforts, plus de valeur à ce travail (loin de moi une telle pensée!) mais seulement pour concilier à mon œuvre quelque sympathique bienveillance, et adoucir les rigueurs d'une critique à laquelle je dois d'avance me soumettre.

Un hasard fort remarquable m'ouvrit, dans ma pratique, il y a quelques années, la voie de cette étude. Je donnerai plus bas, dans tous ses détails, l'intéressante observation qui a été comme le premier jalon de la route que

(1) Sydenhamus, *Præfatio.*

j'ai parcourue. D'autres faits, recueillis aussi dans ma clientèle, sont venus en assez grand nombre s'ajouter au premier. Je ne les relaterai pas tous : je bornerai mon choix
à quelques-uns d'entre eux, préférant appuyer mes conclusions sur les faits que j'ai trouvés épars dans les auteurs,
où ils étaient destinés à un tout autre usage que celui pour
lequel je les ai colligés. J'en ai relevé plus de cent. Beaucoup, et des plus importants peut-être, ne se sont point offerts à moi.

Sans doute, dans ce champ immense, j'ai simplement
glané ; mais si ma récolte est insuffisante, puissé-je au moins
avoir amassé quelques grains, qui, je l'espère, iront, dans
des mains plus habiles, tomber sur un terrain plus fécond,
mieux travaillé, et y produiront une moisson abondante !

Je borne là ces observations générales. En terminant
cette introduction, il me reste à dire que, pour remplir plus
complétement le cadre que je me suis tracé, j'ai dû, après
avoir décrit la syphilis sous ses masques d'emprunt, la
poursuivre jusque dans son état latent. La seconde partie
de cet ouvrage traitera de la maladie considérée à ce dernier point de vûe.

# DES
# MÉTAMORPHOSES
## DE LA SYPHILIS.

—

## PREMIÈRE PARTIE.

## RECHERCHES SUR LE DIAGNOSTIC

### DES MALADIES QUE LA SYPHILIS PEUT SIMULER.

La connaissance des insidieux déguisements de la syphilis, de ses nombreuses métamorphoses, n'est pas chose nouvelle : son caractère protéiforme a été signalé sous le nom de *vérole déguisée, de maladie vénérienne larvée : Lues venerea larvata.*

Dès longtemps un auteur, je ne me rappelle plus lequel, avait, à ce sujet, posé la règle trop absolue : *In omnibus morbis tenacibus suspicanda est lues venerea.*

C'est aussi en vue des formes captieuses de cette maladie que Baillou a dit d'une manière plus restreinte et plus juste: *Quoties remediis consuetis morbi non profligantur, ad* καχοηθειαν, *Galeni consilio, est recurrendum.*

Il fallait que cette transformation eût été connue de bonne heure des gens du monde, pour que, il y a déjà deux siècles, Bossuet laissât tomber du haut de la chaire évangélique ces étranges et énergiques paroles : « Les tyrans ont-ils jamais inventé des tortures plus insupportables que celles que les plaisirs font souffrir à ceux qui s'y abandonnent ? Ils ont amené dans le monde des maux inconnus au genre humain ; et les médecins enseignent, d'un commun accord, que ces funestes complications de symptômes et de maladies qui déconcertent leur art, confondent leur expérience, démentent si souvent les anciens aphorismes, ont leur source dans l'amour des plaisirs. » (1)

Cependant, lorsque j'ai voulu, avant d'exposer mes propres recherches, analyser les travaux de mes prédécesseurs sur la maladie vénérienne considérée au point de vue spécial de ses *métamorphoses*, je n'ai trouvé, dans les ouvrages anciens, comme dans les traités les plus modernes, dans ceux du moins que j'ai eus à ma disposition, que des faits isolés, des chapitres insignifiants ou fort incomplets. Nulle part les observations n'ont été rassemblées, comparées les unes aux autres, soumises enfin à ce choc de discussion qui seul peut faire jaillir de nouvelles lumières. On s'est généralement retranché dans une simple nomenclature des maladies dont la syphilis est suspectée de devenir la cause efficiente.

Par des citations prises dans quelques auteurs, je crois devoir indiquer, dès à présent, quelles ont été les idées de mes devanciers sur le point de doctrine que j'entreprends d'élucider, et quelles seront les matières que j'aurai à traiter.

*Non dantur quatuor luis gallicæ species*, dit Paracelse, *sed amplius centum, omnes vero sibi affines.*

*Miasma venereum hoc habet proprium, ut omnes morbos immutet, velutique in formam aliam transformet et novos morbos ingeneret. Hinc prodierunt miræ pestilentiæ, pleureses, febres, eaque de causa immedicabiles, sæpius repetentes.*

*Omnes morbi venerei latent in semine interdum foris*

(1) *Sermon contre l'amour des plaisirs*, 1er *point.*

*intra eunt, faciunt dolorem articulorum, artericam, scia-
ticam, podagram, chiragram, etc.*

*Complicatur etiam lues gallica cum hydropisi, para-
lysi, catarrho, ictero, gonorrhœa, morbo caduco, et
menstruo, interdum inter se plures veluti miscentur.* (1)

*Mitis per vices fit lues gallica, ita ut patiens sospitem
se habeat; hinc paulatim corpus distemperatur, morbus fit
incognitus, obscurus, nec a medico, nec a patiente pro morbo
venereo judicatur, sicque medendo difficillimus.* (2)

*Lues venerea, semel recepta in corpus, difficulter postea
deletur ejus character; adhibitis specificis mitescit, sed non
exstinguitur. Imo post triginta et plures annos, sub specie
aliorum morborum reviviscit, et medicos decipit, causam
morbi ordinariam putantes, cum revera tamen ab excitato
noviter venereo fermento dependeat.* (3)

Selon Sauvages, « la fièvre tierce, la fièvre quarte,
les aphtes, le tic, le tétanos, le priapisme, l'asthme,
l'angine, l'obscurcissement de la vue, la douleur de
poitrine, la goutte, la sciatique, la dysécée, la surdité,
la paraplégie, l'épuisement, le coryza, la salivation, la
gonorrhée, la goutte sereine, la perte de l'odorat, l'hémiplégie, la douleur des os, la céphalée, l'ophthalmie, la
dysurie, l'étisie, l'éléphantiasis, la teigne, peuvent être
produits par le virus syphilitique. » (4)

« Les douleurs de tous les membres, les insomnies,
les inquiétudes dans les jambes, la chute des cheveux et

---

(1) Aureolus Theophrastus Paracelsus. *Lib. de Chirurg. p.* 11, *de
Morb. gall.* 1, 5. *De Impost. p.* 151, *et alias.*

Ce curieux passage *du plus fou des médecins*, n'en paraîtra pas
moins remarquable, si l'on veut bien se rappeler que Paracelse fut un
des premiers à traiter avec de prodigieux succès la maladie vénérienne par le mercure, dont on suppose que Bérenger de Carpi lui
avait fait connaître les vertus.

(2) B. C. de Jovellina.

(3) G. Baglivi. *Opera omnia. l.* I. *p.* 95.

(4) *Nosol. Méthod. t.* X. *p.* 55.

des poils, les lassitudes, la maigreur, les indigestions,
les dévoiements, la jaunisse, les inflammations des yeux,
la goutte sereine, la cataracte, les fistules lacrymales,
celles au périnée et à l'anus, celles qui surviennent à certains abcès, la difficulté d'endurcir un cal après qu'une
fracture a été bien réduite et bien retenue ; tous les ulcères du nez, des paupières, de la gorge, du fondement et
du poumon, en un mot toutes les maladies peuvent avoir
pour cause la vérole ; et si peu de gens sont de ce sentiment, c'est que peu de gens observent. »

« Cette maladie n'a point de prescription : elle paraît et
disparaît ; elle cause un symptôme, il s'évanouit, il en
succède un autre : c'est un protée. » (1)

« La maladie se présente sous des formes tout à fait
insolites, comme si elle avait pris un masque, et il n'y a
pas une seule maladie chronique dont elle ne puisse ainsi
revêtir les apparences. » (2)

« Les maladies chroniques les plus variées, même les
plus opposées, peuvent n'être que des effets et des formes
de la syphilis occulte. Des paralysies et des spasmes, l'hypocondrie, des flux et des obstructions, l'étisie et l'hydropisie, peuvent être de nature syphilitique, et incurables par
tout autre moyen que par le mercure. On ne saurait donner trop d'attention à ce sujet, surtout parmi certaines classes de la société, et dans les grandes villes, où la syphilis
est devenue très-générale : il répand souvent du jour sur
des maladies chroniques opiniâtres. » (3)

Conformément à ces vues, Frank, dans ses *Praxeos
medicinæ universæ præcepta*, a ajouté au chapitre de

(1) J. L. Petit. *Traité des maladies des os*, ch. xv, *de l'exostose et de la carie.*
(2) Hufeland. *Manuel de médecine pratique, p.* 484.
(3) *Le même, loc. cit. p.* 500.
Voyez aussi Selle, *Médecine clinique*, t. i. *p.* 231. Swédiaur, t. ii. *p.* 42.

presque chacune des maladies qui y sont traitées, un paragraphe où la maladie est considérée d'une manière spéciale,
en tant qu'elle se rapporte à une origine syphilitique.

Ces idées sages et toutes pratiques, paraissent avoir en
Allemagne un cours général parmi les médecins.

En France, sous l'empire de l'esprit de scepticisme et
de négation qui a dominé la première partie de ce siècle, et
qui n'a pas plus épargné la médecine que les autres branches des connaissances humaines, les opinions de nos prédécesseurs sur la syphilis larvée, ont été fort négligées,
violemment suspectées d'illusion, d'hyperbole, ou totalement rejetées; elles sont tombées aujourd'hui en désuétude.

Voici ce que contient, relativement à cet objet, le manuel,
d'ailleurs si complet, de M. le docteur Gibert sur les maladies vénériennes :

« L'amaurose, le bourdonnement d'oreilles, la surdité,
l'anosmie ou perte de l'odorat, la dépravation ou perte
du goût, ont été mentionnés par quelques auteurs comme
pouvant être produits par une syphilis constitutionnelle,
indépendamment de toute lésion apparente et caractéristique propre à expliquer le symptôme. Nous ne savons pas
jusqu'à quel point une pareille opinion est fondée, et sans
prétendre la rejeter, nous la mentionnerons ici pour mémoire. »

« De toutes les névroses attribuées au vice syphilitique,
l'amaurose serait celle que nous aurions le plus de disposition à admettre. Car nous avons vu, entre les mains du
professeur Dupuytren, quelques sujets guérir sous l'influence des préparations mercurielles administrées d'après
les probabilités qui semblaient indiquer l'existence d'une
cause syphilitique; toutefois ce point de doctrine nous paraît
réclamer encore de nouvelles recherches et de nouvelles
observations. » (1)

(1) *Manuel des mal. vén.* p. 432.

Aux affirmations des anciens, M. Gibert oppose, on le voit, un doute prudent. Écoutons ceux qui les ont condamnés par une négation absolue :

« Comment s'expliquer les assertions des auteurs relativement à *la syphilis larvée ?* Comment croire, lorsqu'on a vu cette maladie se manifester si complétement distincte des autres, que, comme Protée (on a assez souvent répété cette ridicule expression mythologique), elle aille perfidement, et pour tromper les médecins, emprunter la forme de toutes les autres maladies, et sous cet odieux travestissement, commettre mille désordres dans l'économie, jusqu'à ce qu'un médecin habile vienne avec le mercure lui arracher son masque et la forcer à lâcher sa proie ? C'est ainsi que nos journaux sont remplis d'observations de syphilis larvées, parce qu'un homme a été guéri par le mercure d'une affection quelconque, que l'on avait bien voulu rattacher à une syphilis, plus ou moins équivoque, qu'il aurait eue dans sa jeunesse. C'est ainsi que nous voyons tous les jours des praticiens essayer le traitement mercuriel dans une affection dont ils ignorent le siége et la nature, sous le prétexte que ce pourrait bien être une syphilis déguisée. Et quand il s'agit d'établir un pareil diagnostic, rien ne leur parait absurde ni forcé. Si, cherchant dans les antécédents du malade tout ce qui peut étayer leur opinion, ils n'y trouvent rien, ils vont chercher, dans la vie de ses parents, les moyens de faire intervenir la syphilis dans la question d'une manière ou de l'autre, faisant ainsi de cette affection le bouc émissaire de la médecine. » (1)

Je borne mes citations à ce petit nombre d'auteurs, me réservant d'en mentionner un plus grand nombre au fur et à mesure que j'aurai l'occasion de faire usage de leurs travaux et de m'appuyer sur leurs témoignages.

(1) Ratier et Cullerier. *Dictionn. de Médecine et de Chirurgie pratiques.* t. XV. p. 210. *art. Syphilis.*

Chaque jour, de laborieux observateurs recueillent les faits pathologiques que la nature renouvelle et varie sans cesse. Ils sont constamment propagés par la publicité des livres, des journaux, des recueils académiques.

Leur accumulation a créé un fonds immense, qui, néanmoins, serait bientôt frappé de stérilité, s'il n'était pas permis à chacun d'y fouiller, d'en extraire de quoi alimenter son propre travail, et de suppléer, par cet apport étranger, à ce qu'aurait d'incomplet une œuvre isolée, exclusivement personnelle. Les emprunts que l'on fait à ce fonds de la science, loin de l'épuiser, le fécondent.

Je me suis donc servi, sans hésiter, d'observations rassemblées par d'autres que moi-même ; mais j'ai toujours pris soin d'indiquer d'où je tirais mes matériaux, le livre, l'auteur auquel j'en étais redevable.

Car, si la république médicale doit, selon moi, ressembler à la société des premiers Chrétiens ; et tenant moins à une vaine gloire, à d'égoïstes profits qu'à l'amour de l'humanité, au devoir d'être utile à autrui, si elle doit, dis-je, mettre en commun les idées, les découvertes, les richesses de chacun dans l'intérêt de tous ; c'est avec cette différence, et à la condition expresse que cette communauté respectera les lois imprescriptibles de la propriété, de façon qu'on sache qui donne et qui reçoit.

Dans le libre usage de la science ainsi entendue, l'usufruit appartient à tous, le fonds demeure à celui qui l'a créé.

Me conformant à cette règle de justice, j'ai laissé à chaque pièce son effigie et son millésime. Jamais je n'ai perdu de vue la pensée si vraie, si originale de Pascal : « Certains auteurs, parlant de leurs ouvrages, disent : Mon livre, mon commentaire, mon histoire, etc. Ils sentent leurs bourgeois qui ont pignon sur la rue, et toujours un *chez moi* à la bouche. Ils feraient mieux de dire : Notre livre, notre commentaire, notre histoire, etc., vu que, d'ordinaire, il y a plus en cela du bien d'autrui que du leur. » (1)

J'ai circonscrit ces recherches dans les limites du diagnostic, et ne me suis permis, en dehors de ce cercle, que de rares et courtes digressions, car l'étude de la syphilis larvée est toute dans son diagnostic.

Afin de mettre quelque ordre dans l'infinie variété de formes que revêt la maladie, j'ai distribué en quatre chapitres distincts les faits que j'ai recueillis. Dans le premier, j'étudierai les désordres dont elle affecte le système nerveux ; dans le second, ceux qu'elle fait naitre dans les divers appareils membraneux ; dans le troisième, les désordres produits par elle dans les organes parenchymateux ; le quatrième traitera des cas où la syphilis emprunte le caractère d'une affection diathésique, telle que le cancer, etc.

Je suis loin de présenter cette division comme irréprochable : je ne m'y arrête que parce qu'il m'en faut une, et qu'il ne m'a pas été donné d'en trouver de meilleure.

(1) *Pensées, seconde partie. art.* XVII. *n°* LXXX.

# CHAPITRE PREMIER.

## DES MALADIES DU SYSTÈME NERVEUX QUE LA SYPHILIS PEUT SIMULER.

Ce n'est qu'à une époque éloignée des symptômes primitifs, après que la vérole a envahi l'organisme, et, par une imprégnation intime, lui a fait subir une altération générale, inconnue dans son essence, appréciable seulement par ses manifestations ultérieures, que se produisent les accidents exceptionnels, quoique assez fréquents, signalés sous le nom de vérole déguisée, de maladie vénérienne larvée, *lues venerea larvata*, et auxquels j'ai pensé que pouvait s'appliquer avec une rigoureuse exactitude de langage le titre de *métamorphoses*.

Les symptômes primitifs ont très-peu de retentissement dans le système nerveux ; les symptômes consécutifs ordinaires : ulcères de la gorge, syphilides, exostoses, etc., le mettent plus souvent en jeu, en s'accompagnant de souffrances à la tête, dans les jointures, les fibres musculaires et le tissu fibreux. Cependant le rôle de l'innervation, quoique plus étendu, n'est encore, là, que secondaire.

Mais l'action du principe de la vérole peut se concentrer plus spécialement sur la pulpe cérébrale et sur les cordons qui en sont émergents : c'est alors que prendront naissance

3

les métamorphoses de la syphilis qui font le sujet de ce chapitre.

Une et identique dans sa nature intime, cette action varie singulièrement dans ses effets.

Embrasse-t-elle la généralité de la masse encéphalique? il en résultera une souffrance générale de la tête, la céphalalgie, la céphalée, une fluxion sanguine, une phlegmasie, le ramollissement du cerveau, une insulte apoplectique, un trouble intellectuel vésanique, délire passager, manie continue et prolongée. Cette action se limite-t-elle à une portion de l'encéphale et de ses annexes? elle pourra se porter sur les nerfs du sentiment seuls, ou sur ceux du mouvement seuls.

Dans le premier cas, il en résultera une perversion de la sensibilité poussée jusqu'à la douleur la plus atroce, ou une diminution du sentiment portée jusqu'à une complète insensibilité, et l'on verra naître tantôt diverses névralgies : la névralgie occipito-frontale, la prosopalgie, le tic douloureux, l'otalgie, l'odontalgie, la névralgie intercostale, la scapulo-humérale, la brachio-mammaire, la sciatique, etc. ; tantôt l'ambliopie amaurotique, l'amaurose, l'héméralopie, la surdité, l'anosmie, etc.

A l'action du principe de la vérole sur les nerfs sensitifs devront aussi se rapporter certaines névroses des viscères, soit du poumon : dispnée, orthopnée, asthme ; soit du cœur : cardialgie, palpitations ; soit du tube intestinal : gastralgie, entéralgie, etc.

Dans le second cas, celui où les nerfs du mouvement sont seuls affectés, la motilité sera exaltée ou affaiblie; son exaltation se traduira par des convulsions, soit cloniques, depuis le simple spasme jusqu'à l'épilepsie la plus terrible ; soit toniques, depuis une faible contracture jusqu'à la rigidité tétanique ; son affaiblissement entraînera la paralysie faciale, l'hémiplégie ou la paraplégie.

Enfin, un assez grand nombre de faits semblent fournir la preuve que l'action du principe de la vérole peut porter en même temps un trouble spécial dans les deux principales sources des phénomènes vitaux : le système nerveux et l'appareil circulatoire, et donner lieu à des accès de fièvre périodiques, au type quotidien, tierce ou quarte.

## ARTICLE PREMIER.

## DES NÉVROSES ET NÉVRALGIES SYPHILITIQUES.

### §. I. DE LA DOULEUR DE TÊTE SYPHILITIQUE.

Il est bien peu d'états morbides qui puissent troubler l'action regulière de nos organes, sans retentir vers le centre commun de nos sensations, et y exciter une souffrance sympathique, un désordre consécutif. Cette solidarité de l'encéphale peut se manifester lors même qu'un seul d'entre eux est lésé. Ne devra-t-elle pas apparaître plus grande et plus intime lorsque l'économie entière sera profondément modifiée, radicalement altérée? Sans nul doute; et c'est en effet ce qui arrive à l'égard de la maladie vénérienne, quand elle est devenue générale, constitutionnelle.

En plaçant à la région céphalique le théâtre de ses manifestations consécutives, la syphilis y déterminera tantôt une douleur localisée, restreinte à une branche, ou disséminée sur plusieurs branches de l'appareil nerveux de cette région, et constituera un groupe spécial de la classe des névralgies peu étudié, peu connu encore ; tantôt une souffrance plus générale occupant la tête ou une partie de la tête, névrose commune, souvent décrite par les auteurs, et désignée par les noms de céphalalgie ou de céphalée, suivant qu'elle se présente à l'état aigu ou à l'état chronique.

La céphalalgie n'est le plus souvent, il est vrai, qu'un

symptôme concomitant, et se joint à d'autres symptômes
syphilitiques, égaux à elle en valeur séméiotique, ou l'effaçant par leur importance, par leur gravité; mais alors
même, elle servira, utile auxiliaire, à donner au diagnostic
plus de précision et de sûreté.

Fréquemment aussi, elle se montrera isolément, ou se
détachera par sa violence sur des symptômes ¡plus légers
et de moindre valeur. Elle deviendra l'élément principal,
parfois l'élément unique de l'état morbide, et elle lui donnera son nom. Pour reconnaître sa nature, il faudra, dans
ce cas, distinguer les caractères qui lui sont propres, ou
s'aider de signes coexistants plus ou moins empreints du
cachet syphilitique.

Symptôme concomitant, nous la trouverons dans un très-
grand nombre d'observations sur la syphilis larvée. Il est
bien rare qu'elle ne précède pas l'explosion de la vérole
confirmée : elle en est le prélude assez ordinaire, et elle
l'annonce durant un intervalle de temps variable, soit qu'elle
doive s'évanouir à l'apparition d'autres symptômes, soit
qu'elle doive persister avec eux et leur servir de signe révélateur.

La douleur de tête a été le symptôme, soit unique, soit
principal, dans les observations 1, 3, 4 et 6, citées plus bas :
— quatre fois.

Elle a été le signe précurseur de la syphilis larvée dans
les observations 2, 11, 19, 22, 33 et 43 : — six fois.

Elle s'est mêlée à d'autres symptômes, et n'a eu de valeur qu'à titre de signe concomitant dans les observations
5,16, 20, 23, 26, 40, 41, 42, 81, 83, 90, 92, 100, 116, et dans
la première et la huitième des observations relatives au sarcocèle syphilitique que j'ai empruntées à A. Cooper : — seize
fois.

Les maladies simulées par la syphilis, dans lesquelles la
douleur de tête s'est montrée ou comme signe précurseur,

ou comme symptôme concomitant, sont l'épilepsie (observations 16, 20 et 22) ; l'amaurose avec carie du crâne et tumeur mélicérique du cerveau (observation 5); la paralysie de la face (observation 23); le tic douloureux (observation 2) ; la rhinite purulente (observation 43); l'alopécie et diverses névroses (observation 11) ; la phthisie pulmonaire ou laryngée (observations 81, 83, 90 et 92); des souffrances rhumatismales ( observations 60, 61 et 62 ); des troubles gastriques ( observation 33 ) ; des souffrances vésicales (observation 84); des souffrances gastro-hépatiques (observation 110) ; une syphilide tuberculeuse (observation 116) ; et le sarcocèle (1re et 8e observations d'A. Cooper).

Considérée d'une manière générale, la douleur de tête syphilitique, tant sous la forme de céphalée que sous celle de névralgie localisée, offre des particularités importantes à étudier. Pour en présenter les caractères, je n'ai pas cru qu'il fût indispensable de les recueillir dans les exemples dont, à ce sujet, fourmillent les auteurs : il m'a paru suffisant de relever sur ce point ce que contiennent les observations insérées dans ce traité , et que je prendrai plus tard pour base de mes appréciations statistiques.

Ces observations sont au nombre de 125. La douleur de tête s'est rencontrée dans vingt-huit : c'est près du quart.

Elle est indiquée comme ayant existé, mais sans être spécifiée, dans l'observation 32 empruntée à Delpech; dans l'observation 90, de MM. Trousseau et Belloc, et dans la 8e d'A. Cooper.

Dans les autres , elle est spécifiée, et les qualifications dont je tirerai parti pour son diagnostic, ont trait à son intensité , à son mode , à sa durée et au traitement qu'elle réclame.

*a. Intensité.* L'observation 4, d'Amatus Lusitanus, signale sa violence extrême : *ingentissimo capitis dolore cruciebatur miles.* Les maux de tête étaient violents dans l'observation 22, de B. Bell. Une vive céphalalgie frontale était jointe à l'amaurose décrite par M. Rognetta (observation 26). Elle était intolérable dans l'observation 5, de Baillou : *dolores capitis perseverant intolerabiles.* Des maux de tête atroces précèdent une apoplexie, et persistent dans toute leur force après cet accident (observation 32, de Delpech). Une céphalalgie violente accompagne l'alopécie dans l'observation 11, de M. Baumès ; elle était profonde dans l'observation 92, de M. A. Cazenave, et, en outre, le malade était tourmenté par l'insomnie. Ce haut degré d'intensité nous le retrouverons dans celles des observations où la douleur avait des retours ou des exacerbations nocturnes. En réunissant ces dernières à celles que je viens de citer, je trouve que la violence a été, vingt-six fois sur vingt-huit, un des caractères de la douleur de tête syphilitique.

*b. Mode.* Une seule fois la douleur a été continuelle, c'est-à-dire qu'elle existait durant le jour comme durant la nuit (observation 3, de B. Bell). Néanmoins, je dois faire observer que cette douleur de tête continuelle augmentait de temps en temps, au point de priver le malade de sommeil, pendant plusieurs jours de suite.

Une seule fois elle n'a été ressentie que durant le jour, (observation 33, de Boehr) ; excitée par le plus léger repas, elle était intolérable, et le malade fut durant une année entière en proie à l'insomnie.

Dans cinq cas, ce fut seulement la nuit que la douleur de tête se manifesta. Ainsi, l'épileptique de J. Frank (observation 16), éprouvait une céphalalgie atroce qui se déclarait la nuit. On verra dans l'observation 60, de Torella, des douleurs de tête intolérables, avec insomnie opiniâtre, ne se déclarer que dans la nuit, après le premier sommeil. Dans l'observation 61, du même auteur : *Dolores intensi capitis, infestantes eum in nocte, et non in die.* Dans l'observation 62, du même, la douleur de tête, pareillement à celles qui envahissaient les épaules et le cou, se dissipait le matin. Dans l'observation 83, de Boehr, des douleurs de tête revenant la nuit avaient tout à fait le caractère syphilitique.

Rien de plus net, de plus tranché que ce retour périodique des crises nocturnes.

La douleur peut ne pas disparaître complétement durant le jour. Assez souvent, elle s'apaise sur le matin, et devient assez facile à supporter tant que le soleil est sur l'horizon; elle ne reprend sa violence que vers les premières heures de la nuit. Il en a été ainsi dans onze observations.

La céphalée dure jour et nuit, mais devient la nuit plus violente, et prive le patient du sommeil dans l'observation 43. Dans l'observation 1, nulle ou supportable pendant le jour, elle devient intolérable la nuit. Dans l'observation 2, insupportable la nuit, elle poussait, par sa violence extrême, la malade à se jeter par la fenêtre. Dans l'observation 19, des douleurs de tête, légères au début, ne tardent pas à acquérir un degré de violence extrême; elles persistent pendant le jour, à un dégré plus faible, ou présentent, par moments, des exacerbations supportables; mais la nuit, leur acuité s'accroît, et tantôt lentes et sourdes, tantôt courtes et lancinantes, elles deviennent intolérables, ou si elles offrent quelques instants de rémission, le calme est de trop courte durée pour permettre au malade de se livrer au sommeil. Dans l'observation 23, la céphalalgie conserve une assez grande intensité pendant le jour, mais elle parvient, la nuit, à l'apogée de sa violence, et rend le sommeil impossible. Dans l'observation 6, les douleurs de tête, intolérables pendant la nuit, ne laissent pas un instant de repos. Dans l'observation 81, supportables le jour, elles sont intolérables la nuit, et privent de sommeil. Dans l'observation 110, de Portal, il y avait grande douleur de tête habituellement, mais surtout dans la soirée et encore plus le ma-

tin. Dans l'observation 116, de M. Rayer, des douleurs ostéocopes, à la région frontale, étaient plus fortes la nuit que
le jour, et s'accompagnaient d'insomnie. Dans la première
des huit observations d'A. Cooper relatives au sarcocèle
syphilitique, les douleurs de tête s'exaspéraient considérablement la nuit, de telle sorte que le malade ne pouvait
dormir, et que, suivant sa propre expression, il devenait
presque fou. Enfin, dans l'observation 20, de M. Schulzen-
berger, aux attaques d'épilepsie se joignait une céphalalgie
assez violente, s'exaspérant le soir; plus tard, devenue
plus intense, elle atteint, pendant la nuit, une violence extraordinaire et s'accompagne d'une espèce de délire; le
matin, la céphalée ne cessait pas complétement, mais elle
était beaucoup moins intense.

Ainsi donc, seize fois sur vingt-huit, la douleur de tête
a été caractérisée par des accès nocturnes, ou par des exacerbations nocturnes.

*c. Durée.* Dans un certain nombre d'observations, j'ai
pu constater la durée de la douleur de tête syphilitique,
ou, du moins, la calculer avec assez de justesse, quoique approximativement. Cette durée a été de quinze jours, dans
l'observation 43; d'un mois et demi à deux mois, dans les
observations 32, 40 et 41; de trois mois environ, dans l'observation 23; de plus de quatre mois, dans l'observation
19; de plusieurs mois, dans l'observation 11; d'un an, dans
l'observation 4; de plusieurs années, dans l'observation 2;
de trois ans, dans l'observation 3; de quelque temps, dans
l'observation 22; elle fut longue, persistante, dans les observations 16, 5, 81 et 116. Dans les autres, il n'est rien
dit qui puisse la faire apprécier.

*d. Traitement.* Dans presque tous les cas, la douleur
de tête d'origine syphilitique a résisté d'une manière absolue aux médications les plus rationnelles, suivies ordinairement de succès dans les autres espèces de souffrances

encéphaliques, ou ne leur a cédé que pour un laps de temps fort court ; et en même temps qu'elle se montrait réfractaire aux agents les plus énergiques , presque toujours (excepté lorsque les désordres irrémédiables d'une cachéxie syphilitique ont occasionné la mort), elle s'amendait rapidement, et disparaissait bientôt, dès que les mercuriaux et autres spécifiques lui étaient judicieusement opposés.

Ce contraste entre l'impuissance radicale des remèdes ordinaires et les héroïques effets des spécifiques, se retrouve dans les observations suivantes : 1, 2, 3, 16, 19, 20, 22, 23, 26, 32, 33, 43, 60, 61, 62, 81, 83, 90, 92, 110, et dans la première et la huitième de Cooper : — vingt-deux fois.

Ces relevés ne m'autorisent-ils pas à assigner comme caractères propres à la douleur de tête syphilitique , 1° la violence ; 2° la durée plus ou moins prolongée ; 3° le retour ou l'exacerbation nocturne ; 4° l'incurabilité par les agents ordinaires, et le rapide amendement par les spécifiques ?

Je le répète, sur vingt-huit observations, dans vingt-six, cette violence a été extrême; dans aucune, la douleur n'est signalée comme peu intense.

Dans dix-sept observations, sa durée a varié dans les limites de quinze jours à trois ans.

Dans vingt-deux observations, rebelle à divers traitements, elle a promptement disparu sous l'influence des agents usités contre l'affection vénérienne.

Mais le retour, ou l'exacerbation nocturne, serait sans contredit le signe le plus important, celui dont la valeur pathognomonique serait la plus grande.

Des critiques modernes ont nié que la douleur syphilitique eût toujours ce caractère , et , en admettant qu'elle l'eût communément, qu'il lui fût exclusivement propre, de manière à suffire à lui seul pour la marquer d'un signe spécial , univoque.

Si nous interrogeons la tradition, nous trouvons que cette singularité est signalée par tous ou presque tous les auteurs anciens qui ont écrit sur la matière, comme étant à peu près constante, et comme constituant, par sa constance même, une règle qui souffre de rares exceptions. Elle serait, suivant ce qu'ils ont observé, caractéristique de la céphalée syphilitique.

Les faits colligés par moi se sont montrés d'accord avec leur doctrine. Sur vingt-huit cas, la singularité du retour ou de l'exacerbation nocturne s'est offerte seize fois. Ce dernier nombre pourrait être augmenté de trois, si l'on interprétait dans le sens d'une exacerbation nocturne la privation absolue de sommeil dont furent tourmentés les malades des observations 33, 92 et 3. Les crises nocturnes auraient alors existé dix-neuf fois sur vingt-huit; et il est à remarquer qu'une seule observation constate que la douleur ne se faisait sentir que pendant le jour, c'est la trente-troisième, où l'insomnie fut si opiniâtre. Une seule fois elle régnait à un dégré égal le jour et la nuit, mais elle augmentait de temps en temps, au point de priver le malade de sommeil pendant plusieurs jours. Le silence gardé sur ce point dans les dix autres observations, permet-il d'en inférer que la douleur ne revenait ni ne s'exaspérait la nuit? Non, certes, elles sont sans signification à cet égard : en bonne statistique, elles ne devraient pas entrer en ligne.

S'il en était ainsi, la douleur de tête aurait eu, dans presque tous les cas, des exacerbations ou des retours nocturnes. Ce serait trop, les signes mêmes les plus pathognomoniques n'ont pas cette immuable fixité.

Resterait à examiner les maladies dont les symptômes peuvent également offrir cette douleur de tête nocturne.

Les anciens ne l'attribuaient guère qu'au scorbut et aux affections catarrhales et rhumatismales. Mais en les admettant au partage de ce signe exceptionnel, ils n'en déshéritaient pas la syphilis.

Le scorbut a une physionomie à-lui qui le distinguerait assez pour éloigner l'erreur.

Quant au rhumatisme dans son état aigu, pyrétique, impossible de le confondre avec la syphilis. Mais devenu chronique, il peut se fixer sur les enveloppes crâniennes, de même que sur toute autre partie musculo-fibreuse. Je l'ai vu quelquefois occuper isolément le cuir chevelu ; jamais il ne m'a offert ni retour ni exacerbation nocturnes ; je ne nie pas qu'il puisse en offrir. Mais les crises de douleur au-ront-elles la violence, la durée de la céphalée syphilitique ? se montreront-elles, comme cette dernière, rebelles aux émissions sanguines, aux opiacés, aux épispastiques, etc. ? les mercuriaux seront-ils leur remède spécifique ? Je ne le pense pas.

Pour faire mieux ressortir la valeur des caractères que j'ai assignés à la douleur de tête syphilitique, je transcrirai ici ce qui est relatif à ce symptôme, lorsqu'il est sous la dépendance d'une maladie de l'encéphale ou de ses annexes.

La céphalalgie se trouve notée cent trente-sept fois dans les observations qui servent de base aux *Lettres* de M. Lal-lemand. Sur ce nombre, une fois, la douleur était violente, surtout le soir ; elle était vespertine, elle n'était pas noc-turne. Une fois, elle consistait en violents paroxysmes, qui revenaient presque toujours la nuit, ou sur les quatre heu-res du matin, et duraient ordinairement deux ou trois heu-res, après quoi le malade était bien jusqu'à la nuit suivante. Le matin était donc l'heure du maximum des souffrances, tandis que c'est le moment où la céphalée syphilitique s'apaise et disparaît.

Une seule fois, la céphalalgie était réellement nocturne, mais les os du crâne étaient cariés, et il n'était pas bien sûr, remarque l'auteur lui-même, qu'elle ne fût pas d'ori-gine vénérienne.

Une fois, la céphalalgie était de nature évidemment vé-nérienne ; elle revenait la nuit.

Dans six autres cas, où elle est rattachée à la même cause, il n'est pas dit si elle se manifestait ou si elle s'exaspérait la nuit.

Relativement à ses autres manières d'être, elle est caractérisée par les désignations suivantes : *incommode*, une fois ; *peu aiguë*, 2 ; *peu violente*, 2 ; *vive*, 4 ; *aiguë*, 1 ; *intense*, 2 ; *variable en intensité*, 3 ; *forte*, 1 ; *grande*, 3 ; *très-vive*, 1 ; *très-aiguë*, 2 ; *très-forte*, 1 ; *très-grande*, 1 ; *très-intense*, 2 ; *assez violente*, 2 ; *violente*, 19 ; *constituée par des migraines fréquentes*, 1 ; *par de violents accès*, 6 ; *quelquefois atroce*, 1 ; *portée jusqu'à faire perdre la raison*, 1 ; *gravative*, 3 ; *lancinante*, 1 ; *sourde*, 4 ; *obtuse avec sentiment de pression*, 1 ; *profonde*, 3 ; *fixe*, 2 ; *vague et mobile*, 2 ; *presque habituelle*, 1 ; *habituelle*, 3 ; *presque constante*, 1 ; *continuelle*, 9 ; *opiniâtre*, 2 fois. Ces qualifications sont données, au nombre de une ou de plusieurs, à la céphalalgie dans 73 observations. Elles n'ont, à part la violence, rien de saillant, rien d'exceptionnel, mais une uniformité banale; et cependant, dans ces cas, la douleur de tête est l'expression symptomatique de désordres graves, profonds, toujours suivis de mort, apoplexie, encéphalite, arachnitis, ramollissement, suppuration, abcès, plaies pénétrantes du cerveau, etc.

L'esquisse que je viens d'en tracer, rapprochée du tableau de la céphalée syphilitique, me semble éminemment propre à faire ressortir le caractère tranché de cette dernière, ses traits particuliers, en un mot, sa physionomie originale.

J'ai dû considérer la douleur de tête syphilitique en elle-même et l'isoler des autres symptômes, afin de rechercher à quels signes on pourrait la reconnaître lorsqu'elle est l'unique manifestation de la vérole, ou lorsqu'effaçant par sa violence les autres accidents, elle absorbe l'attention du médecin, et le détourne de l'étude de ces derniers.

Le plus souvent, à une époque plus ou moins rapprochée de l'apparition de la céphalée, d'autres formes de la
syphilis se joignent à elle, qui confirment son origine, et
ne permettent plus au diagnostic de s'égarer.

Ces symptômes concomitants pourraient passer inaperçus, et des altérations graves se produire, si l'éveil n'était
donné tout d'abord par la céphalée elle-même sur sa propre nature. Je crois avoir montré qu'elle en porte en elle-
même des indices suffisants.

Comme symptômes concomitants, se présentera tout le
cortége des accidents secondaires de la syphilis : ulcérations des muqueuses, éruptions cutanées, douleurs musculaires et ostéocopes, ophthalmies et iritis, etc.

Le passé du malade fournira les signes commémoratifs.

Dans quelques circonstances enfin, l'autopsie, par les
altérations qu'elle mettra à découvert, révèlera le caractère
véritable de certaines céphalées douteuses, entourées pendant la vie d'une impénétrable obscurité. Ce diagnostic
posthume, trop tardif pour le salut de celui qui en fournit
les éléments, n'en offre pas moins des données utiles pour
la cure des malades à venir.

Quand la douleur de tête syphilitique s'est localisée, elle
a été bornée à la région frontale dans les observations 6 et
14. Aux douleurs des oreilles et de la gorge, se joignaient,
dans l'observation 81, des douleurs de tête plus marquées,
martelantes à l'occiput et au front. Dans l'observation 4,
*erant dolores a sincipite incohantes oculos præcipue, et
eorum regionem prehendentes.* Dans l'observation 20, la
céphalalgie se localisait plus spécialement à la partie antérieure et latérale de la tête. L'exploration attentive du
crâne faite deux mois environ après le début de cette névralgie, n'y constata aucune tuméfaction, mais la partie
droite du frontal, fut trouvée douleureuse à la pression ;
cette douleur s'étendait jusqu'à la région temporale et à la
pariétale droites.

Dans l'observation 19, les douleurs occupaient le côté droit de la tête, et avaient leurs principaux foyers à l'apophyse mastoïde, au-dessus de l'oreille, à la tempe, au devant du pavillon auriculaire, au pariétal ; elles se propageaient au cou et le long de la branche droite du maxillaire inférieur.

Dans l'observation 2, elles partaient de la tempe droite et s'étendaient à l'oreille, à la mâchoire, au nez, à l'œil, au front et à la partie latérale et supérieure de la tête.

Ces deux dernières observations ne reproduisent-elles pas fidèlement l'image de ces névralgies dont M. Valleix a naguère tracé un tableau si exact ? Ne résolvent-elles pas par l'affirmative la question suivante laissée en litige par J. Frank : « Nous n'osons admettre ni rejeter entièrement la prosopalgie de caractère syphilitique. » (1)

Dans l'observation que je vais emprunter à ma pratique, la douleur avait son point de départ au-dessus de l'une et l'autre orbite, et de là, s'irradiait vers la partie inférieure de l'occiput en suivant le pourtour du crâne.

OBSERVATION 1. *Syphilis simulant une névralgie occipito-frontale.*

*Symptômes antérieurs :* en 1845, gonorrhée rebelle. — En 1847, gonorrhée bénigne, chancre superficiel, bubon, douleurs musculaires nocturnes. *Signes diagnostiques :* exacerbations nocturnes, insuccès des traitements. — Sublimé. — Guérison.

Un jeune homme de 28 ans, garçon d'hôtel à Arles, vint me consulter le 22 novembre 1847. Il était en proie à des douleurs de tête intenses et rebelles ; ces douleurs avaient leur point de départ au-dessus de l'une et de l'autre orbite, et de là, s'irradiaient par élancements jusqu'à la partie inférieure de l'occipital en suivant le pourtour du crâne. Le sommet de la tête était aussi le siége de pareil-

(1) J. Frank. *loc. cit. t.* 2. *p.* 295.

les douleurs ; dans le moment de la plus vive souffrance, il s'y manifestait un certain degré de tuméfaction ; alors, si le malade pressait de ses doigts la partie tuméfiée, il en résultait un surcroît de douleur ; la tuméfaction se dissipait dès que la douleur s'apaisait : c'était le plus souvent en quelques heures.

Les douleurs n'avaient été modifiées ni par des purgations répétées, ni par les opiacés. Nulles ou supportables pendant le jour, elles devenaient intolérables durant la nuit. A l'énoncé de cette circonstance, j'assure au malade qu'il est atteint de vérole confirmée, et j'obtiens de lui les renseignements suivants :

En 1845, il a eu une gonorrhée bénigne, mais opiniâtre, qui, après huit mois, a disparu sous l'influence d'un régime sévère. En août 1847, une nouvelle blennorrhagie est contractée, qui se complique d'un chancre superficiel sur le prépuce ; il existe peu de douleurs dans l'urètre. Le chancre, pansé au moyen d'une pommade, sans doute mercurielle, se cicatrise en dix à douze jours ; mais un léger engorgement des glandes inguinales le remplace. L'écoulement tarit au bout de deux mois par suite de l'usage de sirops sudorifiques et d'injections appropriées.

En octobre, des douleurs se déclarent dans les muscles des bras et des épaules, fortes au point de rendre la moindre contraction musculaire très-pénible, sinon impossible. Elles durent une vingtaine de jours, et ne cèdent pas à des bains de vapeurs ; elles étaient plus intenses la nuit que le jour, et privaient le malade de sommeil. Vingt jours écoulés, elles se changent en la névralgie décrite plus haut.

Je prescrivis dix centigrammes de sublimé dissous dans douze cueillerées à bouche d'eau distillée, dont une devait être prise chaque matin.

A la cinquième cueillerée, les douleurs commencèrent à se calmer et le sommeil revint. Le 3 décembre, il restait à peine quelques légers élancements, qui ne reparaissaient qu'à de longs intervalles. Le sommeil était profond, l'appétit soutenu, le malade plein de joie.

Je dois noter que s'il n'y avait plus de trace d'écoulement ni de chancre, quand le malade était venu me consulter, les glandes de l'aine étaient encore engorgées, et que le 3 décembre, elles n'avaient éprouvé qu'une diminution peu marquée.

La dose de sublimé fut augmentée. Je ne revis plus le malade.

Cette affection portait en elle tous les caractères assignés aux névralgies : son siége était limité, ses points de départ arrêtés, son parcours facile à suivre.

La tuméfaction du cuir chevelu n'était que le résultat de l'acuité des souffrances, une fluxion passagère produite par un stimulus passager. Elle se dissipait assez promptement après chaque crise, et se renouvelait à leur retour. Je ne pus constater aucune lésion du tissu osseux. Rien ne donne à supposer qu'il en existât. La promptitude des bons effets de la dissolution de sublimé, ne peut raisonnablement s'expliquer que par la limitation de la maladie à un désordre fonctionnel des nerfs cervicaux.

Cette névralgie paraît s'être produite par le brusque transport du principe syphilitique du tissu musculaire sur un certain nombre de branches nerveuses, *par métastase*.

J'ai déduit le diagnostic, dans cette observation, du caractère nocturne des douleurs, de leur substitution à des souffrances également nocturnes des bras et des épaules, de leur résistance aux médications antérieurement employées; l'engorgement inguinal qui persistait encore, eût été, dans le doute, un signe précieux. Les antécédents du malade eussent ajouté encore un élément aux probabilités déjà si grandes. L'action immédiatement curative du mercure eût justifié le diagnostic.

Je ferai observer que les symptômes primitifs se sont bornés à une première blennorrhagie essuyée deux ans auparavant, à une seconde blennorrhagie contractée quatre mois et guérie deux mois avant l'apparition de la névralgie, à un chancre superficiel cicatrisé en douze jours, et à un léger engorgement des aines. Malgré cette bénignité, l'infection générale a eu lieu.

Dans l'observation qu'on va lire, la syphilis se cacha si bien sous les apparences du tic douloureux, qu'elle fut ignorée pendant plusieurs années, et qu'elle ne fut soupçonnée et reconnue qu'au moment où la carie et la chute des os du nez frappèrent la malade d'une difformité irrémédiable.

OBSERVATION 2. *Syphilis simulant le tic douloureux.*

*Sympt. ant.* Inconnus. — *Sympt. diagn.* Exacerbation nocturne, rhinite purulente, carie des os du nez. — Sublimé. — Guérison.

Madame Théodore B...., devideuse de soie, âgée de 45 ans, brune et maigre, fut traitée par moi, en 1844, d'une névralgie faciale dont je méconnus la nature syphilitique. En relisant l'histoire de cette maladie, je lui trouve des caractères particuliers, spéciaux, qui la marquent d'un sceau vérolique, et auraient dû éloigner l'erreur qu'un grand nombre de praticiens de cette ville partagea avec moi.

Sa santé avait été bonne, me dit-elle, jusqu'en 1840. Durant l'inondation diluvienne qui couvrit alors notre cité (au mois de novembre), elle se jeta fréquemment à l'eau pour porter assistance à ses voisins.

En décembre suivant, une *fluxion* lui tuméfia tout le côté droit de la tête, occupant le front, la joue, l'oreille et une partie du cou. En même temps, une tumeur de la grosseur d'une amande se développa dans l'épaisseur de la joue, incessamment pressée et irritée par le contact des dents. La dernière molaire lui paraissant plus que les autres irriter la tumeur, elle se fit arracher cette dent par un empirique. Le gonflement du côté droit de la face, rendant l'écartement des mâchoires impossible, il fallut, pour déraciner la dent, se servir d'un levier et agir avec beaucoup de force. Trois fois l'opérée fut soulevée de tout le poids de son corps. Le mal ne diminua pas. La fluxion céda très-lentement à des applications de sangsues et à l'usage de liniments calmants et résolutifs. A Pâques 1841, les parties qui avaient été le siége de l'enflure, furent affectées de si atroces douleurs, que la raison de la malade en fut altérée, et qu'on se vit obligé de l'attacher dans son lit pour l'empêcher de se jeter par la fenêtre. Les douleurs partaient de la tempe droite et s'étendaient à l'oreille, au front et à la partie latérale et supérieure de la tête, sans dépasser la ligne médiane; il s'y joignait la sensation d'un froid glacial à la région latérale et supérieure droite du sinciput. Saignées, bains, sangsues, vésicatoires simples ou saupoudrés de morphine, liniments de toute sorte, n'amènent aucune amélioration. L'action extérieure de la morphine irrite même la douleur.

Cet état dure deux mois. Ce ne fut qu'à l'époque de la Fête-Dieu que la névralgie s'adoucit: elle devint supportable durant le jour, mais la nuit, de onze heures à trois heures du matin, elle reprenait son intensité première. A ce moment, Madame B.... se mit entre les mains d'un pharmacien; elle ne croit pas que la quinine lui ait été administrée.

Durant tout l'été et tout l'automne, les souffrances furent peu considérables; elles se réveillèrent au retour de l'hiver, se reproduisant par accès nocturnes de huit jours en huit jours. En octobre 1843, une crise éclata presque aussi violente que celle de 1841, sans cependant aller jusqu'à réduire la malade au désespoir et à la porter au suicide. En mars 1844, elle est reprise de semblables douleurs et

aux mêmes points. La motilité des muscles du côté droit de
la face est intacte, mais la sensibilité de la peau qui recouvre cette région est obtuse. Les arcades dentaires, serrées
l'une contre l'autre, ne peuvent s'écarter de plus de deux ou
trois millimètres. Les gencives, rouges et saignantes, sont
le siége d'un fourmillement incommode. Il semble aussi à
la malade qu'un filet d'eau froide s'écoule de son œil le
long du nez et dans la bouche : elle y porte le mouchoir
pour essuyer des larmes qui n'existent pas. Le camphre,
administré en frictions et *prisé*, diminue les douleurs. Elles
se reproduisent en avril, et cèdent en partie à des calmants.
En mai, une émotion morale détermine une nouvelle crise,
dont les accès se renouvellent, ou s'exaspèrent encore la
nuit ; le *datura stramonium* échoue contre elles. Une abondante métrorrhagie suspend les souffrances. En juin, les
douleurs reparaissent, mais se dissipent bientôt.

J'avais perdu cette malade de vue, lorsque la rencontrant
dans la rue, je fus frappé de l'altération de son nez, à demi
enfoncé à la racine. Des informations que je me procurai, me
firent connaître que, reprise maintes fois de sa névralgie,
elle avait reçu les soins de plusieurs de mes confrères. Le
dernier consulté, après divers traitements essayés par lui,
tout aussi infructueux que ceux prescrits précédemment,
ayant constaté une rhinite purulente avec carie des os du
nez, soupçonna enfin une origine syphilitique à ce mal si
ancien et si opiniâtre. La malade opposa les plus vives dénégations ; elle protesta n'avoir jamais eu de symptômes
vénériens. Néanmoins, elle n'a été guérie de la carie et de
la névralgie que par un long usage des mercuriaux unis
aux sudorifiques.

L'idée d'une syphilis larvée m'était venue ; j'avais cédé
trop facilement aux assurances données par la malade contre cette supposition. Les redoublements de violence, qu'à

maintes reprises les nuits imprimaient à la névralgie, auraient dû parler à mon esprit plus haut que les serments
de Madame B... L'insuccès et le peu d'effet des médications
les plus variées, auraient dû contribuer à me maintenir
sur la voie de la spécificité. Je ne doute pas que la pierre de
touche hydrargyrique n'eût révélé, en 1844, la nature du
mal, comme elle le fit plus tard entre les mains de mon
confrère, au moment où le tic douloureux se compliqua de
rhinite purulente et de carie. Plusieurs années s'écoulèrent
avant que se déclarât l'altération organique, la carie. Il est
à croire que, jusqu'alors, la malade n'avait été atteinte
que d'une affection douloureuse du nerf; car on verra, à
l'article de la rhinite purulente de nature syphilitique, avec
quelle rapidité elle s'accompagne d'ulcération et de carie.

Le fait suivant, que j'emprunte à B. Bell, nous montrera
la céphalée se maintenant au plus haut degré d'intensité,
pendant trois ans, sans amener aucun signe apparent d'altération matérielle à la surface de la région céphalique.

OBSERVATION 3. *Syphilis simulant la céphalalgie.*

*Sympt. ant.* Accidents légers, presque inaperçus à la vulve; chancres et bubons chez le mari. — *Sympt. diagn.* Syphilides; ulcère sternal. Mercuriaux. — Salivation. — Guérison.

B. Bell cite une malade qui était tourmentée depuis plus
de trois ans d'une douleur de tête presque continuelle,
augmentant de temps en temps, au point de la priver de
sommeil pendant plusieurs nuits de suite, et quelquefois
même de lui ôter presque la raison. Cette douleur s'étendait sur toute la tête. La malade approchait de la trentaine,
et ses règles n'avaient éprouvé aucun dérangement; elle
était exténuée, et l'excès des douleurs l'avait réduite à garder presque continuellement le lit; à peine lui restait-il
quelque désir de manger.

« On avait tenté en vain la saignée, les vésicatoires, le

quinquina , les bains froids , et quantité d'antispasmodiques. Elle avait eu pendant plus d'un an , sur diverses parties du corps , des taches que l'on avait crues scorbutiques , mais elles portaient un véritable caractère vénérien. Une de ces taches , située sur le sternum , s'était terminée , depuis trois mois environ , par un ulcère qui, large d'abord tout au plus comme une pièce de douze sous , s'était étendu d'une mamelle à l'autre , et presque depuis le bout du cartilage xiphoïde jusqu'au sommet du sternum ; il était sordide, et rendait une sanie tenue et fétide. »

« Le mari de la malade avait été atteint de chancres et de bubons. La femme s'était plainte , vers le même temps, d'une douleur dans la vulve, mais cette douleur s'était rapidement et complétement dissipée, sans aucun remède. »

« Céphalalgie et ulcère cédèrent à l'usage du mercure poussé jusqu'à la salivation, et ne se reproduisirent plus. »(1)

Les signes diagnostiques qui indiquèrent à Bell l'origine vénérienne de cette cruelle céphalalgie, lorsqu'il fut appelé auprès de la malade, peuvent se diviser en signes actuels et en signes anamnestiques ou commémoratifs : aux premiers se rapportaient l'ulcère rongeant, étendu sur toute la région sternale de l'une à l'autre mamelle , d'aspect sordide et baigné d'une sanie tenue et fétide; et la présence, sur diverses parties du corps , de taches regardées par d'autres praticiens comme scorbutiques , mais portant, selon l'assertion de l'éminent syphiligraphe, un caractère véritablem ent vénérien.

Peut-être les exacerbations qui , de temps à autre, privaient la malade de sommeil pendant plusieurs nuits de suite, contribuèrent-elles à suggérer l'idée d'une vérole larvée, en donnant à la douleur le caractère nocturne.

(1) B. Bell. *Mal. vénér.* *t.* II. *p.* 666.

Les signes anamnestiques étaient ceux-ci : l'ulcère sternal avait succédé à une tache de même nature que les taches éparses sur la peau. En même temps que le mari avait été atteint de chancres et de bubons, la femme avait éprouvé quelque souffrance aux parties génitales.

Le peu d'intensité et de durée de l'affection vulvaire disparue sans qu'aucun remède lui eût été opposé, n'autorisait pas à être rassuré sur sa nature: on le verra plus tard. Je constate ici de nouveau cette bénignité.

On remarquera encore l'insuccès absolu des remèdes prescrits : saignée, vésicatoires, quinquina, bains froids, antispasmodiques de toute sorte, rien ne suspend le cours de la maladie.

C'est un signe important, je le répète, que l'insuccès de méthodes thérapeutiques énergiques autant que rationnelles. Les anciens médecins n'hésitaient pas à remonter de l'incurabilité d'un mal ordinairement curable, à la supposition d'une diathèse. La syphilitique, comme la plus fréquente, était la première dont ils admettaient la possibilité, et dont ils recherchaient les traces. De nombreux passages extraits de leurs ouvrages et insérés dans ce mémoire, attesteront leur doctrine sur ce point.

Un exemple démontrera jusqu'où cet insuccès insolite a pu porter la hardiesse de leur diagnostic : je le prends dans les Centuries d'Amatus Lusitanus.

OBSERVATION 4. *Syphilis simulant une névralgie oculo-sincipitale.*

*Sympt ant.* Non précisés. — *Sympt. diagn.* Insuccès des traitements et du gaïac. — Trépan. — Soulagement. — Sortie de fragments d'os. — Reprise du gaïac. — Guérison.

*Miles qui Caietœ Cæsaris stipendium merebat, œtate virili, robustus, fortis, natura melancholicus, ingentissimo capitis dolore cruciebatur, adeo ut oculi illi foras exire*

*viderentur ; is post consultos neapolitanos et romanos me-
dicos, quorum opera et consilio nihil quicquam profecerat,
Ferrariam venit, anno jam exacto quo primum dolore isto
vexari cœpit ; ad quem accersitus, percunctor an noverit
ille originem, unde morbus evenire possit, vel potius sen-
serit aliquando in pudendis, vel capite ulcus, aut quavis
alia corporis parte fœdationem aliquam : omnia negat. In-
quiro anteactas curationes plures et varias, per doctissi-
mos quousque medicos adhibitas, demum contra atrocissi-
mum morbum adorior, quem a gallica scabie originem
traxisse suspicari jam cœperam, quod postea ita esse com-
peri. Cœpi igitur medicamenta ad morbum facientia dare,
inter quæ, Catapotia Alexandri, quæ a nitro denominatio-
nem habent, numerare est, quibus non semel, sed bis et
quater purgatus fuit : post quas universales evacuationes,
ad particulares descendi, cum cucurbitulis, vesicatoriis,
embrochis, lixiviis, tum et rubrificantibus, demum ad
guaiaci decoctum perveni, quod per quadraginta dierum
spatium ebibit. Quæ omnia minime valuere, quum dolor,
etsi aliquantulum remissior fuit, postea tamen intensus
perseveravit. Pertæso igitur laboris, et lassato milite isto
ex tam sævo morbo, tantaque medicamentorum assump-
tione, quæ nihil ad rem fecere, ego alioquin semper machi-
nans contra tam atrocem morbum remedium, statim cogito
nullatenus istum posse ad sanitatem pervenire, nisi ejus
apertum esset caput, firmiter enim credidi craneum corrup-
tum esse, a quo tam sævi tamque crudeles dolores oriebanc-
tur. Erant enim dolores isti a sincipite inchoantes profundi,
oculos præcipue et eorum regionem prehendentes. Protinus
ergo, accersito chirurgo, nullo apparente tumore, aut ulcere, vel in cute tuberculo, amotis per novaculam pilis,
illius caput secari jubeo, juxta eam partem ubi dolor maxime vigebat, magno et craneum usque penetrante vulnere
duabus lineis mutuo se per medium secantibus confecto.*

*Sequenti vero die , quo jam craneum sanguine liberum*
*melius videri poterat, non nisi illud lividum et ad nigre-*
*dinem declinans conspicio. Nam tunc primam et secundam*
*laminam novacula usque ad duram meningem perforare*
*jubeo , quo opere dolor remitti cœpit. Postea vero nonnul-*
*lis interpositis diebus , quædam ipsius cranei ossa foras*
*exire, quibus depositis, melius iste miles haberi cœpit, adeo*
*ut iterum epoto guaiaci decocto sanitati fuerit restitutus.*
*Cœterum, capitis sectionem perforationemve, ut cœtera cu-*
*ravimus ulcera.* (1)

Tout ce que Rome et Naples renfermaient de médecins
habiles n'avait pu réprimer cette indomptable céphalée.
L'opiniâtreté et l'incurabilité du mal font naître dans l'esprit du médecin de Ferrare le soupçon d'une vérole larvée.
Des dénégations obstinées n'ébranlent pas sa conviction , et
plus tard, elle se trouve confirmée : *quod postea esse com-*
*peri*, dit-il. Sous sa direction, il voit échouer encore nitre,
purgatifs, ventouses, embrocations, rubéfiants, vésicatoires
et le gaïac lui-même : la douleur, un instant adoucie, reprend presque aussitôt son intensité. Ce lui est une raison
de plus de la regarder comme syphilitique , et , persuadé
qu'elle dépend d'une altération du crâne, bien qu'il n'existât ni tuméfaction osseuse apparente, ni tubercule, ni ulcère
à la peau, il fait pratiquer, sur le siége principal de la douleur, une incision qui met à nu la surface extérieure du
crâne : une couleur livide, tirant sur le noir, est la seule altération qu'elle présente. Une couronne de trépan met la
dure-mère à découvert; de la rémission dans la douleur en
est le premier résultat. Au bout de quelques jours, des portions osseuses sortent par l'ouverture , et le malade voit
s'accroître une amélioration que les préparations de gaïac
ne tardent pas, cette fois, à rendre complète.

(1) Amatus Lusitanus. *Centuria* 1. *Curatio* 4ª. *t.* 1 *p.* 72.

Dans les prévisions d'Amatus, cette altération du crâne était le foyer permanent de la maladie. Celle-ci ne pouvait être guérie que par la destruction du foyer qui l'entretenait. Les médicaments se montraient impuissants ; c'était au fer à en faire justice : *Quod medicamenta non sanant, ferrum sanat.* Il abritait sa responsabilité sous l'aphorisme du maître.

Je me souviens d'avoir lu, dans un livre de Louis (1), des observations ayant de l'analogie avec celle d'Amatus. Le célèbre secrétaire de l'Académie de chirurgie ne parvint à guérir deux affections vénériennes rebelles, qu'en détruisant, par le fer et par la suppuration provoquée, des exostoses qui lui parurent être la source d'où découlaient les symptômes variés d'une syphilis sans cesse recrudescente.

Je n'ai pas cité la conduite d'Amatus pour la proposer comme un exemple à suivre. Le trépan est aujourd'hui banni de la chirurgie dans des cas semblables ; le succès légitimerait à peine de pareilles témérités. Mais l'observation citée m'a paru utile en ce qu'elle met dans tout son jour les conséquences diagnostiques que nos devanciers savaient tirer de l'incurabilité exceptionnelle d'une maladie, pour rattacher cette maladie à une cause également exceptionnelle.

Ici, la douleur de tête était liée à l'altération de la table interne du crâne, puisqu'elle ne cessa qu'après l'issue de fragments d'os corrompus.

Au reste, je n'ai pas à rechercher si l'action du principe syphilitique se porte primitivement sur le périoste des os crâniens, pour ne s'étendre que plus tard à la dure-mère, aux méninges et à la substance cérébrale par contiguité, par transmission successive de l'inflammation spécifique ; ou bien, si l'altération débutant par un trouble fonctionnel de la masse encéphalique, ou des nerfs qui y ont leur ra-

(1) *Parallèle des différentes méthodes de traiter la maladie vénérienne.*

cine, ce n'est qu'à la longue, et par des mouvements con-
gestifs répétés, par des retours de fluxion sanguine, rame-
nés par le stimulus de la douleur, que se produit une inflammation consécutive avec ses conséquences : l'injection,
le ramollissement ou l'induration; ou enfin, si cette action
peut porter simultanément sur la pulpe nerveuse et sur ses
enveloppes membraneuses et osseuses. Entrer dans ces recherches serait m'écarter du but que je me suis assigné,
à savoir, élucider seulement un point obscur de diagnostic.

La réunion de tous les désordres que je viens de mentionner, amena la mort du malade dont Baillou nous a transmis l'histoire.

OBSERVATION 5. *Syphilis simulant la céphalalgie.*

*Sympt. ant.* Non précisés. — Céphalalgie. — Cécité. — Anosmie. —
Rétraction des pieds. — Convulsions. — Mort. — *Sympt. diagn.* Heureux
effets des mercuriaux. — Carie des os du crâne. — Tumeur mélicérique
du cerveau.

*Joannes Hualdus, annos natus viginti et duo, de dolore
capitis queritur; humiditate cerebri effusa in opticos ner-
vos occœcatur. Adversus id omni præsidiorum genere op-
pugnatur; nil proficitur; immo et empiricorum præsi-
dia advocantur. Audio tandem visum aliquatenus recupe-
rasse; dolores perseverant capitis intolerabiles; omnium
remediorum vim malum superavit. Præ mali diuturnitate
et vehementia interiit.*

*Aperto cadavere, abscessus reperti sunt in processibus
(quibus vires et munia certa a natura tribuuntur) mam-
millaribus. Illos abscessus melicerides vocare possis, quan-
quam ad scirrhum proxime accedant. Os frontis erosum
erat et perforatum vi humoris acrimoniaque; foramen erat
instar quadrantis qui tres denariolos pendet. Circum foramen obsita erat caries multa quæ tempore exedisset. Ossa
autem ethmoidea parte interna magis cariem contraxerant,
et paulo antequam interiisset, nec videbat, nec odorabatur.
Convulsus interiit.*

*Uno antequam interiisset anno, pedes incurvos retrac-*
*tosque habebat; adhibitis particularibus frictionibus ex hy-*
*drargyro, ista contractio sublata est. Sed antequam fatis*
*concedit, præ convulsione et manus et pedes incurvantur, et*
*sic miserrime suum diem obit. Putabant venifico poculo*
*imbutum, sed male. Sed tanta fundi calamitas non aliunde*
*orta erat, peritiorum consilio et opinione, quam a latente*
*luis venereæ veneno. Atque revera signa aliquot parue-*
*rant : sed in primariis istis liberis, si quid peccatum sit,*
*omnia solent leviora æstimari. Contendebant quidam eum*
*ad luis venereæ curationem adigi debere, undelibet hoc*
*malum foret ; sed metu pecuniæ amittendæ ex venditione*
*magistratus in quo erat constitutus, aut ne ea de re elimi-*
*naret quiddam, curatione supersessum est. Nec dubium*
*est quin spes aliqua curationis superesset, si plus valuisset*
*virorum bonorum sinistrum adversumque rerum exitum*
*metuentum auctoritas certa ratione roborata, quam aut*
*amittendæ pecuniæ metus, aut fucata nonnullorum opinio*
*malo adblandiri solitorum.* (1)

La céphalée, de même que la perte de la vue, l'anosmie
et les autres symptômes qui précédèrent la mort, fut la
conséquence des altérations subies par l'encéphale et par
ses enveloppes, soit la carie des os, soit la tumeur de la
région des nerfs olfactifs (*processus mammillares* des anciens), qui consistait en une matière mélicérique (*meliceri-*
*des*) se rapprochant du squirrhe par sa consistance ; soit
la sanie qui baignait le frontal érodé, perforé, et l'ethmoïde
carié. Céphalée, perte de la vue, perte de l'odorat, étaient
consécutives et secondaires; la cécité cessa à un certain moment qui n'est pas précisé, pour se reproduire bientôt.

Dans la dernière année de sa vie, le malade traînait avec
peine ses pieds recourbés (*incurvos*) et contractés. Des fric-

(1) Ballonius, *liber paradigmatum. p.* 300. *n°* 7.

tions mercurielles firent disparaître pour un temps cette rétraction. Doit-on supposer que c'est à ce moment que la
vue fut rendue au malade ? Faut-il voir dans cette incurvation, dans cette rétraction, la contracture musculaire récemment observée, et décrite comme une chose nouvelle ?

L'Hippocrate français vit, dans la persistance des douleurs,
dans l'insuccès des traitements divers, dans les bons effets
d'une cure par les mercuriaux, bien qu'elle eût été incomplète, dans quelques autres signes qu'il ne relate pas (*atque
revera signa aliquot paruerant*), des raisons suffisantes
pour attribuer le mal à la *lues venerea*, et conseiller un
traitement spécifique. L'avarice du malade, l'optimisme
d'autres conseillers, mirent obstacle à ce qu'il fût entrepris.

On ne saurait refuser à ce squirrhe de consistance mélicérique, une origine vénérienne, soit que l'on considère
cette tumeur intra-cérébrale, avec Baillou, comme une sorte
de cancer syphilitique, ou, avec M. Lallemand, comme une
induration lentement produite, et suivie plus tard d'un ramollissement ambiant dû à une inflammation plus récente.
Toujours est-il que la perforation de l'os frontal et la carie de
l'ethmoïde, en rapport de contiguïté avec la tumeur, sont
des désordres le plus communément produits par l'affection
vénérienne.

J'ai moi-même été témoin d'un fait qui a plus d'un point
de ressemblance avec celui relaté par Baillou. Malheureusement, je ne le couchai pas par écrit, à l'époque, déjà assez
éloignée, où il s'offrit à moi. Je suis obligé de le citer de
mémoire.

OBSERVATION 6. *Syphilis simulant la céphalée.*

Sympt. ant. Inconnus. — Obtusion de l'intelligence.— *Sympt. diagn.*
Exacerbation nocturne. — Mort subite. — Carie des os du crâne. —
Tumeur indurée du cerveau.

Je fus chargé de procéder, conjointement avec un de me

confrères, à l'autopsie d'une femme ayant tenu maison de prostitution, et trouvée dans son lit frappée de mort subite. Une querelle qu'elle avait eue la veille éveilla des soupçons. Quel ne fut pas mon étonnement en reconnaissant, dans le cadavre, une femme par laquelle j'avais été consulté une vingtaine de jours auparavant! Elle se plaignait alors d'être en proie à de violentes douleurs de tête, ayant leur principal siége à la région frontale, douleurs qui devenaient intolérables durant la nuit et la privaient de sommeil. Elle était dans un état voisin de la stupeur et de l'imbécillité.

Les antiphlogistiques, les opiacés, les purgatifs et les vésicatoires, n'avaient en rien diminué ses souffrances.

Je voulus la soumettre aux sudorifiques et aux mercuriaux. Mais elle me jura qu'elle n'avait jamais eu la moindre atteinte de maladie vénérienne. Une telle susceptibilité me surprit dans une femme de cette profession, dont je supposais qu'elle avait parcouru tous les degrés. A mon insistance, elle opposa un refus obstiné.

Nous trouvâmes sur divers points du crâne, extérieurement, des érosions, des destructions par plaques de la table externe des os, et dans la partie du lobe gauche du cerveau, une tumeur de la grosseur d'une amande, ayant la blancheur et la fermeté du squirrhe, entourée d'une couche assez épaisse de substance cérébrale jaunâtre et diffluente. Tous les vaisseaux de l'encéphale et de la moëlle épinière étaient gorgés de sang.

L'état exercé par la malade dans un *lupanar* du plus bas étage, le redoublement des douleurs pendant la nuit, les érosions du périoste et la carie des os du crâne, ne nous laissèrent aucun doute sur l'influence qu'avait exercée le virus vérolique, soit sur l'état pathologique du crâne, soit sur celui du lobe gauche du cerveau.

## §. II. ODONTALGIE SYPHILITIQUE.

Dans les deux observations où la céphalée, en se locali-
sant, a simulé la névralgie faciale et le tic douloureux,
nous avons vu la douleur se porter à la mâchoire et s'étendre
le long du maxillaire inférieur. Les branches nerveuses dentaires se trouvaient atteintes concurremment avec les autres.
Mais rien n'empêche d'admettre qu'elles ne pussent l'être
isolément. Peut-être une névralgie de cette sorte ouvrit-
elle la série des souffrances de Madame Théodore B...?
(Observ. 2). Je me borne à en indiquer la possibilité.
Elle a, du reste, été admise par Plenck, Meckel et J.
Frank ; car je trouve dans l'ouvrage de ce dernier, déjà
cité (1) : « L'odontalgie due à la syphilis porte le nom de
vénérienne. » (Plenck. *Tract. de Odon. p.* 39.) « Cette maladie est surtout un symptôme de carie et d'exostose vénériennes des alvéoles, des mâchoires et du palais, ou un
effet de la transplantation d'une dent affectée de vice vénérien. » (Meckel. *Diss. an morbi venerei qui dentium
translationem sequuntur , venerei sunt an non ?* Halæ,
1792.) Je laisse la responsabilité de cette dernière assertion à Frank et à Meckel, dont je n'ai pu d'ailleurs consulter la dissertation.

## §. III. NÉVRALGIE INTERCOSTALE SYPHILITIQUE.

Baillou a mentionné, sous le nom vague de *pleurodyne
venerea*, des douleurs de côté que l'on peut supposer avoir
siégé dans quelque branche des nerfs intercostaux.

(1) J. Frank. *loc. cit. t.* v. *p.* 142.

OBSERVATION 7. *Syphilis simulant une névralgie inter-costale.*

*Sympt. ant.* Non indiqués. — *Sympt. diagn.* Exacerbation nocturne ; insuccès des traitements. — Mercuriaux. — Guérison.

*Vidimus dolores lateri perpetuos, sed qui de nocte urgerent ; nullis cessere remediis. Cum remedii inopes essemus, de lue venerea suspicio fuit ; tamen diæta et litu curatio procurata est. Quoties consuetis remediis morbi non profligantur, ad* κακοηθειαν, *Galeni consilio, est recurrendum.* (1)

Cette observation a le défaut des *petites histoires* de Baillou sur *les bourgeois de Paris*, auxquelles Bordeu adresse le reproche d'*être la plupart trop étranglées pour être utiles.* Néanmoins, elle montre que la persistance de la douleur et son accroissement pendant la nuit, ont guidé Baillou vers le traitement opportun.

On verra, dans l'observation 23, une affection de la même nature occuper les parties latérales gauches du thorax, être prise et traitée pour une pleurésie, sauter brusquement sur les mêmes points à droite, puis sur l'épaule, puis enfin se jeter sur le nerf facial, et en déterminer la paralysie.

## §. IV. NÉVRALGIE BRACHIO-MAMMAIRE SYPHILITIQUE.

OBSERVATION 8. *Syphilis simulant une névralgie brachio-mammaire.*

*Sympt. ant.* Inconnus. — *Sympt. diagn.* Tumeur osseuse ; douleurs tantôt nocturnes, tantôt diurnes. — Sublimé. — Guérison.

*Puellæ* 18 *annorum, semper antea sanæ, a novem septimanis in medio sterno tumor excrevit osseus, dolens per*

(1) Ballonius. *Epid. et Ephem.* L. I. *p.* 7.

*vices incertas interdiu, noctu, dolore scindente, per mam-*
*mas et brachia discurrente. Subinde dolor penitus quievit.*
*Nulla alia signa luis venereæ unquam adfuerunt. Electua-*
*rium ex roob sambuc. unc. iij. ext. gratiol. dr. iij. et merc.*
*subl. corros. gr. iij. paratum exhibebatur. Tumor dolorque*
*disparuerunt. Convaluit.* (1)

Je ne donne ni cette observation ni celle de Baillou
pour des exemples incontestables de syphilis larvée. Dans
celle de Stoll surtout, les caractères spéciaux manquent.
Stoll dit bien : *Vidi alios dolores venereos constanter diur-*
*nos et noctu penitus silentes ;* mais, ni cette exception, ni
l'autorité de l'aphorisme : *Naturam morborum ostendunt*
*curationes,* ne me déterminent à distinguer cette tumeur
osseuse et ces douleurs lancinantes d'avec une affection
simple, guérie par les vertus fondantes du mercure.

Je ne place ici ces deux observations que comme des pierres d'attente destinées à être remplacées par des observations plus complètes et plus irrécusables, dès que l'infinie
variété des accidents de la syphilis aura fourni l'occasion de
les recueillir.

Ces observations montrent quelle était la préoccupation
de ces grands praticiens contre les insidieuses attaques de
la syphilis : ils la poussaient à un degré que, de nos jours,
on tournerait en dérision.

Rendons la responsabilité des Baillou et des Stoll moindre en la faisant partager à Baglivi.

(1) Stoll. *Rat. med. Pars,* III. *p.* 229.

## §. V. NÉVRALGIE SCIATIQUE SYPHILITIQUE.

OBSERVATION 9. *Syphilis simulant une sciatique.*

*Sympt. ant.* Bubons vénériens, vingt ans auparavant.—*Sympt. diagn.* Insuccès des traitements. — Mercuriaux. — Guérison.

*Nobilem virum gravi ischiade laborantem nuperrime cura-bamus, irritisque optimis præsidiis desperabamus de salute recuperanda ; cum vero per transennam nobis subindicas-set se viginti abhinc annis bubonibus gallicis male affectum fuisse, statim suspicionem dedit ischiadem a fomite gal-lico pendere : quamobrem præscripto decocto sarsaparillæ, antimonii crudi, corticis nucum, etc. paucis diebus inter-jectis a gravi ischiade perfecte convaluit, non sine adstan-tium stupore.* (1)

Sur la simple présomption que fait naître le souvenir d'un bubon guéri depuis vingt ans, Baglivi a recours aux spécifiques. A-t-il eu tort en affirmant que la sciatique était vénérienne? A coup sûr, il a eu raison en la guérissant par les sudorifiques, etc. Heureuses de pareilles erreurs, si er-reurs il y a! celles-là profitent aux malades.

Je renvoie au traité de Cirillo sur les maladies syphiliti-ques pour un plus grand nombre d'exemples de sciatiques guéries par le mercure. La plupart de celles que cite cet auteur sont évidemment engendrées par la vérole ; les au-tres manquent de caractère précis. On leur a, je ne l'ignore pas, refusé cette origine, attribuant les succès du médecin de Naples à l'action curative dont le mercure jouirait con-tre la névralgie fémoro-poplitée ordinaire. Depuis assez longtemps, j'ai soumis la plupart des personnes atteintes de sciatique rebelle qui ont réclamé mes soins , à l'usage

(1) Baglivi. *Praxeos medicæ. L.* II. *c.* IX. §. II. *n°* V.

de la pommade de Cirillo en frictions sous la plante des pieds ; jusqu'ici, ce traitement a toujours échoué.

Baglivi n'est pas le seul qui se soit laissé guider par les indications tirées du passé du malade, quelque éloigné que fût ce passé. Les bons praticiens de nos jours savent, dans l'occasion, l'imiter. M. Lallemand a cité dans ses leçons cliniques le fait suivant.

OBSERVATION 10. *Syphilis simulant la sciatique.*

*Sympt. ant.* Non précisés. *Sympt. diagn.*— Insuccès des traitements opposés à la névralgie fémoro-poplitée. Absence de traitements spécifiques réguliers. — Pilules de Sédillot. — Guérison.

« M.B.., chasseur d'Afrique, entra, le 16 septembre 1843, dans la salle des officiers de l'Hôpital-St-Éloi. Il était atteint depuis trois ans d'une douleur sciatique violente, s'étendant le long de la cuisse et de la jambe gauches. Le trajet de la douleur suivait parfaitement la direction du nerf. M. B... ne pouvait plus monter à cheval, et marchait même avec difficulté. »

« Des vésicatoires, des moxas avaient été déjà appliqués. On réitéra l'emploi de ces moyens; on pansa les vésicatoires avec de la morphine, mais sans obtenir d'amélioration. On en vint à l'acupuncture : elle soulagea tout à fait le malade, qui se crut guéri pendant quelques jours. La douleur revint, l'acupuncture fut réitérée : cette fois, elle ne produisit aucun amendement. »

« En causant avec M. B.., M. Lallemand apprit qu'il avait eu, dans le temps, plusieurs maladies vénériennes, que les fatigues de la guerre d'Afrique l'avaient obligé de traiter en courant , et qui, par conséquent , n'avaient jamais été bien traitées. M. Lallemand vit dans ces renseignements une indication à suivre, et aussitôt il commença un traitement antisyphilitique. Dès les premiers jours , un changement non équivoque s'opéra dans l'état du malade. »

« Après qu'il eut pris 150 pilules de Sédillot, l'amélioration était assez grande pour faire espérer une guérison complète, à la fin traitement. » (1)

Si ces matériaux insuffisants ne me permettent de donner autre chose qu'une très-faible esquisse des névralgies
syphilitiques, ils indiquent au moins le parti que l'on peut
tirer, dans la pratique, de deux circonstances réunies : l'insuccès actuel des traitements en apparence les plus rationnels, et l'existence, dans le passé, d'accidents vénériens plus
ou moins graves.

### §. VI. NÉVROSES SYPHILITIQUES.

Nous verrons, dans la suite de ces recherches, le principe syphilitique déterminer diverses névroses : l'hépatalgie,
la gastralgie, l'hypochondriacie, l'otalgie, etc. Je me réserve
de les signaler, lorsque j'étudierai les autres désordres que
la syphilis larvée suscite dans les voies gastriques, dans le
foie, l'oreille, etc.

Dès à présent, pour donner un exemple de la multiplicité des troubles que ce principe peut occasionner sur une
seule personne, j'emprunterai à M. Baumès l'observation
suivante. Outre l'aménorrhée, l'œdème des jambes, l'hémoptysie, la leucorrhée, la chute des cheveux, on y remarquera des palpitations de cœur, de l'orthopnée, de la toux,
de la céphalalgie, de la gastralgie et des attaques épileptiformes, névroses multiples, expressions variées d'une cause
toujours la même : la diathèse syphilitique.

(1) A. Courty, dans le journal *la Clinique de Montpellier*. 1844.

Observation 11. *Syphilis simulant un grand nombre de névroses.*

*Sympt. ant.* Ulcères et pustules aux parties génitales. — Pas de traitement spécifique. — *Sympt. diagn.* Ecthyma syphilitique ; ulcères ; macules cuivrées. — Mercuriaux. — Guérison.

« M<sup>lle</sup> Marguerite G..., ouvrière chez M. Rel..., à la Guillotière, était, à l'âge de 14 ans, une fille très-fraîche, très-bien portante, et d'une remarquable beauté. Elle était déjà très-bien réglée à cette époque ; elle fut séduite par un jeune homme affecté d'une maladie vénérienne. Il y avait à peine huit jours que les rapports sexuels entre elle et ce jeune homme existaient, qu'elle s'aperçut d'ulcères ronds, enflammés, douloureux, à l'entrée du vagin, et bientôt de pustules grosses comme des pois, en dehors des grandes lèvres. Le séducteur, aussitôt qu'il apprit cela, disparut, et elle ne l'a plus revu. La crainte de faire connaître sa faute à ses maîtres fit qu'elle dissimula son état de souffrance et qu'elle continua son travail. Seulement, un médecin d'un quartier éloigné de la ville, qu'elle prit enfin sur elle de consulter, lui apprit qu'elle était affectée de chancres et de pustules. Mais, soit ignorance de la part de la malade sur les suites possibles et probables d'une pareille maladie, soit défaut de moyens pécuniaires pour se traiter, soit crainte d'éveiller des soupçons en prenant des remèdes qu'elle ne pourrait soustraire à tous les regards, elle se contenta de se lotionner avec de l'eau tiède et de prendre quelques bains. Deux mois après, les ulcères étaient guéris ; il ne restait plus que quelques pustules au-delà des lèvres, qui, au bout de quelque temps, disparurent également. Cependant les règles alors commencèrent à se déranger ; M<sup>lle</sup> Marguerite G... ne tarda pas à s'apercevoir qu'elle avait les jambes un peu enflées. La fraîcheur du teint disparut ; l'appétit se perdit ; l'enflure des jambes augmenta, et les règles se supprimèrent totalement. M^lle G... ne pouvant plus travailler dans cet état, on consulta le médecin de la maison, qui la saigna et lui fit prendre des bains. Ces moyens amenèrent un soulagement, et la malade se remit au travail. »

« Au mois d'octobre suivant, par un temps froid et humide, il survint des palpitations, une oppression considérable, et une toux sèche, opiniâtre. Les règles n'ayant pas reparu, on lui appliqua des sangsues aux cuisses. Quelques jours après, le sang des menstrues coula pendant deux jours seulement, au lieu de quatre jours qu'il coulait habituellement. Il résulta de là une amélioration ; mais peu de temps après, les mêmes symptômes revinrent avec un peu de crachement de sang. »

« Sur ces entrefaites, M^lle G... éprouva une forte émotion morale qui amena de violentes céphalalgies, et peu à peu les symptômes du côté de la poitrine disparurent. M^lle G... commença à s'apercevoir, en se peignant, que ses cheveux tombaient très-facilement. Au mois de juin, pendant le règne d'une forte chaleur, elle se trouvait un peu mieux ; mais sous l'influence d'une légère indigestion, il survint de violents maux d'estomac, une perte blanche abondante, et bientôt des crises nerveuses, pendant lesquelles la malade perdait connaissance et exécutait quelques mouvements convulsifs avec les bras, crises nerveuses qui duraient seulement quelques minutes, et se renouvelaient tous les trois ou quatre jours. »

« Je devins, à cette époque, le médecin de la maison, et M. Rel..., qui tenait beaucoup à M^lle G..., parce qu'il la trouvait fort tranquille et excellente ouvrière, me consulta sur cette suite d'indispositions qui la paralysaient souvent dans ses travaux. Pendant un an, malgré les efforts que je fis pour calmer les accidents à mesure qu'ils se présentaient, pour empêcher leur retour, pour ramener régulièrement les menstrues, je n'obtins que des soulagements momentanés, et je fus témoin, pendant tout ce temps-là, des phénomènes morbides qui, ayant pour siége, tantôt la poitrine, tantôt l'estomac et les voies gastriques, présentaient les divers traits du tableau que je viens de tracer. »

« Un jour, ayant été de nouveau appelé pour cette malade, elle me raconta que ses règles n'étant pas revenues depuis trois mois, elle avait éprouvé déjà depuis un mois un serrement dans la poitrine, de violentes palpitations, une oppression considérable, mais que, depuis huit jours seulement, une éruption qui lui était survenue aux deux jambes, l'avait tout à coup soulagée de ses maux, tout en la faisant souffrir cependant, et en l'empêchant de se tenir debout et de marcher. Je l'examinai, et quel ne fut pas mon étonnement, en voyant à chaque jambe dix à douze pustules d'ecthyma syphilitique, parfaitement caractérisées. Quelques-unes des pustules s'étaient ouvertes, et les ulcères qui leur succédaient, avaient une forme chancreuse bien dessinée. Il y avait en même temps des plaques cuivrées, arrondies, en dedans des cuisses, et bientôt il s'en présenta en dedans des bras et sur la partie antérieure de la poitrine. A la manière dont la malade répondit à quelques-unes de mes questions, je vis bien qu'elle n'était pas disposée à faire le moindre aveu. »

« J'ordonnai les bains entiers avec deux gros de sublimé, du sirop de Cuisinier de seconde cuite et de la tisane de salsepareille. Le pharmacien chez qui furent pris ces remèdes ayant dit à M. Rel... que ces remèdes étaient ordinairement dirigés contre la maladie vénérienne, celui-ci voulant savoir positivement mon opinion sur l'affection de son ouvrière, je lui dis ce qu'il en était. Dans une explication qu'il eut alors avec cette ouvrière, celle-ci, pressée en même temps que rassurée par les paroles de son maître, qui lui déclara vouloir la faire guérir et non la renvoyer, fit l'aveu de sa faute, en racontant les circonstances qu'on vient de lire. »

« Cette malade marcha rapidement vers la guérison, sous l'influence du traitement désigné ; toutes les pustules et les plaques disparurent, les règles revinrent, et depuis deux ans que la guérison a eu lieu, elle ne s'est pas démentie. Je n'ai plus vu reparaître chez M^{lle} G... aucun des phénomènes morbides qui l'assaillaient si souvent d'une manière si brusque et si alarmante. » (1)

## ARTICLE II.

## MALADIES CONVULSIVES SYPHILITIQUES.

### §. I. SYPHILIS SIMULANT L'ÉPILEPSIE.

*Lues venerea epilepsiæ non raro parens est, gummosita-les et tubercula in meninginibus, in ipso quoque cerebro, vel exostoses in superficie cranii interna producens.* (2)

« La puissance de la diathèse vénérienne sur le développement de l'épilepsie est tellement prouvée par les observations de Bonet ( *Sepulchr. Lib.* I. *Sect.* XII. *add. obs.* 3.), de Pelargus (*Med. Jahrgænge*, 2 B., *p.* 317.), de Kaempf (*Acta Hafniæ*, *vol.* 1. *p.* 152.), de Rœber (*Von e. epilepsie v. vener. Knochenauswüchsen.* (*Museum d. Heilkunde*, 4 B., *p.* 290.), de quelques autres (*Ephem. nat. cur. cent.* 1. *obs.* 136.), et par les nôtres, que nous n'éprouvons aucune hésitation à établir l'épilepsie syphilitique. La syphilis paraît difficilement produire l'épilepsie par un action directe sur le système nerveux, mais bien d'une manière indirecte, en déterminant la carie, l'exostose et les productions tophacées qui, sur plusieurs points, peuvent agir

---

(1) P. Baumès. *Précis historique et pratique sur les maladies vénériennes.* 1^{re} *partie, p.* 141 *et suivantes.*
(2) Lazerme, *Tractatus de morbis internis capitis. p.* 270.

sur la pulpe nerveuse. Le diagnostic se tire des antécédents et des symptômes actuels. » (1)

Thierry de Hery raconte, p. 15, avoir traité un homme
affecté d'épilepsie et de syphilis, par les remèdes propres à
la dernière maladie, et que cet homme fut délivré des deux
maladies.

Je trouve Locher indiqué comme ayant traité une épilepsie vénérienne. (2)

Dans les cas où l'inflammation spécifique s'est étendue de
la boîte osseuse, gonflée ou cariée, aux méninges et au cerveau, et a produit sur ces derniers organes des désordres
mortels, on a vu des convulsions épileptiques éclater à
une époque plus ou moins rapprochée du terme fatal.
Ainsi, dans l'observation de Mediavia, conservée par Morgagni (3), et rapportée par M. Lallemand dans la 6e lettre de ses recherches sur l'encéphale, sous le n° 5, une
femme portait à la partie supérieure du front deux tumeurs vénériennes de l'espèce de celles qu'on appelle gommes. On lui fit prendre du mercure, qui produisit de la salivation. Celle du côté gauche disparut, celle de droite
persista. A la place de la première, il parut une *saillie pul-
sative*. Il était certain que cette femme avait eu des accès
d'épilepsie avant d'avoir pris du mercure; elle en eut un
vers le milieu du traitement. Quand il fut fini, elle éprouva
de nouveau des mouvements convulsifs accompagnés d'é-
cume à la bouche; enfin elle tomba dans une espèce d'assoupissement taciturne, sans paralysie d'aucune partie du
corps, et mourut vers le milieu d'octobre 1739. L'autopsie
mit à découvert une perforation du crâne, une adhérence
des méninges, une induration de la substance corticale, un
kyste de la substance médullaire.

(1) Jos. Frank. *loc. cit. T.* III. *p.* 361.
(2) Locher. *Obs. prat. p.* 143.
(3) *Lettre* 9ᶜ *n°* 25.

Dans l'observation de Bonet offerte comme une complication de la maladie vénérienne avec l'épilepsie et la mélancolie : « A la suite de mouvements épileptiques, des
pustules se déclarèrent à la tête; il survint de la céphalalgie, et le sujet, qui était très-coloré, eut toute la peau pâle
et livide, ce qui, d'après les meilleurs médecins, est un indice certain de syphilis. Plusieurs symptômes fâcheux se
manifestèrent sur le corps, jusque là sain et robuste : tumeurs molles et blanchâtres aux cuisses et aux pieds; som-
nolence, dont on tire cependant le malade assez facilement;
abolition presque complète de la mémoire. Le sens de l'ouïe,
souvent lésé au commencement de la maladie, est maintenant très-délicat. Des symptômes plus graves viennent me-
nacer plus directement la vie. Tous les mouvements et toutes les humeurs se portent à la tête; les attaques d'épilepsie
deviennent plus violentes, les muscles sont fortement contractés, principalement ceux qui se rendent à la langue;
une douleur horrible se fait sentir durant tout le jour au
côté droit de la tête. A la première apparition de la maladie
vénérienne, on administra avec succès le gaïac. Par son
effet, déjà, au huitième jour, l'œil gauche avait perdu sa
rougeur, les pustules du sinciput avaient disparu, les ulcères du gland étaient cicatrisés. Cet heureux état se prolon-
gea jusqu'au quarantième jour; mais le malade s'étant exposé au vent pendant un orage, tout à coup la pesanteur
de la tête, la surdité, les taches rouges aux tempes et au
front revinrent; l'œil était rouge; il perdit ses fonctions,
sans être cependant douloureux. »

« Le gaïac, continué pendant tout l'hiver, paraissait rétablir le malade, lorsque tout à coup une tumeur molle parut sur la peau du sinciput; les membres furent pris de
douleurs; les ulcères du gland et plusieurs autres symptômes fâcheux reparurent. Le malade, amené à Padoue pour
y prendre les eaux, revint chez lui, où il fut pris de convul-

sions continuelles, surtout du cou et de l'un des bras; il parlait avec peine, et souvent ne pouvait remuer la langue. Enfin le carus survint, puis une léthargie profonde, et la mort arriva. »

« A l'ouverture du crâne, on trouva le ventricule gauche rempli d'eau ; une partie du cerveau était altérée et comme gangrenée. Au milieu de cette désorganisation, il y avait trois petits corps verdâtres ayant l'aspect des tumeurs gommeuses. » (*Voir les réflexions dont M. Lallemand fait suivre cette citation.*) (1)

Dans les deux observations précédentes et dans quelques autres rapportées par M. Lallemand, l'épilepsie n'est qu'un accident secondaire, se produisant, il est vrai, à l'occasion d'altérations d'origine syphilitique, mais au fond, se produisant comme cela arrive dans des inflammations cérébrales nées de toute autre cause. Ces spasmes violents suivis de contracture ou de paralysie, ces mouvements désordonnés peuvent bien rappeler quelques traits de la symptomatologie de l'épilepsie, mais ils ne présentent pas un caractère assez tranché, ils ne s'isolent pas assez des autres symptômes pour constituer un de ces cas où la syphilis, empruntant le masque du mal caduc, se présente au praticien comme une épilepsie essentielle, idiopathique, et peut le faire tomber dans une erreur funeste.

L'épilepsie syphilitique est-elle donc réellement toujours, ainsi que l'ont pensé Lazerme, Frank, et la plupart des auteurs, le résultat d'une altération préexistante du cuir chevelu et du périoste externe ou interne du crâne ? Le principe de la syphilis ne peut-il pas produire des convulsions épileptiques par une action directe sur l'encéphale ? Lorsqu'après avoir éprouvé une forte émotion morale, Marguerite G... (observ. 11.), fut prise de violentes céphalal-

(1) *Loc. cit. t.* III. *p.* 19.

gies, d'alopécie, de douleurs d'estomac, de leucorrhée, et
bientôt de crises nerveuses pendant lesquelles elle perdait
connaissance, exécutant quelques mouvements convulsifs
avec les bras, crises nerveuses qui duraient seulement quelques minutes et se reproduisaient tous les trois ou quatre
jours ; crises qui avaient remplacé les symptômes d'une affection de poitrine grave, et qui furent, à leur tour, effacées par
d'autres accidents, une exostose intra-crânienne s'était-elle
produite ? Faut-il nécessairement en supposer l'existence
pour se rendre compte de la maladie ? Dans les cas où le
tableau des manifestations syphilitiques est si mobile, où la
durée de l'épilepsie est si fugitive, le doute, au moins, me
semble permis. N'en sera-t-il pas de même, lorsque l'épilepsie syphilitique persistera des années entières, sans que
l'exostose supposée passe au ramollissement et à la carie ?
Dira-t-on que l'exostose reste stationnaire, comme cela se
voit au tibia et ailleurs ? Je répondrai qu'il suffit souvent
de quelques jours de médication mercurielle pour que l'épilepsie syphilitique disparaisse, celle même qui se reproduisait plusieurs fois dans une même journée. L'endurcissement osseux s'est-il fondu dans ce court espace de temps ?
Ce serait une propriété de l'exostose intra-crânienne assez
exclusivement possédée par elle, car les exostoses des autres
régions sont autrement tenaces.

Quoi qu'il en soit, les exemples ne sont pas rares où la
syphilis se présente avec toutes les apparences de l'épilepsie idiopathique.

L'observation suivante nous servira de transition de l'une
à l'autre de ces deux catégories d'épilepsie syphilitique.

OBSERVATION 12. *Syphilis simulant l'épilepsie.*

*Sympt. ant.* Non précisés. — *Sympt. diagn.* Carie du crâne. — Cautérisation par le fer rouge. — Guérison.

*Vidimus Barcinone militem hispanum qui, cum ex lue*

*gallica in putridam calvariœ cariem incidisset , non multo post cœpit frequenter ac vehementer epilepsia infestari, quam tamen (licet jam annum quadragesimum suœ vitœ ageret) nunquam antea expertus fuerat, a quo symptomate is non multo post beneficio ustionis cum ferro candente, atque alio-rum prœsidiorum ex consilio nostro adhibitorum, quœ pu-tridam calvariœ cariem sustulere, liberatus fuit.* (1)

Consécutive à la carie du crâne, cette épilepsie, malgré la fréquence et la violence de ses accès, fut guérie prompte-ment par l'application locale du fer rouge, et par d'autres agents plus directement adressés à la carie vénérienne.

Sans m'arrêter à son origine ni à sa curation , j'y trouve une circonstance plus digne de remarque en ce qu'elle four-nit un signe assez important pour le diagnostic. Outre la carie syphilitique , Vidus Vidius me paraît avoir été frappé de ce fait : c'était seulement à l'âge de 40 ans que ce soldat, qui jamais auparavant n'avait rien éprouvé de sem-blable, avait été atteint d'épilepsie : *quam tamen (licet jam annum quadragesimum suœ vitœ ageret) nunquam antea expertus fuerat.*

J'ai rapporté l'observation de Vidus Vidius pour mettre cette particularité en lumière. Les deux observations sui-vantes montreront tout le parti que l'on peut en tirer pour découvrir la nature syphilitique de quelques épilepsies en apparence essentielles.

OBSERVATION 13. *Syphilis simulant le mal caduc.*

. *Sympt. ant.* Pustules, gonorrhée, bubons. — *Sympt. diagn.* Traite-ments spécifiques insuffisants; développement du mal caduc , à l'âge de 36 ans, en dehors de ses causes ordinaires. — Frictions mercu-rielles. Guérison.

« Le nommé Dumesnil, cordonnier , entra à Bicêtre au

(1) Vidus Vidius Junior. *Lib.* II. *cap.* XVIII. *de Curat. memb.*

mois de mai 1788, pour y subir un traitement. Il éprouvait, tous les quinze jours, des accès violents d'épilepsie. Lorsque je le vis, il portait encore sur la figure et sur les mains des meurtrissures qui étaient la suite de sa dernière attaque ; il avait perdu plusieurs dents par les mouvements convulsifs des mâchoires. »

« Dumesnil, alors âgé de 36 ans, n'était épileptique que depuis près de trois ans. Libre de toute affection morale, et même d'émotions vives, il n'avait fait aucun excès marquant ; il s'était rarement livré à la masturbation ; le vin ne lui avait que quelquefois fait perdre la raison ; et quoiqu'il vécût peu avec les femmes, il avait été assez malheureux pour contracter deux ou trois maladies vénériennes. Comme la plupart des ouvriers, il donna sa confiance à un distributeur de billets sur le Pont-Neuf. Il eut d'abord des pustules, qu'une application de mercure, pendant huit jours seulement, avait fait disparaître. Quelques mois après, il prit une gonorrhée, qui fut bientôt supprimée et remplacée par un bubon vénérien. Des emplâtres et des pilules firent cesser en partie ces accidents. Environ six mois après, Dumesnil éprouva un malaise général, quelques dérangements dans le système digestif, des agitations pendant le sommeil. Bientôt ces premiers accidents s'accrurent, des commotions générales se firent sentir, et enfin, Dumesnil perdit connaissance et tomba du haut-mal. Les membres étaient fortement agités de mouvements convulsifs, et des spasmes à la mâchoire étaient suivis d'une excrétion très-abondante de salive écumeuse. Cet état dura environ un quart d'heure. Un mois après, un second accès eut lieu ; un troisième, un quatrième suivirent ensuite, mais en se rapprochant les uns des autres. Lorsqu'il arriva à Bicêtre, les accès n'étaient éloignés que de dix à quinze jours. »

« Aucune des causes ordinaires de l'épilepsie n'ayant donné lieu à cette maladie, qui n'existait que depuis environ trois ans, Dumesnil ayant d'ailleurs eu plusieurs fois la vérole, ou plutôt, une vérole plusieurs fois renouvelée, sans doute par l'insuffisance du traitement, j'attribuai l'épilepsie au virus vénérien. J'employai l'onguent mercuriel. A la deuxième friction, le malade eut un faible accès; à la huitième, il éprouva un léger frissonnement, sans mouvements convulsifs ni perte de connaissance. Chaque friction était d'un gros et demi; on lui en administra vingt-huit. Il resta soixante et quelques jours à l'hôpital; il y en avait environ cinquante que son dernier accès s'était fait sentir, et il sortit sans rien éprouver. Pendant une année, il était venu me voir tous les mois, et il avait constamment joui de la meilleure santé. Je l'ai perdu de vue depuis ce temps; mais il est évident que cet homme, plein de reconnaissance du service que je lui avais rendu, n'aurait pas manqué de venir me trouver, s'il eût ressenti de nouveau quelques atteintes de sa maladie. » (*Obs. lue par Cullerier, l'oncle, à la Société de Médecine de Paris, le 12 prairial, an* x.) (1)

Les symptômes les plus caractéristiques de l'épilepsie se rencontraient chez ce malade : pendant l'accès, perte de connaissance, agitation générale, convulsions des membres, spasmes des mâchoires, excrétion de salive écumeuse, etc. Hors le temps de l'accès, de nombreuses meurtrissures, le manque de plusieurs dents témoignaient de la violence des crises récentes. Mais Dumesnil, âgé de 36 ans, n'est épileptique que depuis trois ans, et l'est devenu en l'absence des causes qui produisent communément le mal caduc. Cette dernière considération conduit Cullerier à chercher dans le passé du malade une origine exceptionnelle à cette épilepsie si tardivement et si inopinément survenue. Il y trouve une série de symptômes vénériens mal traités, dont l'affection convulsive lui paraît être une dernière ma-

(1) *Recueil de Sédillot.* t. xiv. *p.* 274.

nifestation. Sa guérison radicale par les mercuriaux ne tarda pas à prouver la légitimité de cette filiation. De violentes crises éclataient tous les huit jours ; déjà, à la deuxième friction, leur retour habituel ne donne lieu qu'à un faible accès, qui, après la huitième, se réduit à un dernier et léger frissonnement sans mouvements convulsifs et sans perte de connaissance.

Ce fait ne fut pas perdu par Cullerier, et un second succès vint plus tard confirmer la justesse de ses vues. Quatorze ans n'avaient pas effacé le premier de la mémoire de ce célèbre syphiligraphe.

OBSERVATION 14. *Syphilis simulant le mal caduc.*

*Sympt. ant.* A 23 ans, chancres et bubons ; à 27 ans, chancres et bubons ; à 28, blennorrhagie, orchite ; de 28 à 31, plusieurs écoulements urétraux. — *Sympt. diagn.* Début de l'épilepsie à 34 ans, sans cause connue. — Mercuriaux, sudorifiques. — Guérison.

« Le 20 ventôse an x, Marie-Nicolas Jolly, bijoutier, âgé de 34 ans, se présenta à la consultation gratuite de la Société. Les membres consultants étaient les citoyens Emonnot, Descemet, Morelot, Brewer, Baudin et moi. Le malade était alors très-agité ; tous les muscles de la face éprouvaient des mouvements convulsifs, surtout du côté gauche. Les bras, l'avant-bras, les mains, ressentaient des secousses violentes, lorsqu'ils n'étaient pas fortement soutenus. Il nous déclara qu'il avait tous les huit ou quinze jours de pareilles convulsions, à la suite desquelles il perdait connaissance ; qu'avant chaque attaque, les convulsions de la face et de l'extrémité supérieure étaient plus fortes, plus fréquentes. Depuis six mois, il était dans ce pénible état. Sa maladie avait débuté par des picotements et des inquiétudes dans les doigts, avec de légers embarras dans les mouvements de la langue, et perte de connaissance. Quinze jours après, un second accès avait eu lieu, avec la seule différence que, quoique vivement affecté, il se rappelait tout ce qui s'était passé. Les attaques s'étaient suivies assez régulièrement, mais avec quelques variations dans leur durée, leur intensité, et dans l'intervalle qui les séparait. »

« Jolly n'avait pas cessé de prendre des médicaments depuis cette époque; il s'était successivement adressé à des officiers de santé : les uns lui avaient fait appliquer des sangsues, prendre des bains et boire des tisanes délayantes; les autres lui avaient prescrit des pilules de camphre et d'opium, des tisanes de valériane, ou cette même plante pulvérisée; on lui avait aussi appliqué un exutoire; mais tous ces moyens étaient restés sans succès. La patience du malade était à bout et toutes ses ressources épuisées. Il prit le parti de venir nous consulter. »

« D'après les détails qu'il nous donna, et d'après notre inspection, nous fûmes convaincu qu'il était épileptique. Interrogé sur ses maladies antérieures, Jolly nous dit qu'il avait eu, à l'âge de 27 ans, des chancres et un bubon traités par la liqueur de Van-Swieten, sans se rappeler à quelle dose il l'avait prise. Deux ans après, il se manifesta des symptômes semblables, sans que le malade pût assurer si c'était une nouvelle contagion, ou bien une suite de la première; cette fois, il avait pris des pilules sans connaître leur composé. L'année suivante, il fut affecté d'un écoulement urétral très-douloureux, dont la suppression subite, au bout de quelques jours, occasionna une inflammation du testicule. Des cataplasmes et des boissons délayantes dissipèrent la tumeur et tarirent l'écoulement. Pendant l'espace de quatre ans, plusieurs écoulements eurent lieu de la sorte, sans qu'il puisse dire s'ils étaient acquis récemment ou renouvelés. Il s'était exposé assez souvent à la contagion, et quelques tisanes étaient les seuls remèdes qu'il eût employés. Depuis trois ans, aucun symptôme vénérien ne s'était manifesté; mais il avait été attaqué sans interruption de douleurs d'estomac, qui devenaient plus vives lorsque cet organe était plein d'aliments ; on avait cru qu'elles dépendaient d'une affection au pylore, et pour guérir ce mal, on lui avait fait prendre des pilules fondantes et des eaux minérales ; on lui avait aussi appliqué un vésicatoire sur la partie douloureuse, et c'est à la suite de ce mal d'estomac que les attaques d'épilepsie se déclarèrent. »

« Après avoir reçu tous les détails dont je viens de vous faire part, je donnai connaissance à mes collègues de l'heureux résultat que j'avais retiré du traitement antivénérien dans un pareil cas (c'est celui rapporté précédemment) ; je leur proposai de faire entrer le malade à l'hospice des vénériens ; et comme il avait été longuement et inutilement traité pour une affection épileptique, et qu'il avait eu, à différentes fois, des preuves non équivoques de maladie vénérienne ; comme on ne pouvait pas mettre une grande confiance dans les traitements administrés, tous furent du même avis. Jolly entra à l'hôpital le 23 ventôse ; il était alors dans la même agitation que le 20, ce qui annonçait un accès prochain. Je me contentai de lui donner une simple infusion de tilleul. Le 25, dans la matinée, on vint m'avertir que notre malade éprouvait des convulsions. Je me rendis auprès de lui. Les mouvements violents avaient cessé ; les paupières étaient ouvertes, les yeux fixes, allumés et hagards, la bouche couverte d'une salive écumeuse ; la respiration se faisait avec râle et le corps était roide. Cet état dura environ un quar d'heure, et ne fut suivi que d'un sentiment de lassitude. »

« Le lendemain, Jolly prit douze décagrammes (4 onces de sirop sudorifique, et un centigramme et demi (un quart de grain environ) de muriate suroxygéné de mercure, médicaments qu'il a continués jusqu'à présent, et qui ont été interrompus deux fois pendant quelques jours, à cause d'un malaise qu'il avait éprouvé. Pour calmer le système nerveux, si longtemps, si fortement ébranlé, j'ai prescrit quel-

ques pilules de camphre et de nitrate de potasse. Le malade a pris environ onze décigrammes (**20** grains) de muriate suroxygéné et six kilogrammes de sirop de salsepareille. »

« Il y a aujourd'hui deux mois et sept jours qu'il est
complétement débarrassé de ses mouvements convulsifs à la
face et aux extrémités supérieures ; depuis le même temps,
il n'a pas eu d'attaque d'épilepsie. Cependant les mouvements convulsifs étaient continuels avant le traitement, et
les attaques d'épilepsie n'étaient éloignées que de quinze
jours au plus. Il ne reste que l'affection de l'estomac dont
nous avons parlé, et qui sera probablement incurable ;
elle paraît tenir à une lésion organique, ou à des adhérences contractées qui occasionnent du tiraillement dans l'organe. En effet, lorsque l'estomac ne contient pas d'aliments, Jolly n'en est pas incommodé ; et lorsqu'il a mangé,
s'il se couche à plat sur le dos, la douleur cesse subitement. » (1)

Comme Dumesnil, Jolly ne ressent les atteintes du haut-
mal qu'à l'âge de 33 ans. Interrogé sur les maladies qu'il a
précédemment essuyées, il fait l'aveu de nombreux symptômes syphilitiques dus à des contagions successives, ou à
des recrudescences réitérées d'une même contagion. L'épilepsie a résisté aux traitements les plus variés. La preuve
que le principe contaminateur ait été radicalement extirpé
de l'économie ne pouvant être acquise, Cullerier propose à
ses collègues de faire subir au malade l'épreuve du mercure.
De cette épreuve, le malade sort guéri, et les médecins sont
convaincus que l'épilepsie était de nature syphilitique.

Dans ces deux observations, aucun symptôme de la maladie
vénérienne n'existait conjointement avec l'affection convulsive ; dans la dernière, depuis trois ans, il ne s'en était point

(1) Cullerier, *loc. cit.*

manifesté ; le diagnostic ne se fondait que sur le commémoratif d'accidents virulents, et l'apparition inopinée du mal caduc à l'âge viril, bases qui, toutes faibles qu'elles étaient,
ont néanmoins suffi pour établir le véritable traitement d'une
maladie si redoutable. Je ne parle pas de l'insuccès des remèdes antiépileptiques auxquels Jolly avait été longtemps
soumis, cette considération ne pouvant être d'une grande
valeur, alors qu'il s'agit d'un mal aussi réfractaire à l'action
de tout notre arsenal thérapeutique. *Epilepsia, quibus post
vigesimum quintum annum contingit, eos fere comitatur
ad mortem usque.* (1)

On verra dans l'observation suivante de M. le docteur
Sandras, que c'est en s'appuyant aussi des antécédents du
malade et de l'absence de toute autre cause, qu'il est parvenu à triompher d'une épilepsie rebelle qui, de même que
celles précédemment décrites, n'était accompagnée d'aucun
symptôme vénérien dont le médecin pût s'éclairer sur la
nature réelle de la maladie.

OBSERVATION 15. *Syphilis simulant l'épilepsie.*

*Sympt. ant.* Gonhorrée. — *Sympt. diag.* Absence des causes du mal
caduc. — Mercuriaux. — Guérison.

« Un malade fut pris tout à coup, sans cause connue,
d'accès épileptiformes. Ces accès avaient augmenté de fréquence et d'intensité, malgré les saignées, les antispasmodiques, et duraient depuis deux ans, lorsque M. Sandras
fut appelé à lui donner des soins. Ce médecin reprit, et employa plus méthodiquement qu'on ne l'avait fait, les divers
moyens qu'on invoque contre l'épilepsie, et n'obtint pas un
résultat plus heureux. Ce fut alors qu'il eut l'idée d'employer un traitement antisyphilitique, n'appuyant néanmoins
ses vues que sur une gonorrhée antécédente. Il prescrit, à

(1) Hippocrate. *aph.* 7. *sect.* v.

cet effet, des frictions mercurielles sur les cuisses, et des
pilules de sublimé. »

A peine douze jours s'étaient écoulés depuis le commencement de cette médication, que les accès épileptiformes cessèrent. A dater de cette époque, ils n'ont plus reparu. Deux
ans après, ce malade n'avait pas eu de nouvelle attaque. » (1)

Pour ces trois cas d'épilepsie, la nature syphilitique du
mal est démontrée par le mode de curation non moins que
par les antécédents du malade.

L'axiome : *Naturam morborum ostendunt curationes*, est,
dans bien des circonstances, je ne l'ignore pas, très-con-
testable. Aussi je ne vais pas jusqu'à assurer que toute maladie d'origine douteuse étant essayée à la pierre de touche
hydrargyrique, et le remède réussissant, on soit en droit de
déclarer vénérienne cette maladie. Cependant lorsque je vois
le mercure réussir dans des maladies diverses contre lesquelles
il n'est pas habituellement employé, ou contre lesquelles, s'il est
employé, il échoue dans les conjectures ordinaires, lorsque je
le vois, dis-je, réussir, alors qu'il existe des antécédents de
vérole, je me trouve placé dans cette alternative, ou de considérer le mercure comme une panacée méconnue, comme
une arme thérapeutique universelle dont nous sommes cou-
pables de ne pas nous servir contre tous les maux, ou de
conclure que les affections guéries par cet agent, ne le sont
que par exception, et seulement quand elles ont été engendrées par la diathèse syphilitique. La logique n'est-elle pas
en faveur de cette dernière conclusion ?

Voici une observation recueillie par Joseph Frank dans
les notes de son père. Elle va fournir au diagnostic de l'épilepsie syphilique un élément nouveau.

_____

(1) *Bulletin de thérapeutique. t.* x. *p.* 37.

OBSERVATION 16. *Syphilis simulant l'épilepsie.*

*Sympt. ant.* Non précisés, disparus depuis 20 ans environ.— *Sympt. diagn.* Céphalalgie nocturne atroce et paroxysmes convulsifs nocturnes. — Sublimé. — Guérison.

« En 1800, un Polonais, âgé d'environ 40 ans, vint à Vienne, affecté d'une épilepsie rebelle. Il fut confié aux soins de Pierre Frank, en l'absence de son médecin ordinaire. Frank remarqua que sa maladie était accompagnée d'une céphalalgie atroce qui se manifestait la nuit (c'était l'époque à laquelle les accès apparaissaient d'habitude) ; et il lui demanda s'il n'avait jamais eu d'affection vénérienne. Il avoua que, dans sa jeunesse, il n'avait pas été exempt de cette maladie. Aussi, Frank lui administra-t-il le sublimé corrosif avec tant de succès, qu'au bout de six semaines, ce Polonais fut guéri de ses deux maladies, c'est-à-dire de son épilepsie et de sa céphalée. » (1)

Le retour habituel des attaques convulsives pendant la nuit, pourrait donc être, dans l'épilepsie, un indice de syphilis. Ce signe est loin d'être pathognomonique. La coexistence de la céphalalgie atroce qui se manifestait la nuit, avait une signification bien autrement caractéristique : elle indiquait une organisation contaminée. La jeunesse du malade n'avait pas été exempte des attaques du mal vénérien.

Selon J. Frank, les épilepsies nocturnes sont entre toutes suspectes d'être syphilitiques.

C'était encore pendant la nuit que se reproduisaient le plus souvent les paroxysmes épileptiques sur la malade dont il rapporte ainsi l'histoire :

(1) J. Frank, *loc. cit. t.* III. *p.* 361, *en note.*

OBSERVATION 17. *Syphilis simulant l'épilepsie.*

*Sympt. ant.* Non indiqués. — *Sympt. diag.* Carie du pariétal droit ; ulcères et macules syphilitiques ; tumeurs tophacées de l'orbite gauche ; glande sous-maxillaire hypertrophiée ; paroxysmes nocturnes. — Mercuriaux. — Guérison.

« En 1817, une servante de 20 ans, épileptique, fut reçue à la clinique de Vilna. Elle donnait pour cause à sa maladie une chute dans un fleuve, et la terreur qui en avait été le résultat. »

« Sa tête examinée, nous trouvâmes une carie à l'os pariétal droit, dont le centre était tellement détruit par l'exfoliation dans l'étendue d'un pouce de diamètre et au delà, que les pulsations du cerveau se faisaient sentir à travers la dure-mère dénudée. Les téguments présentaient des ulcères et des taches syphilitiques. Des matières tophacées remplissaient l'orbite gauche ; une des glandes sous-maxillaires avait acquis le volume d'un œuf de pigeon. »

« Les paroxysmes épileptiques sévissaient le plus souvent la nuit, et surtout du côté gauche. »

« Un traitement antisyphilitique la rendit à la santé, mais j'ignore s'il y eut des rechutes. » (1)

L'accident arrivé à cette servante, l'ébranlement que la frayeur avait imprimé à l'encéphale, pouvaient paraître une cause suffisante du développement de l'épilepsie, et donner le change sur la nature véritable de cette affection, si de nombreux témoins, tels que carie du crâne, ulcères et taches caractéristiques à la peau, tumeur gommeuse de l'orbite, n'eussent déposé de son origine syphilitique.

De même que dans les observations de Médiavia et de Bonet, ici le rapport entre la carie crânienne et l'épilepsie est évident : l'une a été la cause de l'autre. Le pariétal droit est perforé, la dure-mère est mise à nu, et les pulsations du cer-

_____
(1) J. Frank, *loc. cit.* t. III. 361, *en note.*

veau deviennent visibles. C'est surtout la moitié gauche du corps qu'agitent les paroxysmes convulsifs.

L'épilepsie offrait une gravité plus marquée encore chez le malade dont je vais rapporter l'histoire, car les attaques se renouvelaient plusieurs fois par jour, et menaçaient d'une mort prochaine ce malade réduit à une extrême maigreur.

Après l'avoir transcrite, je montrerai quelles furent les sources ouvertes, dans ce cas, au diagnostic vrai.

OBSERVATION 18. *Épilepsie syphilitique.*

*Sympt. ant.* Ulcères en grand nombre ; ophthalmie chronique. — *Sympt. diag.* Chancre et bubon ; traitement mercuriel incomplet. — Mercuriaux ; salivation abondante. — Guérison.

« En juillet 1781, B. Bell fut chargé de traiter un jeune homme âgé de 17 ans, dont la situation était des plus fâcheuses. Jusqu'à l'âge de quatorze ans, il avait été très-fort, très-bien portant et d'une agilité extrême ; vers ce temps, il devint si délicat qu'on fut obligé de le retirer d'une pension où il était, pour s'occuper entièrement de sa santé. On soupçonna que cet état de langueur pouvait être produit par des vers et diverses autres causes. On avait administré quantité de remèdes sans succès, lorsque, au bout de deux ans, on aperçut des ulcères sur diverses parties du corps ; les yeux devinrent sensibles et s'enflammèrent ; enfin il en perdit un entièrement ; et depuis un an environ, il avait eu de violentes attaques d'épilepsie. Depuis deux mois, ces attaques le prenaient plusieurs fois par jour ; il était extrêmement maigre, mais le pouls était bon, et les accès n'avaient pas affaibli son jugement. »

« Un médecin de ses parents, qui l'avait conduit jusqu'alors, s'imaginant que tous ces accidents dépendaient d'une affection scrofuleuse, lui avait prescrit le quinquina, l'acier, la ciguë et les bains de mer. Tous ces remèdes, ainsi qu'une quantité d'autres qu'on tenta pour guérir l'épilepsie, n'ayant

été suivis d'aucun succès, on avait perdu tout espoir de guérison, et depuis longtemps, on n'avait plus rien fait. »

« Entre plusieurs points ulcérés, le malade portait sept
larges ulcères sordides sur diverses parties du corps, dont
quelques-uns étaient devenus depuis peu si douloureux, qu'il
fallait employer de fortes doses de laudanum pour procurer
un peu de calme. Ils avaient gagné, dans différents endroits,
jusqu'à la substance des muscles. Le mouvement des parties
sur lesquelles ces muscles étaient situés, commençait à être
gêné, ce qui augmentait beaucoup les douleurs. »

« L'œil gauche était un peu agrandi, et la portion de la
conjonctive, qui est blanche dans l'état de santé, était d'un
rouge foncé ; toute la partie saillante de la cornée qui se
trouve vis-à-vis de la prunelle, était au contraire fort épaisse,
et blanche comme du papier. Il voyait encore de l'œil droit,
quoiqu'il fût enflammé et dans un état d'irritabilité considérable. »

« Ces ulcères parurent à Bell vénériens, surtout deux,
dont l'un était sur le côté droit du nez, et l'autre sur l'une
des tempes, où il avait pénétré jusqu'aux muscles. »

« Il le dit au jeune homme : celui-ci lui avoua qu'il avait
gagné la maladie d'une femme qu'il avait vue à l'âge de
quatorze ans ; qu'il lui était survenu des ulcères sur toute la
verge et une tumeur sur l'aine ; que ces symptômes avaient
disparu par l'usage du mercure que lui avait administré un
jeune élève de l'Université, mais que n'ayant pas pris ce remède
d'une manière régulière, ni en suffisante quantité, il avait
toujours soupçonné que les symptômes survenus ensuite pourraient être le résultat de cette infection, mais que n'en étant
pas certain, il n'avait pas pu, jusqu'à ce moment, prendre
sur lui d'en parler, dans la crainte d'encourir la disgrâce de
ses parents. »

« Bell déclara alors d'une manière positive qu'il fallait
sur-le-champ lui administrer le mercure. »

« Dès que la bouche commença à s'affecter, les ulcères se détergèrent et prirent une belle apparence ; ils étaient tout à fait cicatrisés à la fin de la neuvième semaine. »

« La circonstance la plus remarquable dans ce cas, c'est que les accès d'épilepsie guérirent pendant l'usage du mercure. En moins de trois semaines, ils devinrent moins fréquents et moins violents que jamais, et vers la fin de la sixième semaine, ils ne reparurent plus qu'une fois en trois ou quatre jours. Ils se dissipèrent absolument avant la fin du traitement, et le malade n'en eut aucun ressentiment par la suite. »

« L'œil gauche resta blanc et opaque, mais l'inflammation de l'autre œil se dissipa, et il recouvra bientôt la vue, dont il avait été privé depuis longtemps. » (1)

L'absence de causes rationnelles, l'insuccès de toutes les médications tentées, le caractère vénérien des ulcères cutanés, l'ophthalmie chronique développée en même temps que ces ulcères, les commémoratifs fournis par le malade, tels furent les signes qui permirent de rattacher à la syphilis l'ensemble comme les accidents divers de la maladie.

Quelle fut dans ce cas l'altération subie par l'encéphale? Il est impossible de le dire. Je note seulement que ces crises journalières n'avaient pas altéré le jugement du malade.

Dans les deux exemples d'épilepsie vénérienne qui me restent à examiner, les symptômes concomitants ont, comme dans l'observation précédente, fourni les signes diagnostiques les plus sûrs.

OBSERVATION 19. *Syphilis simulant l'épilepsie.*

*Sympt. ant.* Chancre bénin quinze ans auparavant. — *Sympt. diag.* Exacerbation nocturne des douleurs ; inflammation et carie du nez ; exostoses. — Sublimé ; iodure de potassium. — Amélioration rapide.

Le 12 mars 1850, Madame F. P... vient me consulter.

(1) B. Bell. *loc. cit. t.* II. *p.* 668.

Elle se plaint d'être privée de sommeil depuis environ trois mois, et d'être en proie à d'intolérables douleurs dans tout le côté droit de la tête. Le timbre de la voix me paraît altéré : elle a un son nasal marqué. La coïncidence de cette névralgie temporo-pariétale avec une insomnie rebelle et un nasonnement anormal, me donnent immédiatement l'idée d'une syphilis larvée. J'interroge la malade, et mes soupçons sont confirmés.

Madame P... a aujourd'hui 32 ans ; elle est de petite taille, a les cheveux châtains et un tempérament nerveux-sanguin. Autrefois très-fraîche, elle est aujourd'hui pâle, amaigrie par la souffrance, usée par les chagrins.

Elle fut enlevée de sa famille à l'âge de 15 ans par P..., qui l'épousa quelque temps après. A la suite des premières approches, il lui survint à la lèvre vaginale gauche un bouton accompagné d'enflure et de douleur, sur lequel le passage de l'urine causait de très-vives cuissons, que la malade n'évitait qu'en relevant la lèvre malade et en la tenant écartée, le reste du corps penché à droite. Les ganglions de l'aine gauche ne tardèrent pas à s'engorger. Son amant lui fit prendre de la tisane et des bains. Un médecin lui prescrivit des frictions d'une pommade grise. Elle ne fit que quelques frictions, et le mal disparut au bout d'une quinzaine de jours. Elle était, dans ce même temps, devenue grosse. A sept mois, elle accoucha d'un enfant mort, qui se présenta par un bras, et qui portait une tache violacée au flanc gauche. Elle attribua la mort et la tache à la chute qu'elle avait récemment faite dans un escalier, et au coup qu'elle avait reçu sur le flanc gauche, d'une corbeille pleine qu'elle portait dans ses bras.

Une seconde grossesse suivit immédiatement. L'accouchement eut lieu à terme. Elle allaita jusqu'à trois mois sa petite fille. Environ vers le deuxième mois, des boutons pustuleux couvrirent la lèvre supérieure et les alentours du nez de cette enfant. On la fit allaiter à une nourrice alsacienne atteinte de fièvre intermittente. Le nourrisson prit les accès fébriles de la nourrice, et en mourut.

Peu après, une troisième grossesse donna le jour à une seconde fille, saine au moment de sa naissance ; elle mourut à onze mois d'un dépôt dans la tête, suite d'une chute. Un garçon, fruit d'une quatrième grossesse, succomba à peine âgé de quelques mois, à une irritation intestinale. Une cinquième couche rendit Madame P... mère d'un autre garçon, qu'une fièvre cérébrale lui enleva à l'âge de onze mois.

Après sept années de repos, Madame P... redevient enceinte âgée de 29 ans, et met au monde un garçon, qui aujourd'hui vit encore, malingre et souffreteux.

Durant tout le cours de la cinquième grossesse, Madame P... continua d'être réglée. Le temps des couches passé, elle fut tourmentée pendant quelques mois par une leucorrhée très-abondante, aqueuse, sans douleurs vaginales.

Depuis qu'elle a été unie à P..., elle n'a cessé d'être sujette à des maux de tête fréquents, intenses, consistant en une pression térébrante au front, déterminant des alternatives de rougeur et de pâleur au visage, s'exaspérant à l'approche des règles, et se calmant quand elles avaient cessé, mais n'étant ni plus fréquents ni plus forts la nuit que le jour. A l'approche des époques mensuelles, le corps se couvrait de taches rougeâtres, violacées, comme des feuilles, sans saillie, semblables à des dartres entre deux peaux, se dissipant sous l'influence du flux menstruel.

A l'âge de 27 ans, Madame P... a été prise d'une fluxion à la tête, avec enflure de la face et élancements dans tout le crâne.

En février 1848, une fièvre rhumatismale se déclara chez elle et parcourut presque toutes les jointures, déterminant sur chaque articulation envahie de la rougeur, de la douleur, de la chaleur et de la tuméfaction. Les phénomènes inflammatoires ne durent pas être très-développés, car, me dit-elle, elle ne fut pas saignée et ne fut soumise qu'à l'usage de frictions calmantes. La maladie dura trois mois. Madame P... alla habiter la campagne et s'y rétablit complétement.

En septembre 1849, souffrant d'une douleur à l'œil droit avec enflure des téguments, mais sans rougeur, elle prit, par le conseil d'un médecin homœopathe, je ne sais quelle dilution. Étant en ville chez une de ses amies, on lui trouve la figure décomposée, et elle ne tarde pas à tomber sur le carreau sans connaissance. Elle fut assez longtemps à reprendre ses sens. Pendant 24 heures, elle resta dans un état à demi lucide, dans un délire vague se dessinant sur un fond de raison. Elle attribue ces accidents à la dilution homœopathique. La douleur oculaire avait disparu ; mais il reste à Madame P... des souffrances vagues dans les membres, des douleurs de lassitude, de meurtrissure, une inquiétude indéfinissable qui ne lui permet de trouver dans son lit, la nuit, aucune place bonne, ni de goûter un sommeil tranquille et continu ; souffrances qui ne ressemblent pas aux douleurs rhumatismales qu'elle a naguère éprouvées, et qu'elle sait fort bien différencier.

Le matin, les yeux sont bouffis, enflés ; ce gonflement se dissipe dans le courant du jour. Le baume tranquille est sans effet sur ces douleurs ; néanmoins, elles se calment au bout de trois mois de durée.

En décembre 1849, sans qu'il se fût manifesté aucun signe précurseur, elle tombe roide sur le carreau de sa chambre. Les aboiements d'un petit chien appellent seuls du monde à son secours. Un médecin accouru près d'elle, lui voyant la langue coupée et la bouche pleine de sang, s'enquiert si Madame P... est sujette au mal caduc : il obtient des assistants une réponse négative. Des sinapismes et une potion cordiale sont prescrits. La perte de connaissance dure de 9 heures du soir à 4 heures du matin. Aucune paralysie ne succède à cet état, mais seulement une forte courbature.

A quinze jours de là, Madame P..., marchant dans la rue, est prise subitement d'un violent spasme des muscles postérieurs du cou ; il lui semble qu'on lui enfonce la tête dans les épaules ; le cou est roide, tendu ; les mouvements de flexion de la tête en avant et ceux de latéralité sont impossibles ; si la malade tente d'avaler des solides et des boissons, il lui semble qu'elle va suffoquer. Une potion calmante diminue les souffrances ; mais il reste des douleurs qui prennent une intensité extrême durant la nuit, et s'opposent au sommeil. Les règles se suppriment, et n'ont pas reparu depuis.

En outre, depuis la première attaque, Madame P... n'a cessé de rendre, en se mouchant, des mucosités purulentes mêlées de sang, et l'odorat a été en s'affaiblissant graduellement jusqu'à ce jour, où il n'est pas entièrement aboli. Huit jours avant la seconde attaque, elle a rendu par le nez un petit os crochu, gros deux fois comme un grain d'avoine, carié à une de ses surfaces.

Du 22 décembre 1849 au 22 janvier 1850, elle a été soumise à des frictions calmantes sur les muscles du cou, et à l'action de deux pilules calmantes, probablement d'opium, prises le soir à sept et à huit heures. Aucun soulagement notable n'en est résulté. De plus, du côté du nez, elle éprouvait tour à tour un état de sécheresse, d'obstruction, durant deux jours, suivi, pendant deux jours, de l'écoulement d'une matière glutineuse, mêlée de pus et de sang, et dont l'odeur était fade.

Dans les premiers jours de février, les douleurs du cou ont cessé ; il leur a succédé des douleurs dans la partie latérale droite de la tête, qui, d'abord légères, n'ont pas tardé à acquérir un degré de violence extrême ; elles ont leurs principaux foyers à l'apophyse mastoïde, au-dessus de l'oreille, au pariétal, à la tempe et au devant du pavillon auriculaire, et s'irradient encore le long de la branche du maxillaire inférieur, embrassant quelquefois toute l'oreille et toute la moitié droite de la tête. Au début, un ganglion engorgé, de la grosseur d'un haricot, existait au devant du tragus ; il s'est fondu depuis peu.

Au fort des douleurs, toutes ces parties se tuméfient et la pression du doigt y est insupportable. Depuis huit jours, la douleur se déclare à gauche, bornée aux parties situées au devant de l'oreille. Sur ce point, un ganglion de la grosseur d'un haricot s'élève mobile sous la peau, mais fort sensible au contact du doigt. Des douleurs dans les muscles du bras droit et vers la partie externe et inférieure des muscles du mollet gauche, augmentant par la pression, sans engorgement, se sont déclarées depuis quelques jours.

Les douleurs de la tête ne se dissipent pas durant le jour : elles persistent, à un degré plus faible, revenant par accès supportables ; mais la nuit, leur acuité s'accroît ; tantôt lentes, sourdes, tantôt courtes, lancinantes, elles deviennent intolérables, et ont des intervalles de calme qui durent trop peu pour permettre à la patiente de goûter quelques heures de sommeil.

La respiration par le nez se fait avec un peu de bruit. La voix est légèrement nasale. L'écoulement du muco-pus mêlé de sang, est continuellement assez fort pour salir deux mouchoirs dans la journée. Pas de leucorrhée, pas d'éruption sur le corps ; quelques petits furoncles développés, il y a un mois, à la cuisse gauche et sur l'épaule droite, se sont évanouis sans laisser de traces ; l'appétit est soutenu.

Madame P... a éprouvé de violents chagrins, et a vécu depuis quatre ans et demi séparée de son mari, réduite à une modique pension. Elle n'accuse aucune autre infection que celle qu'elle a reçue de P... il y a seize ans. Je la soumets à l'usage de pilules mercurielles et de décoctions sudorifiques.

Obligée de partir pour Lyon quelques jours après m'avoir consulté, elle est prise, en y arrivant, d'enflure aux jambes, lesquelles se couvrent de taches de *purpura hœmorrha-gica* lenticulaires, et vers le haut de la cuisse gauche, de plaques ecchymosées. Le repos au lit et des laxatifs améliorent son état. A son retour à Avignon, vers la fin de mars, les mêmes accidents se produisent.

Depuis l'usage du deutochlorure de mercure, les douleurs occipito-faciales ont diminué d'intensité, et le sommeil est en partie revenu.

La sécrétion purulo-sanieuse des fosses nasales continue, et Madame P... a rendu par le nez deux petites parcelles d'os semblables à des fragments de coquilles d'œuf.

Les pilules mercurielles occasionnent de la douleur à l'estomac, et même du vomissement. Je les remplace par 50 centigrammes d'iodure de potassium dans deux verres de décoction de salsepareille.

Le 26 mars, elle se plaint d'une douleur occupant le trajet du nerf sciatique droit. Les taches pourprées s'effacent en partie le matin, pour se reproduire, si la malade reste debout trop longtemps, et même en dehors de cette circonstance, comme par accès, vers les cinq heures du soir. Le pouls est faible, les digestions sont bonnes.

Le 27, de 5 à 7 heures du soir, Madame P... éprouve quatre attaques d'épilepsie des plus graves. J'arrive auprès d'elle après la troisième. Elle n'avait pas l'intelligence libre; la respiration était stertoreuse; le bras droit avait perdu la liberté de se mouvoir, la sensibilité restant néanmoins conservée; car lorsque je pinçais fortement la peau de la main droite, le bras gauche s'agitait en signe de douleur.

Une congestion cérébrale portée à ce degré, me semblait indiquer une apoplexie prochaine. Je crus devoir pratiquer une saignée de douze onces, malgré l'état de délabrement de la malade, et bien que le *purpura hœmorrhagica* fût jugé par moi de nature asthénique. A peine la bande était-elle appliquée sur la veine refermée, que la crise éclata. Ce fut la dernière et la plus courte.

Le lendemain, la malade ne conservait de cette grave secousse qu'une courbature considérable et une douleur assez forte dans le côté gauche du cou et de la tête, en arrière. Dès la veille, dans la soirée, les mouvements étaient rétablis dans le bras droit, la sciatique était moindre, le pourpre avait prsque entièrement disparu. Le sang de la saignée offrait un caillot volumineux, dont la surface supérieure, rétrécie, était couverte d'une épaisse couenne. La faiblesse n'était qu'apparente. Je fis appliquer un vésicatoire volant au côté gauche du cou : la douleur fut très-notablement diminuée. L'iodure de potassium fut porté à 75 centigrammes par jour au 1er avril, puis à un gramme.

Dans le courant de ce mois, le périoste devint douloureux, et se tuméfia en divers points du tibia et de l'humérus droit.

Mais l'usage longtemps continué de l'iodure de potassium et de la décoction des bois sudorifiques, opéra une amélioration graduelle. Les douleurs névralgiques de la tête et de la jambe droite se calmèrent et disparurent, la sécrétion puriforme de la pituitaire se tarit, mais avec lenteur, après des recrudescences répétées. Les périostoses s'effacèrent, et le 13 novembre, jour où je clos mon observation, les attaques d'épilepsie ne s'étaient pas renouvelées.

Si, pour les mieux faire ressortir, je résume en quelques lignes les faits principaux de cette longue histoire, j'y vois la scène des accidents syphilitiques s'ouvrir, en septembre 1849, par une violente attaque de haut mal, et à l'instant même, naître des douleurs ayant un caractère propre que la malade déclare différer totalement des souffrances rhumatismales qu'elle éprouvait naguère. Ces douleurs vagues, indéfinissables, occupent les membres, et dès que la malade se couche, ne lui permettent pas de trouver dans son lit, ainsi qu'elle le dit, une place bonne, ni de goûter, la nuit, un sommeil tranquille et continu.

Une seconde attaque la frappe en décembre, non moins violente et prolongée, bientôt suivie d'une contracture spasmodique des muscles postérieurs de la tête, que remplacent à leur tour des douleurs qui prennent une intensité extrême pendant la nuit et s'opposent au sommeil.

Ainsi, depuis la première crise de convulsions, la malade reste sujette à des douleurs présentant l'exacerbation nocturne : premier signe diagnostique.

En outre, et depuis la même époque, une rhinite muco-purulente avec sortie d'esquilles cariées et affaiblissement graduel de l'odorat, ne cesse de la tourmenter : carie nasale, deuxième signe.

En février 1850, les douleurs de tête se fixent avec plus de précision et simulent une névralgie faciale. J'ai plus haut insisté sur ce point. Bornée d'abord au côté droit, la névralgie s'étend à gauche, et des deux côtés, dans les premiers jours de son apparition, elle est accompagnée d'une tumeur ganglionnaire très-douloureuse et mobile, au devant du tragus, mais qui ne tarde pas à se fondre.

Plus tard, les névralgies se multiplient, et le nerf sciatique droit devient le siége d'une vive douleur; comme les douleurs de tête, ces névralgies sont portées la nuit à un degré d'intensité intolérable. Les douleurs sont nocturnes, mais les attaques d'épilepsie ont lieu pendant le jour.

L'apparition de periostoses sur le tibia et l'humérus aurait ajouté à la certitude du diagnostic, si déjà elle n'eût été complète.

Où placer le point de départ de symptômes si graves? A ce bouton accompagné d'enflure et de douleur, survenu à la lèvre vaginale gauche et suivi d'engorgement de l'aine, peu après les premiers approches, seize ans auparavant, lorsque Madame R... fut enlevée à sa famille? à ce bouton qui dispa-

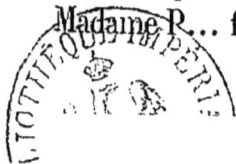

rut au bout d'une quinzaine de jours, après quelques frictions mercurielles ? Cet accident si léger, si fugitif, a-t-il été la seule cause des symptômes secondaires ?

Au moment de la dernière crise, Madame P... se trouva dans un danger tel qu'elle fut administrée. J'avais chargé une amie chez laquelle elle logeait de lui demander avec insistance si elle n'aurait pas éprouvé d'autres contaminations. Madame P... répondit négativement.

Si l'on ajoutait foi à cette assurance, il faudrait bien admettre que le principe syphilitique est resté durant seize ans dans l'économie à l'état latent, et qu'il n'a repris son activité et sa virulence que lorsque l'organisme a été sourdement miné par les chagrins et la misère. Il est à remarquer que sur six enfants, Madame P... en a perdu cinq ; qu'un seul, le dernier, a survécu, et qu'il est d'une assez faible constitution.

Nonobstant les signes d'une grande faiblesse, nous voyons que les taches pourprées, les ecchymoses avec enflure des jambes qui se manifestèrent chez la malade lors de son voyage à Lyon, loin d'être asthéniques, étaient l'expression d'un état inflammatoire du sang, qu'attestèrent, à ma grande surprise, le volume du caillot de la saignée, et l'épaisseur et la densité de la couenne dont il se recouvrit. Une pareille couenne n'est pas rare dans le sang des syphilitiques : elle a été déjà signalée par Sauvages.

Les circonstances dans lesquelles s'est déclarée l'épilepsie que je viens de relater, me l'ont fait considérer comme vérolique. Je puise l'espoir d'une guérison radicale dans la disparition des symptômes vénériens qui, dès le début, lui ont servi de cortége.

## Observation 20. *Syphilis simulant l'épilepsie.*

*Sympt. ant.* Ulcères, bubon; éruption de boutons rougeâtres à la verge.— *Sympt. diagn.* Symptômes d'iritis chronique; douleurs de tête nocturnes; tumeur sternale ulcérée; sensibilité du coronal. — Mercuriaux; guérison apparente. — Rechutes; iodure de potassium.— Guérison.

« Fecker, menuisier, âgé de 35 ans, fut pris au mois de mars 1849, sans cause à lui connue, presque chaque jour, et plus particulièrement le soir, d'une espèce de vertige avec tremblement des extrémités et sensation spéciale d'engourdissement du bras gauche. Ces accès, d'abord légers, s'aggravèrent rapidement, au point que le vertige se transforma en perte de connaissance complète, et le tremblement en convulsions épileptiformes. Les attaques ne duraient guère que dix minutes, mais se reproduisaient souvent plusieurs fois de suite, laissant après elles un peu de trouble dans les idées et comme une sorte d'ivresse. »

« Vers le commencement de mai, une céphalalgie assez violente, continue, s'exaspérant le soir, plus spécialement localisée à la partie antérieure et latérale droite de la tête, vint compliquer les accidents. »

« A différentes reprises, une espèce de délire avait succédé aux attaques convulsives; mais les autres fonctions n'avaient point été troublées, et le malade avait conservé ses forces musculaires. »

« A l'examen, le 21 mai, on note les caractères d'une belle constitution : tempérament sanguin, santé en apparence florissante, intelligence nette, réponses justes à toutes les questions; légère céphalalgie à droite; du reste, pas de trouble fonctionnel. Le jour même, vers le soir, attaque épileptiforme qui dure dix minutes. »

« Dans l'idée d'une affection épileptique, on ne pousse pas plus loin l'interrogation du malade; on lui prescrit une

7.

diète légère, deux bains de pieds sinapisés, et l'indigo en électuaire, à la dose de dix grammes. »

« Les attaques se reproduisent les jours suivants, sans nouveaux symptômes. La médication est continuée, l'indigo porté à quinze grammes. »

« Le 24 mai, quatre jours après l'entrée du malade, la céphalée devient plus intense ; pendant la nuit, les douleurs atteignent une violence extraordinaire, et s'accompagnent d'une espèce de délire ; le malade ne sait pas où il est, et veut sortir, à différentes reprises, de la salle. »

« Le 25, à la visite du matin, la céphalalgie n'a pas cessé complétement, mais elle est beaucoup moins intense ; l'intelligence est très-nette, les réponses justes, la physionomie naturelle, mais abattue ; le pouls est lent, la peau fraîche ; toutes les autres fonctions sont intactes. »

« L'ensemble phénoménal de la maladie ébranle l'idée première d'une épilepsie idiopathique. On songe à la possibilité d'une méningite chronique, et l'on prescrit, en conséquence, dix sangsues aux tempes, deux bains de pieds et un purgatif salin à prendre le lendemain. »

« La diminution de la céphalée engage à persister dans cette voie ; on applique de deux jours l'un, dix sangsues ; on tient le ventre libre par de légers purgatifs, et pendant plusiers jours, les douleurs cessent. Le malade n'a ni délire, ni attaques convulsives, mais cette rémission est de courte durée. »

« Dès le 29, nouvelle attaque convulsive plus forte que les précédentes ; la douleur est devenue plus intense que jamais ; le malade est abattu, mais sans fièvre. Pendant la visite, en examinant les pupilles, on est frappé de leur dilatation inégale ; la pupille droite est plus ouverte que celle du côté opposé ; sa forme se rapproche de celle d'une ellipse dont le grand diamètre serait dirigé de haut en bas, et de dehors en dedans ; l'iris droit offre une teinte un peu différente, plus fauve que de l'autre côté; du reste, pas de photophobie, pas de douleur à l'œil; la vision est un peu troublée; il n'existe aucune injection apparente, ni de la conjonctive, ni de la sclérotique. »

« L'imminence d'une iritis dans les conditions du malade devient un trait de lumière qui porte l'investigation dans une nouvelle direction: l'idée d'une syphilis constitutionnelle à marche insidieuse, comme cause des accidents cérébraux, engage à revenir sur les antécédents du malade. Après des réponses d'abord négatives, on obtient les renseignements suivants : en 1832, petit chancre, qui guérit rapidement par un traitement local, et n'est suivi d'aucun traitement consécutif. En 1838, nouvelle infection locale, caractérisée par deux ulcères, l'un à la face dorsale de la verge, l'autre au frein; un bubon se développa avant la cicatrisation des ulcères; il suppura, et fut ouvert par l'instrument tranchant. Pour cette affection, le malade subit un traitement mercuriel régulier. Après sa guérison, il a vu, de temps à autre, apparaître sur le gland de petites excoriations, qui toujours disparaissaient facilement par les soins de propreté, ou l'application d'un peu d'eau blanche. En 1842, au pourtour des organes génitaux et sur la peau du ventre, éruption de taches rougeâtres qui dura deux mois, et disparut sans traitement. »

« Depuis ce temps, le malade dit avoir été bien portant. L'examen des os des membres ne révèle aucune lésion suspecte; mais à l'inspection du sternum, on trouve, à la partie supérieure de l'os, une surface de la grandeur d'une pièce de deux francs, légèrement tuméfiée et douloureuse à la pression; la peau est rouge et superficiellement ulcérée en deux points; les ulcères ne présentent rien de particulier. Le malade n'a attaché aucune importance à cette lésion, et n'a pas cru devoir en parler. Quelques douleurs nocturnes ont existé au début de l'affection, mais se sont complètement dissipées depuis. (Dans les muscles, je suppose.) Rien du côté de la peau ; aucun indice de syphilis aux muqueuses. »

« L'exploration attentive du crâne ne présente aucune tuméfaction ; mais la partie droite du frontal est douloureuse à la pression ; cette douleur s'étend jusqu'aux régions temporale et pariétale droites. On se décide à soumettre le malade à un traitement mercuriel méthodique. »

« Après quelques jours de préparation consistant en diète sévère, bains et purgatifs, on prescrit, de deux jours l'un, une friction avec cinq grammes d'onguent mercuriel double, une décoction sudorifique pour boisson, trois soupes par jour. »

«Dès la troisième friction, la salivation se manifeste ; on l'arrête par un purgatif, des gargarismes astringents, et des frictions aux gencives avec la poudre d'alun. Après la dixième friction, nouvelle stomatite intense, qui nécessite la suspension de la médication mercurielle pendant cinq jours. Reprise de nouveau, elle est continuée jusqu'au mois de juillet. Ce traitement dura six semaines, pendant lesquelles le malade fit en tout quatorze frictions. »

« Pendant le traitement mercuriel, tous les accidents se modifient et finissent par disparaître. Dès la troisième friction, l'œil avait repris son aspect normal et sa fonction ; après la septième, l'affection du sternum avait disparu, et les petites ulcérations s'étaient cicatrisées. La céphalée diminua peu à peu, et dès la cinquième friction, les attaques devinrent plus légères et plus rares, se transformant en une espèce de vertige avec tremblement convulsif des membres. Une seule fois, après un écart de régime, le malade eut une forte attaque, dans la seconde moitié du traitement. »

« Le 12 juillet, le malade se croit guéri et demande à sortir ; il n'éprouve plus ni céphalée, ni attaques, ni trouble dans les idées. Cette guérison apparente se maintint pendant plus d'un mois. »

« Au commencement de septembre, le mal de tête reparaît ; d'abord léger, il augmente peu à peu d'intensité, surtout après les repas. Les douleurs sont à peu près continues, mais s'exaspèrent par moments ; elles redeviennent progressivement aussi vives que la première fois. Pendant les exacerbations, il semble au malade qu'on lui perce le crâne avec une vrille. Souvent il se manifeste des vertiges, des tremblements des extrémités et de la mâchoire inférieure. Avant ces petits accès, les membres sont lourds et engourdis. Progressivement ces accidents s'aggravent. Vers la fin de septembre, des nausées et des vomissements fréquents vinrent encore compliquer la scène. A différentes reprises, pendant les efforts de vomissements, le malade a rendu du sang mêlé à des aliments à demi digérés; il n'a cependant éprouvé aucune douleur à l'estomac, et ce sont plutôt les vertiges qui provoquent les vomissements. »

« Fecker se décide à rentrer à l'hôpital le 3 octobre. On constate le retour de la céphalée et de la douleur à la pression de la région latérale et antérieure droite du crâne. Les réponses sont justes, la physionomie naturelle ; pas de fièvre. Les vomissements ont cessé. (Iodure de potassium à la dose de 1 gramme dans une potion.) Dans la journée et le soir, les vertiges et les vomissements reparaissent, les douleurs deviennent plus intenses , et le malade est pris de secousses convulsives sans perte de connaissance. Ces secousses durent plusieurs minutes. Le médicament est rejeté et semble augmenter les vomissements. »

« Le 22, on suspend l'iodure à l'intérieur, et on le prescrit en frictions, à la dose de 5 grammes, incorporé dans l'axonge. »

« Les jours suivants, les mêmes accidents se reproduisent, mais l'intelligence s'affecte davantage; souvent le malade se lève sans but, prend un objet pour un autre, et ne sait où il est. (Continuation des frictions iodiques.) Les nausées ayant diminué, on revient à l'usage interne de l'iodure, qui, de 40 centigrammes, est successivement porté à 3 grammes. Au bout de vingt jours de ce traitement, secondé par l'application locale de quelques petits vésicatoires volants à la tête, les accidents s'amendent, les accès convulsifs deviennent de plus en plus rares et moins intenses; la céphalalgie cesse, l'intelligence redevient normale. Vers la fin du mois d'octobre, il ne reste plus que quelques vertiges, qui disparaissent eux-mêmes au bout de quelques jours. »

« Pendant tout le mois de novembre, la médication iodée est continuée sans accident cérébral aucun; le malade est gai et dispos; il a éprouvé un peu d'enchifrènement et une éruption pustuleuse iodique qui ont dû faire suspendre la médication vers la fin du mois. Ce malade a quitté le service le 16 décembre, sans avoir éprouvé de nouvel accident. Le 25 février suivant, la guérison ne s'était pas démentie. » (*Observation de M. le Professeur Schutzemberger.*) (1)

On vient de le voir, l'essence de la maladie a été assez longtemps méconnue, trompé que l'on était par les apparences, d'abord, d'une épilepsie essentielle, plus tard, d'une méningite chronique. L'examen des pupilles fit naître les premiers soupçons; leur dilatation inégale, la forme elliptique de la droite, la teinte plus fauve de l'iris droit, annonçaient l'imminence d'une iritis. On crut que cette iritis pourrait bien être vénérienne, et l'on interrogea le passé du malade.

Mais un symptôme très-caractéristique aurait pu, dès le début de l'affection épileptique, être interprété dans le même

_____

(1) *Gazette médicale de Strasbourg. Observation reproduite dans le n° de juin* 1850 *de la Revue médico-chirurgicale de Paris.*

sens, et épargner au malade et au médecin les fâcheux tâtonnements des premières médications, je veux parler de cette céphalalgie violente qui se déclara dès le commencement du mois de mai, et qui, s'exaspérant le soir, atteignait, pendant la nuit du 21, une violence extraordinaire, s'accompagnant d'une espèce de délire, et devenait beaucoup moins intense le matin. Quelques douleurs nocturnes avaient également existé au début de l'affection.

Dans la vie antérieure du malade, on constata un petit chancre guéri par un traitement local en 1832; en 1838, deux chancres et un bubon suppuré, et de temps à autre, nonobstant un traitement régulier, la réapparition sur le gland de petites excoriations fugaces; en 1842, une éruption plus persistante de taches rougeâtres au pourtour des organes génitaux et sur la peau du ventre.

Pendant sept ans ensuite, le mal ne donna aucun signe de sa présence.

Au moment de l'examen, on trouve comme symptômes syphilitiques concomitants, outre la céphalée nocturne et l'iritis, une tuméfaction douloureuse de la partie supérieure du sternum, ulcérée à la surface cutanée.

L'infection datait de loin; le traitement ne fut pas d'abord assez prolongé. Une rechute eut lieu.

Le mal de tête reparaît, et augmente surtout après les repas; il devient progressivement aussi violent que la première fois, et s'accompagne de nausées et de vomissements fréquents.

Ainsi, l'état présent du malade, comme son passé, fournissait des données sûres pour démasquer cette syphilis larvée.

Des faits pareils sont-ils rares? Je crois plutôt qu'ils sont souvent méconnus. Signaler leur possibilité au public médical, c'est amener, peut-être, des occasions d'en constater la fréquence.

Ce qui m'autorise à le penser, c'est qu'à peine son attention éveillée sur ce sujet, M. Schutzemberger en rencontre trois dans sa pratique. En effet, je lis dans le journal cité plus haut :

« Une deuxième observation présente des douleurs frontales continues, souvent excessives, avec exacerbations irrégulières, tremblement des membres, désordre dans les idées allant par moments jusqu'à la démence. Une exostose diffuse du tibia, jointe aux antécédents du malade, fit présumer que l'on avait affaire à des accidents syphilitiques, et en effet, un traitement mercuriel d'abord, suivi de l'emploi de l'iodure de potassium, fit disparaître tous les symptômes, et un an après, il n'y avait pas eu de rechute. »

« Un troisième malade est en ce moment sous les soins de M. Schutzemberger pour une affection analogue, et déjà le traitement mercuriel a procuré une amélioration notable. »

Chez Fecker, tous les remèdes, et l'indigo entre autres, méthodiquement administrés, échouèrent. Les antiphlogistiques produisirent un amendement qui ne se soutint pas au delà de quatre jours. Seuls, les antisyphilitiques furent capables d'opérer la guérison.

On verra également, dans l'observ. **22**, que l'on tenta inutilement les préparations de cuivre et d'autres remèdes chez une jeune femme mariée, âgée de **26** ans, attaquée d'épilepsie, à la suite de maux de tête violents dont elle avait été tourmentée pendant quelque temps. Les accès, qui n'étaient d'abord ni fréquents ni violents, se rapprochèrent ensuite tellement, qu'elle en avait communément trois ou quatre, et même plus par jour. Les accès ayant été, pendant huit ou dix jours, plus violents que de coutume, elle devint tout à coup folle, et l'épilepsie ne reparut plus.

B. Bell en établit le diagnostic sur l'existence, déjà fort ancienne, de nombreux ulcères caractéristiques, ayant succédé à de prétendues taches scorbutiques, et sur une carie du crâne.

Dans l'observ. 74, aux symptômes d'une phthisie dorsale se joignirent plus tard des accès épileptiformes, qui revenaient surtout la nuit. Une affection syphilitique avait donné lieu depuis neuf ans à une série de phénomènes interrompus seulement à de courts intervalles. Cette filiation d'accidents syphilitiques, et l'insuccès des médications les plus rationnelles, conduisirent à un traitement antivénérien, dont une prompte guérison fut le prix.

En revenant sur ces faits, je me bornerai à récapituler les traits principaux de ceux-là seulement où la syphilis a réellement simulé l'épilepsie essentielle. On a, ce me semble, la preuve suffisante de la réalité de cette simulation dans les erreurs de diagnostic dont elle a été l'occasion. Ces faits sont au nombre de onze.

Pour la fréquence des attaques, pour la durée et la violence des convulsions, l'épilepsie vénérienne ne le cède en rien au mal caduc ordinaire, et quelquefois elle rappelle ces terribles crises que l'on observe dans les asiles d'aliénés, où chaque insulte est suivie de la perte momentanée de la raison.

Ainsi, le soldat guéri par Vidus Vidius, *frequenter ac vehementer infestabatur* (observ. 12.). Des crises violentes se répétaient de dix en dix jours dans l'observ. 13. Elles éclataient avec violence tous les huit ou quinze jours dans l'observ. 14, laissant après elles des mouvements convulsifs de tous les muscles de la face, surtout du côté gauche, et de fortes secousses dans les bras, l'avant-bras et les mains, lorsqu'ils n'étaient pas vigoureusement soutenus, désordres qui devenaient plus intenses et plus fréquents aux approches des attaques. Dans l'observ. 15, les accès épileptiformes étaient allés en augmentant de fréquence et d'intensité. Ils étaient violents, et éclataient plusieurs fois par jour dans l'observ. 18. Les attaques furent toujours d'une vio-

lence extrême chez Madame P... (observ. 19.). Les accès,
d'abord légers et ne consistant qu'en une espèce de vertige
avec tremblement des extrémités et sensation pénible
d'engourdissement du bras gauche, qui revenaient presque
chaque jour, et particulièrement le soir, s'aggravèrent rapidement chez le malade de l'observ. 20, au point que le
vertige se transforma en perte de connaissance complète,
et le tremblement en convulsions épileptiformes. Les attaques ne duraient guère que dix minutes, mais se reproduisaient plusieurs fois de suite, laissant après elles une
sorte d'ivresse, du trouble dans les idées, un véritable délire. Dans l'observ. 22, les accès, qui d'abord n'étaient ni
fréquents, ni violents, se rapprochèrent ensuite tellement,
qu'ils se répétaient communément trois, quatre fois et même
plus par jour; leur violence devint telle qu'ils se changèrent
en une manie complète. L'épilepsie était rebelle dans l'observ. 16. Les paroxysmes sévissaient surtout sur le côté
gauche dans l'observ. 17. Leur fréquence et leur intensité
ne sont pas indiquées dans l'observ. 74.

Que l'on se rappelle l'état où feu Cullerier trouva Jolly,
alors que les mouvements convulsifs avaient cessé : les paupières ouvertes, les yeux fixes, allumés et hagards, la bouche couverte d'une salive écumeuse, la respiration râlante,
le corps roide, état qui s'est reproduit chez les malades des
observations précédentes, et que l'on a négligé de minutieusement décrire, parce que le mot épilepsie suffit à lui
seul pour le retracer à l'esprit; et que l'on dise si le tableau
de cette terrible affection peut être plus fidèlement reproduit !

Ainsi, même fréquence, même intensité dans l'épilepsie
syphilitique que dans l'épilepsie essentielle. Comment donc
distinguer la première de la seconde ?

1° A l'absence des causes qui engendrent le mal caduc.
Cette absence se retrouve dans dix des observations sur les

onze. Une seule fois le malade, mis en danger par une chute
dans un fleuve, avait été en proie à une terreur bien propre à provoquer des attaques d'épilepsie, dans l'observ. 17,
si riche d'ailleurs en symptômes véroliques.

2° A l'époque de la vie où se trouve le malade, alors qu'il
est inopinément atteint de haut mal en dehors des causes
qui le produisent. Ainsi, ce n'est qu'à l'âge de 40 ans que
deviennent épileptiques les malades des observ. 12 et 16;
de 34, celui de l'observ. 20; de 33, ceux des observ. 13
et 14; de 31, celui de l'observ, 19; de 30, celui de l'observ. 74; de 23, celui de l'observ. 22; de 20, celui de l'observ. 17; de 16, celui de l'observ. 18. L'âge n'est point
indiqué dans l'observ. 15.

On a vu tout le parti que Cullerier sut tirer de ces deux
circonstances chez deux épileptiques sur lesquels aucun symptôme actuel de vérole n'existait. A son exemple, on devra
donc, dans les mêmes circonstances, interroger le passé
des malades, et s'il s'y trouve des affections syphilitiques,
faire courir à ces sortes d'épileptiques les chances favorables d'une cure antivénérienne.

3° A cet autre indice fourni par les observ. 16 et 17
et par l'observ. 74 : l'invasion des paroxysmes pendant
la nuit, ce qui, au dire de J. Frank, établit une forte suspicion d'origine syphilitique. Ce retour nocturne s'est présenté trois fois sur onze; mais quoique ce soit peu, ce signe
peut aider au diagnostic.

4° A la présence simultanée des symptômes reconnus
propres à la vérole : huit fois sur onze, ils ont fourni au
diagnostic la base la plus sûre : ils ont consisté en une
carie du crâne dans l'observ. 12; en une céphalée nocturne
atroce dans l'observ. 16; en une carie de l'os pariétal droit,
des ulcères et taches syphilitiques sur les téguments, des matières tophacées, gommeuses remplissant l'orbite gauche, et
des glandes maxillaires engorgées et durcies, sorte de bubon

cervical , dans l'observ. 17 ; en une ophthalmie chronique, en syphilides et ulcères vénériens à la peau, dans l'observ. 18 ; en une céphalalgie nocturne intolérable, une carie
des os du nez, une périostose du tibia et de l'humérus, dans
l'observ. 19 ; en une céphalalgie nocturne, une iritis et une
exostose du sternum dans l'observ. 20 ; en ulcères cutanés
caractéristiques dans l'observ. 22, et dans une série d'accidents véroliques non décrits dans l'observ 74. Aucun
symptôme vérolique concomitant ne fut découvert dans les
observ. 13, 14 et 15. On pourrait dire que ce n'est que
par exception qu'ils font défaut, car huit fois ils ont existé
en nombre plus ou moins grand.

5° A l'existence, dans la vie antérieure des malades, de
quelqu'un des accidents primitifs de l'infection vénérienne.
Pour procéder à la recherche de ce signe anamnestique,
il faut qu'au préalable quelque indice ait donné lieu de
soupçonner l'origine syphilitique de l'épilepsie. La possibilité de cette origine une fois admise, il faudra fouiller avec
soin, avec persévérance, quelquefois avec adresse, dans les
antécédents du malade, et souvent ne pas s'en rapporter à
ses premières dénégations. Ces accidents primitifs ont été,
dans l'observ. 13, des pustules, une gonorrhée, un bubon;
dans l'observ. 14 , des chancres, un bubon, une blennhor-
rhagie, une orchite et des écoulements urétraux répétés;
dans l'observ. 15, une gonorrhée; dans l'observ. 18 , un
chancre et un bubon ; dans l'observ. 19 , un chancre
très-bénin et un léger engorgement de l'aine ; dans l'observ. 20, un chancre, bénin d'abord, plus tard deux chancres, un bubon abcédé, des excoriations fugaces sur le
gland, une éruption de taches rougeâtres au pourtour des
organes génitaux et sur la peau du ventre; dans l'observ.
22, une syphilide ulcérée et une carie du pariétal droit;
dans l'observ. 74 , une série d'accidents non décrits. Les
observ. 12, 16, 17 et 22, se taisent sur ce point.

Ce commémoratif acquerra plus d'importance, si l'on reconnaît qu'aucun traitement n'a été opposé à ces accidents primitifs, ou que les traitements ont été incomplets et irréguliers. Nul traitement n'avait été suivi par les épileptiques des observ. 15, 19 et 22; ceux des observ. 13, 14, 18 et 74, n'avaient subi que des cures insuffisantes; seul, l'épileptique de l'observ. 20 avait été soumis à un traitement régulier. Les observ. 12, 16 et 17, ne contiennent aucun renseignement à cet égard.

Quant à l'insuccès des remèdes usités contre l'épilepsie, il n'a pas, dans cette classe des métamorphoses, la même valeur séméiologique que dans les autres. Dans la lutte que le médecin est appelé à engager contre l'épilepsie, l'événement atteste trop souvent l'impuissance de l'art, pour qu'un échec cause de la surprise, et conduise à la recherche d'une complication insidieuse, exceptionnelle. Qui de nous n'a fait l'épreuve de l'invincible opiniâtreté du mal caduc?

A ce dernier point de vue, une différence radicale, un contraste absolu, l'incurabilité enfin sépare l'épilepsie essentielle de l'épilepsie syphilitique. Autant une heureuse issue du traitement est rare dans la première, autant elle est commune dans la seconde. J'ai recueilli touchant celle-là onze observations : c'est tout ce que j'ai pu trouver dans des recherches auxquelles je me suis livré sans préférence ni exclusion. Les onze cas de maladie que j'ai relatés, ont tous été suivis de guérison; aucun n'a résisté aux agents antisyphilitiques.

Si donc une épilepsie s'offre à nous dans les conditions d'âge, d'absence de causes, de retour nocturne, d'antécédents morbides ci-dessus appréciées, n'hésitons pas, même à défaut de signes concomitants propres à l'affection vénérienne, à lui supposer une origine syphilitique, et à tenter des médications appropriées à cette origine. L'épreuve ne saurait être dangereuse, et de bons résultats ne se feront pas attendre, toutes les fois que la vérole se sera cachée sous l'horrible masque de l'épilepsie.

La rapidité de l'action des médicaments spécifiques se trouve attestée par les expressions suivantes, que j'extrais des histoires qui précèdent : *Non multo post*, *miles libera-tus fuit*, dans l'observ. 12. A la seconde friction mercurielle, le malade n'eut plus qu'un faible accès ; à la huitième, il éprouva un léger frissonnement, sans mouvements convulsifs ni perte de connaissance ; ce fut la dernière atteinte du mal, dans l'observ. 13. L'action curative fut rapide , mais elle n'est pas précisée dans l'observ. 14. En douze jours, elle supprima sans retour les accès, dans l'observ. 15 ; en six semaines, dans l'observ. 16. Au bout de trois semaines, les accès devinrent moins fréquents et moins violents ; vers la fin de la sixième semaine , ils ne reparurent plus qu'une fois tous les trois ou quatre jours, et se dissipèrent entière-ment avant la fin du traitement, dans l'observ. 18. L'éloi-gnement qui séparait les accès les uns des autres, n'a pas permis de mesurer la rapidité de l'action curative des spé-cifiques, dans l'observ. 19. Dès la troisième friction, l'œil avait repris son état normal et sa fonction ; après la sep-tième, l'affection du sternum avait disparu, et les petites ul-cérations s'étaient cicatrisées ; la céphalée diminua peu à peu, et déjà, dès la cinquième friction , les attaques étaient devenues plus légères , se transformant en une espèce de vertige avec tremblement convulsif des membres, dans l'ob-serv. 20. La guérison eut lieu au bout de quelque temps, dans l'observ. 74. Les observ. 17 et 22 ne contiennent rien de précis à cet égard.

Appliquons-nous donc à démasquer l'épilepsie syphiliti-que : à peine sera-t-elle connue, qu'elle sera guérie.

## §. II. SYPHILIS SIMULANT LE TÉTANOS.

Le malade de l'observ. 14, Jolly, était saisi, dans les quinze jours qui précédaient ses attaques d'épilepsie, d'une agitation générale; tous les muscles de la face éprouvaient des mouvements convulsifs, surtout du côté gauche; les bras, l'avant-bras, les mains, ressentaient des secousses violentes, lorsqu'ils n'étaient pas fortement contenus. Ces désordres augmentaient de force et de fréquence, quand ils se rapprochaient du moment de l'attaque, et diminuaient à mesure qu'ils s'en éloignaient; ils éprouvaient de l'intermittence.

Une observation singulière que le docteur Aimar avait communiquée à Lazare Rivière, et que ce dernier nous a conservée, montrera cet état de spasme se concentrant sur les muscles de la mâchoire inférieure, et y simulant, par la continuité des convulsions autant que par leur intensité, une sorte de tétanos, et justifiant d'avance ces paroles de Storck : *Nonnunquam hi dolores (venerei) maxillarum articulos invadunt, et maxillæ producunt tetanum.* (1)

OBSERVATION 21. *Syphilis simulant le tétanos.*

*Sympt. ant.* Gonorrhée rebelle. — Blessure au bras droit nécessitant l'amputation. — Spasmes tétaniques. — Résection de l'extrémité amputée de l'humérus. — Pas d'amélioration. — Frictions mercurielles. — Guérison.

*Dominus de Bollon, vir militaris, ex ictu tormenti bellici vulnus accepit in brachio dextro, quo totum brachium abscissum est, superstite tantum parte, quæ humero vicina est, ad quatuor digitorum transversorum longitudinem. Curato brachio, vulnere omnino consolidato, quadam convulsionis specie correptus est, qua retrahebatur caput ver-*

(1) *Præcepta medico-practica.* t. II. p. 236.

sus partem dextram, et mandibulas frequenter agitabat, ita
ut lintea continuo intra dentes habere cogeretur, quæ identidem mordebat, ac dentibus conterebat. Multas medicorum
et chirurgorum consultationes convocavit, qui omnes uno
ore censuerunt, in extremitate ossis a tormento bellico præ-
cisi, aliquam eminentiam acutam adesse, quæ nervum ali-
quem feriendo, talem convulsionem produceret, et ideo re-
scindendam iterum esse ossis extremitatem, ac diligenter
adæquandam. Hæc operatio sedulo celebrata, nihil tamen
profuit, et æger eodem incommodo continuo affligebatur,
quod ei omnem sanationis spem ademit.

Forte fortuna, cum ei occurruissem, et ille incommoda
sua mihi enarraret, in mentem venit aliquod virus venereum,
intus latens, hunc affectum forsan posse-producere ; et illico
ab eo quæsivi num, dum vulnus accepisset, morbum ali-
quem venereum pateretur, vel antea passus esset. Respon-
dit se per aliquod tempus antequam vulneratus esset, gra-
vem passum esse gonorrhœam, quæ tamen curata prorsus
fuerat. Hoc meam conjecturam auxit, ita ut ægro consu-
luerim remedia luis venereæ experiri, quibus ille hujusmodi curandi cupidissimus, se libenter submisit. Præmissis
igitur purgatione universali et diæta sudorifica, frictiones
ex unguento mercuriali celebravi, a quibus ptyalismus pro-
vocatus est, et post tertiam diem ptyalismi, contractiones
illæ et convulsiones desierunt, neque ab eo malo amplius ullo
modo æger conflictatus est. (1)

Le bras droit est emporté par un projectile de guerre ;
la blessure se cicatrise. Des convulsions tétaniformes surviennent, qui, renversant la tête sur l'épaule droite, et agi-
tant les mâchoires l'une contre l'autre, obligent le malade
à tenir entre ses dents un linge incessamment broyé et la-
céré. Contre cet état, toutes les médications échouent, même

(1) L Riverii, opera omnia. obs. 10. p. 580.

la résection, conseillée par un grand nombre de célèbres praticiens, qui, d'un accord unanime, attribuent les convulsions tétaniques à l'irritation produite sur les nerfs voisins par une aspérité de l'os brisé.

En vue d'une gonorrhée antérieure, le docteur Aimar met le patient à l'usage des sudorifiques et des mercuriaux, et ce tétanos que le fer n'a pu guérir, les spécifiques en font justice en quelques jours.

En l'absence des signes caractéristiques de la syphilis, ce succès peut paraître inexplicable, mais en est-il moins réel pour être merveilleux? L'hypothèse du virus agissant comme cause, n'est-elle pas la seule qui, dans ce cas, soit admissible?

Ce fait, rapproché des histoires d'épilepsie qui précèdent, ne paraît-il pas découler naturellement de la même source? En quoi en diffère-t-il? Et parce qu'il est unique, serait-il moins vraisemblable de le rapporter à la syphilis larvée?

L'absence de symptômes matériels syphilitiques dans ce dernier fait, comme dans quelques-uns de ceux dont j'ai déjà fait mention, n'autorise pas à nier qu'ils aient eu la vérole pour cause réelle. Relativement à elle, ainsi que pour toute autre maladie, lorsque les désordres morbides se passent dans le système nerveux, il n'est que trop commun de ne pouvoir saisir que des troubles fonctionnels, et d'être réduits, lorsque nous voulons aller plus loin, à supposer des altérations organiques qui, ne pouvant être démontrées par nos moyens d'investigation, restent à l'état de problème.

A cette catégorie de faits appartiendra aussi l'observation contenue dans l'article suivant.

## ARTICLE III.

## DES TROUBLES INTELLECTUELS SYPHILITIQUES.

J'ai toujours été surpris, en lisant les statistiques des maisons d'aliénés, de voir la syphilis ne figurer que pour un chiffre minime dans les causes morales qui engendrent la folie. S'il est un état de l'âme qui paraisse fait pour prédisposer aux troubles et à la perte de la raison, c'est sans contredit celui où se trouvent les victimes de l'infection vénérienne.

Je ne parle pas de la violence de certaines céphalées: il est de la nature de l'homme de pouvoir supporter la douleur, quelque atroce qu'elle soit, et de ne connaître presque point de limites à ce triste privilége. Ainsi, chez ceux que la vérole semble saisir comme une proie qu'elle ne lâche plus, et sur lesquels elle se reproduit sous toutes les formes, s'attaquant successivement à la plupart de leurs organes, qu'elle démolit pièce à pièce, chez ces infortunés qu'elle fait, en un mot, assister à leur ruine graduelle, l'intellect reste libre et inaltéré : *Impavidum feriunt ruinæ ;* l'énergie de l'espérance l'emporte sur les affreuses douleurs du mal.

Je veux dire surtout les angoisses inexprimables, les profondes et incessantes tortures de l'âme auxquelles sont livrés ceux qui transmettent la contagion à leur femme, et voient bientôt naître d'un germe contaminé un être stygmatisé de lèpre héréditaire, entaché d'un vice originel, souvent ineffaçable ! Comment, chez eux, la raison, cette lumière si faible, qui, tant de fois, s'éteint au souffle de la plus légère passion, comment, dis-je, la raison résiste-t-elle aux secousses que lui imprime une si déplorable situation?

Il en est cependant ainsi : l'observ. 20 nous montre bien le malade qui en est le sujet, éprouvant du trouble dans les idées, une sorte d'ivresse : il ne sait pas où il est, il cherche à s'échapper de l'hôpital ; mais ces désordres intellectuels n'apparaissent que pendant les crises d'épilepsie, et disparaissent bientôt après.

Nous verrons les maladies des observ. 23, 33 et 55, par suite de la durée de leurs souffrances, tomber dans une mélancolie profonde, et agiter dans leur esprit des projets de suicide. La vie leur devenait à charge, mais ils étaient dans la pleine jouissance de leur raison.

Dans le cours de mes recherches, je n'ai découvert que le fait suivant à citer comme exemple de véritable folie développée sous l'influence directe de l'intoxication vérolique ; et encore ferai-je remarquer que le trouble des idées n'y succéda pas à une affection de l'âme, mais fut la conséquence d'une action cachée, produite par le principe de la syphilis sur les organes encéphaliques, et donnant lieu d'abord à de violents maux de tête et à des accès d'épilepsie, plus tard à un état permanent d'aliénation mentale. La malade n'avait même jamais eu la conscience de l'infection vérolique qu'elle avait reçue de son mari.

OBSERVATION 22. *Syphilis simulant la manie.*

*Sympt. ant.* Inaperçus.— Vérole chez le mari.—*Sympt. diagn.* Carie du crâne ; syphilide ulcérée.— Mercure ; salivation.— Guérison.

« Une femme mariée, âgée de 26 ans, fut attaquée d'épilepsie à la suite de maux de tête violents dont elle avait été tourmentée quelque temps. Les accès, qui n'étaient d'abord ni fréquents ni violents, se rapprochèrent ensuite tellement qu'elle en avait communément trois, quatre, et même plus par jour. On tenta inutilement les préparations de cuivre et d'autres remèdes. Sa santé était bonne d'ailleurs ; mais enfin, les accès ayant été pendant huit ou dix jours plus violents que de coutume, elle devint tout à coup folle, et l'épilepsie ne reparut plus. »

« On la garda chez elle dans cet état pendant trois ou quatre mois ; mais les parents, désespérant de sa guérison, la confièrent enfin à une famille accoutumée à prendre soin des insensés. Elle était dans cette maison depuis deux ans, lorsque B. Bell fut appelé à donner son avis sur des ulcères qui s'étaient manifestés fort longtemps avant sur diverses parties du corps. »

« Outre quantité de petits ulcères sordides qu'elle avait sur les doigts des pieds et sur les pieds mêmes, elle en portait un très-grand sur le poignet de la main droite ; un autre sur le côté de la poitrine, qui pénétrait jusqu'aux côtes, et deux sur la partie supérieure et postérieure de la tête ; le crâne se trouvait même carié dans cet endroit. Ces ulcères avaient été précédés d'une éruption qu'on jugeait scorbutique ; mais en l'examinant, Bell reconnut qu'elle était vénérienne. »

« Le mari, à qui l'on fit ce rapport, avoua que sa femme pouvait bien avoir gagné la maladie de lui, mais que comme elle ne s'était jamais plainte d'aucun symptôme de syphilis, il se flattait qu'elle avait échappé à ce fléau. »

« On conseilla les grands remèdes ; mais cette malade était attaquée du genre de folie le plus intraitable, de manière qu'il ne fut pas possible de lui administrer le mercure à l'intérieur, ni de le lui appliquer extérieurement. On aurait pu, en usant de force, employer le dernier moyen ; mais il aurait était très-difficile de l'assujettir deux fois le jour à cet effet. Comme on s'était aperçu qu'elle aimait éperdument le potage de gruau, on lui en fit prendre deux fois par jour, un le matin et un le soir, et l'on recommanda à celui qui la gardait d'y mettre à chaque fois trois quarts de grain de sublimé corrosif dissous dans une cuillerée d'eau. Il n'en résulta d'effet sensible que vers la fin de la troisième semaine : alors son haleine commença à s'affecter, les gencives devinrent douloureuses et se gonflèrent ; l'on continua la

même quantité de mercure sans obtenir cependant la salivation. On pansa simplement les ulcères. L'on fut néanmoins
obligé de faire une incision longitudinale sur une partie
considérable du pariétal gauche, pour donner issue à une
grande quantité de matière fétide, accumulée entre les téguments et une portion de cet os, qui était cariée. Tous les
autres ulcères prirent bientôt une belle apparence : ils furent
complétement guéris en neuf semaines ; les symptômes de manie se modérèrent aussi pendant ce période. Trois semaines
après, la malade était parfaitement bien, et depuis plusieurs
années que le traitement est fini, elle n'a eu aucune apparence de folie. L'ulcère du côté gauche de la tête est resté
ouvert huit ou neuf mois après qu'on eut cessé l'usage du
mercure, car il fallut tout ce temps pour obtenir une exfoliation qui se fit au pariétal. » (1)

Prenons le fait tel quel, et tout incomplet qu'il est :
nous y remarquons d'abord qu'à la suite d'attaques d'épilepsie presque continuelles et de plus en plus violentes, la
malade étant devenue folle, les convulsions ne reparurent
plus. De quel genre de folie fut-elle atteinte? Du plus intraitable, dit B. Bell. Ces mots, et le titre de manie syphilitique mis par lui en tête de l'observation, sont tout ce
qu'il nous en fait connaître. Après des tentatives de guérison infructueuses, la malade, regardée comme incurable,
fut confiée par sa famille à des mains mercenaires.

Mais des ulcères s'étaient manifestés longtemps avant sur
diverses parties du corps : ils présentaient les caractères syphilitiques, et avaient succédé à une éruption qu'on jugeait
scorbutique, et que B. Bell reconnut pour être vénérienne.

A ces symptômes se joint l'aveu fait par le mari d'une
infection contractée par lui, et qu'il a pu communiquer à sa
femme. Néanmoins, les accidents primitifs ont dû chez elle

(1) B. Bell. *loc. cit. t.* II, *p.* 672.

être d'une grande bénignité, car ils n'avaient donné lieu à aucune plainte de sa part : ils avaient passé inaperçus.

Une carie du pariétal droit, placée sous deux ulcères et entourée d'un abcès considérable du cuir chevelu, ajoute une preuve de plus aux précédentes.

On administre le sublimé, et en neuf semaines, les ulcères sont cicatrisés ; les symptômes se modérèrent aussi pendant ce période. Trois semaines après, la malade était parfaitement bien.

A quelle altération organique cette aliénation mentale était-elle liée ? Il n'est pas possible de le découvrir. On ne peut pas dire que ce fût aux ulcères du cuir chevelu et à la carie du crâne, car la manie était complétement guérie, que l'ulcère restait encore ouvert ; et le pariétal mettait neuf mois à réparer sa carie par une lente exfoliation.

Tout ce qu'on peut inférer de cette histoire, c'est que la folie était liée à la diathèse syphilitique ; que, de nature spécifique, elle demeura incurable tant qu'un traitement spécifique ne fut pas institué.

Le secret de sa nature n'était cependant pas tellement impénétrable qu'un œil exercé ne pût le découvrir : trois témoins, ulcères, syphilides, carie, attestaient son origine. (1)

(1) Dans le N° d'août 1851, du *Journal de médecine et de chirurgie pratiques*, M. le docteur Lucas Championnière raconte « qu'une femme admise à l'Hôpital-Beaujon dans le service de M. Sandras, pour une hémiplégie complète du côté droit, avait en outre perdu l'intelligence et la vue, et que quelques indices ayant fait soupçonner une cause vénérienne, on la traita en conséquence. Il y eut bientôt une amélioration dans l'hémiplégie. Au bout de vingt jours de traitement par l'iodure de potassium, le mouvement et la sensibilité étaient revenus ; mais la vue était peu améliorée et l'intelligence toujours nulle ; *elle gâtait*. Néanmoins, on persista à la traiter au même point de vue, et l'intelligence revint, intelligence bornée d'abord aux besoins matériels : elle demanda à manger, puis, un peu plus tard, elle commença à se préoccuper de son enfant ; et enfin, à l'exception de la vue, qui restera peut-être longtemps mauvaise, il y eut ce résultat notable que

## ARTICLE IV.

## DES PARALYSIES SYPHILITIQUES.

### §. I. SYPHILIS SIMULANT LA PARALYSIE DU NERF FACIAL.

Dans l'observation qui va suivre, les signes concomitants n'ont jamais cessé d'accompagner chacune des métamorphoses, qu'un génie réellement protéiforme a fait subir aux manifestations secondaires d'une vérole devenue constitutionnelle ; et cependant la nature des divers accidents a continuellement échappé au médecin appelé à les combattre. Imbu, je suppose, des doctrines nouvelles sur la non-existence du virus, sur l'inopportunité des mercuriaux, et autres hérésies non moins funestes, il a constamment fait fausse route. On va en juger. Je ne signale l'erreur que pour la faire tourner au profit de la science. *Errando discamus.* C'est ce fait qui a été le point de départ de mes recherches.

l'hémiplégie ne laissa pas de traces, et qu'après avoir été complétement frappée d'idiotie, cette malheureuse vit se ranimer progressivement ses facultés intellectuelles et affectives. » Il cite aussi l'exemple « d'une lingère, âgée de 24 ans, admise le 24 janvier 1851 dans le même service, atteinte d'hémiplégie, et qui, plus tard, fut frappée de paralysie générale et d'idiotie ; *elle gâtait* aussi. On avait cru d'abord chez elle à l'existence d'une méningite lente, à des adhérences de la pie-mère ; mais comme tout cela pouvait tenir à quelque exostose crânienne, on lui fit subir un traitement dont les éléments principaux furent successivement le proto-iodure de mercure, l'iodure de potassium, et en dernier lieu, l'acide arsénieux. Ce traitement eut d'excellents effets : le 10 avril, il n'y avait plus de paralysie ; le 17, elle frottait les salles et n'urinait plus involontairement. Elle quitta l'hôpital dans un état vraiment inespéré. »

OBSERVATION 23. *Syphilis simulant la paralysie du nerf facial.*

*Sympt. ant.* Gonorrhée légère ; chancres bénins ; traitement mercuriel incomplet ; bubon. — Névralgies intercostales prises pour une pleurésie.— Névralgie acromiale prise pour un rhumatisme.— Paralysie faciale prise pour une apoplexie.— Troubles gastriques.— Mélancolie. — Projets de suicide. — *Sympt. diagn.* Céphalalgie nocturne ; syphilide au cuir chevelu. — Sublimé. — Guérison.

Dans les derniers jours du mois de février 1844, une aubergiste de mes clientes me pria d'entrer chez elle pour donner quelques conseils, ou plutôt quelques paroles de consolation à son beau-frère, que les médecins avaient renvoyé dans son pays natal afin qu'il s'y remît des suites d'une attaque d'apoplexie ; dans le fond, me disait-elle, pour s'en débarrasser, et l'envoyer mourir loin d'eux.

J'entre, et je constate sur le malade les résultats que je vais décrire de cette prétendue hémorrhagie cérébrale. Tout le côté droit de la face est tiré vers la gauche, l'appareil musculaire du côté droit étant frappé de paralysie ; la paupière droite pend inerte et sans mouvement ; en la soulevant, je trouve l'œil entraîné en haut, ne laissant d'apparent que la sclérotique ; l'impression de l'air y détermine une sensation analogue à celle qu'y ferait naître l'introduction de la poussière ; un flux continuel de larmes s'échappe par l'angle interne de cet œil droit, et baigne les parties voisines, que le malade est obligé de sécher incessamment avec son mouchoir.

Les lèvres sont entraînées vers leur commissure et la joue gauches contractées. Durant les repas, les aliments s'accumulent dans le creux de la joue droite, sans que la langue puisse les ramener sous les arcades dentaires ; la langue est souvent mordue, et le malade est obligé de remettre à chaque instant, à l'aide de ses doigts, les aliments sur la langue et sous les dents.

La parole est difficile, balbutiante. La mobilité seule est abolie dans les parties paralysées. En pinçant comme en comprimant sur les os malaires l'une et l'autre joue, je constate même une sensibilité plus exquise, je détermine une douleur plus vive à droite qu'à gauche. L'odorat avait le même degré de délicatesse des deux côtés, bien que la narine droite fût toujours sèche, enchifrenée, la dilatation de l'aile droite du nez ne pouvant s'effectuer. La langue percevait la saveur des mets à un égal degré dans toutes les parties. La moitié droite du front avait perdu la faculté de se plisser, de se rider, et le sourcil correspondant demeurait immobile. Les bras et les jambes avaient conservé toute la liberté de leurs mouvements.

Le malade, dans la force de l'âge (dans sa trentième année), naguère robuste, de taille élevée et d'un tempérament sanguin, était alors maigre et très-affaibli. Depuis longtemps l'appétit était nul, les digestions mauvaises, la bouche pâteuse, fétide, la langue couverte d'un limon verdâtre. Il existait une constipation opiniâtre. Ce jeune homme était, en outre, sujet à des démangeaisons cuisantes au périnée et à des fluxions hémorrhoïdales.

En proie à une tristesse profonde et à un complet abattement, il était souvent agité de pensées de suicide ; car, tourmenté par une céphalalgie violente le jour et la nuit, mais beaucoup plus violente et insupportable durant la nuit, il est depuis longtemps privé de sommeil.

Je lui cause un grand étonnement, et il jette les hauts cris quand je lui déclare subitement qu'il n'a jamais eu d'attaque d'apoplexie, et qu'il a *la vérole dans le sang.*

Le redoublement nocturne des douleurs de tête, l'absence de toute altération dans la motilité et la sensibilité des membres, et quelques petits boutons que j'apercevais entre les racines des cheveux, me rendaient si positif dans mon affirmation! J'avais diagnostiqué une paralysie syphilitique de la septième paire des nerfs.

Ce n'est qu'après avoir bien et longtemps recueilli ses souvenirs que le jeune homme me raconte qu'au commencement de décembre 1843, il a été pris d'un point de côté, à gauche, fixé vers le milieu des fausses côtes, sans toux, sans suffocation, sans expectoration. La douleur, qu'augmentaient les fortes inspirations et l'action d'éternuer, était continuelle, mais elle s'exaspérait le soir, et devenant atroce durant la nuit, elle le forçait à sortir de son lit, et à aller, enveloppé d'une couverture, dans un petit salon contigu à un four, et où régnait une grande chaleur, chercher un peu de soulagement à sa souffrance, dans la température élevée du lieu, autant que dans la promenade et le mouvement.

Trois saignées lui furent pratiquées; à trois reprises, vingt-cinq sangsues furent appliquées sur le siége des douleurs. Celles-ci, au lieu de céder, s'accrurent, et le patient ne retira de ces émissions sanguines d'autre résultat qu'un notable affaiblissement. Ni la percussion, ni l'auscultation ne furent mises en usage pour éclairer le diagnostic.

Le médecin, un peu désappointé, s'apprêtait à appliquer un vésicatoire *loco dolenti*, lorsque la douleur sauta brusquement à droite, sur le point correspondant. Après y avoir séjourné douze jours, elle abandonna ce siége et se jeta sur l'épaule droite. Ce changement s'était opéré pendant la nuit. Le lendemain, il était impossible au malade d'élever le bras au-dessus de la tête. Trois jours plus tard, dans la nuit encore, l'épaule était dégagée, et la tête envahie; le côté droit de la face était frappé de la paralysie décrite plus haut, et il s'y joignait une céphalalgie violente, qui devenait insupportable pendant la nuit. Le même médecin voit dans ces accidents les conséquences d'une attaque d'apoplexie et pratique une forte saignée. Elle n'amende en rien l'état morbide, elle l'aggrave.

Alors on se rejette sur la supposition d'une transpiration arrêtée, d'une affection rhumatismale : on provoque des sueurs assez abondantes, en mettant le malade à l'usage de l'infusion chaude de coquelicot; ces sueurs calment un peu la céphalalgie, et font naître à la tête une démangeaison bientôt suivie de la sortie, sur le cuir chevelu, de petits boutons plats, qui, grattés, s'excorient, suppurent, deviennent le siége d'une vive cuisson et persistent sans se résoudre.

Trois mois environ se passent dans de continuelles souffrances, et de guerre lasse, on engage le malade à aller respirer l'air natal. Il quitta alors T..., où il exerçait la profession de boulanger.

Découvrons enfin le secret, la cause unique de tous ces accidents : vers le commencement d'octobre 1843, ce jeune homme avait eu commerce avec une cuisinière dont il ne suspectait pas la vertu, je veux dire la santé, mais que, plus tard, il a su être gâtée. Il prétend qu'il ne s'aperçut que le 10 novembre suivant de trois ulcérations sur le prépuce, au voisinage du filet; il ignore s'il en a eu la conscience dès le jour de leur formation. Il travaillait beaucoup. Il méconnut la nature de son mal, n'ayant eu encore qu'une gonorrhée bénigne, quatre ans auparavant.

Au bout de quatre jours, il consulte un pharmacien, et il en reçoit de l'onguent gris pour panser les chancres, seize paquets de racines et un demi litre d'essence de salsepareille. Bien qu'il n'interrompe pas le travail forcé auquel il était obligé, les chancres disparaissent au bout de quinze jours de pansement. La tisane de salsepareille est prise pendant vingt jours. Il n'avait pas abandonné le traitement depuis trois jours, que deux bubons s'étaient formés aux aines.

C'est à cette époque qu'il prit les conseils du médecin qui le traita plus tard. Deux emplâtres de Vigo furent prescrits. Notre boulanger continue à pétrir, assujettissant les emplâtres assez fortement serrés par une brayette, quand il est obligé de vaquer, tout nu, aux pénibles labeurs de son état. Huit jours plus tard, il entre à l'hôpital; il n'y subit aucun traitement. Néanmoins, le repos et le Vigo aidant, il voit, à la fin de la première semaine, se fondre l'engorgement des glandes inguinales. Il quitta alors l'hôpital, et ce fut trois jours après sa sortie qu'éclata la prétendue pleurésie, etc. etc.

Je prescrivis : sublimé, cinq centigrammes dissous dans dix cuillerées à bouche d'eau distillée; à prendre une cuillerée chaque matin à jeun. — Orge perlée. — Régime doux.

Dans la journée où le malade fut mis à l'usage de cette prescription, il eut trois à quatre selles à demi liquides, et l'appétit se réveilla instantanément. Dès le quatrième jour, les douleurs de tête diminuent, le sommeil se rétablit, la langue se nettoie, le moral reprend confiance, la joie succède à la mélancolie, l'espérance aux projets de suicide. Les boutons s'affaissent, se cicatrisent et ne tardent pas à disparaître. Le onzième jour, la dose de sublimé fut portée à un huitième de grain, chaque matin.

La bouche et la joue droite s'éloignent de plus en plus de leur déviation à gauche, la paupière se relève, l'œil est moins tourné en haut ; la sécrétion des larmes est diminuée des trois quarts ; la langue ramène librement les aliments sous les dents, et la paroi buccale droite est redevenue apte à les y maintenir.

Le 1er avril, 25 centigrammes de sublimé avaient été consommés.

Les deux côtés de la face sont à peu près dans le même état, avec cette différence seulement que le côté gauche de la bouche peut se porter vers la droite au delà de la ligne médiane par une sorte de grimace, de mouvement exagéré, que le côté droit est encore impuissant à exécuter.

L'œil gauche peut se fermer par la volonté du malade, le

droit restant ouvert ; l'œil droit ne peut être maintenu fermé, le gauche restant ouvert ; il est toujours baigné de plus de larmes que son congénère, et conserve de la tendance à rester un peu entr'ouvert : en d'autres termes, l'occlusion des paupières droites s'exécute moins bien que celle des paupières gauches ; une fois essuyé, l'œil droit jouit d'une puissance visuelle égale à celle du gauche.

Vers le milieu de mars, il était survenu de la démangeaison sur les jambes et des pustules d'acné sans caractère spécial. Le 20 avril, le mieux était tel que le malade était assez maître du mouvement de ses joues et de ses lèvres pour qu'il pût leur faire produire quelques coups de sifflet.

Le sublimé commença à n'être plus supporté par l'estomac et à occasionner de la diarrhée et des maux de cœur : le malade en cessa l'emploi le 25 mai, et bientôt ses forces s'étant rétablies, il fut en état de reprendre son travail, qu'aucune nouvelle apparition de la syphilis ne l'a forcé depuis à interrompre.

Cette histoire singulière, unique peut-être, abonde en utiles enseignements. Pour ne mettre en relief que les points principaux, je ferai remarquer, ici encore, le peu de gravité des accidents primitifs, et la facilité avec laquelle ils cèdent à un simple pansement de pommade mercurielle, et à quelques verres de tisane de salsepareille. Les bubons eux-mêmes, ce symptôme, pour l'ordinaire, fâcheux et rebelle, ne résistent pas à l'emplâtre de Vigo aidé de huit jours de repos. Quelle imprudence n'y aurait-il pas à asseoir sur cette bénignité la sécurité de l'avenir ! Quel mécompte n'éprouverait-on pas en voyant se dérouler plus tard d'affreuses scènes de souffrances !

La syphilis, en devenant ici constitutionnelle, se couvre d'un masque qui, pendant un certain temps, pouvait à bon droit donner le change. En effet, loin de produire des accidents secondaires sur les membranes muqueuses et sur la peau, c'est dans le système nerveux qu'elle va porter le trouble, d'abord en exaltant jusqu'au plus haut degré de douleur la sensibilité des nerfs intercostaux et sus-acromiens, plus tard, en frappant de parlysie le nerf de la septième paire. Par une bizarrerie digne d'être notée, le principe de la maladie agit dans un cas à l'inverse de l'autre : là il exalte à outrance la sensibilité, ici il éteint en un clin d'œil la motilité.

Faudra-t-il, pour expliquer cette différence, admettre une congestion, un gonflement des nerfs affectés, état morbide au développement duquel rien ne met obstacle dans l'intervalle intercostal et à l'épaule, et qui, au contraire, occasionne un étranglement dans l'aqueduc de Fallope, ou au niveau du trou stylo-mastoïdien, ou bien une compression par le gonflement du canal parcouru, et en conséquence la paralysie?

L'éruption d'une syphilide tuberculeuse est venue plus tard tempérer l'intensité des souffrances, sans cependant les remplacer, sans se substituer entièremunt à elles, comme cela arrive souvent. La décharge opérée sur le cuir chevelu était-elle insuffisante, la crise incomplète? Quoi qu'il en soit, la paralysie et les douleurs persistèrent.

La nature de la maladie a échappé au médecin appelé par le malade. Si insidieuse qu'elle fût, était-il donc impossible de parvenir à sa découverte? Ce médecin n'avait-il pas pour le guider le souvenir des prescriptions qu'il avait faites lui-même pour la cure des bubons?

Abstraction faite de ce commémoratif, comment n'être pas frappé de l'insuccès et du mauvais effet des émissions sanguines largement employées en vue de combattre une pleurésie? L'auscultation, que l'on a négligée, eût pu mener à un diagnostic plus sûr; un peu d'érudition eût rendu aussi quelque service. Baglivi n'a-t-il pas dit : *Dantur dolores lateris ex lue gallica, qui solo sanantur mercurii litu et de-*

*cocto lignorum, noctu vigent, consuetis remediis non cedunt, unde ad cacoethiam alicujus reconditi humoris recurrendum, et debitis cacoethiæ remediis occurrendum.* (1)

La maladie était-elle supposée rhumatismale ? Il est bien rare encore que les évacuations sanguines ne soient pas suivies tout au moins d'un soulagement marqué.

La supposition d'une névralgie cadrait mieux avec les fâcheux résultats des antiphlogistiques. Le transport soudain de la douleur d'un point limité à un autre point tout aussi restreint, est un signe distinctif des affections des nerfs. La névralgie, étant d'origine syphilitique, eût-elle cédé aux opiacés et aux vésicatoires ? J'en doute : on peut voir dans l'observ. 1, qu'ils ont échoué dans un cas semblable.

De l'insuccès du traitement on aurait donc été en droit de remonter à une cause exceptionnelle, à une diathèse, et, par exclusion des diverses diathèses, on serait arrivé, dans l'espèce, au virus syphilitique.

Mais il n'était pas besoin de courir après la vérité à travers ces obscurités de diagnostic : la maladie, pendant toute sa durée et à toutes ses phases, a conservé un des caractères les plus particuliers à la syphilis, l'exacerbation nocturne des douleurs. La douleur intercostale s'exaspérait le soir, et devenait si atroce durant la nuit, qu'elle forçait le malade à abandonner son lit. A la paralysie de la face se joignit une céphalalgie qui devenait insupportable pendant la nuit. L'examen des tubercules survenus plus tard au cuir chevelu, eût été décisif.

J'ai négligé de m'assurer s'il n'existait pas encore de l'engorgement aux aines ; si ces parties avaient conservé un reste de bubons : cette circonstance eût pu encore être invoquée.

Enfin, si, au lieu de laisser le malade s'amaigrir et s'épuiser, privé de sommeil et d'appétit, et descendre, par l'ex-

(1) *Praxeos medicinæ, l.* I. *p.* 98.

cès de ses souffrances, jusqu'au dégoût de la vie et à l'imminence d'un suicide, on lui eût administré un peu de sublimé, à titre d'essai et comme pierre de touche, que serait-il arrivé? On l'a vu : un changement soudain, une amélioration instantanée. J'ai donné à dessein de bien petites doses : un dixième de grain par jour. Sur cet organisme vierge encore de mercure, l'action de cet agent héroïque tint du prodige : à peine quelques centigrammes sont-ils pris, que le ventre redevient libre, la langue se nettoie, l'appétit renaît, le sommeil se rétablit, la mélancolie cesse.

Les tubercules ne tardèrent pas à se résoudre ; la paralysie du nerf facial disparut. Alors le médicament, jusque là bien supporté, sembla avoir fini son rôle bienfaisant et reprendre ses qualités toxiques ; il provoqua de la diarrhée et des maux de cœur. Nouvel exemple, entre cent autres, de cette tolérance, de ces convenances réciproques que la nature établit entre le mal et le remède, et d'où il résulte que, sous la loi de l'opportunité, ce qui morbifie guérit, ce qui tue sauve.

Je regardais comme unique dans les annales de notre art, le fait que je viens de rapporter ; mais à force de fouiller dans les livres, j'en ai découvert un analogue relaté par Rosen de Rosenstein, dans son *Traité des maladies des enfants*. Le voici :

OBSERVATION 24. *Syphilis simulant la paralysie de la face.*

*Sympt. ant.* Gonorrhée négligée. — *Sympt. diagn.* Ulcères dans le nez ; glandes sous-maxillaires accrues. — Sublimé. — Guérison.

« M. l'assesseur Bierchen m'a raconté ce fait-ci : un jeune homme de vingt ans vint le trouver ayant une paupière pendante, la bouche renversée du côté droit et une tumeur à la joue. Il soutenait que cela lui était venu d'un refroidissement ou d'un rhume ; que, dans le même temps, il avait eu mal au cou, et s'était trouvé ainsi dérangé tout à coup, mais que son cou allait mieux. Ce médecin n'eût soupçonné aucun virus vénérien, s'il n'eût pas remarqué que les glandes fussent enflées sous le menton et comme accrues les unes aux autres. En visitant la gorge, il aperçut, sans y penser, un ulcère dans le nez et à la cloison intermédiaire, ce qui acheva de le confirmer dans ses soupçons. Le malade lui dit alors qu'il avait négligé une gonorrhée. Le docteur Bierchen lui fit user pendant quatorze jours de l'esprit mercuriel de Van Swieten, intérieurement et extérieurement. Les joues, la bouche, la paupière, reprirent leur état naturel. » (1)

Cette observation est comme une médaille fruste où l'on ne reconnaît que quelques traits. Que le malade fût atteint de paralysie du nerf facial, la chose paraît vraisemblable, si l'on considère l'état de la paupière et de la bouche. Cette paralysie était-elle rhumatismale, avait-elle succédé à un refroidissement, comme le jeune homme l'assurait? Était-elle indépendante de la syphilis, ou bien se rattachait-elle à cette dernière origine? La tumeur de la joue était-elle constituée par la parotide enflée et accrue ainsi que les glandes situées au-dessous du menton? La paralysie du nerf tenait-elle à la compression exercée sur lui dans son passage au travers de la glande sous-maxillaire? Le même principe qui avait ulcéré la muqueuse nasale, avait-il produit ces tumeurs, et doit-on les regarder comme des adénites spécifiques? Le docteur Bierchen fut pour l'affirmative, et obtint en quatorze jours, par la liqueur de Van Swieten, *intus et extra*, un succès qui le confirma dans son opinion.

§. II. SYPHILIS SIMULANT L'AMAUROSE.

« De toutes les névroses attribuées au vice syphilitique,

(1) Rosen, *Malad. des enfants*, p. 521.

dit M. Gibert, l'amaurose serait celle que nous aurions le plus de disposition à admettre ; car nous avons vu, entre les mains du professeur Dupuytren, quelques sujets guérir sous l'influence des préparations mercurielles administrées d'après les probabilités qui semblaient indiquer l'existence d'une cause syphilitique. Toutefois ce point de doctrine nous paraît réclamer encore de nouvelles observations. » (1)

Zacutus a connu un homme qui, quelques heures après avoir couché avec une femme publique, fut attaqué d'une goutte sereine avec des ulcères et des varices au visage. (2)

Un Anglais qui avait été guéri d'une goutte sereine à l'aide de frictions mercurielles, vit pendant quelque temps les objets doubles. (3)

Cette espèce est accompagnée de douleurs et d'insomnies, au dire de Sauvages.

« Le virus vénérien cause la cécité de différentes manières, dit B. Bell ; il paraît cependant affecter les nerfs optiques mêmes, soit immédiatement, soit en excitant un épanchement, ou des tumeurs dans les parties contiguës, capables de comprimer à la longue ces nerfs. »

« C'est ainsi que se forme, à ce que j'imagine, la goutte sereine, dans les périodes les plus avancés de la syphilis ; elle vient, dans quelques cas, très-lentement ; la vue s'affaiblit de jour en jour, au grand étonnement du malade et de ses amis, car l'œil ne paraît nullement altéré à l'extérieur ; néanmoins, le plus souvent la maladie se déclare presque en un instant : à peine a-t-on ressenti pendant une minute ou deux un malaise aux yeux, que la vue est totalement perdue ; les parties externes de l'œil restent cependant saines, à l'exception de la prunelle, qui est toujours fort dilatée, et absolument incapable de se contracter, lors même qu'elle est exposée au plus grand jour. Dans quelques cas,

(1) *Manuel des mal. vén.* p. 432.
(2) *Cent.* v. *obs.* 49.
(3) Smith. *Optic.*

un seul œil est affecté, mais communément, ils le sont tous les deux à la fois. »

Cette citation prouve que Bell avait eu occasion d'observer cette espèce de goutte sereine, et que les symptômes en sont tout à fait semblables à ceux de l'amaurose idiopathique, mais elle ne contient rien qui serve à en établir le diagnostic différentiel.

Lorsque l'amaurose syphilitique se produit immédiatement, ainsi que l'observ. 5 en fournit un exemple, les signes caractéristiques de la cachexie vérolique l'entourent d'un cortége trop nombreux pour qu'elle soit méconnue ; alors aussi la cécité ne forme qu'un trait de l'ensemble du tableau et n'a qu'une importance secondaire.

Il en est autrement lorsqu'elle constitue réellement une des manifestations larvées de la syphilis, et qu'elle est due à un transport direct, immédiat, du principe vénérien sur les nerfs optiques. Envisagée sous ce rapport, elle eût offert tout l'intérêt que m'a présenté l'étude de l'épilepsie syphilitique : car, ainsi que le mal caduc, l'amaurose se joue souvent des ressources de notre art, et je ne doute pas que si j'avais pu réunir un grand nombre d'exemples de cécités syphilitiques, on ne les y eût vues toutes couronnées, comme l'épilepsie spécifique, par la guérison.

Mais contrairement aux espérances que m'avaient données le passage cité de M. Gibert, je n'ai trouvé dans les traités et les recueils d'ophthalmologie, dans les livres consacrés à l'étude des maladies vénériennes et dans les journaux, que très-peu d'exemples de cette métamorphose.

Voici quelques faits, dont le plus intéressant, le suivant, est emprunté à ma pratique.

OBSERVATION 25. *Syphilis simulant l'amblyopie amauro-tique.*

*Sympt. ant.* Chancres huntériens ; ecthyma syphilitique. — *Sympt. diagn.* Cicatrices au front ; douleur sternale diurne , plus intense pendant la nuit ; réapparition d'un érythème granulé , au nez. — Iodure de potassium. — Guérison.

Au mois d'août 1845 , je fus consulté par un peintre âgé de 34 ans pour un état morbide, dont il me fit l'exposé suivant :

Pendant l'automne de l'année 1844, il s'était aperçu d'un trouble singulier survenu dans sa vue : lorsqu'il se trouvait dans un lieu obscur , il voyait des étincelles bleues et rouges voltiger, des boules bleues rouler devant lui ou obstruer le passage. Plusieurs fois il se surprenait à s'arrêter soudain, comme s'il craignait de se heurter à un obstacle dressé devant ses pas ; un moment d'attention le ramenait à la réalité : étincelles, boules, obstacle, tout disparaissait, il reconnaissait qu'il avait été le jouet d'une illusion. Ces phénomènes ne furent que passagers.

A la fin de juin 1845, il lui devint impossible de travailler. Quand il regardait fixement la toile, elle disparaissait à ses yeux ; et néanmoins, s'il la regardait obliquement à la dérobée, il voyait distinctement , quoique d'une manière incomplète , les objets peints sur elle. La vision était plus faible dans l'œil gauche que dans l'œil droit. Tantôt il ne distinguait qu'une partie d'un même objet, tantôt, de deux objets, il n'en distinguait qu'un seul. Le matin, le soir , et à la clarté de la lampe, la vision est plus nette, mais il y a toujours impossibilité de peindre. Cependant, il peut se conduire et reconnaître les personnes , même de loin ; mais sa vue, à cet égard, est moins perçante qu'avant la maladie actuelle. Il a pu , tant bien que mal , continuer à donner quelques leçons, plutôt par le conseil que par la main.

Un médecin oculiste renommé, à l'examen duquel il s'est

soumis avant de s'adresser à moi, lui a prescrit des bains tièdes, et pendant leur durée, des compresses imbibées d'eau froide sur la tête, de la limonade et un régime doux. Quinze bains n'ont produit qu'une très-légère amélioration. La pupille est très-mobile, le cristallin fort limpide, le sommeil calme et prolongé. Point de douleurs, jamais d'hémorrhoïdes ; pas de suppression de la sueur des pieds ; tous les organes sont sains et fonctionnent avec régularité. Le consultant s'est marié en décembre dernier, mais il n'a fait aucun excès ; sa femme ne présente encore aucune apparence de grossesse.

Peut-être eussé-je été longtemps sans soupçonner là une syphilis larvée, s'il ne me fût revenu à la mémoire que j'avais, il y avait déjà un an, rencontré notre peintre, dissimulant mal sous un chapeau à grands bords une *corona veneris* à fleurons larges et cuivrés. Ce souvenir autorisait une enquête sur le passé, et j'obtins les aveux que voici : en août 1842, on avait eu sur la verge quatre chancres huntériens, qui, traités par les mercuriaux et les sudorifiques, avaient disparu au bout d'un mois. En juillet 1844, le front s'était couvert de larges pustules syphilitiques, sans complication de douleurs ostéocopes nocturnes. L'ecthyma avait cédé à deux bouteilles du sirop de Ricord. Cette éruption a laissé sur le front des cicatrices blanches, irrégulières, assez profondes.

D'après ces antécédents, j'incline à rapporter la maladie au virus vérolique mal éteint, et je soumets le malade au traitement par l'iodure de potassium (4 août 1845). Le 11, l'amélioration n'est encore que très-légère. Depuis quelques jours, il survient, vers les dix ou onze heures du soir, une douleur au sternum, qui va croissant en intensité, puis diminue graduellement, de telle sorte qu'il n'en reste plus de trace sur le matin. Je fais continuer l'iodure de potassium en y joignant du sirop de morphine. Le 19, la nuit et l'après-midi,

vers une heure, des douleurs très-fortes, sourdes, profondes, allant du sternum au bras droit, persistent pendant une
demi-heure et ne laissent aucun repos au patient. La vue
s'est beaucoup améliorée ; la lecture est plus facile, la perception des objets plus nette. L'iodure de potassium est continué à doses croissantes. 30 août : dès le 20 , le malade a
marché à grands pas vers la guérison ; les douleurs sterno-
dorsales ont cessé, la vue n'est plus voilée que par un faible nuage ; notre peintre a repris ses pinceaux ; il ne voit
plus les objets doubles ; il les aperçoit sous leur dimension
et couleurs naturelles. A l'époque où la syphilide couvrait
le front, il existait, à la racine et de chaque côté du nez, une
rougeur érythémateuse granulée, qui persista longtemps encore après la guérison de l'ecthyma ; elle a reparu depuis
sept à huit jours ; elle occupe la même région, et s'y étend
dans l'espace d'un centimètre de hauteur , sous forme d'injection piquetée, d'un rouge pâle.

23 septembre : le malade est allé habiter la campagne ; il a cessé l'iodure de potassium depuis dix jours. La
vue a repris toute sa force et sa clarté ; seulement l'œil gauche voit encore voltiger, au côté externe du champ visuel ,
un très-léger flocon de fumée d'un bleu pâle. Ce phénomène ne s'oppose en aucune façon à ce que le malade pei-
gne. Je lui prescris de nouveau l'iodure de potassium.

5 octobre : depuis quelques jours, les yeux sont fatigués,
rouges, larmoyants ; ils sont le siége d'une vive démangeaison ; pour peu que le malade les frotte, il s'y développe une
cuisson fort pénible, surtout à l'œil gauche, qui est plus affecté que le droit. Cette ophthalmie iodique n'a point empêché la vue de recouvrer son intégrité : plus de nuages, plus
d'érythème. La cessation de l'iodure et l'usage de lotions
froides dissipent ces accidents. L'épouse du malade ne tarda
pas à devenir mère ; quant à lui, aujourd'hui 7 novembre 1853, il n'a vu reparaître aucun symptôme de syphilis.

Bien que cette diplopie amaurotique ne fût accompagnée au début d'aucun des signes qui caractérisent l'affection vénérienne, je me crus fondé à la regarder comme syphilitique, d'après les antécédents du malade plus que d'après l'insuccès des médications antérieures, insuccès trop commun dans l'amaurose pour exciter l'étonnement et suggérer l'idée d'un vice particulier.

Plus tard, l'apparition de douleurs quelquefois diurnes, mais le plus souvent nocturnes, la réapparition de l'érythème concomitant de l'ancien ecthyma vénérien, et le succès de l'iodure de potassium, toutes ces circonstances réunies me confirmèrent dans mon diagnostic.

Si je n'eusse pas habité la même ville que le consultant, si je n'avais pas eu l'occasion de le rencontrer un an auparavant, et de remarquer dès lors la couronne empreinte sur son front, l'aspect seul des cicatrices blanches, irrégulières, assez profondes, que les anciennes ulcérations avaient laissées sur ce front, aurait-il suffi pour me mettre sur la trace du génie réel de la maladie? Sans doute ces cicatrices placées ainsi au front, bien en vue, ou sur quelques parties du corps habituellement découvertes, ne doivent pas échapper à l'œil de l'observateur. Dans une circonstance embarrassante, je fondai sur ce signe un diagnostic important, et je reconnus et traitai comme vénérienne une maladie dont plusieurs de mes confrères avaient ignoré la nature. Cette maladie abandonnée, déclarée incurable, fut radicalement guérie, ainsi qu'on le verra dans l'observ. 131. La présence de pareilles cicatrices peut donc être quelquefois un signe révélateur : j'ai dû le signaler. Notons aussi, pour mémoire, la rapidité avec laquelle s'étaient cicatrisés les chancres primitifs, malgré leur nature huntérienne, et le facile succès du sirop de Ricord contre l'ecthyma, et nonobstant cela, le développement des symptômes consécutifs.

En raison de ces précédents, j'insistai sur l'emploi de

l'iodure de potassium jusqu'à ce qu'il ne pût plus être toléré. Cette circonstance coïncida avec la guérison de la diplopie. L'action nuisible de l'iodure affecta moins fortement l'œil droit que le gauche, qui était le plus malade.

Tout semble donc indiquer que la diplopie syphilitique, dans l'observation que je viens de décrire, était, comme l'amaurose dans celle qui va suivre, essentielle, et non liée à une altération des parties avec lesquelles le nerf optique se trouve en rapport.

OBSERVATION 26. *Syphilis simulant une amaurose double.*

*Sympt. ant.* Ulcères aux seins ; ophthalmie. — *Sympt. diagn.* L'insuccès des traitements les plus énergiques ; les commémoratifs.— Mercuriaux. — Guérison très-rapide.

« Dans le courant du mois de juin 1833, une paysanne de Picardie, âgée de 36 ans, fut admise à l'Hôtel-Dieu de Paris, dans le service de Dupuytren, pour y être traitée d'une amaurose complète des deux côtés. Cette femme, déjà mère de deux enfants bien portants, était enceinte de quatre mois lors de son entrée ; elle cacha cette circonstance dans la crainte mal fondée d'être renvoyée de l'hôpital. Sa cécité existait depuis dix mois, par conséquent bien avant la grossesse. Le mal était survenu, au dire de la malade, à la suite d'une ophthalmie peu intense. En examinant avec soin, on reconnaît que les yeux sont très-clairs, la pupille insensible à la lumière, le regard hébété, vague, le volume des globes oculaires naturel. Il y a une vive céphalalgie frontale, point de douleurs dans les yeux mêmes. La malade est nerveuse, triste ; son visage est bouffi, son teint presque terreux, son haleine fétide. Les fonctions principales sont en bon état. Quelle est la nature de cette amaurose ? Les antécédents de cette malade n'éclairent rien. Interrogée sur le mal syphilitique, elle répond négativement ; et l'examen le plus minutieux de toute la personne, et même de l'intérieur du vagin à l'aide du spéculum, ne découvre

aucune trace récente ni ancienne d'infection syphilitique.
(Séton à la nuque, vésicatoires volants aux sourcils et aux
tempes, purgatifs, émétiques répétés, bains, etc.) Presque
aucun changement n'est encore survenu dans l'état de la
vue au bout d'un mois environ de ce traitement, aussi y
renonce-t-on. »

« Interrogée de nouveau sur ses habitudes et sur ses maladies antérieures, la malade avoue maintenant qu'elle avait
déjà eu la vérole onze mois auparavant; que cette vérole lui
avait été communiquée aux seins et aux yeux en même
temps, par un nourrisson qu'elle venait de recevoir de Paris, et enfin que c'est dans ces entrefaites que l'amaurose
s'est déclarée. Un traitement antisyphilitique est prescrit.
A peine dix jours s'étaient-ils écoulés, que l'œil gauche était
complétement dévoilé; la vision commençait aussi à se rétablir par degrés dans l'œil droit. Le onzième jour, une irritation assez intense des voies digestives (coliques, dévoiement, vomissement), et une fausse couche, firent suspendre
le traitement; repris bientôt après, il amena une entière guérison. » (*Compte rendu de la clinique de Dupuytren*, par
M. Rognetta.) (1)

De même que Baillou, de même que Baglivi, quand une
maladie s'était développée en dehors de ses causes ordinaires, Dupuytren portait toute son attention sur les maladies
antérieures, et parmi elles, la syphilis était de sa part l'objet d'une investigation minutieuse, persistante. Il est des
diagnostics que l'on émet de prime saut, par une sorte d'in-
tuition instinctive, de divination, en vertu d'un don accordé
à quelques praticiens, appelé *tact médical*, et auquel je don-
nerais volontiers le nom de *seconde vue médicale*. Elle ins-
pira à Dupuytren son premier jugement; mais il dut s'arrêter devant les dénégations formelles de la malade. Quel

(1) *Revue médicale*, année 1832, *t.* II, *p.* 383.

témoin aurait-il pu invoquer contre elle? L'ophthalmie à laquelle l'amaurose avait succédé? Il est vrai que ce n'est guère ainsi que d'ordinaire s'engendre la goutte sereine. Mais l'ophthalmie avait été peu intense. Comment la déclarer syphilitique? Les yeux n'offraient aucune lésion apparente. Il existait une vive céphalalgie frontale : était-elle nocturne? Il ne le parait pas. Un visage bouffi, un teint pâle, une haleine fétide, les fonctions principales restant en bon état, établissaient des indices auxquels les anciens aimaient à reconnaître un organisme travaillé intérieurement par le vice vérolique. Nous sommes devenus, en séméiotique, plus difficiles ou moins perspicaces. Du reste, l'examen de toute la personne, et même du vagin, ne faisait découvrir aucune trace récente ou ancienne d'affection syphilitique. Dupuytren dut croire son instinct en défaut.

Cependant le traitement le plus énergique n'amène aucun amendement. Ce revers ravive les anciens soupçons, et l'on obtient l'aveu tardif d'une vérole essuyée onze mois auparavant. Moins de dix jours d'un traitement antivénérien s'étaient écoulés, que déjà la vue était complétement rétablie dans l'œil gauche, et que le droit se rouvrait par degrés à la lumière.

Déduisons de ces deux faits une preuve du prix qu'il importe, dans la pratique, d'attacher au plus léger indice, et comment, dans le labyrinthe obscur des maladies, il nous suffira souvent de saisir le fil le plus délié pour sortir d'une fausse route.

Ces deux faits, quelque intérêt d'ailleurs qui s'y attache, et un petit nombre de cas de goutte sereine que l'on trouvera, comme symptôme secondaire, dans quelques-unes des observations subséquentes, ne me permettent pas de m'élever, relativement à l'amaurose syphilitique, à des vues d'ensemble. Ils resteront isolés ici jusqu'à ce que d'autres faits pareils soient venus s'y joindre, en nombre suffisant pour donner lieu à des conclusions générales.

Ces lignes étaient depuis longtemps écrites, et la rédaction de mes recherches touchait à son terme, lorsque deux cas nouveaux d'amaurose se sont présentés à moi, dans lesquels l'étiologie syphilitique est incontestable. J'ai puisé le premier dans ma pratique. Mes lectures m'ont indiqué le recueil d'où j'ai pu extraire le second.

OBSERVATION 26 (*bis*). *Syphilis simulant l'amaurose.*

*Sympt. ant.* Nombreuses blénnorrhagies; syphilides.—*Sympt. diagn.* Ulcères des jambes; douleurs ostéocopes; commémoratifs. — Iodure de potassium; très-grande amélioration; vésicatoires et strychnine.— Guérison probable.

M...., employé dans une des administrations de la ville d'Avignon, âgé de 46 ans, réclame mes soins le 14 avril 1851.

Il était atteint d'un affaiblissement extrême de la vue. L'œil gauche ne distinguait plus la clarté d'avec les ténèbres, et le droit était le siége d'une fluxion sanguine qui se répétait tous les mois pour ne se dissiper qu'imparfaitement au bout de quinze jours. La vue, quoique très-troublée, s'éclaircissant par intervalles, lui permettait de tenir tant bien que mal les écritures de son emploi. L'œil droit présentait une suffusion sanguine, reste d'une fluxion récente; sa cornée, parfaitement transparente, était entourée d'un cercle gris bleuâtre; son iris était parsemé de quelques taches d'un jaune plus foncé que le reste de la surface, sans saillie anormale. La pupille, très-resserrée, mais sans déformation, ne se dilatait pas lorsqu'on plongeait l'œil dans l'obscurité. Le cristallin ne présentait aucune altération. L'œil gauche était moins injecté que le droit. La cornée était intacte, et le cercle sclérotical qui l'enchasse, n'offrait pas de teinte bleuâtre. La pupille restait frappée d'immobilité.

M.... s'était tenu depuis un an sous l'influence du vomi-purgatif Leroy, pris régulièrement chaque matin. Des nombreux traitements qu'il a suivis, celui-ci, énergiquement évacuant, a procuré les meilleurs résultats.

Dans le but d'opérer une dilatation des pupilles qui me permit de découvrir et d'examiner la chambre postérieure de l'œil, je prescrivis au malade de se frictionner le pourtour des orbites avec la teinture de belladone. Trois jours après, la vue était entièrement perdue. Le malade ne me distinguait pas à deux pas de distance, quoiqu'il ne fût survenu aucune modification nouvelle dans l'état de ses yeux.

Alors seulement je soumis sa personne à une exploration minutieuse. Tous les organes jouissaient d'une intégrité physique et fonctionnelle parfaite, les jambes exceptées. La droite présentait une ulcération chronique de la largeur d'une pièce de deux francs, peu profonde, ronde, à surface grisâtre, à bords peu relevés ; la gauche, deux ulcérations de même aspect, mais plus petites, ne dépassant pas la largeur d'une pièce d'un franc. Autour de ces plaies, la peau des jambes était, dans une grande étendue, d'un violet noir.

Bien que les caractères de ces plaies ne différassent pas de ceux des ulcères atoniques ordinaires, leur coïncidence avec une amaurose double, et le souvenir d'un malade dont j'ai relaté l'histoire dans l'observ. 131 de ce traité, firent naître en moi l'idée, je dis plus, l'espérance que l'amaurose pourrait dépendre d'une diathèse vénérienne mal éteinte. A ma demande, M.... me communiqua sur son passé les détails suivants :

De haute taille et vigoureusement constitué, il a joui d'une bonne santé jusqu'à l'âge de 33 ans, n'ayant eu qu'une gonorrhée bénigne à 18 ans, et la gale à 20 ans. Celle-ci, brusquement supprimée par un traitement externe, fut suivie d'une éruption dartreuse qui nécessita un séjour de trois mois à l'Hôpital-St-Louis pour être complétement guérie. A l'âge de 33 ans, M.... se lie à une femme avec laquelle il est aujourd'hui marié. Quelques jours avant ses rapports avec elle, il s'était exposé à un coït impur dans une maison de prostitution. Huit à dix jours après les rapports de M....

avec sa maîtresse, quinze à dix-huit jours après le coït présumé impur, il fut atteint de blennorrhagie très-aiguë, mais
non cordée. Il en accusa sa maîtresse, qui prétendit n'avoir
jamais eu de flux vaginal, et n'en avoir pas dans le moment
même. Guéri au bout de six semaines par des boissons
émollientes, du copahu et de l'essence de salsepareille sans
emploi de mercuriaux, il revoit sa maîtresse, et l'écoulement
reparaît, la maîtresse prétendant toujours ne rien éprouver.

Il discontinue ses relations avec cette femme durant quatre mois, et ne ressent pendant ce temps aucune souffrance ;
il les reprend, et le flux urétral ne tarde pas à reparaitre,
toujours accompagné de symptômes de phlogose aiguë.

Après une nouvelle rupture qui dure un an, il retourne
à sa maîtresse. La blennorrhagie se reproduit encore, compliquée cette fois de l'éruption, sur les bourses et sur la peau
de la verge, de boutons rouges qui s'ouvraient, suppuraient
pendant huit à quinze jours, et se fermaient pour être rem-
placés par d'autres. Des bains et des frictions mercurielles
guérissent l'écoulement et les boutons.

Jamais M.... n'a eu de chancre sur la verge, ni les aines
engorgées ; mais depuis les derniers accidents, il est resté
sujet à des douleurs occupant le milieu des os longs ; elles
augmentaient la nuit, et ne consistaient dans le jour qu'en
une fatigue générale.

Ses dangereuses relations restèrent interrompues pendant
dix-huit mois à deux ans ; mais elles furent reprises, et déterminèrent, comme de coutume, la réapparition de la blennorrhagie. Celle-ci fut traitée par des pilules mercurielles
et la tisane de salsepareille. A quelque temps de là, M....
fut couvert d'une syphilide pustuleuse ; il s'en débarrassa
par les bains de sublimé.

En 1845, après avoir été d'Avignon à Nîmes et en
être revenu à pied, marchant dans un terrain détrempé par
l'eau, et exposé lui-même à la pluie qui tombait en abon-

dance, M... fut pris d'une enflure aux deux jambes, enflure
qui se montra rebelle à diverses tentatives de traitement,
rattachée qu'elle était à l'ancienne affection vénérienne;
inutilement même on l'attaqua par l'iodure de potassium.
Les eaux sulfureuses de Vacqueyras réussirent mieux; et
sans dissiper complétement l'œdème, elles rendirent la marche facile.

En 1846, il retourne à la source de ses blennorrhagies;
il y puise une nouvelle phlegmasie urétrale. La personne
qui l'attirait ainsi était douée d'une beauté remarquable.
Toujours prête à renouer avec son amant, elle l'assurait
qu'elle était parfaitement saine. Cependant elle a refusé
constamment de se soumettre à la visite d'un médecin; elle
a d'ailleurs toujours joui et jouit encore d'une grande fraicheur et de beaucoup d'embonpoint. Néanmoins, M.... a
souvent remarqué sur la chemise qu'elle venait de quitter,
des taches, tantòt jaunes, tantòt verdâtres, tantòt blanches.

Chez M..., une ophthalmie avait commencé à se déclarer
dans l'œil gauche en 1845. Réprimée par les antiphlogistiques et les collyres astringents, elle ne s'était jamais bien
dissipée, et la vue était restée très-faible de ce côté. Un cautère ouvert au bras et des vésicatoires appliqués en grand
nombre, n'empêchèrent pas la vue de décliner graduellement. Depuis dix-huit mois, la cécité de cet œil est complète.
En 1848, l'inflammation envahit l'œil droit en même
temps que des ulcérations paraissent pour la première fois
sur l'une et l'autre jambe. Cette ophthalmie ne fut jamais
très-intense; longtemps elle s'apaisa pour ne se renouveler
qu'à des intervalles plus ou moins éloignés; ce n'est qu'environ depuis dix-huit mois que la fluxion inflammatoire se
reproduit périodiquement, de mois en mois. Ni un cautère
établi à chaque jambe, ni les arsénicaux ne modifièrent cet
état. Un traitement mercuriel régulier, soutenu pendant
plusieurs mois, réduisit les ulcères à l'étendue d'une grosse

lentille, mais les yeux ne participèrent pas à l'action salutaire de cet agent; dès qu'il était élevé à une dose un peu forte, le globe oculaire se congestionnait et la vue se troublait davantage. Alors M.... voulut courir les chances du remède-Leroy. Durant un an, l'état des yeux fut maintenu stationnaire sous l'influence du remède.

Je soumis M... à la diète sèche, affamante, *cura famis*, à des décoctions concentrées de salsepareille et à l'iodure de potassium à doses croissantes. En moins de quinze jours, l'œil droit s'était dépouillé de toute rougeur, et le cercle sclérotical brunâtre qui entourait la cornée, s'était effacé. La pupille était moins resserrée, mais l'étendue de ses oscillations était encore extrêmement bornée. L'iris n'avait éprouvé aucun changement : gris à sa grande circonférence, il présentait, dans les deux tiers qui avoisinent la pupille, une teinte fauve parsemée des taches mentionnées plus haut. Il est probable que ces dispositions sont normales. La vue s'était assez améliorée pour que le malade pût lire des caractères d'imprimerie de moyenne grosseur.

A la fin de mai, la dose d'iodure de potassium avait été portée depuis assez longtemps à trois grammes par jour. Les ulcères des jambes étaient entièrement fermés, et la peau environnante avait repris en partie sa teinte et sa souplesse naturelles. Les progrès si rapides que la vue avait faits s'étaient arrêtés. Le médicament paraissait avoir épuisé son influence curative. Je voulus tenter les mercuriaux : le malade les supporta mal ; des souffrances gastriques et un malaise général m'obligèrent à les abandonner bientôt.

La part que le principe de la vérole avait prise à la production et à la persistance de la cécité, paraissait neutralisée. Les effets de la cause (la faiblesse de la vue) subsistaient encore, mais dépouillés de leur spécificité première. L'amaurose n'était plus symptomatique, elle était devenue essentielle, idiopathique. Je l'attaquai comme telle par une

double rangée de vésicatoires successivement appliqués au
pourtour de l'une et de l'autre orbite, et pansés matin et soir
avec de la strychnine. L'amélioration de la vue (je n'ai entendu parler jusqu'ici que de celle de l'œil droit), fit de nouveaux progrès, et vers le milieu de juillet, M.... put lire
d'un bout à l'autre, sans éprouver de fatigue, le journal *Le
Pays*.

Des secousses tétaniques survenues dans la tête et dans
la jambe et le bras droits, firent suspendre cette médication ;
mais à ce moment, la sensibilité parut se réveiller dans l'œil
gauche lui-même. Le malade, se plaçant devant une porte
bien éclairée, après s'être soigneusement bouché l'œil droit,
distinguait, de l'œil gauche, comme une ombre, le corps
d'une personne qui passait entre la porte et lui. Au commencement de ce mois d'août, j'ai fait recommencer l'application des vésicatoires et leur pansement avec la strychnine. La vue n'a pas tardé à faire de nouveaux progrès.

La présence des ulcères sur les jambes, qui n'était expli-
quée ni par une affection dartreuse, ni par une constitution
délabrée, ni par un état scorbutique concomitants, leur
incurabilité, le retour opiniâtre de la fluxion sanguine sur
les yeux, malgré la révulsion qu'opérait chaque jour sur les
voies intestinales le vomi-purgatif-Leroy, me firent entrevoir la possibilité de rattacher cette double amaurose à une
cause générale diathésique. Le passé du malade fournit à
mon diagnostic, pour éléments, des blennorrhagies fréquemment répétées, des douleurs dans l'épaisseur des os longs,
douleurs s'exaspérant la nuit, et une syphilide dont tout le
corps avait été couvert. Je n'hésitai pas à considérer l'ophthalmie et l'amaurose comme syphilitiques.

Dès que le malade fut sous l'action de l'iodure de potassium, la vue s'améliora promptement, la fluxion sanguine
cessa de se reproduire. Mais l'effet survécut à la cause,

comme cela arrive souvent, et il fallut recourir à d'autres agents pour amener l'espoir d'une guérison radicale. Il est à remarquer que les ulcères atoniques des jambes, de nature vérolique, n'ont le plus souvent en eux-mêmes aucun caractère spécifique, mais leur persistance à l'âge où était ce malade, et l'absence de toute autre cause diathésique, en font un indice de vérole : il ne faut point le négliger.

A la suite de l'observation de cécité vénérienne que je viens de rapporter, je vais relater celle de même espèce qui se trouve citée par Mackensie dans son *Traité des maladies des yeux*, et rappelée dans la Bibliothèque du médecin praticien, sous la désignation de *nyctalopie syphilitique* ; mais elle y a été seulement résumée en quelques lignes et comme pour mémoire.

Elle avait été insérée par M. Isbell dans le *Journal de médecine et de chirurgie d'Édimbourg*. (1) J'ai pu la faire copier dans le recueil anglais, et j'en donne ici l'exacte traduction.

OBSERVATION 26 (*ter*). *Cas de cécité diurne périodique, observée par John Isbell, membre du Collège royal des chirurgiens de Londres.*

*Sympt. ant.* Deux fois des chancres. — *Sympt. diagn.* Douleurs ostéocopes nocturnes; périostose du radius.— Frictions mercurielles.— Guérison.

« M.... s'adressa à moi le 3 novembre 1842; il avait reçu pendant les deux derniers mois les soins d'un chirurgien, mais il n'avait retiré aucune amélioration du traitement qui lui avait été prescrit. Il se plaignait de douleurs dans les membres, avec perte par intervalles du mouvement volontaire et de la sensibilité dans la jambe et le bras droits. Les douleurs étaient portées au plus haut point d'intensité pendant la nuit, et elles se faisaient sentir plus particulièrement

(1) *Vol.* IX, *p.* 269. 1813.

dans la partie centrale des os. Les jointures étaient aussi le
siége de souffrances, mais à un degré beaucoup moindre. »

« Chaque jour, entre onze heures du matin et deux heures
de l'après-midi, il survenait une perte totale de la vue, précédée d'une vive douleur au front, douleur qui occupait
principalement le dessus des orbites. L'attaque durait ordinairement une demi-heure ou un quart d'heure, et se renouvelait
souvent trois ou quatre fois pendant les susdites heures. Le
malade, en outre, était de temps à autre privé de la faculté
de parler, mais cette privation durait rarement plus d'une
à deux minutes. »

« L'ouïe restait toujours parfaite. M... avait le corps très-
maigre, la maigreur n'ayant pas cessé d'augmenter graduellement depuis trois ans. Il avait passé les douze mois qui venaient de s'écouler dans une situation extrêmement misérable,
et il désespérait d'obtenir un durable soulagement à ses
souffrances. »

« Voici le récit qu'il faisait de ses douleurs : environ quatre ans auparavant, il avait contracté deux fois la maladie
vénérienne, sous la forme de chancres, dont il s'était débarrassé au moyen de quelques remèdes que lui avait fournis
un droguiste. Un an après, il ressentit de légères douleurs
dans les membres, et environ une fois tous les quinze jours,
il fut pris d'un obscurcissement de la vue qui se déclarait
vers midi, et s'accompagnait de douleurs au front et aux
sourcils. Pendant un an, ces accidents s'étaient graduellement accrus, et la cécité se renouvelait toutes les semaines
ou tous les dix jours, à la même heure et pendant le même
espace de temps, acquérant une intensité de plus en plus
grande. Depuis cette époque, la maladie revenait chaque
jour sous la forme décrite plus haut. »

« D'après l'exaspération nocturne des douleurs et une
apparence particulière de la physionomie du malade, je soup-
çonnai qu'elles étaient jointes à une infection vénérienne,

mais je désirai en avoir d'autres preuves avant d'adopter un traitement mercuriel. En examinant son corps, je découvris, à la partie inférieure du radius du bras gauche, une augmentation de volume ressemblant à un nodus vénérien. La tumeur, qui, la nuit, devenait très-douloureuse, avait échappé à l'attention du malade. Je lui fis frotter les cuisses, le soir, avec un gros de fort onguent mercuriel. Le jour suivant, il dit que les gencives lui faisaient mal (quoique je n'y pusse découvrir aucun effet du mercure), et la cécité ne revint pas. Les douleurs étaient diminuées. Le lendemain, les gencives se trouvaient légèrement affectées, et il était entièrement délivré de toute douleur et de la cécité. Il persévéra dans le traitement mercuriel, dont l'action fut continuée pendant sept semaines, et depuis lors, il ne fut plus atteint de cécité ni de tout autre mauvais symptôme. Le mouvement, la parole et la vue, sont entiers et parfaits, mais il continue à être très-maigre. »

« La cécité n'ayant pas reparu après les premières frictions, je n'eus pas l'occasion d'examiner les yeux pendant le paroxysme, mais sa femme m'assura qu'elle n'y avait jamais découvert aucune altération appréciable, et que les attaques n'étaient jamais influencées par aucune circonstance particulière. »

« Stonehouse, 14 février 1813. »

Quelle singulière histoire ! quel bizarre concours de circonstances exceptionnelles ! Depuis trois ans, le principe de la vérole tient sous sa dépendance l'encéphale et quelques-uns des nerfs qui en dérivent ; la viciation fonctionnelle de cet organe était portée assez loin pour que, périodiquement, à des intervalles d'abord assez éloignés, et plus récemment chaque jour, un état de paralysie bornée, mais complète, privât le malade de la vue, et parfois de la parole et de l'usage du bras et de la jambe droits.

Il semble qu'une si longue action de ce principe aurait dû produire ses effets ordinaires : exostose crânienne, carie, gommes, etc. et cependant il ne paraît pas qu'ici les désordres encéphaliques soient allés au delà d'un simple trouble nerveux; car un seul jour de médication mercurielle, prodigieusement active, il est vrai, chez ce malade, supprime l'amaurose et amortit les douleurs. Deux frictions, deux gros de pommade hydrargyrique, en déterminant en quarante-huit heures un commencement de salivation, débarrassent cet homme exténué par trois ans de maladie, non-seulement de la cécité, de la mutité et de l'hémiplégie passagères, mais encore des souffrances continues dont la partie centrale des os était le siége. Jeux bizarres, je le répète, de l'action vérolique sur l'économie humaine! et j'ajoute merveilleux exemple de l'héroïque influence de l'agent curatif sur l'affection diathésique dont il est le suprême spécifique!

La nature du mal ressort, dans cette observation, de la nature de l'agent curateur, non moins que de la périostose du radius et de l'accroissement des douleurs ostéocopes pendant la nuit.

Un point commun rapproche l'une de l'autre les deux histoires qui précèdent : la périodicité des accidents oculaires, la fluxion sanguine qui avait fini par se produire tous les mois, dans un cas; dans l'autre, la cécité dont les retours, d'abord éloignés, n'étaient plus séparés en dernier lieu que par vingt-quatre heures environ.

## §. III. MALADIES DE L'OREILLE PRODUITES PAR LA SYPHILIS.

L'otalgie, l'otite et la paralysie du nerf acoustique, sont les trois maladies de l'oreille dont le principe vénérien peut, en se jetant sur cette région, mettre en jeu l'appareil symptomatique.

*a. Otalgie.* Journellement on voit des douleurs d'oreille très-vives accompagner les angines laryngo-pharyngiennes et tonsillaires, lorsque ces phlegmasies acquièrent un certain degré de violence. Éclairés sur leur véritable origine par les symptômes propres à l'angine : mal à la gorge, difficulté dans la déglutition, etc. nous regardons les douleurs otalgiques comme secondaires, et c'est à l'inflammation du pharynx, du larynx ou des amygdales, que nous appliquons notre diagnostic et notre thérapeutique.

Mais au lieu d'une phlogose simple, qu'une inflammation ulcérative se soit fixée sur la membrane qui tapisse le fond de la gorge, qu'elle y soit assez circonscrite pour n'occuper que le voisinage de l'ouverture postérieure du conduit auditif, que même elle s'y soit concentrée en un chancre de peu d'étendue, il ne sera pas rare que l'irritation, s'irradiant par la trompe d'Eustache au nerf de la huitième paire, y excite d'intolérables souffrances. Celles-ci pourront absorber l'attention du malade et du médecin, la détourner du point de départ, de la source réelle du mal. On croira n'avoir affaire qu'à une affection douloureuse du nerf, et l'on épuisera en vain contre elle les médications calmantes et révulsives. L'otalgie récidivera, jusqu'au moment où les progrès du chancre intérieur indiqueront l'origine de la douleur et le seul traitement qu'elle réclamait, à savoir, le traitement de l'ulcère syphilitique.

Je signale la possibilité de cette erreur, parce que je l'ai vu commettre. Je n'eus qu'à diriger le regard de l'observateur vers l'arrière-gorge, pour rétablir les choses sous leur véritable jour. J'en déduis la convenance, pour le praticien, d'examiner très-scrupuleusement, dans toutes les maladies de l'oreille, les divers points de l'arrière-gorge qui avoisinent l'orifice interne de ce premier organe.

*b. Otite.* Le plus souvent l'angine vénérienne ne se bornera pas à surexciter sympathiquement la sensibilité du nerf acoustique, elle s'étendra à la trompe d'Eustache et à l'oreille interne. S'arrêtera-t-elle à ce conduit fibro-cartilagineux? elle pourra, soit en obstruer la voie par l'engouement de la membrane qui le tapisse et le gonflement de son tissu, soit en détruire seulement une portion, soit l'oblitérer tout à fait par l'adhérence de ses parois. Divers degrés de surdité en seront alors le résultat, et l'étiologie et le diagnostic des modifications de l'ouïe, découleront de la découverte et de l'appréciation de ces désordres.

B. Bell a vu l'obstruction de la trompe causer une surdité très-forte. La surdité par occlusion de la trompe, c'est-à-dire celle qui dépend de l'adhérence entre elles des parois de ce canal, forme la quatrième variété des dysécies traitées par Itard. Selon cet auteur, c'est une terminaison assez fréquente des ulcères vénériens de l'arrière-gorge, quand ils sont très-étendus. L'observation suivante paraît être un exemple de dysécie, due à l'engouement, à l'obstruction de la trompe d'Eustache.

OBSERVATION 27. *Syphilis simulant la cophose.*

*Sympt. ant.* Chancres du gland. — *Sympt. diagn.* Exostoses du tibia; douleurs ostéocopes nocturnes; ulcère du voile du palais se propageant du côté des fosses nasales. — Mercuriaux. — Guérison.

« Un domestique était infecté de maladie vénérienne, compliquée des restes d'une ancienne syphilis qu'il avait soignée lui-même sans les conseils d'un médecin; il avait deux exostoses sur la crête tibiale de la jambe gauche, des ulcères au voile du palais, un chancre sur le gland, et souffrait en outre de douleurs nocturnes dans les os. J'avais commencé à le traiter par le mercure, quand il cessa de venir me voir, pour se mettre entre les mains d'un charlatan. Les remèdes que celui-ci lui administra, et qui, à ce qu'il paraît, n'étaient autre chose que les poudres d'Ailhaud, amenèrent cependant une guérison en apparence complète.

Tous les symptômes avaient disparu, à l'exception d'un ulcère considérable dans la partie gauche du voile du palais. Cet ulcère, reliquat de ceux qui couvraient autrefois cette voûte membraneuse, régnait le long du pilier postérieur gauche, et paraissait même, à en juger par ses effets, se propager vers les fosses nasales. Le mucus qu'elles fournissaient était mêlé de pus, il exhalait une odeur très-fétide. L'oreille gauche était affectée de surdité, accompagnée d'une douleur qui augmentait vivement pendant la mastication. Cette surdité était plus intense le matin, quand cet homme s'éveillait, et elle diminuait aussitôt qu'il s'était mouché deux ou trois fois, qu'il s'était gargarisé, et qu'il avait détaché du fond de sa gorge, par des efforts d'excréation, une matière épaisse, jaunâtre, fétide, mêlée de stries de sang. »

« Le traitement employé chez cet homme avait considérablement fatigué son estomac et épuisé ses forces, aussi ne voulut-il plus entendre parler des mêmes moyens, et vint-il se remettre entre mes mains. Je m'attachai d'abord à rétablir l'estomac par l'usage du quinquina, uni à la rhubarbe, donnés en décoction, ensuite j'administrai la liqueur de Van Swieten, concurremment avec le sirop de cresson composé. Il avait pris tout au plus huit grains de muriate suroxygéné de mercure, quand l'ulcère du voile du palais se cicatrisa. Cette cicatrisation fut immédiatement suivie de la guérison de la surdité. » (1)

Placée du même côté que l'ulcère syphilitique, liée à lui par un rapport évident, cette surdité, qu'accompagnait une douleur exaspérée par la mastication, diminuait d'intensité lorsque, le matin, le malade détachait du fond de sa gorge, une matière séro-purulente, mêlée de stries de sang, c'est-à-dire quand les mucosités qui obstruaient l'orifice de la trompe, en avaient été expulsées.

(1) Itard, *Traité des maladies de l'oreille et de l'audition*, t. II, p. 400.

A l'époque où cette dysécie s'était développée, l'ulcère du voile du palais présentait le seul signe d'infection syphilitique : il suffisait au diagnostic ; il avait persisté à s'accroître, tandis que disparaissaient des exostoses du tibia, un chancre du gland, et des douleurs ostéocopes nocturnes qu'il était facile de retrouver dans l'examen rétrospectif du malade. La surdité ne survécut pas à la cicatrisation de l'ulcère.

De la trompe d'Eustache, le mal gagne-t-il l'oreille interne ? Il sera bien rare qu'il n'y produise que le gonflement des tuyaux osseux qui donnent passage à l'air, ou seulement le boursouflement des tuniques qui revêtent ces conduits. (Itard.) Communément, à l'érosion des membranes succèdera la carie des os, et la suppuration entraînera, à travers la membrane du tympan mise en lambeaux, la chaîne des osselets et des fragments vermoulus du labyrinthe, du rocher, etc. Lorsque le mal se propage ainsi de l'arrière-gorge aux cavités acoustiques, une certaine obscurité peut en voiler la nature, et devenir l'occasion d'une erreur momentanée.

Ce n'est pas la seule manière dont la surdité *a lue venerea* puisse se produire : j'ai vu, dit B. Bell, des pustules se fixer dans le méat auditif externe, et occasionner une surdité passagère. Dans ce cas, le conduit est bouché par une matière sèche, qui forme une croûte, ou bien la membrane qui tapisse le passage s'épaissit, s'attendrit et s'ulcère. Dans ce cas, le diagnostic ne me semble pas pouvoir s'égarer ; car c'est en même temps qu'elles couvrent d'autres parties du corps, et le plus souvent après s'y être montrées durant un long temps, que les pustules vénériennes se jettent sur les organes extérieurs de l'ouïe.

L'otite paraît aussi pouvoir naître, soit du transport métastatique d'une blennorrhagie urétrale, soit du contact immédiat du muco-pus gonorrhéique, selon le témoignage de Swediaur, de J. Frank et d'Itard. « La phlegmasie vénérienne dont il s'agit, dit Frank, ne se rencontre guère que chez les enfants nouveau-nés. Toutes les fois qu'il s'agit d'un enfant nouveau-né vénérien, je ne saurais assez recommander l'exploration du pavillon de l'oreille et du conduit auditif, attendu que ces parties sont ordinairement le siége d'excoriations. »

C'est de cet examen local et des antécédents de la mère, ainsi que de quelque autre symptôme vénérien chez l'enfant : ophthalmie, syphilides, etc. que dérivera le diagnostic.

Swediaur n'a rencontré dans sa pratique qu'un seul cas dans lequel une surdité complète s'était déclarée après une blennorrhagie syphilitique supprimée le treizième jour par l'usage interne de la térébenthine. Le malade était un homme robuste de 26 ans ; il n'avait eu aucun chancre aux parties génitales, et n'avait jamais eu le moindre symptôme syphilitique. C'était la première fois de sa vie, assurait-il, qu'il était infecté. Un traitement mercuriel fit disparaître cette surdité. (1)

Ces espèces d'otirrhées seraient l'analogue des ophthalmies vénériennes : elles résulteraient de l'action séparée ou simultanée de la matière gonorrhéique et du virus syphilitique.

Voici, ce me semble, un exemple des désordres occasionnés dans l'oreille par le concours de ces deux agents.

OBSERVATION 28. *Syphilis simulant l'otirrhée purulente et la surdité.*

*Sympt. ant.* Blennorrhagie répercutée par des bains froids. — *Sympt. diagn.* Pustules à la partie interne des cuisses ; excroissances à l'anus ; sortie des osselets ; ulcère du méat externe et de la conque ; fistule de l'apophyse mastoïde. — Mercuriaux. — Guérison de la syphilis ; surdité incurable.

« La femme d'un sous-officier dans le corps des vétérans

(1) Swediaur, *Traité des mal. vén. t.* I, *p.* 166.

de Paris, me fit appeler pour la soigner d'une maladie qu'elle désignait sous le nom de scorbut, et qui n'était autre chose qu'une ancienne syphilis, dont les symptômes avaient principalement attaqué le voile du palais. Comme je ne lui déguisai pas la nature de sa maladie, elle en rejeta la faute sur son mari, qui était en effet depuis longtemps infecté d'une syphilis constitutionnelle, caractérisée par des pustules à la partie interne des cuisses et des excroissances à l'anus, qu'il regardait *comme des feux* (ce fut son expression). Il avait de plus un écoulement par l'oreille gauche, lequel s'était manifesté à la suite d'une blennorrhée arrêtée par des bains froids. La matière de cet écoulement était très-abondante, verdâtre, souvent teinte de sang ; elle avait amené plusieurs fois au dehors des fragments d'os ; le malade m'en montra quelques-uns, parmi lesquels je trouvai l'enclume et le marteau. Les autres, qui étaient évidemment des débris du rocher, étaient néanmoins vermoulus et friables. L'ulcération de l'intérieur de la caisse se prolongeait sur tout le conduit auditif externe, et même sur une partie de la conque. Les bords de cette ulcération étaient pâles, élevés, douloureux, et le fond, d'un rouge vif, et semé de petits bourgeons pointus excessivement douloureux. »

« La carie avait tellement rongé la partie cartilagineuse et osseuse du conduit auditif, que la conque paraissait près de se détacher dès qu'on la soulevait avec les doigts. Des fusées de pus répandues dans la gouttière que forment, d'un côté, la branche de la mâchoire, et de l'autre, l'apophyse mastoïde, refluaient par la compression vers l'oreille, et se vidaient par le conduit auditif. Après avoir été longtemps le siége d'une douleur qui ne se faisait sentir que par l'attouchement, l'apophyse mastoïde avait fini par s'ouvrir, et devenir le siége d'une fistule qui avait deux orifices à la peau, et fournissait une matière purulente très-abondante et très-fétide. La surdité était complète. »

« Dès que, sous l'influence du mercure éteint dans le miel et administré à doses croissantes, une abondante salivation se fut établie, les pustules des cuisses s'affaissèrent, les excroissances de l'anus excisées se cicatrisèrent sans repulluler, et l'écoulement du conduit auditif diminua, mais non celui de la fistule mastoïdienne. J'injectai par cette ouverture une solution de six grains de muriate suroxygéné de mercure, dans huit onces d'eau gommée. Cette injection revint par l'oreille, et causa dans le conduit auditif une vive douleur. L'écoulement en fut considérablement augmenté pendant quelques jours, au bout desquels il diminua rapidement, et finit par tarir complétement. »

« Celui que fournissait l'apophyse mastoïde resta très-abondant encore pendant plus de six mois, au bout desquels il se trouva réduit à un suintement de sérosité limpide. Je portai un stylet dans l'une des deux ouvertures fistuleuses, et je sentis que l'extrémité de l'instrument ébranlait une esquille volumineuse ; je réunis par une incision les deux ouvertures de la peau, afin d'obtenir une plaie transversale assez large pour donner passage à l'esquille. Après en avoir fait l'extraction, au lieu de découvrir les cavités mastoïdiennes comme je me l'étais imaginé, je ne pus voir qu'une substance charnue pareille aux bourgeons d'une cicatrice louable. Cette opération mit fin à l'écoulement et fut suivie d'une prompte cicatrisation. Ce malade resta complétement sourd de cette oreille. » (1)

A l'otirrhée blennorrhagique je rapporte cet écoulement par l'oreille gauche d'une matière très-abondante, verdâtre, souvent teinte de sang, ayant entraîné la chaîne des osselets, écoulement qui avait succédé à la suppression d'une blennorrhagie par les bains froids.

A la diathèse syphilitique reviennent les pustules des

(1) Itard, *loc. cit. t.* II, *p.* 283.

cuisses, les excroissances de l'anus, l'ulcération du méat et de la conque, la carie du rocher et de l'apophyse mastoïde. La surdité était complète; elle fut irrémédiable. Cette incurabilité souffre cependant quelques rares et heureuses exceptions, alors même que les altérations subies par l'oreille interne ont été assez profondes, sans toutefois être portées aussi loin que dans l'observation précédente.

Le docteur Radfort donna ses soins, en 1779, à une dame qui avait une portion du palais et des amygdales détruite par un ulcère, lequel avait surtout porté ses ravages dans les trompes d'Eustache. Chaque fois que cette dame avalait un liquide, une partie s'en écoulait par les oreilles. Néanmoins, quoique cet ulcère eût étendu ses effets jusqu'à la membrane du tympan, l'ouïe ne s'en trouvait diminuée ni affaiblie. (1)

   c. *Paralysie du nerf acoustique.* L'histoire de la cophose syphilitique se trouve renfermée dans ce que je viens de rapporter. Elle provient, soit de l'occlusion des conduits qui doivent donner passage aux ondes sonores, soit de la destruction totale ou partielle des canaux osseux dans lesquels le nerf acoustique s'engage et se ramifie, et des altérations consécutives qu'il subit lui-même.

La surdité peut-elle résulter de l'action directe, immédiate du virus vénérien sur le tissu propre du nerf de la huitième paire, se montrer primitive, essentielle, bornée à un trouble uniquement fonctionnel? Je ne crains pas d'en admettre, par analogie, la possibilité, tout en avouant que je n'en ai pas observé dans ma pratique ni trouvé d'exemple dans les auteurs.

(1) Cooper, dans Itard, *loc. cit. t.* ɪ, *p.* 370.

## §. IV. PARALYSIE SYPHILITIQUE DES MEMBRES INFÉRIEURS.

Les branches supérieures de l'arbre nerveux n'ont pas seules le triste privilége d'être exposées aux insultes du principe vérolique. Le virus peut aussi, comme dans les observations suivantes, étendre son action aux branches inférieures et y simuler divers degrés de paralysie.

OBSERVATION 29. *Syphilis simulant la paraplégie.*

*Sympt. ant.* Paralysie complète des extrémités inférieures avec soubresauts convulsifs continuels; incontinence d'urine; constipation opiniâtre.— *Sympt. diagn.* Bubons. — Frictions de sublimé.— Guérison.

« Jérôme Fuscaldo, soldat au régiment de Namur, âgé de 33 ans, d'un tempérament phlegmatique, se présenta à Cirillo dans un état de maigreur extrême. Il avait été assailli tout à coup d'une forte douleur à l'hypocondre droit, et avait senti un froid extraordinaire à la cuisse et à la jambe du même côté. Cinq mois auparavant, il avait eu un bubon dont il n'était resté aucun vestige. Soumis à l'usage des frictions mercurielles, il vit la jambe gauche se refroidir de même. Quand Cirillo entreprit la cure, ce soldat avait une paralysie complète des extrémités inférieures accompagnée de soubresauts continuels et de mouvements convulsifs dans les parties affectées; il urinait continuellement sous lui, et à peine allait-il à la garde-robe une fois tous les dix jours. Les pouls étaient inégaux, petits et inférieurs, et il y avait une très-grande inégalité dans l'artère gauche. Il se plaignait toujours de douleurs violentes au bas ventre, et particulièrement dans la région mésentérique. »

« Les bains froids mis en usage, selon la sotte coutume des Napolitains (c'est Cirillo qui parle), n'eurent aucun succès. Sous l'influence des frictions de sublimé, toute espèce de mouvements convulsifs disparut; la jambe gauche reprit l'exercice de tous ses mouvements avec facilité et promptitude, et la droite alla beaucoup mieux. Aussi le malade put s'asseoir dans son lit pendant quelque temps ; il urina avec profusion et sans douleur ; les pouls furent plus réguliers, plus élevés, plus vigoureux ; la nutrition se fit mieux. Cette amélioration suivit les premières frictions. » (1)

J'avoue que, pour considérer cette paraplégie comme syphilitique, je n'ai que l'autorité d'un maître, l'autorité de Cirillo, la circonstance d'un bubon antérieur et le succès presque immédiat des frictions avec la pommade au sublimé. Si l'on se refuse à reconnaître dans cette paralysie une métamorphose de la syphilis, on ne pourra se refuser à faire honneur de la guérison à l'agent spécifique ; et sous ce dernier point de vue, ma citation ne manquerait pas d'utilité. Je laisse encore parler le docte Napolitain.

OBSERVATION 30. *Syphilis simulant une paralysie générale.*

*Sympt. ant.* Faiblesse de tous les muscles du corps ; inertie des masseters, etc. — *Sympt. diagn.* Non précisés. — Frictions de sublimé. — Guérison.

« Un jeune marchand de vin, robuste et d'un tempérament athlétique, commença à ressentir une faiblesse générale et une grande difficulté dans l'exercice des mouvements musculaires, par suite de syphilis confirmée. Il se manifesta peu à peu une paralysie de tout le corps si complète que les extrémités inférieures en étaient perclues. Le malade n'était pas seulement contraint de se tenir continuellement sur le dos, tant il était faible, mais encore sa mâchoire était tellement relâchée, qu'il avait besoin d'être aidé, et qu'il fallait la lui soutenir quand il voulait mâcher et avaler. Les frictions de sublimé agirent si bien, que la paralysie

(1) Cirillo, *Traité complet et obs. prat. sur les mal. vénér. p.* 330.

ne tarda guère à se dissiper, et que le malade pouvait être regardé comme convalescent avant que la cure fût terminée. Les urines, très-abondantes et très-fétides, laissaient déposer un sédiment tartareux extraordinaire · la matière qui s'attachait à l'urinoir était si tenace, qu'on ne pouvait l'en détacher sans de grands efforts. Vu deux ans après, ce jeune homme s'était trouvé exempt de toute espèce d'incommodité spécifique. » (1)

Il n'est point dit quels étaient les symptômes de cette vérole confirmée. J'ai moi-même été témoin d'une paraplégie incomplète causée par des altérations syphilitiques.

OBSERVATION 31. *Syphilis simulant une paraplégie.*

*Sympt. ant.* Infection *a postera venere.* — *Sympt. diagn.* Syphilide tuberculeuse ulcérée ; carie du sacrum. — Mercuriaux. — Guérison.

Il y a une quinzaine d'années qu'une jeune fille se présenta à la porte de l'hôpital d'Avignon pour réclamer mes conseils. Elle arrivait se traînant sur ses jambes à demi paralysées, et s'appuyant, pour marcher, aux murs des maisons. Elle refusa d'entrer dans mes salles. Après quelques tentatives infructueuses de traitement, j'obtins d'elle l'aveu d'une infection *a postera venere.* Les os du sacrum étaient cariés ; les chairs qui les couvrent, dévorées par un large et profond ulcère ; l'anus, le tronc et les jambes, couverts de tubercules ulcérés. Un pansement mercuriel, renouvelé plusieurs fois par jour avec un zèle digne d'éloges par mon interne M. Sigaud, et la liqueur de Van Swieten, administrée à l'intérieur, triomphèrent à la longue des symptômes vénériens et de la paraplégie concomitante. Je ne donne point cette paraplégie pour une métamorphose de la syphilis. Ce n'est que secondairement que les nerfs inférieurs de la moelle épinière avaient été lésés.

(1) Cirillo, *loc. cit. p.* 332.

Les réticences de la malade, et l'absence d'un examen local, donnèrent occasion au diagnostic de s'égarer. La vue des effroyables ravages produits par le virus vérolique, ne tarda pas à me ramener au traitement convenable.

Le numéro du 1er juillet 1851 du *Journal des connaissances médico-chirurgicales*, reproduit, d'après la *Gazette de Lyon*, l'observation suivante :

OBSERVATION 31 (*bis*). *Syphilis simulant un ramollissement cérébral.*

« Symptômes de ramollissement cérébral ; ancienne affection syphilitique reconnue. Guérison rapide par une médication spécifique. »

« Une femme de 52 ans accusait de vives douleurs au front et à la tête durant depuis trois mois. La vue s'était affaiblie : la malade ne distinguait plus les objets d'un petit volume ; ses traits étaient hébétés. Les membres supérieurs et les membres inférieurs s'étaient affaiblis ; la marche était hésitante ; la préhension s'exécutait difficilement ; la sensibilité générale était affaiblie ; la mémoire participait à cette décadence générale ; le sommeil avait disparu. L'ensemble de ces symptômes fit diagnostiquer un ramollissement cérébral. On emploie d'abord une médication révulsive et dérivative : la malade n'en éprouve aucune amélioration, et en arrive au point de ne plus oser sortir de son lit de peur de tomber. »

« Le 14 novembre, en examinant et en palpant les jambes, on reconnaît une petite exostose siégeant à l'une d'elles. (La malade avait nié qu'elle eût jamais été atteinte de syphilis.) Ce fut un trait de lumière, et on lui prescrivit une cuillerée de liqueur de Van Swieten, dans une infusion de capillaire, et de la tisane de salsepareille avec 60 centigrammes d'iodure de potassium. Dès le second jour de ce traitement, il y avait de l'amélioration. La douleur frontale était déjà moindre. Le 19, la malade commence à se lever ; elle a reposé la nuit. (Deux cuillerées de liqueur de Van Swieten, tisane de salsepareille avec 1 gramme d'iodure de potassium.) Le 30 novembre, la malade est toute transformée. Plus d'hébêtement dans les traits, sommeil tranquille et réparateur. Les mains ont recouvré leur faculté de préhension. Le même traitement est continué jusqu'au 12 décembre, époque de la sortie de la malade de l'hôpital. » (*Observation recueillie dans le service de M. Devay, par ses internes MM. Servier et Brevet.*)

Cette observation réunit les symptômes offerts isolément par quelques-unes de celles qui précèdent. Ces opiniâtres et vives douleurs de la tête durant sans interruption pendant trois mois, rappellent les exemples de céphalalgie syphilitique que j'ai cités. Le sommeil avait disparu. Cette insomnie ne donne-t-elle pas à supposer que la douleur affectait des retours ou des exacerbations nocturnes que l'on aura négligé de constater ou de mentionner? C'eût été là un signe précieux. L'hébétude, la défaillance de la mémoire, reproduisent les traits principaux de l'observ. 6. L'affaiblissement graduel de la vue reproduit l'état amaurotique des observ. 25 et 26. La paralysie des membres et l'affaiblissement de la sensibilité générale, semblent des traits calqués sur les observ. 29 et 30 de Cirillo.

Le 14 novembre, une exostose est découverte sur l'un des tibias. Tous les désordres sont rapportés à une affection syphilitique. Le mercure, l'iodure de potassium sont administrés, et dès le deuxième jour, la céphalalgie diminue, le sommeil est rétabli. Le cinquième jour, la malade se lève. A la fin du mois, toute trace de paralysie a disparu. L'énergique action des révulsifs et des dérivatifs échouait, et laissait la maladie marcher avec rapidité vers une issue prochainement fatale. Les spécifiques l'arrêtent instantanément, et la guérissent en moins d'un mois.

## §. V. APOPLEXIE *A LUE VENEREA.*

De même que l'inflammation, de même que le ramollissement du cerveau, l'apoplexie peut se produire sous l'influence de la diathèse vénérienne.

Existera-t-il toujours, au moment où elle se manifestera, des symptômes syphilitiques nombreux, tels qu'exostoses, pustules, carie du crâne, ophthalmie spécifique qui, mettant en évidence sa cause génératrice, montrent à la fois la marche du mal de l'extérieur à l'intérieur, et portent sur son diagnostic une clarté qui frappe les regards les moins clairvoyants? S'il en était constamment ainsi, nul doute alors que je ne fisse un étrange abus de langage, et que je ne donnasse aux mots une extension excessive, en rangeant l'apoplexie parmi les maladies que la syphilis peut simuler. Cependant est-il déraisonnable d'admettre *a priori* que l'apoplexie puisse succéder à un travail sourd, obscur du principe de la vérole sur l'encéphale, et qu'en l'absence du cortége local des accidents que je viens d'énumérer, ou par suite d'un nombre insuffisant de signes spécifiques, sa véritable cause puisse échapper à l'homme de l'art, et celui-ci s'égarer d'une manière funeste dans le traitement qu'il prescrira.

Je ne puis, il est vrai, donner à ces questions une réponse catégorique, car ce que j'ai à dire de l'apoplexie *a lue venerea* ne repose que sur deux ou trois observations. L'action inconnue, ou du moins sans manifestation extérieure, qui agitait le cerveau de mouvements épileptiformes, et en faisait le théâtre ou le point de départ des névroses que nous avons étudiées, n'est-elle pas faite pour produire dans les vaisseaux encéphaliques une congestion, dans la pulpe nerveuse une disposition morbide favorables à l'apoplexie? Ces conditions de fluxion locale se rencontrent surtout chez

les malades où de longues et douloureuses céphalées précèdent l'explosion des symptômes secondaires, ou en accompagnent l'évolution.

Ces douleurs excessives, insupportables, se reproduisant
ou s'exaspérant la nuit, et privant le malade de tout sommeil, entretiennent dans les vaisseaux cérébraux une turgescence, un engorgement de plus 'en plus considérable ;
dans la pulpe cérébrale une irritabilité, une congestion croissante, d'où résulte, soit une rupture des tuniques artérielles et un épanchement sanguin, soit tout au moins une
compression du foyer central de l'innervation.

Aux symptômes de cette apoplexie on opposera les saignées, les dérivatifs, les révulsifs. La paralysie cède : la cure
a-t-elle été convenable ? Non, car la cause subsiste. La diathèse n'est pas éteinte. Ses effets ne tarderont pas à se reproduire. Il fallait aller au delà de l'apoplexie ; il fallait remonter jusqu'à l'infection vénérienne. C'est là le cœur de la
maladie, c'est là surtout qu'il fallait frapper. Les médications antisyphilitiques doivent dominer la cure de l'apoplexie
*a lue venerea*.

Dans l'observation qu'on va lire, l'apoplexie s'est reproduite trois fois. A l'époque de la première insulte, des pustules, une ophthalmie profonde, des douleurs dans les coudes, aux jambes, au crâne, sévissant la nuit et accompagnées
d'engorgement au périoste, des ulcérations au voile du palais, imprimaient au mal un cachet syphilitique, qui fut pourtant méconnu par plusieurs médecins, tandis que Delpech
considéra la syphilis comme la cause de tout, et l'apoplexie
comme symptomatique de la douleur continuelle et considérable dont la tête était le siége depuis longtemps. La troisième attaque, qui fut mortelle, ne fut précédée que par des
douleurs que l'on se plut à appeler rhumatismales, et par
les douleurs de tête ci-dessus caractérisées.

OBSERVATION 32. *Syphilis simulant l'apoplexie.*

*Sympt. ant.* Chancres et bubons, 15 ans auparavant; traitement insuffisant; pustules à la peau; ulcères au gosier; ophthalmie profonde; douleurs ostéocopes nocturnes; périostoses. — Quelques grains de sublimé; amélioration. — Céphalalgie atroce suivie d'apoplexie. — *Sympt. diagn.* Ophthalmie; syphilide pustuleuse; ulcère au voile du palais. — Sublimé; guérison apparente. — Retour des signes de la vérole constitutionnelle; nouvelle apoplexie. — Sublimé; amélioration rapide; abandon prématuré du traitement; douleurs musculaires, douleurs encéphaliques prises pour une affection rhumatismale; apoplexie mortelle.

« Un vieillard, âgé de 66 ans, vint des Pyrénées à Montpellier pour y réclamer des soins. Il avait éprouvé, quinze ans auparavant, des chancres et des bubons, dont le traitement avait été fort léger, en considération de son âge. Cependant il survint des pustules, puis des ulcères au gosier; plus tard, une ophthalmie profonde et des douleurs dans les coudes, aux jambes, au crâne, sévissant la nuit et accompagnées d'engorgement au périoste. Plusieurs médecins consultés, même au loin, ne jugèrent pas la maladie de nature vénérienne. Comme elle ne céda pas à une foule de moyens conseillés et administrés dans des vues diverses, on essaya quelques frictions mercurielles et quelques grains de sublimé, qui produisirent d'heureux effets; mais on s'arrêta bientôt par timidité. »

« Lorsque le malade arriva à Montpellier, il avait éprouvé, deux mois avant de partir, des maux de tête atroces, et à la veille de son départ, une attaque d'apoplexie, qui avait laissé un embarras léger dans la prononciation, une déviation des traits de la face et des vertiges continuels. L'ophthalmie, les douleurs de tête subsistaient dans toute leur force; il y avait en outre des pustules fort étendues sur les avant-bras et le front, et des ulcérations au voile du palais. Nous considérâmes la syphilis comme la source de tout, et l'apoplexie comme symptomatique d'une douleur continuelle et intolérable, dont la tête était le siége depuis si longtemps. Nous prescrivîmes des sangsues à l'anus, qui furent réitérées de dix jours en dix jours ; l'établissement d'un séton à la nuque ; l'usage fréquent des eaux minérales de Sedlitz, et le sublimé à l'intérieur à la dose d'un dixième de grain matin et soir, et accompagné de la décoction de douce-amère. La dose du sublimé fut portée successivement jusqu'à deux sixièmes de grain, matin et soir. Les douleurs de tête et des membres se dissipèrent, et les ulcérations se cicatrisèrent. Cependant le malade, qui avait recouvré la faculté de marcher avec assurance et de s'exprimer sans bredouillement, fut importuné du traitement, et voulut faire une suspension, à laquelle nous fûmes obligé de consentir malgré nous. Au bout d'un mois de cette épreuve, la reproduction de tous les symptômes fit bientôt sentir combien le traitement adopté était important : il fut repris, mais ce ne fut pas avant que le malade n'eût éprouvé un nouvel accident apoplectique qui lui fit courir quelques dangers. »

« Le traitement, loin d'aggraver l'état de la tête, le dissipa complétement ; mais le malade, qui avait consommé 48 grains de sublimé, exigea la permission de retourner chez lui pour quelque temps, promettant bien de continuer un traitement que tout justifiait, et que nous déclarâmes devoir être porté très-loin. Mais une foule de prétextes servirent à colorer l'abandon successif de tous les moyens conseillés, et qui avaient été employés avec tant d'avantages. Bientôt des douleurs, qui furent appelées rhumatismales, et les douleurs de tête, se renouvelèrent ; de nouveaux symptômes apoplectiques s'annoncèrent, et le malade succomba à un accident de ce genre. »

« Nous étions dans la persuasion, et nous l'avions déclaré par écrit, qu'il fallait porter la quantité totale de sublimé, pour opérer une guérison solide, jusqu'à deux ou trois cents grains, eu égard à l'extrême ancienneté de la maladie, et

nous sommes convaincu qu'un traitement capable d'effacer
complétement la syphilis et ses symptômes, notamment les
douleurs de tête, qui cédaient visiblement à l'emploi du mercure, aurait pu prévenir le funeste sort du malade. » (1)

Cette apoplexie, ou plutôt cette suite d'attaques d'apoplexie, était tellement sous la dépendance de la syphilis, que
jamais aucune d'elles ne s'est produite qu'elle n'eût été précédée de la réapparition de tout le cortége des symptômes
spécifiques. C'était comme un avertissement, comme un
éclair qui précédait la foudre. Delpech ne jugea jamais la
maladie comme étant guérie, il ne la considérait que comme
assoupie. Ses avis à cet égard ne manquèrent pas au malade récalcitrant. Quarante-huit grains de sublimé ne lui
semblaient pas une dose suffisante, et il eût voulu la pousser
jusqu'à deux ou trois cents grains. Pour mon compte, sans
aller aussi loin, je crois avec Delpech que, réglant la médication d'après la ténacité du mal, il faut, dans des cas semblables, laisser le malade pendant des mois, pendant une
année entière sous l'influence incessante des remèdes spécifiques ; en un mot, à un mal si chronique, opposer, si je
puis m'exprimer ainsi, une cure plus chronique encore.

Dans un mémoire analysé par la *Gazette médicale de Paris* en 1836, M. le docteur Boehr présente l'observation
suivante comme un exemple d'apoplexie d'origine syphilitique ; je la transcris, sous la réserve toutefois de faire ressortir ensuite les points obscurs et les assertions contestables
qu'elle renferme.

(1) Delpech, *Clin. chir. t.* I, *p.* 392.

OBSERVATION 33. *Syphilis simulant une attaque d'apoplexie.*

*Sympt. ant.* Excoriation légère au prépuce; gale syphilitique; végétations ficoïdes à l'anus; quelques grains de sublimé, guérison apparente; iritis syphilitique, traitement méthodique; commencement d'amaurose. Apoplexie, hémiplégie; calomel, salivation; au bout de trois jours, disparition de la paralysie. — *Sympt. diagn.* Insomnie rebelle, les commémoratifs. — Frictions mercurielles; *cura famis;* diète lactée. — Guérison.

« Un jeune homme eut, à la suite d'un coït impur, une légère excoriation au prépuce, dont il guérit spontanément. Peu de temps après, il vit se développer sur toute la surface cutanée, une gale syphilitique, et à la marge de l'anus, des végétations ficoïdes. Quelques grains de sublimé et la cautérisation firent disparaître ces symptômes. Le malade semblait entièrement guéri. Il avait à se plaindre d'hémorrhoïdes non fluentes et de douleurs rhumatismales, mais il les avait déjà ressenties avant l'infection vénérienne, et de plus, les douleurs se manifestaient le jour et non la nuit, et elles avaient leur siége, non dans les os, mais dans les muscles : il n'y fit donc pas attention. »

« Un an plus tard, il survint subitement une blépharoblennorrhée, à laquelle, il est vrai, le malade avait été déjà sujet une première fois; mais il ne tarda pas à s'y joindre une iritis, qui, par l'échancrure particulière de l'iris, se fit bientôt reconnaître pour être de nature syphilitique. Un traitement méthodique fit encore une fois disparaître ces nouveaux accidents. A part son affection hémorrhoïdale et ses douleurs de rhumatisme, le malade se trouva bien pendant neuf mois; lorsque tout à coup sa vue baissa considérablement. On lui pratiqua une saignée, à la suite de laquelle il se manifesta une hémiplégie et tous les symptômes d'une extravasation sanguine. Outre l'application d'un grand nombre de sangsues, on administra au malade le calomel à hautes doses, comme moyen antiphlogistique. Il eut une forte salivation, mais les symptômes paralytiques disparurent avec une rapidité étonnante, dans l'espace de trois jours. Personne alors n'aurait pu deviner la nature syphilitique de ces accidents, et la raison pour laquelle ils avaient cédé si vite à l'emploi du calomel. »

« Le malade eut de nouveau neuf mois de repos, au bout desquels il fut pris d'accidents nerveux particuliers, et nommément d'une insomnie opiniâtre et rebelle à tous les moyens. A ce symptôme se joignirent des maux de tête intolérables survenant pendant la journée et après le plus léger repas: une simple tartine de beurre prise le matin, occasionnait les mêmes douleurs que la nourriture la plus substantielle; aussi le malade fut-il obligé de se borner à des bouillons et à des fruits cuits pour toute alimentation. Cet état durait depuis une année, pendant laquelle le malade n'avait pas goûté d'un quart d'heure de sommeil; il était devenu pâle, mélancolique et las de la vie. Cependant il n'avait pas notablement maigri. Tous les moyens ayant échoué, le docteur Boehr, se rappelant tous les antécédents du malade, sa première infection, et surtout la prompte disparition des accidents apoplectiques à la suite du calomel, fut conduit à admettre que ces différents phénomènes morbides, si rebelles aux moyens ordinaires, pourraient bien être d'origine vénérienne. Il proposa donc au malade de se soumettre à un traitement par les frictions mercurielles et par l'abstinence. Le traitement fut institué, et il s'ensuivit une salivation extrêmement abondante; mais lorsqu'elle se trouva arrêtée, le malade, loin de se trouver d'abord soulagé, ressentit les mêmes embarras de digestion et ses anciens maux de tête. On le mit à une diète lactée. Quelque temps après, le sommeil revint. Quatre mois plus tard, ayant essayé de prendre une nourriture plus substantielle, il n'éprouva pas de céphalalgie. Enhardi par ce premier succès, le malade a pris

successivement une plus grande quantité d'aliments, jusqu'à ce qu'il a pu enfin se nourrir d'une manière régulière.
Depuis cette époque, les maux de tête ne sont plus revenus;
les digestions se font avec facilité, et il n'a cessé de jouir
d'une santé plus robuste qu'avant l'époque de son infection
vénérienne. » (1)

C'est à la suite d'une saignée pratiquée dans le but de
combattre un commencement d'amaurose, qu'on voit se déclarer chez le malade dont on vient de lire l'histoire, une
hémiplégie et tous les symptômes d'extravasation de sang
dans le cerveau. Cette apoplexie s'était manifestée sans que
l'on eût remarqué antérieurement des signes de pléthore et de
congestion sanguine; elle résista à l'application d'un grand
nombre de sangsues. Elle céda en trois jours, comme par
enchantement, à l'action sialagogue du calomel. Le malade
se présenta au docteur Boehr pour être débarrassé de maux
de tête atroces, et d'une insomnie qui avait résisté à tous les
moyens employés contre elle.

Le siége actuel des souffrances et l'opiniâtreté de l'insomnie font soupçonner au médecin une diathèse cachée, et re-
trouvant dans le passé du malade des antécédents de vérole,
il n'hésite pas à considérer comme autant d'effets divers
d'une même cause, l'iritis, l'amaurose, la céphalée, l'insomnie, et cette espèce d'apoplexie si exceptionnelle dont le résultat, à savoir, l'hémiplégie, cède si rapidement au mercure doux.

Quels avaient été les symptômes primitifs? Une légère
excoriation du prépuce, guérie spontanément; et cependant
l'infection constitutionnelle avait eu lieu, comme l'attestaient la gale syphilitique qui couvrit toute la surface cutanée, et les végétations qui se développèrent à la marge de

(1) D. Boehr, dans le journal Der Practischen Heilkunde, par Hufeland et Osann, analysé dans la Gazette médicale, 1836. p. 502.

l'anus. Quelques grains de sublimé firent disparaître les fics et la syphilide. Quelle bénignité dans ces premières manifestations, quelle promptitude d'action dans les remèdes!

Il existait chez le malade deux affections non moins propres que la syphilis à produire une fluxion sanguine sur le cerveau : l'affection rhumatismale et l'affection hémorrhoïdale, auxquelles il était sujet depuis longtemps. Cette affection rhumatismale se manifestait par des douleurs qui, occupant les muscles et non les os, revenaient le jour, et non la nuit.

La céphalée jugée syphilitique n'avait pas non plus pour caractère de se produire ou de s'exaspérer la nuit. Serait-il possible de supposer que l'habitude de souffrances diurnes imprimée à l'organisme par les douleurs rhumatismales, eût déterminé la céphalée vénérienne à se produire le jour plutôt que la nuit? Mais est-il bien admissible que la douleur de tête restât assoupie la nuit? N'y aurait-il pas eu quelque confusion dans la traduction française, et n'est-il pas à présumer que cette céphalée, réveillée, pendant le jour, par le plus léger repas, était aussi la cause de l'incurable insomnie dont le mercure seul put débarrasser le malade? L'analogie me porterait à le croire.

Quant à l'hémiplégie, elle fut considérée comme un effet du principe vérolique, autant en raison de sa résistance aux antiphlogistiques et de sa cure presque instantanée par un sel mercuriel, que de la succession des accidents morbides spécifiques qui se déclarèrent depuis l'exulcération prépuciale jusqu'à la céphalée et à l'insomnie, accidents dont le mercure seul fut le remède efficace.

Au reste, quelques doutes que cette dernière observation laissât encore planer sur la réalité de l'apoplexie *a lue venerea*, je l'ai recueillie et insérée dans ce travail, ainsi que celle de Delpech, parce que l'une et l'autre me donnaient occasion d'indiquer un point de l'affection syphilitique encore obscur, comme le sont une infinité d'autres des plus importants à être connus et étudiés.

————

# APPENDICE

## AUX NÉVROSES SYPHILITIQUES.

### DE LA FIÈVRE INTERMITTENTE SYPHILITIQUE.

« Nous avons vu souvent l'infection vénérienne s'accompagner, dans le cours de son développement, de fièvres intermittentes. » (1)

« Quelquefois la fièvre intermittente tient essentiellement à l'existence de la maladie vénérienne chez l'individu qui en est affecté. Dans ce cas, qu'il n'est pas toujours facile de reconnaître, etc. » (2)

Ces citations indiquent le cercle dans lequel je circonscris l'étude des rapports qui peuvent s'établir entre l'infection vénérienne et l'état pyrétique. Je laisse à l'écart ces mouvements fébriles, passagers, erratiques, que peuvent soulever la violence des douleurs syphilitiques, l'acuité inflammatoire des ulcères ou des bubons, le travail d'éruption de quelques syphilides, et je me borne à poser ces deux questions : existe-t-il des pyrexies intermittentes, des fièvres à accès périodiques, qui soient liées d'une manière intime à la présence du principe de la vérole dans l'organisme, de telle sorte qu'effet dérivant d'une cause spéciale, elles ne disparaissent qu'alors seulement que la cause qui les a engendrées, aura été éteinte, ou tout au moins, aura changé le mode de ses manifestations? S'il existe de ces fièvres ex-

(1) J. Frank, *loc. cit.* t. I, *p.* 119.
(2) Lagneau, *Traité des mal. vénér.* t. II, *p.* 290.

ceptionnelles, à quels signes sera-t-il possible de les reconnaître ?

Pour résoudre ces problèmes, je n'ai à produire aucun fait qui soit tiré de ma pratique personnelle. En remontant assez haut dans le passé, je trouve l'observation suivante recueillie par Cardan, et insérée par Manget dans sa volumineuse *Bibliothèque de médecine pratique*.

OBSERVATION 34. *Syphilis simulant une fièvre double-tierce hectique.*

*Sympt. ant.* Non précisés. — *Sympt. diagn.* Ulcères serpigineux à la tête ; carie des os du crâne ; insomnie ; tumeurs gypseuses aux jambes. — Vin de gaïac. — Guérison.

*Virum illustrem Franciscum Inaram, Hispanum, præfectum stipendiis bellicarum machinarum, qui jam quinquennio perpetuo, magno patientiæ exemplo, non solum morbum indum pertulerat, sed a diversis medicis erat excarnificatus, et pecunia magna spoliatus (referebat enim supra mille aureos coronatos in medicos consumpsisse) ; jam nihil reliqui habebat. Erat enim hecticus, duplici tertiana laborabat, ulcera in capite serpentia et insanabilia ; nec ossa detraxisse profuerat. Vigil, tabefactus totus, ac cum gypseis tuberibus in cruribus variis doloribus conflictatus. Nihilominus unico præsidio vini indici ligni, diebus in octoginta, in quibus totidem accepi coronatos, plane plenequae liberavi, restituta carne, colore, viribus, ut postea plures susceperit filios, et nunc beatus vivit.* (1)

Le type sous lequel se présenta la fièvre fut le double-tierce. Les signes qui montraient l'union de cette pyrexie périodique avec la diathèse vénérienne, étaient en grand nombre : ulcères serpigineux sur le cuir chevelu, carie des os du crâne, insomnie opiniâtre, gommes et douleurs diverses

(1) Cardanus, *Curat. admirand.* n° 12.

aux jambes. Cet Espagnol, tombé dans le marasme et étique, fut cependant guéri de la fièvre et des autres symptômes véroliques par le vin de gaïac, aidé d'un régime qui se bornait à quelques raisins secs accompagnés d'un peu de poulet bouilli.

Baillou tenait d'un médecin digne de foi le fait que voici :

OBSERVATION 35. *Syphilis simulant la fièvre quarte.*

*Sympt. ant.* Ulcères suspects aux jambes. — *Sympt. diagn.* Non découverts. — Mercuriaux. — Guérison.

*Quidam febre quartana diu laborabat. In tibiis ulcera maligna et telephia aboriuntur, febris perseverat. Arte remediisque communibus non curantur. Suspicio luis venereæ est, quod medicabilia non redderentur. Tamen rebus diligenter expensis et rogatis, nil venereum inventum est. Non desierunt tamen medici suadere usum hydrargyri : plantis pedum et femoribus applicantur ceronea ex hydrargyro, et consimilibus. Provocatur* πτυαλισμος : *curantur ulcera, curatur et febris. An idem in contumacia febris quartanæ agere licet ?* (1)

Nous voyons ici, dans le cours d'une fièvre quarte, des ulcères de mauvaise nature se manifester sur les jambes ; ils ne sont point la crise des accès ; ceux-ci persévèrent. La résistance du mal aux remèdes ordinairement efficaces, fait supposer une syphilis larvée. L'examen le plus attentif, l'enquête la plus minutieuse ne fait découvrir aucun symptôme de vérole ; mais les médecins n'en persistent pas moins dans leurs soupçons, et obtiennent par les mercuriaux la guérison des ulcères et de la fièvre quarte.

Écoutons maintenant Baillou parlant d'après ce qu'il avait observé lui-même :

(1) Ballonius, *edente Tronchin.* t. I, p. 97.

OBSERVATION 36. *Syphilis simulant une fièvre quarte.*

*Sympt. ant.* Chancres rongeants à la verge.— *Sympt. diagn.* Ulcère de la verge; névralgie intercostale et scapulaire; pustules de diverses natures. (Cas douteux.)

*Nobilis vir, annos* **23** *natus , temperamento satis bilioso , cladem gallicam patiebatur. Aderat et febris quartana, quam a virore venereo nasci putavimus ad mensem februarium. Dolor erat ad nothas costas, qui non nisi post illitionem evanuit : adeo varia ea sunt quœ afferre solet lues ista! Præcesserat ulcus malignum in pene, qua parte decurrit et situs est nervus ille insignis tanquam tubus perforatus : erat dysepuloticum : quod a ferino esse demonstrabat. Jam partes carnosas prehenderat lues, et ad nervosas spermaticasque pervadebat. Dubitabamus an quum ista febris adesset, illum ratione luis ad solemnia remedia adigere deberemus. Tandem vicit ea opinio, ut crederemus satius esse augeri febrem, quam sinere illud virus longius ac profundius serpere. Hoc monitum velim, ut cautio magna adhibeatur, ne contrariæ indicationes aliquando nos transversos agant. Totam rei historiam in secundo tomo consiliorum nostrorum pertractavi, consilio secundo.* (1)

J'ai cherché à l'endroit indiqué le complément de cette histoire: je n'y ai trouvé encore que des tronçons. Les membres que j'eusse souhaité le plus d'y rencontrer, manquent. Néanmoins, je vais rapporter ce que j'ai annoté, parce que j'y remarque quelques traits qui m'intéressent.

*Nobili viro ulcus erat in pene maxime ea in parte qua situm est corpus velut nervosum et tubulosum. Primis diebus rati non esse a maligno, vulgaris et blandioribus remediis curationem tentavimus. Nil profectum est : tandem vicit ea opinio, ut crederemus Neapolitanum esse quid : nam*

(1) Ballonius, *t.* I, *p.* 118.

*dysepuloticum erat. Dato medicamentulo, repente pustulæ apparuerunt, alias venerem resipientes, alias non; nam quæ- dam ex his, suppurato aliquantum laudabili desistebant; aliæ crustosæ evaserunt; paulatim creverunt et pullularunt.*

*Præter pustulas illas aderat dolor ad sinistrum hypochon- drium, quod tandem occupavit nothas costas. Scapulæ dex- træ quoque dolor aderat, ut brevi partes solidas occupatum iri crederemus.* (1)

Ce fait a été admis et cité maintes fois par les auteurs comme un exemple de fièvre quarte syphilitique. Mis sous les yeux de la critique, peut-il être accepté? Baillou lui-même, après l'avoir rattaché d'abord à l'infection vénérienne, sem- ble douter de l'identité spécifique de la pyrexie et des ul- cères, puisqu'il craint qu'un traitement antisyphilitique op- posé à ceux-ci, n'exerce une fâcheuse influence sur les accès fébriles. Il ne se décide à ce traitement que forcé qu'il est de courir au plus pressé, et d'arrêter les progrès incessants de l'ulcération urétrale. Et cette fièvre quarte, mise en lu- mière dans la première rédaction, disparaît complétement de la seconde.

Si j'ai cité cette histoire, c'est surtout parce que j'ai été frappé des douleurs qui y sont mentionnées, et qui occupaient l'hypocondre, les fausses côtes gauches et l'épaule droite. Elles ne cessèrent qu'à la suite des frictions mercurielles, *post illitionem;* elles étaient pour Baillou un indice que le mal allait envahir les parties solides. Serait-ce pousser trop loin les conjectures, si je supposais que ces douleurs étaient de même nature que celles (intercostale et scapulaire) dont eut si cruellement à souffrir mon boulanger de l'observ. 22? J'ai été frappé de voir que les unes et les autres ont occupé un siége identique chez deux sujets également arrivés à la

(1) Ballonius, *Consilium secundum : de lue venerea.* t. II, *p.* 168.

deuxième période, à la période constitutionnelle de la maladie vénérienne.

Les œuvres de Stoll contiennent aussi un exemple de fièvre intermittente *a lue venerea*.

OBSERVATION 37. *Syphilis simulant une fièvre quotidienne.*

*Sympt. ant.* Inconnus.— *Sympt. diagn.* Insuccès du quinquina ; tumeur de la lèvre vaginale droite avec douleurs nocturnes.— Sublimé. — Guérison.

*Puella dolorem colicum habuit, levi febricula, horrore, maxime vero calore et sudore stipatum, qui quotidie ab hora tertia pomeridiana ad sextam duravit, ad omnia rebellis ; febrim larvatam existimans, corticem frustra largiter diuque dedi. Tandem cum tumorem labii dextri pudendorum noctu dolentissimum ægra monstraret, mercurium sublimatum dedi. Non multo post convaluit.* (1)

Dans cette observation, on voit des douleurs d'entrailles se compliquer des trois stades d'une fièvre dont les accès se renouvellent chaque jour de trois heures à six heures du soir ; ces douleurs résistent à tous les remèdes. Stoll, les considérant comme le symptôme d'une fièvre larvée, administre le quinquina à hautes doses, et longtemps. Ce spécifique n'enlève ni les coliques ni la pyrexie. Une tumeur se forme à la lèvre vaginale droite, et devient le siége de douleurs nocturnes très-aiguës. A ce dernier signe, et à la place où s'est formée la tumeur, Stoll reconnaît une syphilis larvée. L'administration du sublimé amène une prompte guérison.

Quelle était la nature de la tumeur, quels étaient les antécédents de la malade ? Il n'en est rien dit ; mais il est évident qu'ici une viscéralgie, avec fièvre intermittente quotidienne, a résisté à toute médication autre que la médication antivénérienne, et que la douleur nocturne fut, aux yeux

(1) Stoll, *Ratio medendi, pars tertia, p.* 51.

de l'éminent praticien de Vienne, un signe d'infection vérolique, et que, sur la foi de ce signe, il traita la malade comme
syphilitique, et la guérit.

OBSERVATION 38. *Syphilis simulant une fièvre erratique.*

*Sympt ant.* Blennorrhagie et chancre. — *Sympt. diagn.* Insuccès
des traitements. — Frictions mercurielles. — Guérison.

« Dans le cours du rude hiver de 1709, un jurisconsulte,
âgé d'environ 25 ans, était attaqué depuis treize mois de
différents accès de fièvre erratique contre lesquels il avait
employé inutilement les émétiques, les fréquents purgatifs,
tous les fébrifuges connus et les apéritifs, et portait depuis
longtemps un si mauvais visage, que ses amis lui disaient
souvent en badinant qu'il avait l'air vérolé, à quoi il répondait que, sur un si simple soupçon, si ses parents en vou-
laient faire les frais, il s'enfermerait volontiers chez M.
D'Arancy, pour y passer par le grand remède. Comme j'étais
du nombre de ses amis, et que je l'entendais un jour faire
cette réponse, je lui offris de le guérir bientôt, sans frais, et
sans qu'il fût obligé de s'enfermer, supposé qu'il eût véritablement la vérole, ce dont je ne pouvais être assuré, n'étant
pas pour lors son médecin, qu'après qu'il m'aurait fait un
aveu sincère des maux vénériens qu'il pouvait avoir eus ci-
devant. Il me dit qu'il avait eu une chaude-pisse virulente
et un chancre sur le prépuce, dont il s'était fait traiter par
les voies ordinaires. Sur cet aveu, joint à l'opiniâtreté de ses
accès de fièvre et à l'inutilité des remèdes employés, je ne
balançai pas de taxer mon ami de véritable vérolé : je lui donnai dès le lendemain un pot de six onces d'onguent mercuriel, que j'avais fait préparer par le Frère Ildefonse, apothi-
caire des Récollets à Montpellier, auquel je m'étais confié
depuis deux ans, pour faire croire au public que ce Frère
avait un secret particulier pour guérir radicalement tous les
maux vénériens, sans procurer aucune évacuation sensible, et

12.

sans être obligé de garder la chambre. Cet onguent, que
j'appelais pommade mercurielle, était composé, comme l'onguent ordinaire , au tiers de mercure et aux deux tiers
de graisse. J'y avais fait ajouter seulement un peu de ben-
join en poudre très-fine pour corriger sa mauvaise odeur, et
cette addition, rendant le remède d'ailleurs un peu plus noir
qu'il ne doit être, servait à le mieux déguiser. »

« Je dis à mon ami d'avoir des bas et des caleçons de toile,
et de commencer, dès le soir même , de couvrir ses deux
pieds avec ladite pommade, à la grosseur d'une noix ; de les
frotter en même temps lui-même avec la main environ l'espace de trois minutes, dans la vue de faire pénétrer le remède dans le sang ; qu'il eût soin ensuite d'essuyer sa main
dans l'intérieur des pores qui devaient répondre aux endroits frottés ; lesquels bas ensuite chaussés se devaient garder jour et nuit jusqu'à parfaite guérison. Cette première
friction se fit le soir avant le coucher auprès du feu, à raison du froid excessif qu'il faisait alors. Deux jours après, je
lui ordonnai de se frotter de même depuis les pieds jusqu'aux
mi-jambes. Il continua cette manœuvre , en montant de la
mi-jambe jusqu'aux genoux , et de ceux-ci jusqu'aux demi-
cuisses, et tantôt de trois en trois jours, tantôt de quatre
en quatre jours, suivant que je m'apercevais que le mercure
commençait à produire quelque évacuation sensible, qui
m'obligeait de laisser un plus long intervalle d'une friction
à l'autre. Dès la treizième , il ne fut plus question d'accès
de fièvre, et le visage de mon ami commençant à se rétablir,
je lui conseillai d'aller passer deux ou trois jours à la campagne, pour faire croire à M. son père et au public qu'il devait sa guérison au seul changement d'air. »

« Au retour de la campagne, il continua les frictions ménagées comme ci-dessus, suivant que je lui conseillais, et
après qu'il eut resté trente jours en tout dans le mercure,
sans avoir eu la moindre évacuation sensible, je lui ordonnai

de quitter ses bas et ses caleçons de toile ; et il se décrassa lui-même avec l'eau de son et l'eau-de-vie à la manière accoutumée. Pendant ces trente jours, il ne prit absolument aucune sorte de remède interne ; il mangeait matin et soir avec M. son père de tout ce qu'on lui servait, ayant seulement attention d'éviter les épiceries et de ne boire du vin que pour rougir légèrement son eau. Deux ans après, notre jeune jurisconsulte augmenta si fort en grosseur de tout le corps, son coloris naturel et son embonpoint se sont du depuis si fort soutenus, qu'on aurait peine de le reconnaître, surtout depuis qu'à l'occasion d'un bon mariage, il a quitté la robe pour l'épée. Il jouit actuellement à Montpellier d'une parfaite santé, où, par un effet de reconnaissance d'un véritable ami, il se trouve en état de raconter l'histoire ci-dessus à quiconque voudrait en douter. » (1)

Nous voyons encore apparaître ici cette habitude du visage, ce mélange d'altérations matérielles et d'expression morale, ce *facies* syphilitique, signe d'infection latente que les anciens médecins s'appliquaient à reconnaître, et qui n'échappait pas aux regards soupçonneux des gens du monde. Je chercherai plus tard à apprécier le parti que l'on pourrait tirer de ces indices. Cette fièvre intermittente fut jugée vénérienne par l'illustre chirurgien de Montpellier, en raison des antécédents du malade (chaude-pisse virulente et chancre), de son opiniâtreté, et de l'inutilité des remèdes employés avec persévérance durant treize mois. Treize frictions mercurielles firent disparaître la fièvre, et il suffit de trente jours de l'action du mercure pour redonner à l'organisme épuisé les forces et la fraicheur de la jeunesse.

(1) Deidier, *Mal. vénér. obs.* 4.

OBSERVATION 39. *Syphilis simulant une fièvre double-tierce.*

*Sympt. ant.* Bubon éphémère. — *Sympt. diagn.* Pustules au front ; tumeur du genou ; exostoses au tibia ; carie des os du nez ; chute d'une portion du maxillaire supérieur. — Mort.

« Bosquillon a connu un malade chez lequel un bubon s'était manifesté peu d'heures après qu'il eut eu commerce avec une femme infectée. Le bubon disparut totalement au bout de vingt-quatre heures. Un médecin célèbre fut consulté. Ne voyant aucune affection locale, il prétendit que le fait était impossible, et que le bubon n'avait existé que dans l'imagination. Peu de temps après, survint une fièvre dont le type ressemblait à celui de la double-tierce. Pendant son cours, des pustules apparurent sur le front ; elles furent regardées comme critiques. La fièvre dissipée, il se déclara sur le genou une tumeur qui gênait la marche. Ce ne fut qu'au bout de cinq mois qu'on n'eut plus aucun doute sur la vérole confirmée. A la maladie du genou avaient succédé des exostoses au tibia, la carie des os du nez, la chute d'une partie de la mâchoire, etc. Le malade succomba, quoiqu'il eût été traité pendant plusieurs années par les frictions mercurielles, et qu'il eût à chaque traitement salivé deux ou trois mois. Les sudorifiques furent les seuls remèdes dont il éprouva quelque soulagement. Mais au bout de peu de temps, de nouveaux symptômes de la vérole reparurent. » (1)

Le premier symptôme de la diathèse vénérienne fut, chez ce malade, une sorte de fièvre double-tierce. Tout porte à croire qu'elle était l'expression des troubles intestins que le principe de la vérole suscitait dans l'organisme, et qui ne tardèrent pas à se résoudre en une éruption pustuleuse sur le front et à se localiser sur le genou. Il est à

_____

(1) *Notes de Bosquillon, dans sa traduction des* Éléments de médecine pratique *de Cullen*, t. I, p. 48. — t. II, p. 640.

présumer que ces pustules avaient le cachet syphilitique et que la nature en fut méconnue ; elles furent jugées comme critiques, et en effet, elles dissipèrent la fièvre. Ces éruptions peuvent être considérées comme le résultat d'une espèce d'expulsion critique. Il est très-ordinaire, ainsi que dans ce cas, de voir disparaître les douleurs syphilitiques, ou les mouvements fébriles, au moment où la superficie du corps se recouvre de l'une des nombreuses variétés des syphilides. Ce symptôme, je le répète, peut former crise par rapport à d'autres symptômes.

Relativement à l'affection elle-même, ce n'est là qu'un changement de forme. La tumeur du genou ne fut pas rapportée à sa véritable cause. Il fallut la formation d'exostoses sur le tibia, la carie des os du nez et du maxillaire, pour dissiper les doutes. Il est vrai que c'était là un cas obscur, une vérole constitutionnelle en quelque sorte d'emblée, car le symptôme initial, l'engorgement des aines, n'avait duré que vingt-quatre heures. Quant à moi, envisageant la maladie dans son ensemble, je me crois autorisé à considérer bubon, fièvre intermittente, pustules du front, tumeur du genou, comme tout aussi syphilitiques que les exostoses du tibia, la carie des os de la face, etc. Ces accidents divers forment à mes yeux une chaîne dont les anneaux se relient les uns aux autres, de manière à ne former qu'un tout identique et indivisible.

Ce fut pareillement en s'appuyant de la succession graduelle des accidents et en les reliant entre eux, que Fabre considéra comme vérolique une fièvre quarte qui résista pendant deux ans à tous les remèdes employés pour la combattre, et qui ne cessa qu'au moment où la rate commença à s'hypertrophier et à s'accroître jusqu'à un volume énorme. Insomnie, fièvre lente, dévoiement, enflure des extrémités, tumeur splénique, Fabre considéra tout comme dépendant de la même cause, et parvint à guérir par le mercure une affection des plus fâcheuses, que l'agent hyposthénisant eût, dans toute autre condition, rendue pire. Je rapporterai cette observation sous le n° 113.

Il existe dans les *Éphémérides d'Édimbourg* (*t.* VI. *art.* 47. *obs.* 9.), un exemple de fièvre quarte syphilitique recueilli par A. Monro. Il m'a été impossible de me procurer ce journal.

Werlhof aussi dit avoir observé des fièvres intermittentes produites par le virus syphilitique, ou compliquées avec la syphilis.

Peut-être, dit Swediaur, quelques-unes des fièvres que Lyson a guéries par le muriate de mercure, étaient-elles de ce genre.

Il me reste un exemple à citer, qui, s'il existait encore des doutes sur le danger dont s'accompagne la syphilis quand elle s'est cachée sous des masques d'emprunt, en fournirait la plus terrible preuve. Cet exemple se rapporte à l'un de mes contemporains d'études, dont le nom rappellera d'utiles travaux et réveillera de douloureux souvenirs. Je veux parler du docteur Hourmann, frappé naguère, *sur le champ de bataille de notre art*, par la contagion syphilitique dont sa main s'appliquait à arrêter les ravages.

OBSERVATION 40. *Syphilis simulant des accès de fièvre intermittente.*

*Sympt. ant.* Inoculation par une piqûre, suivie d'une légère lymphite; pas de traitement; quelque temps après, accès de fièvre périodiques avec délire nerveux et douleurs ostéocopes.— *Sympt. diagn.* Ecthyma syphilitique; arthrites; périostoses; symptômes de compression des centres nerveux.— Mort.

« En opérant une femme gâtée, le docteur Hourmann se fit au doigt une légère piqûre et s'inocula le virus vénérien. Il ne vit pas se produire d'ulcération caractéristique sur l'endroit blessé. Les accidents se bornèrent à une légère lymphite. Ce ne fut que quelque temps après qu'éclatèrent des acci-

dents généraux vagues, simulant des accès de fièvre intermittente, accompagnés d'un délire nerveux qu'occasionnait
toujours la sensation horrible de douleurs profondes dans les
os. Plus tard, un mois après, une éruption d'ecthyma syphilitique bien tranchée, vint pour la première fois éclairer
sur la nature des symptômes précurseurs, lesquels semblèrent diminuer un peu sous l'influence de l'apparition de
l'éruption. Mais bientôt, retour des douleurs, inflammations
articulaires, périostoses. Enfin, après plus d'une année de
souffrances et d'épuisement, après avoir vu tour à tour les
douleurs remplacées par l'éruption, celle-ci par les douleurs,
et avoir éprouvé des symptômes de compression des centres
nerveux, notre infortuné collègue, ajoute M. le docteur A.
Cazenave, succomba victime d'une infection contractée dans
l'accomplissement d'un devoir, et sous l'influence unique
de laquelle une vie pure et austère ne laissait pas le plus
léger doute. » (1)

Par une déplorable fatalité, le virus, loin d'épuiser son
action sur le point où il fut inoculé, n'y détermina pas de
symptôme caractéristique; tout se borna à une légère irritation
des vaisseaux lymphatiques, analogue au bubon si fugace
du malade cité par Bosquillon. Le principe vérolique sembla
réserver toute son énergie pour envahir l'organisme, et y
disséminer des germes de souffrances et de mort que rien
ne pourra, plus tard, calmer ni conjurer. La maladie, devenue constitutionnelle, revêtit, en débutant, le masque
d'une fièvre intermittente dont le type n'est pas indiqué.

Je me suis demandé s'il n'eût pas été possible de soupçonner, dès ce moment, sa nature insolite. Elle s'accompagnait de douleurs dans les os, horribles et profondes, qui
portaient l'excitabilité nerveuse jusqu'au délire. Sont-ce là
des symptômes communs dans les pyrexies périodiques? Des

(1) A. Cazenave, *Traité des syphilides, p.* 491.

douleurs dans les os poussées à ce degré de violence, et revenant par accès, ne font-elles pas naître immédiatement
dans l'esprit l'idée de la syphilis ? Elles apparaissaient ici
chez un médecin attaché à un hôpital de vénériens, en contact journalier, pour ainsi dire, avec la matière contagieuse.
En outre, je n'hésite pas à assurer, bien qu'il n'en soit rien
dit, que cette fièvre intermittente résista obstinément au
quinquina. Au reste, l'apparition de l'ecthyma mit fin aux
incertitudes de diagnostic; il n'amena qu'une diminution
peu marquée dans les souffrances, et plus tard, alterna avec
elles. On voit ensuite le mal se confondre avec l'arthrite
par la production d'inflammations articulaires, et se caractériser de nouveau par les périostoses qui leur succèdent;
on voit enfin des symptômes de compression des centres
nerveux précéder la mort.

L'enchaînement des phénomènes dénote encore leur commune origine. Trois signes sont apparus, qui, successivement, décelaient la nature du mal : ces douleurs horribles
dans la profondeur des os, elles étaient le point de départ
des accès fébriles ; l'ecthyma, qui portait les caractères
propres aux syphilides, et les altérations du périoste.

Par une exception qui se rencontrera rarement dans le
cours de cet ouvrage, le mal, une fois connu, ne céda point
aux médications qui lui furent opposées : l'art fut vaincu.
M. A. Cazenave donne trop peu de détails sur ce point pour
que je puisse rechercher les causes de cette défaite.

Résumant les conséquences que l'on peut déduire des
pages précédentes, si je pose de nouveau cette question :
Existe-t-il des fièvres intermittentes de nature syphilitique? Je crois que je puis répondre hardiment par l'affirmative;
et, sans tenir compte des dénégations de certains auteurs,
en l'absence même de faits positifs, je n'aurais eu nulle
répugnance à admettre la possibilité de ce genre de fièvres.
Un caractère commun, la périodicité, n'établissait-il pas

une analogie incontestable entre les effets de l'effluve palu-
déen et certains effets du principe de la syphilis ? L'existence de ces sortes de fièvres est donc mise hors de doute,
vu quelques-uns des faits ci-dessus appréciés.

Quel fut leur type ? Il n'est point indiqué dans l'observ.
40. La fièvre était erratique dans l'observ. 38 ; quotidienne dans l'observ. 37; double-tierce dans les observ.
34 et 39 ; quarte dans les observ. 35, 36 ( si l'on admettait
cette dernière comme syphilitique), dans l'observ. 113, et
dans celle de Monro, indiquée plus haut.

A quels signes peut-on reconnaître le vrai caractère de
ces fièvres? Dans l'observation de Cardan, des signes concomitants de vérole attestaient, en grand nombre, l'origine
de la fièvre dont il rapporte l'histoire : ulcères, carie des
os, insomnie, tumeurs gommeuses ; dans les observations
de Baillou, des ulcères aux jambes, remarquables par leur
mauvais aspect et leur incurabilité, un ulcère du pénis dont
rien ne pouvait amener la cicatrisation, peut-être les douleurs de l'épaule et des fausses côtes ; dans celle de Stoll,
une tumeur vaginale, siége de douleurs nocturnes ; dans
celle de Deidier, l'altération du visage, l'opiniâtreté des accès, leur incurabilité et les antécédents du malade ; dans
celle de Bosquillon, des pustules, une tumeur de l'un des
genoux, des exostoses, la carie des os de la face, etc. ; dans
celle de M. Cazenave, des douleurs ostéocopes, un ecthyma syphilitique, des périostoses; dans celle de Fabre, la
filiation des accidents.

Un caractère commun à toute ces fièvres, c'est d'avoir
opiniâtrément résisté aux préparations de quinquina et à
tous les fébrifuges. Deux se sont terminées par la mort; les
autres ont rapidement cédé, soit aux mercuriaux, soit aux
autres médicaments réputés spécifiques contre le mal vénérien. « Le mercure est ici le fébrifuge par excellence, au

moyen duquel on guérit souvent les deux affections, dit M.
Lagneau. » (1) « La vertu du mercure dans cette espèce de
fièvre qui affecte la même marche que la fièvre intermittente
et est de nature syphilitique, se confirme chaque jour, » dit
également Joseph Frank. (2)

Cependant la fièvre quarte et la *lues venerea* peuvent se
trouver réunies chez le même malade, et avoir une nature
différente, réclamer chacune un traitement spécial. Le mercure perd, dans ce cas, ses vertus fébrifuges. Fernel m'en
fournit la preuve suivante : *Misellus quidam quartana febre
simplici et lue venerea, sordidis ulceribus deformi, duobus
sane quam contumacissimis malis conflictatus, opem medicam exposcit. Convenienter præpurgato, ligni guaiaci
decoctum imperatur, cum victu tenui et admodum ex-
quisito. Horum perseverantia, universi corporis putridus
humor partim absorptus, partim dissipatus est in sudores,
omnisque partium intemperies sic abacta est, ut maligna
quæque et sordidissima ulcera, quibus tum nasi extre-
mum exciderat, tum reliquum corpus omne scatebat, ad
cicatricem perducta sunt. At nihilominus cum a lue venerea integre vindicatum corpus videretur, omnisque illius
obstructio soluta, omnisque exhausta putredo, quartana
tamen contumaciter in tempus longissimum producta est.
Ex quo intelligi potest, proximam illius causam non in
obstructione, non in humorum putredine, sed in affectione
quadam secretiore statui, quæ partibus ipsis inhærescit.* (3)

Les deux maladies rivalisaient d'opiniâtreté ; la vénérienne seule céda au traitement institué ; la fièvre quarte
persista ; elle fut jugée par Fernel indépendante de l'infection, *simplex.*

(1) *Loc. cit. t.* II. *p.* 290.
(2) *Loc. cit. t.* I, *p.* 156.
(3) *Fernel, opera, t.* II, *p.* 506.

J'ai cru devoir admettre dans certains paragraphes de cet ouvrage quelques observations auxquelles le manque de détails suffisants, et l'obscurité dont reste entouré leur diagnostic, peuvent faire contester le titre de syphilis larvée.

Loin de me dissimuler les doutes que leur examen soulèvera dans l'esprit du lecteur, j'ai eu soin d'avertir que je ne les laissais en leur lieu que comme des pierres d'attente, dans la persuasion où j'étais qu'un prochain avenir ne tarderait pas à produire quelque exemple du genre de syphilis larvée dont elles occupaient la place.

Au moment même où ce premier chapitre était à l'impression, un de mes confrères d'Avignon, M. le docteur Lauriol, a l'obligeance de me communiquer une histoire de fièvre intermittente syphilitique qui justifie pleinement la licence que j'avais prise, et réalise, à point nommé, les espérances que j'avais conçues.

On verra dans cette observation la vérole, à dater de la fin du mois d'octobre jusqu'au 24 décembre 1852, se revêtir du masque d'une fièvre périodique, à accès d'abord irréguliers, avec des symptômes se rapprochant de ceux de la fièvre typhoïde; plus tard, offrant une marche rémittente, et enfin, prenant le type le plus franchement intermittent.

Cette périodicité ne fut nullement interrompue par deux éruptions successives d'une syphilide, qui, par ses caractères, se confondit si parfaitement avec la varicelle, que mon confrère, médecin instruit et observateur exact, ne songea nullement à une maladie autre que la varicelle, lors de la première éruption et pendant toute sa durée. Ce ne fut que l'étrangeté d'une nouvelle ébullition variolique qui l'amena à un examen minutieux, et lui fit reconnaître, par l'analyse des éléments constitutifs de l'éruption, l'existence, autour des vésicules, du liséré cuivré caractéristique des dermatoses vénériennes.

Le quinquina donné sous toutes les formes, échoua contre

cette fièvre d'accès ; l'iodure de potassium, au bout de cinq jours, la supprima complétement. La spécificité de l'affection dominait la périodicité de la maladie ; le sel iodique suppléa à l'impuissance du quinquina, et triompha rapidement de la forme en atteignant le fond.

OBSERVATION 41 (bis). *Syphilis simulant des accès de fièvre intermittente.*

*Sympt. ant.* En 1849, blennorrhagie. Depuis, menstruation irrégulière. En 1852, pyrexies périodiques. — *Sympt. diag.* Syphilide vésiculeuse ; insuccès du quinquina. — Iodure de potassium. — Guérison.

« Madame F... âgée de 40 ans, est douée d'une faible constitution et d'un tempérament lymphatique ; ses parents sont tous affectés de scrofules ; dans son enfance, elle a eu une petite vérole confluente qui a laissé des traces profondes sur la face, et qui lui a fait perdre un œil. Sa menstruation a été bien réglée jusqu'en mars 1849, époque où elle eut une suppression des menstrues accompagnée de douleurs dans le bas-ventre et dans l'aine gauche, et de fortes cuissons à la vulve. Quelque temps après l'apparition de ces symptômes, elle eut un écoulement muco-purulent très-abondant, qui disparut par l'emploi d'injections astringentes ordonnées par un pharmacien. »

« Le mari nous a avoué qu'à cette époque, il était atteint d'une blennorrhagie aiguë, qui ne l'avait pas empêché de voir sa femme. Depuis lors, celle-ci n'a jamais eu sa menstruation régulière. »

« Dès le mois de septembre 1852, Madame F... ressentit des douleurs sourdes dans les membres; quelques jours après l'apparition des douleurs, elle eut des frissons, de la céphalalgie, des nausées ; ces symptômes s'amendèrent au commencement d'octobre, et reparurent le 26 du même mois. Appelé auprès d'elle le 29, je la trouvai dans un état de prostration complète ; la peau était sèche et brûlante, le pouls petit et à 98 pulsations ; la face était empreinte de stupeur ; la langue était rouge sur les bords, et sèche. Elle se plaignait de vives douleurs dans la tête et dans les jambes, d'une faiblesse générale et d'une sensation de froid très-intense ; elle avait vomi trois fois dans la nuit. ( Diète, tisane d'orge perlée , cataplasmes émollients sur la région épigastrique, lavements émollients, potion laudanisée à 15 gouttes. ) »

« Le 30 , la malade a souffert depuis quatre heures du soir jusqu'à deux heures du matin ; à dater de ce moment, elle a un peu reposé ; la douleur épigastrique a disparu. ( Mêmes prescriptions. ) »

« Le 31 , fièvre intense, sueurs à dix heures du soir. (Mêmes prescriptions. ) »

« Le 2 novembre, à quatre heures du soir, il y a une exacerbation très-notable dans la fièvre ; elle dure jusqu'à deux heures du matin. Pendant ce temps, la malade accuse de vives douleurs et une sensation de froid extraordinaire dans les jambes ; néanmoins, les jambes sont très-chaudes. Elle sue abondamment à minuit. Il existe en outre une céphalalgie pariétale très-vive et une douleur dans la fosse iliaque droite. ( Mêmes prescriptions. )»

« Le 3 novembre, mêmes symptômes, stupeur, état moral déplorable. ( Sulfate de quinine 75 centigrammes , extrait thébaïque 5 centigrammes, en 5 pilules à prendre le lendemain dans la matinée.) »

« Le 4 et le 5 novembre, mêmes symptômes, mêmes prescriptions ; le type rémittent de la fièvre persiste. Jusqu'au 12, le quinquina est administré sous toutes les formes ; ce jour-là, la fièvre devient intermittente ; la malade est bien dans la matinée ; son accès la prend toujours à quatre heures du soir et dure jusqu'à deux heures du matin. ( Bouillons, une soupe. ) »

« Mêmes symptômes jusqu'au 16 ; la malade vomit ce jour-là ; elle retombe dans la prostration ; la fièvre est continue, les douleurs des membres sont plus vives, la peau est rouge. (Suspension du quinquina ; tisane et cataplasmes émollients.) »

« Le 18, il s'est fait dans la nuit une éruption qui présente tous les caractères de la varicelle, et qui a son siége sur le menton, sur le front, sur le cou et sur les mamelles. La fièvre a diminué ; la malade est mieux. (Bouillons, tisane d'althéa.) »

« Le 19, les boutons, qui étaient rouges la veille et de forme lenticulaire, prennent la forme vésiculeuse ; le 20, le liquide que renfermait les vésicules est devenu noirâtre ; le 26, elles commencent à se dessécher ; les croûtes tombent le 2 décembre, et laissent à leur place des plaques d'un rouge cuivré, qui s'effacent deux jours après. »

« Le 8 décembre, mêmes symptômes que le 16 novembre ; il se fait une seconde éruption semblable à la première ; celle-ci, examinée de plus près, est reconnue pour une éruption syphilitique à forme de varicelle. »

« Entre la vésicule et l'auréole inflammatoire qui l'entoure ordinairement dans la varicelle, se trouve un liseré rouge cuivré, large de 3 millimètres environ, et dont la nuance est parfaitement distincte de la couleur rouge inflammatoire qui l'entoure. La fièvre diminue après l'éruption, ainsi que les douleurs des membres. »

« Le 19, la malade est sans fièvre dans la matinée ; les croûtes des vésicules sont tombées ; à leur place sont des taches d'un rouge cuivré caractéristique. (Iodure de potassium, 50 centigrammes ; sirop diacode, 20 grammes, eau q. s.) Cette potion est continuée jusqu'au 1er février en augmentant tous les cinq jours la dose du sel de 25 centigrammes. »

« Dès le cinquième jour de son usage, l'accès qui avait lieu dans la nuit a disparu ; les douleurs des jambes n'existent plus ; la malade demande à manger ; les aliments donnés graduellement ne l'ont point fatiguée ; les taches ont persisté jusqu'au 25 janvier. Le 1er février, l'iodure de potassium est diminué de 25 centigrammes ; la malade en a continué l'usage jusqu'au mois de mars, mais à dose décroissante. »

« Depuis cette époque, j'ai eu occasion de la voir très-souvent, et j'ai pu constater que sa guérison était complète. »

« Avignon, 5 octobre 1853. »

« B. LAURIOL D. M. »

# CHAPITRE DEUXIÈME.

## DES MALADIES DES ORGANES MEMBRANEUX QUE LA SYPHILIS PEUT SIMULER.

Presque tous les points de l'appareil membraneux peuvent être en butte aux attaques de la syphilis, et fournir à cette affection, pour couvrir ses déguisements, les phénomènes symptomatiques de leurs maladies ordinaires. Tels sont : l'iris, la conjonctive palpébrale et l'oculaire, la muqueuse nasale, la membrane qui tapisse les bronches, l'enveloppe séreuse des testicules, les synoviales articulaires, la trame des muscles, la peau et ses appendices, et même quelques portions de la muqueuse gastro-intestinale.

Ici, comme dans le système nerveux, la vérole, en se montrant sous un état larvé, peut donner lieu à des erreurs graves de diagnostic. Ce danger existe lorsqu'elle se borne à produire, soit une simple exagération des fonctions naturelles à ces tissus (turgescence sanguine, supersécrétions humorales), soit les diverses phases de l'inflammation, soit des aberrations de leurs propriétés vitales, sans que le symptôme caractéristique de la syphilis, l'ulcération, s'y développe ; ou, si elle s'y développe, sans que cela soit d'une manière apparente ; car ce n'est guère qu'en l'absence de ce signe, l'ulcération, que la métamorphose peut exister. Dès que l'ulcère paraît, ou dès qu'il est découvert, le masque tombe, il n'y a plus de syphilis larvée.

Dans la plupart des transformations de la maladie vénérienne auxquelles ce chapitre est consacré, il est encore de la plus haute importance d'établir un diagnostic exact, et de l'établir dès les premières atteintes du mal : une erreur laisserait se produire les lésions les plus dangereuses ; un simple retard aurait souvent pour conséquence la perte d'organes précieux.

En effet, l'œil surtout et ses délicates membranes, est le point le plus souvent en proie aux attaques de la syphilis : elle y suscite, comme en un lieu d'élection, des symptômes d'une gravité extrême, promptement suivis d'irrémédiables désordres. Il faut gagner le mal de vitesse, et par une médication énergique et spéciale, provoquer les chances les moins incertaines de guérison.

Sur les autres organes membraneux, les effets de la syphilis, pour être moins rapidement désastreux, n'ont pas des suites moins périlleuses. Ainsi, la nécrose des os du nez et du palais, etc. est le résultat fréquent d'affections véroliques méconnues.

## ARTICLE PREMIER.

### DU CORYZA ET DE L'OZÊNE SYPHILITIQUES.

Je puis citer deux observations où la maladie vénérienne s'est cachée derrière les symptômes d'un coryza. Dans la première, empruntée à Frédéric Hoffmann, des douleurs lancinantes ayant leur siége dans les membres, et tellement violentes pendant la nuit qu'elles rendaient le sommeil presque impossible, précédèrent l'apparition du coryza. Celui-ci consista d'abord en l'écoulement d'une sérosité trouble et âcre, avec douleur et sentiment d'ardeur dans les narines; plus tard, en même temps que les douleurs s'accrurent, l'écoulement se changea en une humeur épaisse, visqueuse, bientôt verte et teinte de sang ; un ichor purulent et fétide, plus ou moins mêlé de sanie, découla de toutes les anfractuosités des fosses nasales, entraînant des débris de cartilage, de nombreux fragments d'os.

Le mal, arrivé à ce point, durait depuis deux ans, et sa nature avait été méconnue par le chirurgien ordinaire du malade, et par un médecin appelé en consultation, lorsque Fréd. Hoffmann, guidé autant par la spécialité de tels ravages que par les douleurs ostéocopes sévissant la nuit, administra les mercuriaux et les sudorifiques, et triompha pleinement des désordres locaux et des douleurs lancinantes des membres. Je transcris dans son entier cette remarquable observation.

OBSERVATION 41. *Syphilis simulant le coryza.*

*Sympt. ant.* Inoculation nasale. — *Sympt. diagn.* Carie et chute du nez ; douleurs nocturnes dans les membres ; insomnie. — Mercuriaux. — Guérison.

*Puerum, XII annorum, jam ante biennium gravis et lancinatorius artuum dolor afflixerat, noctu tam vehemens, ut somnum capere vix potuerit. Non multo post serosa, salsa et acris, cùm dolore et ardore juncta defluxio, interiorem narium substantiam occupabat, quam parentes pro coryza habentes negligebant ; donec auctis doloribus, humoris mox lenti et viscidi, mox viridescentis et sanguine tincti sequebatur effluxio, ad quam abigendam chirurgum advocabant, qui ad demulcendam humorum acrimoniam, non modo mucilaginem naribus attrahendam præscribebat, sed et pulveres siccantes ex bolis confectos, cum aqua solani et rosarum mixtos, siphonis ope naribus infundebat.*

*At vero, fœtidissima illa narium corruptio ita invalescebat, ut materia altius serpens, non tantum narium concamerationes, sed faucium quoque ossa ichore putrido et plus minus sanguinolento, depasceret : si quidem innumeris fragmentis osseisque squamulis quotidie externis ossa turbinata et cartilagines fere omnes intra anni spatium consumebantur.*

*Adjungebatur medicus, qui probata medendi methodo a chirurgo hactenus adhibita, nihil omnino præter medicamenta quædam sanguinem depurantia propinabat, sed sine ullo meliori effectu; ut potius sub horum usu os palati carie cæsum sat lato foramine hiaret, et dentes aliquot cariosi ex superiori maxilla exciderent. Exterius quoque in facie prope nares tumor emergebat, pereunte simul omni odoris et tactus sensu, ut nihil prope a stilo, profundius naribus immisso, perciperetur.*

*Inter hæc puer graviter conquerebatur de doloribus osteocopis, qui somnum fere omnem, ciborum adpetentiam, viriumque robur abigebant; et jam eo res devenerat, ut et medicus et chirurgus malum desperatum nullaque ope sanandum pronuntiarent. Quare parens perterritus ad me confugit; unde ego ineptissima hac curatione, quæ refrigerantibus absolvebatur, reprobata, ad putredinem ulteriorem avertendam remedium summe efficax præscribebam, ex olei caryophyllorum non adulterati, balsamique peruviani æquali portione compositum, quod sæpius de die cum linteo capto narium cavitati intrudebatur. Dein quoque decoctum agrimoniæ, saniculæ, millefolii, etc. cum tinctura myrrhæ, vel aqua sclopetaria imprægnatum spiritu attrahendum, vel siphone infundendum præcipiebam, ut inde narium interiora eo melius eluerentur. Quoniam tamen cætera quæ jungebantur symptomata, simul internam postulare opem videbantur, eandem hac ratione ferendam judicabam? Præmissa leniori alvi laxatione, mercurium diaphoreticum solarem cum conserva rosarum subactum ad tria grana alternis diebus mane offerri jussi, superbibendo decoctum lignorum, lenemque postea sudorem in lecto expectando. Inter cibos et ante somnum, obtuli elixirium balsamicum,*

*quod chylificationi sanguinisque depurationi egregie in-
serviebat. Neque demum temperata decocta, in potus locum
haurienda, nec balnea vespertino tempore adhibenda omi-
simus, idque adspirante gratia divina obtinuimus, ut
non modo sensim paulatimque sordida narium ulcera per-
sanarentur, sed et dolorificæ artuum lancinationes cum
reliquis symptomatibus feliciter exspirarent, misereque
antea adfectus æger exacto mensis spatio iterum suis fungi
actionibus valeret, nihil sentiens molestiæ, præter quod
loquelæ impedimentum remaneret, quale immedicabile erat
infortunium, fortique ideo animo ferendum.* (1)

Au résumé que j'ai donné en tête de cette observation,
j'ajouterai peu de mots : je ferai remarquer seulement l'a-
nosmie complète qui s'était produite dans les narines, et
cette insensibilité absolue qui ne permettait pas au malade
de sentir le contact d'un stylet porté très-profondément dans
les fosses nasales. L'odorat et la sensibilité tactile étaient
entièrement abolis dans ces organes, par suite, je pense,
de l'entière destruction de la membrane muqueuse.

Deux hommes de l'art se sont mépris sur la nature du
mal. C'est une erreur dont on ne saurait les excuser, car
avant son début et pendant toute sa durée, la maladie a
offert le caractère indicateur des affections vénériennes;
elle l'a offert à un degré des plus marqués : des douleurs
ostéocopes devenant atroces pendant la nuit.

Cette observation soulève en outre un point d'étiologie
des plus intéressants. Comment s'était produit un coryza si
exceptionnel ? D'une façon plus exceptionnelle encore : par
l'inoculation, et dans des circonstances bien rares. Hoffmann va nous l'apprendre : *Mirum forte videbitur, qua ratione puer tam insons venerisque expers, in gravissimum
luis venereæ affectum inciderit. Sed mirari desinent, qui*

(1) Frédéric Hoffmann, t. III, p. 422.

*secum perpendent, optimum hunc puerum cum patris fa-*
*mulo intimius esse versatum , qui virulenta gonorrhœa ,*
*bubonibus , aliisque malis laboraverat ; unde concludere*
*licet per contagium ipsi venereum virus fuisse inspiratum.*

Ainsi donc , en admettant la supposition de Fréd.
Hoffmann, ce serait dans les jeux, dans les rapports journaliers avec un domestique de la famille, que le pauvre enfant aurait contracté cette cruelle maladie. Est-ce par les
mains de ce domestique, salies de l'écoulement gonorrhéique dont il était atteint? est-ce par l'intermédiaire de quelque linge, mouchoir ou autre, imprégné du pus vérolique,
que l'enfant aurait été contaminé ? Ici, la réponse ne
peut être précise. Mais quant à la contagion, elle me paraît
suffisamment prouvée. A ceux qui récuseraient l'autorité
vieillie de Fréd. Hoffmann , j'opposerais le fait suivant,
tout moderne, qui a la plus grande analogie avec celui qui
précède. Le rapprochement des deux faits donnera plus de
force à chacun d'eux. Dans ce dernier, il est vrai, le coryza
n'a pas existé isolément : il était concomitant d'une ophthalmie syphilitique. La pituitaire, ainsi que la muqueuse oculo-
palpébrale, répandait une matière jaune - verdâtre très-
abondante, dont le contact corrodait la peau. Il ne pouvait
y avoir de doute sur la nature vénérienne des deux affections : cinquante-deux ulcères évidemment syphilitiques recouvraient le corps. Le malade était un enfant de trois ans ;
son père et sa mère étaient sains ; ni l'un ni l'autre n'avaient
été affectés de maladie vénérienne ; ils avaient d'autres enfants qui jouissaient de la plus parfaite santé. Mais une
voisine, dont ils étaient loin de soupçonner la mauvaise conduite, venait tous les jours chez eux ; elle avait pris en affection leur jeune enfant ; elle l'emportait souvent chez elle.
Atteinte d'un eczema à la face, d'une ulcération à la lèvre
inférieure et d'une ophthalmie, elle ne quitta plus leur maison, tenant constamment l'enfant sur ses genoux et l'amu-

sant. Cela dura jusqu'au jour où, le mal s'aggravant, elle fut forcée d'entrer à l'hôpital; elle y fut placée dans la section des vénériens. Le lendemain même de son départ, l'enfant fut atteint d'ophthalmie blennorrhagique. Peut-on exiger plus de précision dans les preuves? Voici cette observation *in extenso*.

OBSERVATION 42. *Syphilis simulant l'ophthalmie et le coryza.*

Enfant de trois ans et demi infecté par une voisine atteinte d'ulcères aux lèvres et d'ophthalmie syphilitiques. — *Sympt. diagn.* Cinquante-deux ulcères à la peau; cachexie rachitique. — Mercuriaux.—Guérison de la vérole et du rachitis. — Croup. — Mort.

«Un enfant de trois ans et demi fut présenté le 3 août 184... au dispensaire de M. Florent Cunier dans l'état suivant: état cachectique, incurvation des os longs des extrémités inférieures, gonflement des articulations; cinquante-deux ulcères de nature évidemment syphilitique recouvrent le corps; ils siégent pour la plupart dans les plis des aines, sur les bourses, l'abdomen, les bras, au front et aux commissures des lèvres et sur les paupières; quelques-uns ont de une à deux lignes de circonférence. La face est œdémateuse; les paupières sont fortement tuméfiées, les supérieures extroversées; une matière jaune-verdâtre très-abondante s'en échappe; pareille sécrétion est fournie par la muqueuse nasale; son contact corrode la peau. Après bien des efforts, M. Cunier parvient à s'assurer que les cornées sont intactes. L'appétit est presque nul, les selles sont libres. »

«Le père et la mère sont sains; ni l'un ni l'autre n'ont été affectés de maladie vénérienne; ils ont d'autres enfants qui jouissent de la plus parfaite santé. Voici les renseignements qu'ils ont pu donner: une fille dont ils étaient loin de soupçonner la mauvaise conduite, venait tous les jours chez eux, et avait pris en affection leur jeune enfant, qu'elle emportait souvent chez elle. Il y a six mois, cette fille commença à dépérir ; bientôt elle fut prise d'un eczema occupant la face ; une ulcération se montra à la lèvre inférieure ; une ophthalmie vint s'y joindre. Une fois malade, elle ne quitta plus la maison des parents du jeune enfant, tenant constamment celui-ci sur ses genoux et l'amusant ; mais son état s'étant aggravé, elle dut entrer à l'hôpital, où elle fut placée dans la section des vénériens. Elle s'y était rendue depuis vingt-quatre heures, lorsque le malheureux enfant devint en proie à une ophthalmie blennorrhagique, qui fut traitée à une consultation gratuite par des instillations d'une solution de nitrate d'argent. Ce traitement avait presque entièrement tari la sécrétion, et les parents avaient laissé marcher la maladie. »

« A quelque temps de là, un bouton se montra à la commissure droite des lèvres, et fit bientôt place à une ulcération. De pareils boutons ne tardèrent pas à se montrer dans d'autres parties, et à y laisser également des ulcérations. Il y a trois mois que l'ophthalmie s'est déclarée, et la recrudescence date de vingt-deux jours. »

« Prescription : introduction de la pommade noire entre les paupières ; onction tous les quarts d'heure sur les tempes et les paupières avec l'onguent mercuriel belladonisé ; pansement des ulcérations avec une pommade au précipité rouge ; à l'intérieur, six pilules par jour, contenant chacune un vingtième de grain de deutochlorure de mercure. »

« De la matière puisée dans l'œil gauche et inoculée à la cuisse, donne naissance à un ulcère vénérien. La matière fournie par l'œil droit et pareillement inoculée, ne donne pas lieu au développement d'une pustule caractéristique. »

« 5 août. Sécrétion palpébrale beaucoup moins forte ; la paupière inférieure peut être abaissée ; on reconnaît que la conjonctive scléroticale est ecchymosée ; elle a un aspect charnu. »

Prescription : injection dans le nez et les yeux avec une solution de vingt grains d'azotate d'argent par once d'eau. La portion de chémosis que l'on peut atteindre, ainsi que la portion de la muqueuse renversée, sont scarifiées. Le reste *ut supra.* »

« Le 9, la sécrétion a totalement cessé ; le malade a toujours les paupières fermées ; l'extroversion des supérieures n'existe plus ; à l'aide d'un élévateur de Pellier et de la main, on parvient à obtenir un écartement qui permet d'acquérir la conviction que les cornées sont intactes, que les iris sont sains. A gauche, il n'y a plus de chémosis ; à droite, la conjonctive scléroticale n'est plus soulevée que dans sa partie externe ; là, elle présente un aspect charnu, et au centre, on voit une ulcération présentant tous les caractères du chancre. »

« Cette ulcération est touchée avec la pierre infernale ; des injections sont pratiquées avec la solution du sel d'argent ; le collyre rouge sera appliqué matin et soir. »

« Les ulcères vénériens sont tous en voie de cicatrisation. On continue à les toucher, mais la plupart sur leurs bords seulement, et à les panser avec l'onguent de précipité rouge. La sécrétion du nez a disparu depuis deux jours ; les injections sont cependant encore continuées. »

« Le 14, un seul chancre restait ouvert ; l'œdème de la face avait totalement disparu, le jeu des paupières était devenu plus libre : le malade les ouvrait, mais il était obligé de les refermer aussitôt. L'ulcération du globe avait été touchée tous les jours. Toute trace de chémosis avait disparu ; une végétation de bonne nature avait pris la place du chancre. A dater de ce jour, les granulations furent touchées de deux jours l'un avec une solution forte d'azotate acide d'argent. Continuation de la pommade rouge. Les soixante pilules mercurielles ont été prises et parfaitement supportées. M. Cunier prescrit : iode et hydriodate de potasse *ana* deux

grains, à dissoudre dans eau distillée huit onces ; à prendre une cuillerée à café matin et soir dans un verre d'eau.
Le 20, le petit malade tenait parfaitement les yeux ouverts,
supportait la lumière la plus vive. Le 15 septembre, il était
renvoyé complétement guéri de son affection ophthalmique
et vénérienne. Le gonflement des extrémités inférieures
avait disparu. Le 30, il fut représenté ; il avait gagné beaucoup d'embonpoint. »

« Mais malheureusement ce petit être, qui venaît d'être guéri,
on peut le dire, presque miraculeusement et si promptement, contracta le croup dans les derniers jours d'octobre,
et succomba à cette redoutable affection. » (*Observation recueillie par M. Breyer.*) (1)

Nous voyons dans cette observation que l'ophthalmie a été
le premier signe révélateur de l'infection. Des instillations
caustiques semblèrent d'abord en triompher ; mais bientôt
se déclare un bouton à la commissure droite des lèvres ; il
s'ulcère. De pareils ulcères se montrent sur le corps. Plus tard,
l'ophthalmie récidive et s'accompagne d'un coryza de même
nature qu'elle. Y aurait-il eu double inoculation de la voisine à
l'enfant ? la matière ophthalmorrhéique a-t-elle été portée
de l'œil de l'une aux paupières de l'autre, et le virus vérolique de l'ulcère, de la lèvre inférieure de la fille à la lèvre
de l'enfant ; ou bien, transmise à l'œil seul, la maladie est-
elle devenue générale ?

A l'époque où le petit malade fut amené à M. Florent
Cunier, le diagnostic ne pouvait s'égarer : cinquante-deux
ulcères épars sur le corps indiquaient d'une manière claire
la nature de l'ophthalmie et du coryza. De plus, lorque l'élévateur de Pellier permit d'examiner l'intérieur des paupières et le globe oculaire, on trouva sur la conjonctive
scléroticale droite une ulcération présentant tous les carac-

(1) Annales d'oculistique, *t.* IV, *p.* 238.

tères du chancre. D'après cela, n'est-il pas à présumer que le jeune enfant aura déterminé la récidive de l'ophthalmie en frottant ses yeux avec ses petites mains, et en y déposant la matière virulente dont elles s'étaient chargées sur quelque point de son corps couvert d'ulcères?

Une chose bien remarquable, c'est que l'inoculation pratiquée avec de la matière puisée dans l'œil gauche, donna lieu à un ulcère chancreux, tandis que la matière puisée dans le droit et inoculée, ne produisit aucun résultat. Et cependant, c'était sur l'œil droit qu'existait un chancre; le gauche n'en offrait pas de trace.

Au point de vue du diagnostic, et seulement en ce qui concerne le coryza, dans le premier exemple, des douleurs ostéocopes nocturnes; dans le second, une ophthalmie et des ulcères spécifiques concomitants, indiquaient la nature du mal et la médication qu'il exigeait.

Je ne m'engagerai pas dans un parallèle minutieusement détaillé entre le coryza vénérien et le coryza ordinaire, le rhume de cerveau, maladie fort incommode, la plus commune de toutes peut-être, à laquelle il est peu de personnes qui ne paient un tribut annuel, au retour des températures froides et humides. Cette affection n'offrant aucun danger, on ne réclame pas contre elle les secours de notre art. Tout le monde en connaît parfaitement la marche et les symptômes, d'après sa propre expérience.

Je puis donc me borner à chercher dans l'ensemble des phénomènes morbides que présente le coryza vénérien, s'il ne se rencontrerait pas quelque trait particulier, quelque circonstance à lui propre, qui pussent le marquer d'un signe spécial et distinctif.

La rhinite syphilitique peut débuter par deux points différents : 1° par la pituitaire ; 2° par les os qui constituent le nez, et qui forment les cavités avec lesquelles il est en communication.

Débute-t-elle par la pituitaire ? La phlogose catarrhale de cette muqueuse succèdera, soit au transport de la matière gonorrhéique directement opéré des organes génitaux sur elle, soit à l'extension par contiguïté de l'inflammation blennorrhagique des yeux, au contact du muco-pus contagieux que ces derniers organes contaminés peuvent verser sur elle ( l'observ. 42. fournit un exemple de ce mode de propagation), soit à la localisation sur son tissu délicat de la vérole devenue constitutionnelle. Une matière d'abord séreuse, puis verte, jaune, muco-purulente, s'écoulera par les narines, en tout semblable aux sécrétions blennorrhagiques des muqueuses génitales et oculaires, par conséquent très-difficile encore à être distinguée du simple produit d'un rhume de cerveau ordinaire ; picotements, sécheresse, éternument, enchifrènement, sécrétions, ont la même manière d'être dans l'une et l'autre affection. Les symptômes, en tant qu'ils se rattachent à la maladie de la pituitaire, ne présentent non plus aucune différence tranchée.

Dans les deux cas, une douleur sus-orbitaire, variable en intensité, pourra se déclarer. Selon quelques auteurs, M. Lagneau entre autres (1), cette douleur serait beaucoup plus vive la nuit que le jour. Ce que nous avons déjà dit relativement à l'exacerbation nocturne des douleurs syphilitiques, a suffisamment prouvé la valeur de ce signe et tout le parti que l'on pourrait en tirer, s'il accompagnait le coryza vénérien ; malheureusement, ce retour nocturne de la douleur est loin d'y être constant.

Dans le rhume de cerveau ordinaire, aux symptômes d'acuité du catarrhe succède bientôt la période de maturité et de résolution. Les liquides sécrétés perdent leur acrimonie ; ils s'épaississent pour bientôt se tarir ; la pituitaire s'affaisse, pâlit et reprend son état naturel. Des récidives plus ou moins fréquentes peuvent avoir lieu. La maladie

(1) *Loc. cit.* t. II, *p.* 306.

ne change pas dans ces rechutes successives. L'homme même le plus sujet aux rhumes de cerveau, verra le mal reparaître sous la moindre influence catarrhale, et le tourmenter la majeure partie de l'année, que dis-je, presque dans sa vie entière, sans que la phlogose dépasse les limites d'un trouble fonctionnel, sans qu'elle s'étende au delà de la membrane de Schneider.

En est-il ainsi dans le coryza vénérien? Non, il s'en faut. Une première différence se rencontre entre les deux affections. Tandis que les récidives, les plus rapprochées, du rhume de cerveau simple, se composent de phénomènes alternatifs de crudité et de coction humorales, sans intéresser les parties osseuses contiguës, le coryza vénérien suit une marche lente ou rapide, mais continue. Les intermissions n'y sont que très-rares, et par exception ; le mucus sécrété ne tarde pas à prendre un aspect purulent, à se mêler de stries de sang, de sanie ; il devient fétide; les os propres du nez se gonflent ; la muqueuse se gerce, s'encombre de croûtes irrégulières, ou tournées en spirale, sous lesquelles des ulcérations se creusent une voie jusqu'aux os, et leur communiquent une carie destructive.

Ces os, entraînés au dehors, témoignent de la gravité du mal et de sa spécificité, qu'annoncent également les abcès fistuleux qui s'ouvrent tant à la racine du nez qu'au plancher de la région palatine, les ulcères rongeants qui détruisent la cloison, les ailes nasales, souvent l'organe tout entier. Le timbre de la voix, le sens de l'odorat ont subi des altérations en rapport avec les désordres des membranes et des os.

Ainsi donc, la marche continue et la persistance opiniâtre du coryza pourraient déjà faire naître un soupçon faible, il est vrai, mais utile sur la nature de l'affection. La chute de quelques fragments d'os ne tardera pas à frapper d'effroi le malade, et à révéler au médecin, d'ordinaire appelé seulement alors et tardivement, l'origine de la maladie.

J'ai admis comme possible l'engendrement du coryza par le contact immédiat du muco-pus syphilitique. Néanmoins, ce n'est que bien rarement qu'il se produira ainsi, de manière à constituer un symptôme primitif. Le plus souvent, la syphilis ne se portera que secondairement sur les fosses nasales, et après qu'elle aura infecté tout l'organisme. Ce sera seulement alors que, comme dans l'iritis et l'angine, une phlogose spécifique se produira sur un point restreint ou sur une grande étendue de la membrane de Schneider, et s'accompagnera tôt ou tard de symptômes caractéristiques de la *lues venerea* : l'ulcération et la càrie osseuse. On remarquait chez le malade de l'observ. 24 , des ulcères dans le nez et sur la cloison intermédiaire ; ils étaient caractéristiques. Dans l'observ. 41 , ils se formèrent probablement dès le début de l'infection, et l'on pourrait les considérer comme primitifs.

La plupart sont secondaires, consécutifs. Le plus communément peut-être, la fluxion catarrhale et ulcéreuse de la pituitaire ne se manifeste que postérieurement à l'altération des os qu'elle tapisse, ou tout au moins concurremment avec elle. Cela arrive lorsque la marche de l'affection a lieu dans un sens inverse de celui que nous venons de décrire, lorsque la vérole, au lieu d'aller de la muqueuse aux os, s'étend de ceux-ci à la muqueuse.

Des douleurs profondes dans le frontal et vers la racine du nez précèdent les premiers signes du coryza, et se font remarquer par leur retour ou leur exacerbation nocturne. C'est là surtout le cas où les phénomènes morbides peuvent progresser avec beaucoup de lenteur.

Aux souffrances osseuses viennent s'ajouter le prurit, la sécheresse, le gonflement de la pituitaire ; l'une des fosses nasales, ou les deux, sont le siége d'une gêne pénible, d'une occlusion que le malade s'efforce de vaincre en expirant fortement l'air par les narines, ou bien en comprimant les côtés du nez avec le doigt. Tous ces symptômes s'exaspèrent le soir, et diminuent d'intensité le matin (Jh. Frank).

Cependant les os se tuméfient, la sécrétion catarrhale s'établit. Au gonflement succède la carie, au mucus une sanie purulente et fétide, des ulcérations, l'affaiblissement graduel et la perte de l'odorat, etc. L'ozène enfin se manifeste avec tout le cortége de ses redoutables et degoûtants symptômes.

La rhinite purulente, suivie de la carie et de la chute des os du nez, mit plusieurs années à se produire dans l'observ. 11. Dans l'observ. 19, nous avons vu apparaître, en septembre 1849, une douleur dans l'œil droit avec enflure des téguments, mais sans rougeur, une attaque d'épilepsie, des douleurs ostéocopes nocturnes, et simultanément un coryza syphilitique avec écoulement d'une sérosité purulente mêlée de sang et affaiblissement progressif de l'odorat. Ce n'est qu'en décembre que la perte de ce sens fut complète, et que la malade rendit par le nez un petit os crochu, carié à l'une de ses faces, et deux fois gros comme un grain d'avoine. La voix était nasillarde en mars 1850; la respiration par le nez se faisait avec un peu de bruit; un muco-pus sanguinolent incessamment sécrété par les narines, était assez abondant pour salir plusieurs mouchoirs dans les vingt-quatre heures. La malade guérit sans qu'il en résultât pour elle quelque difformité apparente, bien que l'écoulement eût mis beaucoup de lenteur à se tarir, non sans de nombreuses recrudescences. La malade en fut quitte pour la perte de l'odorat.

Il n'est pas commun que l'on achète son salut à si bon marché. La carie des os, leur chute, une déformation du nez plus ou moins considérable, sont le résultat habituel des rhinites syphilitiques. On verra dans l'observ. 86 que, depuis un an, la malade dont on y relate l'histoire, rendait par le nez des matières comme purulentes, lorsque, soumise à un traitement pour une prétendue phthisie laryngée, les os propres du nez se tuméfièrent, la peau qui les recouvre devint rouge; des mucosités jaunes, verdâtres, purulentes, marquées de sang, s'écoulèrent par les narines. Malgré l'énergique action d'un traitement mercuriel, la tumeur du nez s'ouvrit à l'extérieur; heureusement la cicatrisation de l'ulcère ne se fit pas attendre.

Le mal n'a pas toujours cette marche lente, graduelle, et même alors qu'il commence par les os, il peut amener, avec une redoutable promptitude, la destruction partielle du nez. Le fait suivant en fournit un exemple.

OBSERVATION 43. *Rhinite syphilitique.*

*Sympt ant.* Deux chancres quinze ans auparavant. — *Sympt. diagn.* — Céphalée nocturne; ulcération de la voûte palatine et de la racine du nez. — Sublimé. — Guérison.

En février 1848, la veuve G..., couturière, âgée de 39 ans, à la suite d'un travail excessif et de veilles prolongées, fut prise de maux de tête extrêmement violents. La céphalalgie, supportable pendant le jour, devenait intolérable durant la nuit, et s'opposait invinciblement au sommeil. La douleur se montrait plus vive dans le côté droit de la tête; tout le cuir chevelu était d'une très-grande sensibilité. L'application réitérée des sangsues ne produisit aucun soulagement. Ces souffrances, après avoir duré quinze jours, cessèrent au moment où s'écoula par le nez une sanie sanguinolente, qui semblait à la malade s'échapper de la partie supérieure des fosses nasales. Le nez n'avait préalablement présenté aucun gonflement, l'odorat aucune modification. Peu après, une tumeur se forma vers le milieu de la voûte palatine et s'abcéda; une seconde s'ouvrit plus en avant, vers le bord alvéolaire, sur la droite. Le nez devint douloureux, et se tuméfia à sa partie supérieure, au côté droit de sa racine. De pareils points circonscrits d'inflammation ulcéreuse se montrèrent à la partie inférieure de la cloison, qui fut perforée, et à la pointe du nez, qui fut entamée. Des fragments d'os s'échappèrent de ces divers abcès.

Sous l'influence prolongée de la liqueur de Van Swieten, les plaies du palais se cicatrisèrent, ainsi que celles de la cloison et de la pointe du nez. La plus lente à se fermer fut celle de la racine. On y voyait, au fond d'une ulcération ronde, à bords taillés à pic, qui suppurait assez abondamment, un débris d'os carié. L'occlusion de la fistule suivit de près l'expulsion des os.

La veuve G... reportait l'origine de sa maladie à quinze ans en arrière, époque où, enceinte pour la troisième fois, elle avait vu apparaître aux grandes lèvres deux chancres bien caractérisés. Soumise aux frictions mercurielles, elle fut débarrassée de ces ulcères au bout de vingt jours, et cessa dès lors tout traitement. Elle mit au jour un enfant sain, et plus tard, trois autres enfants robustes. Son mari, atteint, il y a peu d'années, d'aliénation mentale, succomba aux suites d'une tumeur blanche de l'un des genoux. Le frère de son mari a été aussi frappé de folie. Quant à elle, pendant le long sommeil de quinze ans qu'elle assigne à sa vérole, elle assure n'avoir éprouvé aucune incommodité ; la seule remarque qu'elle ait faite, c'est que, depuis cette première et unique infection, elle avait toujours eu la face haute en couleur, injectée, parsemée de petits boutons à fleur de peau, et de plaques érythémateuses. Malgré les pertes légères de substance qu'il a éprouvées, le nez de cette femme a conservé des formes qui n'ont rien de trop désagréable à l'œil.

J'ai dit plus haut que le coryza syphilitique envahissait parfois une grande étendue. La membrane de Schneider tout entière, et les parois osseuses sur lesquelles elle se développe, se montrent compromises dans le fait ci-après, cité par M. Lagneau, où, par un hasard aussi rare qu'heureux, le gonflement du frontal, quoique considérable, se termina par résolution.

OBSERVATION 44. *Syphilis simulant le coryza.*

*Sympt. ant.* Blennorrhagie bénigne. — *Sympt. diag.* Les commémoratifs. — Mercuriaux. — Guérison.

« Un officier de la garnison de Strasbourg avait éprouvé en 1803 une gonorrhée très-simple en apparence, et l'avait guérie par l'unique secours des boissons délayantes, aidées d'un régime convenable. Il fut très-bien portant durant la première année qui suivit ce traitement, mais à la seconde, il commença à se plaindre de maux de tête sustorbitaires et d'enchifrènement habituel. Comme il ne soupçonnait pas le rapport que ces accidents pouvaient avoir avec son ancienne gonorrhée, il les négligea ; mais voyant, après un an, qu'ils ne faisaient qu'augmenter, il me consulta. Voici l'état dans lequel je le trouvai : le front était très-saillant, tant par l'effet du gonflement de la substance osseuse du coronal, que par l'ampliation des sinus frontaux ; la portion de la membrane de Schneider qui tapisse ces cavités, sécrétait une quantité considérable de mucus séreux, d'une couleur verte, quelquefois noirâtre, et d'une odeur extrêmement fétide, ce qui annonçait un point de carie dans les sinus d'où le malade sentait descendre la matière. La violence des céphalées était toujours en raison inverse de cet écoulement. Les fosses nasales se trouvaient beaucoup rétrécies par le gonflement de leurs membranes. On ne s'apercevait d'ailleurs d'aucun autre signe d'infection. Instruit par les circonstances commémoratives ci-dessus mentionnées, je reconnus d'abord à quoi tenait cette fâcheuse affection. Une décoction très-rapprochée de gaïac et de salsepareille, associée à la liqueur de Van Swieten, guérit radicalement dans l'espace de trois mois cette forme de la syphilis constitutionnelle, d'ordinaire si grave et si rebelle. » (1)

Dans mes recherches sur le coryza vénérien, je me suis surtout appliqué à tirer les premiers signes diagnostiques du cœur même de la maladie. La marche lente du catarrhe, les ulcères spécifiques de la pituitaire, la carie et la chute des os du nez, m'ont semblé jeter une lumière graduellement croissante sur le diagnostic de ce genre d'affection.

L'existence simultanée, ou l'apparition consécutive des symptômes qui caractérisent la diathèse syphilitique, confirmeront, dans un grand nombre de cas, les craintes que la physionomie propre de la maladie aura fait naître, et les probabilités puisées dans les commémoratifs.

Ainsi, dans les observ. 2, 19, 41 et 43, des douleurs nocturnes précédèrent les symptômes du catarrhe pituitaire. Au coryza se joignirent, dans l'observ. 19, des exostoses sur le tibia; dans l'observ. 41 et dans l'observ. 43, la carie des os palatins; dans l'observ. 86, des ulcères sur les amygdales; dans l'observ. 42, une ophthalmie blennorrhagique, un ulcère sur la conjonctive, cinquante-deux ulcères sur le derme. Dans l'observ. 44, les commémoratifs suffirent pour éclairer sur la nature du mal, et provoquer un jugement que confirma la prompte guérison obtenue à l'aide des spécifiques.

Le médecin devra donc, pour dissiper les obscurités de cette métamorphose de la syphilis, mettre à profit les moindres lueurs que pourront lui fournir les commémoratifs et les symptômes véroliques concomitants, non moins que la physionomie particulière du catarrhe nasal.

Le lupus, et quelques-uns des accidents les plus graves des scrofules, occasionnent dans le nez des désordres qui ne sont pas sans analogie avec ceux que je viens d'examiner.

(1) Lagneau, *loc. cit*, *t.* I, *p.* 44.

Je me rappelle avoir été assez heureux, au commencement de ma pratique, pour guérir, sur un jeune homme de quinze ans, un lupus qui avait déjà détruit la racine du nez, et menaçait d'étendre plus loin ses ravages.

Dans l'esthiomène, le tempérament scrofuleux porté au plus haut point de développement et d'évidence; dans le lupus, la marche du mal de l'extérieur à l'intérieur, et d'autres signes différentiels rapportés dans les ouvrages consacrés à ces deux maladies, serviront à faire distinguer leurs symptômes de ceux du coryza vénérien.

Il est une circonstance que je dois signaler, et où le médecin a besoin du tact le plus délié, de la prudence la plus extrême, pour reconnaître la nature du mal, et fuir l'écueil d'un traitement intempestif : je veux parler des médications mercurielles, quand, trop souvent répétées et poussées jusqu'à l'exagération, elles auront mêlé aux effets de la maladie vénérienne les effets non moins pernicieux d'une intoxication hydrargyrique.

C'est surtout dans le cas de cette inextricable confusion produite par le mélange de l'action du mal et de celle du remède, que les sudorifiques, l'iodure de potassium et l'énergique influence de la diète affamante, *cura famis*, offriront des ressources précieuses et opèreront des guérisons inespérées.

Veut-on apprécier l'importance d'un diagnostic prompt et précis, et avoir la mesure du danger qui pourrait résulter d'une erreur prolongée, d'un laisser aller sceptique ou d'un optimisme inconsidéré? Il me suffira de dire que les désordres ne se bornent pas toujours à la perte d'une partie du nez, ni même à sa destruction entière, et que la rhinite a été maintes fois le point de départ des plus terribles conséquences de la syphilis.

Il n'est peut-être pas hors de propos de soulever ici un des coins du voile dont on s'est plu, de nos jours, à couvrir les désastres suprèmes, exceptionnels, si l'on veut, mais toujours possibles, engendrés par la cachexie vénérienne.

J. P. Frank avait vu, rapporte son fils, sur un individu mort à Bruxelles, les fosses nasales détruites en totalité, ainsi que les os du voile du palais, par un ozène vénérien, de manière à ne plus constituer avec les sinus maxillaires qu'une grande cavité d'un aspect horrible.

Chez un voilier du port de Cette, ouvrier doué d'une forte constitution, et d'un tempérament extrêmement pétulant, dont Delpech raconte tout au long la lamentable histoire (1), à la suite d'une gonorrhée, de chancres sur le gland et d'une syphilide pustuleuse, accidents auxquels on n'opposa d'abord que des traitements mercuriels insuffisants; postérieurement à des douleurs de tête accompagnées d'engorgement et de suppuration du péricrâne; il se développa des ulcérations sur la membrane muqueuse des fosses nasales, qui eurent pour conséquence prochaine la nécrose et la chute des cornets de la cloison et des os carrés, la déformation de la saillie du nez, bientôt la destruction totale de cet organe. Le nez dévoré, c'est le palais qui est détruit, c'est l'oreille qui suppure et est frappée de surdité; la vue s'obscurcit à son tour, et s'éteint; l'ethmoïde, le coronal sont entraînés par la suppuration; la face n'offre plus à son centre qu'une caverne baignée de sanie purulente et horriblement fétide. Enfin l'angle de l'occipital s'ébranle et comprime le cerveau; le mouvement est aboli dans les membres supérieurs et dans les inférieurs, et après quelques convulsions tétaniformes, le malade tombe dans une paralysie générale, réduit à un état automatique, privé de tous les sens, sans mouvement et sans intelligence. Sous cette putréfaction, l'étincelle vitale couvait encore. La charpente matérielle s'en allait pièce à pièce. Au milieu de ces ruines mul-

(1) Clinique chirurgicale, t. 1, p. 421.

tipliées d'organes, de ces débris d'ossements et de chairs corrompues, le malade jouissait pleinement des fonctions respiratoires, circulatoires et nutritives. Il vécut ainsi durant cinq mois.

La chute de l'angle basilaire de l'occipital rendit un instant la suffocation imminente. A dater de ce moment, la nature prend le dessus ; les chairs de la face se sont rapprochées ; la caverne hideuse qui existait à son centre, se change en une fente de quelques lignes ; les mouvements renaissent dans les bras et dans les jambes ; l'ouïe et la vue se rétablissent ; et peut-être le malade eût-il guéri, si les eaux de Balaruc, intempestivement administrées, n'eussent occasionné une attaque d'apoplexie mortelle.

La rhinite syphilitique a été, dans un cas que je dois encore signaler, l'occasion d'accidents hémorrhagiques les plus graves. M. Lordat, dans son traité des hémorrhagies, p. 172, rapporte, d'après Bartholin, «qu'un soldat avait subi un traitement antisyphilitique, et que, néanmoins, il lui restait encore quelques symptômes, dont le plus alarmant était une hémorrhagie du nez fréquente et opiniâtre, qui mit plusieurs fois le malade dans le plus grand danger. Tous les remèdes furent inutiles ; enfin il se fit une exfoliation d'une esquille inégale qui titillait les chairs sans exciter de douleurs, et depuis ce temps, il n'y eut plus d'effusion sanguine.»

## ARTICLE II.

### DES MALADIES SYPHILITIQUES DE L'OEIL.

Les phlegmasies du globe oculaire dont la syphilis revêt les symptômes, sont loin de s'accompagner toujours de signes qui en dévoilent clairement l'origine. De nombreux travaux ont été publiés sur ce sujet ; il a été de la part des plus habiles oculistes, l'objet d'une attentive et minutieuse exploration ; et cependant il demeure environné de fâcheuses incertitudes. Après avoir soigneusement compulsé les ouvrages spéciaux et interrogé les résultats de mon expérience personnelle, je vais tenter de réunir en un faisceau des données éparses, et d'amener le plus près qu'il me sera possible de sa solution, cette partie obscure des nombreux problèmes du diagnostic de la syphilis larvée.

L'ophthalmie et l'iritis sont les deux formes principales sous lesquelles se présentent les affections vénériennes de l'œil ; la première appartient à peu près constamment au groupe des symptômes primitifs, très-rarement à celui des symptômes secondaires ; la seconde est constamment le produit de la vérole confirmée.

### §. I. OPHTHALMIE SYPHILITIQUE.

Comme symptôme primitif, l'ophthalmie sera due, en général, au transport direct de la matière d'un écoulement gonorrhéique sur la conjonctive oculo-palpébrale.

Bien qu'il soit probable qu'elle ait été observée en même temps que la gonorrhée ( on sait qu'au dire des syphiligraphes, celle-ci ne se manifesta que postérieurement à l'apparition de la syphilis, et vers l'année 1545.), néanmoins, il n'est fait mention de l'ophthalmie blennorrhagique que beaucoup plus tard, vers le XVIIIᵉ siècle. Depuis lors, elle a été souvent décrite sous les noms d'ophthalmie gonorrhéique, ophthalmie blennorrhagique, blépharophthalmie syphilitique, chaude-pisse des paupières et du globe de l'œil, conjonctivite spécifique, etc. etc.

La description générale des symptômes de cette maladie, que j'extrais de l'ouvrage de Weller, et les observations que j'en rapporterai, suffiront pour en faire connaître la marche et la terminaison. L'appréciation des signes diagnostiques à l'aide desquels il sera possible de la distinguer et de la caractériser, deviendra l'objet principal, et à peu près exclusif, de mes recherches sur ce genre d'affection.

« Quelques heures, quelques jours, et même plus longtemps
encore après que la blennorrhagie a été tout à coup supprimée
par le refroidissement, par des injections astringentes, un
excès de boissons spiritueuses , l'usage de remèdes balsamiques (dans la période inflammatoire ), ou de toute autre manière, on voit s'élever sur le bord des deux paupières une tumeur d'un rouge vermeil, dure, très-douloureuse,
qui envahit rapidement toute l'étendue de ces paupières, et
ne tarde pas à se répandre également sur la conjonctive qui
tapisse la sclérotique, et forme, comme dans le chémosis
simple, un bourrelet autour de la cornée, de couleur rouge-
brique plus ou moins décidée , mais qui n'est pourtant pas
aussi dur ni d'un rouge aussi prononcé que dans le chémosis ordinaire. En même temps, la photophobie est portée au
plus haut degré , les douleurs augmentent d'une manière
extraordinaire dans l'œil, dans les parties voisines et dans
toute la tête, au point qu'il survient de la fièvre pendant laquelle le malade est dans un état voisin de la fureur. Bientôt
la conjonctive des paupières et du bulbe oculaire commence
à sécréter une grande quantité de mucus, d'abord blanchâtre, ensuite jaunâtre, ou d'un jaune verdâtre, ressemblant
beaucoup, par son aspect, à la matière de la blennorrhagie ;
en même temps la tumeur de la paupière supérieure s'accroît d'une manière effrayante, devient livide, recouvre tout
le globe oculaire, et reste pendante comme une masse charnue. Enfin il se forme du pus dans l'œil (hypopyon); les
feuillets de la cornée se relâchent, se soulèvent et s'écartent
les uns des autres ; cette membrane finit par se rompre, et
si l'on n'apporte de prompts secours, il en résulte une colliquation complète du globe oculaire. La sécrétion muqueuse
commence ordinairement vingt-quatre à quarante-huit heures après la tuméfaction des membranes. » (1)

_____

(1) Weller , _Traité des maladies des yeux_, t. II , _p._ 160

Cet énergique tableau de l'ophthalmie blennorrhagique convient à toute inflammation violente de l'œil. On y chercherait en vain des traits exceptionnels portant le caractère d'une affection spécifique. Quelle importance attacher à une différence légère, et partant problématique, dans la dureté et la rougeur du chémosis? La rapidité avec laquelle la phlogose et les douleurs parviennent au plus haut degré, le peu d'intervalle qui sépare la sécrétion muqueuse de la tuméfaction des membranes, s'observent pareillement dans l'ophthalmie purulente. Quelles seront donc les bases d'un diagnostic différentiel? Est-il tout à fait impossible de les asseoir avec quelque sûreté?

Si j'interroge les ophthalmologistes, voici les réponses que j'en obtiens: suivant Lawrence, « on ne peut établir de différence marquée entre l'ophthalmie blennorrhagique et l'ophthalmie puriforme ordinaire. La première n'a d'autre caractère particulier que d'être extrêmement violente, et de se développer sous l'influence de la maladie syphilitique; ainsi elle succède toujours à une blennorrhagie; elle n'attaque qu'un œil, tandis que l'ophthalmie purulente attaque le plus souvent les deux yeux à la fois. Néanmoins ce caractère n'est pas éminemment distinctif, puisqu'il peut se présenter aussi bien dans l'une que dans l'autre de ces deux maladies; mais il est vrai de dire que l'ophthalmie purulente attaque le plus souvent les deux yeux à la fois. Ainsi le docteur Vetch a fait remarquer que sur mille cas d'ophthalmie purulente, on n'observera pas une seule fois un œil affecté seul. Dans l'ophthalmie purulente, la maladie commence par la conjonctive palpébrale, tandis que dans l'ophthalmie blennorrhagique, l'inflammation envahit à la fois la conjonctive palpébrale et l'oculaire. Mais le caractère le plus remarquable et le fait sur lequel on peut le plus sûrement baser un diagnostic, consiste, à mon avis, dans l'existence antécédente d'une blennorrhagie. » (1)

(1) Traité des maladies des yeux, *p.* 190.

Alors donc que l'inflammation n'envahirait qu'un œil seul avec la violence commune et les symptômes communs à l'ophthalmie blennorrhagique et à la purulente, il y aurait mille chances contre une (Vetch) à diagnostiquer l'ophthalmie blennorrhagique, surtout si la phlogose avait envahi à la fois la conjonctive palpébrale et l'oculaire; il ne resterait plus de doute, si l'on constatait l'existence antécédente d'une blennorrhagie.

M. Sichel est d'une réserve plus méticuleuse encore que celle du praticien anglais : « Les phénomènes qu'offre l'oph-thalmie gonorrhéique, dit-il, sont entièrement identiques à ceux de l'ophthalmie blennorrhagique (muco-purulente) en général; il paraît que, dans la première, un seul œil est plus souvent affecté. Cette différence n'est cependant ni gé-néralement vraie ni essentielle : elle ne saurait en consé-quence constituer un caractère diagnostique. » (1)

Resterait donc, pour guider le médecin, l'existence d'un flux gonorrhéique antérieure ou actuelle chez le malade at-teint d'ophthalmie. Mais comment se développe celle-ci? est-ce par une métastase, lorsque la blennorrhagie a été brusquement supprimée par le refroidissement, par des in-jections astringentes, un excès de boissons spiritueuses, l'u-sage intempestif des remèdes balsamiques dans la période inflammatoire? St-Yves et Weller l'admettent ainsi. Est-ce par sympathie? Scarpa, Dupuytren, Sanson, Scherrer et autres, l'ont attribuée, dans quelques cas, à la réaction sympathique de l'urètre sur la muqueuse conjonctivale. Est-ce par inoculation? C'est là, j'en suis convaincu, la cause la plus fréquente, peut-être l'unique cause de l'ophthalmie blennorrhagique.

En vain Lawrence conclut qu'il est extrêmement douteux que l'application de la matière gonorrhéique sur l'œil pro-

(1) *Traité de l'ophthalmie, la cataracte et l'amaurose.*

duise l'ophthalmie dont il s'agit ; en vain., suivant M. Sichel,
la question de savoir si un individu peut s'infecter lui-même,
et si la matière sécrétée par la muqueuse urétrale n'est pas
devenue trop homogène à l'économie pour pouvoir agir sur
une autre membrane muqueuse, n'est pas encore définitive-
ment décidée ; des faits nombreux existent qui parlent plus
haut à mon esprit que les raisonnements spécieux sur lesquels les auteurs que je viens de citer appuient leur opinion.
Je tournerai même contre Lawrence la remarque dont il
étaie son sentiment, à savoir, que les hommes seuls sont
ordinairement atteints de cette affection, et qu'il ne l'a jamais vue chez aucune femme. Or, dit-il, l'inflammation de
l'œil par le contact de la matière, ne pourrait-elle pas aussi
bien avoir lieu pour les uns que pour les autres ? Je réponds :
Par toute autre cause que par l'inoculation, oui ; mais presque jamais, chez les femmes, par l'inoculation ; et cette rareté
du transport de la matière chez les femmes, est très-facile
à concevoir, si l'on pense au peu de douleur de la gonorrhée
chez elles, à leur manière de se vêtir, à leurs habitudes de
décence, de retenue, à toutes ces circonstances mises en parallèle avec la façon dont l'homme opère la miction, avec
le contact presque constant de ses doigts et de la verge, avec
le fréquent examen que la douleur ou l'incessante préoccupation de son mal le porte à faire de l'organe souffrant ; cette
rareté, dis-je, de l'ophthalmie gonorrhéique chez la femme,
est pour moi un argument péremptoire que la phlogose spécifique dont il est ici question, se développe à peu près exclusivement au moyen du transport, par inoculation, de la matière infectante.

Parmi les nombreux exemples d'ophthalmie gonorrhéique due à l'inoculation qui sont cités par divers auteurs,
je me bornerai à en choisir quatre. Ils me seront fournis par
Mertens, Astruc, Delpech, et M. le docteur Noppe.

OBSERVATION 45. *Ophthalmie blennorrhagique inoculée involontairement par le dépôt sur l'œil de quelques gouttes de flux urétral.*

*Antequam,* dit Mertens*, huic capiti finem imponam, non possum quin historiam morbi referam, qui mihi Parisiis anno* 1758 *occurrit. Medicinæ studiosus,* 20 *annos natus,* 12ᵐᵃ *die post primum coitum cum meretrice, stillicidium ex urethra observat; cum nec dolorem sentiret, nec colorem videret in materia, quos in gonorrhœa virulenta ab ipso principio adesse debere credebat, benignum esse fluxum arbitratus est, et ut eo certior fieret ex animi inquietudine sequens experimentum instituit. Cum audivisset in physiologicis semen humanum sanum adeo blandum esse, ut oculo immissum nullam irritationem creet, materiæ ex urethra stillantis guttulam oculo dextro versus canthum instillabat. Tertia die ophthalmia oriebatur cum summo pruritu, et tumore tunicæ adnatæ oculi dextri, qui sensim crescens verum ectropium formabat. Dolores intolerabiles fiebant; oculus inflammatus sub tumente conjunctiva et inversis palpebris profunde jacebat. Gonorrhœa virulenta interim aucta stranguriaque, stillicidium humoris flavoviridescentis, inflammatio urethræ et frenuli, ac urinæ ardor, nullum de natura mali dubium amplius relinquebant. Similis humor ex oculo continuo cum summo ardore stillans, ægrum idem malum tunicæ adnatæ per insitionem communicasse arguebat.*

*Auxilium meum tunc petiit æger. Methodo antiphlogistica, venæ sectione nempe, emulsionibus, decoctis emollientibus, laxantibus, eo pervenire potui, ut, spatio aliquot dierum symptomata inflammatoria, tam gonorrhœæ, quam ophthalmiæ, mitigarentur. Oculo continuo cataplasmata emollientia, pomaque assata imponebantur, quæ levamen aliquod afferebant. Tunica adnata, tumens suppuransque, pus fla-*

*vum et viride continuo plorabat, adeo acre, ut timerem, ne cum illa, cornea quoque corroderetur. Inflammatione itaque mitigata, ad mercurialia confugiebam. Mercurium dulcem ad aliquot grana quotidie sumebat, pergendo interim cum reliquis medicamentis; et laxans sæpe interponebatur. Hisce parumper melius se habere incœpit æger, levatis nempe tam gonorrhœa, quam ophthalmia. Cum tamen periculum adhuc esset, ne, si malum diu perstaret, simul cum adnata, tunica sclerotica quoque a materia acri syphilitica corroderetur, frictiones mercuriales adhibendas esse arbitratus sum. Frictionibus mercurialibus aliquot, methodo supra relata institutis, ophthalmia minuebatur, materiæ ex oculo stillantis natura et color mutabantur; tumoreque tunicæ conjunctivæ imminuto, oculus vix dolens lumen ferre poterat; gonorrhœa similiter in melius tendebat. Pergebamus in usu frictionum omni biduo ad drach. ij, decocti salsaparillæ, et lenium quandoque purgantium, usque dum spatio duorum mensium ophthalmia in integrum sanata fuerit, et gonorrhœa eo devenerit, ut guttula una vel altera tantum de die muci albidi ex urethra exprimeretur; quod quidem facile tunc balsamo copaivæ cessit. Mihi diu postea adhuc notus iste vir, nullam ophthalmiæ recidivam passus est, etsi, octo ab hoc morbo elapsis annis, gonorrhœa-virulentissima iterum laboravit.*

OBSERVATION 46. *Ophthalmie blennorrhagique inoculée en lotionnant les yeux avec de l'urine mêlée de muco-pus urétral.*

*Similis fere casus a cel. Astruc sic refertur : Adolescens quidam dudum consueverat singulo mane oculos abstergere urina sua calente, ut oculorum firmaret aciem. Post contractam ex infortunio gonorrhœam virulentam, a consueto usu minime abstinuit, nihil mali sibi inde metuens. Urina .tamen virulento miasmate inquinata labem eandem cum*

*conjunctiva et palpebris cito communicavit, qua genitalium*
*interiora affecta erant ; unde ophthalmia gravis et venerea,*
*cum acri et involuntario lacrymarum et lippitudinis fluxu,*
*quæ ambo iisdem remediis tandem perfecte curata fuerunt,*
*quibus ipsa gonorrhœa. (Astruc, de Morb. vener. Paris. 1740,*
*in-4° t. I, p. 295.)* (1)

Dans le cas cité par Mertens, la matière est déposée sur
un seul œil, cet œil seul s'enflamme ; dans le cas emprunté
à Astruc, elle est mise en contact avec les deux yeux, il en
résulte une ophthalmie double. Voici ce que dit Delpech sur
la même maladie :

OBSERVATION. 47. *Ophthalmie blennorrhagique inoculée*
*par une éponge imbibée de muco-pus urétral.*

« On connaît des exemples d'infection directe et primitive exercée sur la membrane, et ils sont peut-être plus
nombreux qu'on ne pense. »

Nous connaissons celui d'une femme jeune et bien portante qui, s'étant lavée les yeux avec de l'eau de Gou-
lard, et une éponge qui servait fréquemment à la toilette
d'un jeune homme affecté de gonorrhée syphilitique, contracta tout aussitôt une ophthalmie des plus aiguës, qui
entraîna rapidement la perte d'un œil, détermina des ulcérations, un engorgement des ganglions jugulaires, symptômes qui ne purent être dissipés que par un traitement mercuriel. (2)

Enfin j'extrais des Annales d'oculistique le fait suivant :

OBSERVATION 48. *Ophthalmie blennorrhagique inoculée vo-*
*lontairement à plusieurs reprises par un soldat dans*
*l'intention d'obtenir un congé de réforme.*

« Le docteur Noppe, médecin de bataillon au 12e régi-

(1) *Carol. de Mertens, Observationes medicæ, t.* II, *Pars* III, *p.* 119.
(2) Clinique chirurgicale, *t.* I, *p.* 318.

ment de ligne ( armée belge ), rapporte qu'un soldat remplaçant lui fut amené le 20 janvier 1839 , à l'infirmerie de Menin, atteint d'ophthalmie suraiguë et d'une urétrite très-violente. Le 26, à la suite de saignées veineuses portées jusqu'à la syncope, et de l'usage de collyres saturés de nitrate d'argent et du baume de copahu à doses très-élevées, le malade paraissait entièrement guéri de l'ophthalmie blennorrhagique, lorsque celle-ci reparut avec le même cortége de symptômes qu'elle avait offerts lors de l'entrée du malade à l'infirmerie ; il en fut de même guéri par l'emploi des mêmes moyens. Le 20 février, à force de promesses et de sollicitations, on lui fit avouer, en présence de M. Mercier, pharmacien, et de M. Sarmoyer, lieutenant administrateur de l'établissement, et de l'infirmier-major, qu'à dater de la veille du jour de son entrée à l'infirmerie, il s'était introduit dans les yeux, au moins vingt fois, la matière épaisse sortant de sa verge ; qu'étant à la caserne, avisant à un moyen pour se libérer du service militaire, qu'il ne croyait pas si fatigant, il lui était venu à l'idée de chercher avec une femme un commerce impur, puis de se frotter les yeux avec ce qui proviendrait de sa chaude-pisse. Trois jours après ce rapprochement contagieux, son désir était accompli : il avait une blennorrhagie contractée volontairement et par spéculation, et une ophthalmie vénérienne provoquée. Une nouvelle inoculation avait déterminé la récidive. » (1)

Niera-t-on maintenant l'inoculation d'un individu sur lui-même ? réclamera-t-on de nouveaux éclaircissements? Je ne saurais l'admettre. La vérité des faits que je viens de rapporter me semble irréfragable, fournis qu'ils sont par des praticiens aussi dignes que l'étaient Mertens, Astruc et Delpech. A l'autorité de ces trois noms célèbres, j'ai cru

(1) *Annales d'oculistique,* t. III, *p.* 79.

devoir ajouter pour complément celle du docteur Noppe, l'histoire qu'il relate, et qui fut constatée devant témoins, présentant ici un surcroît de preuve irrécusable. »

Revenant au diagnostic, nous ne pouvons faire ressortir des recherches précédentes que les circonstances suivantes : dans l'ophthalmie gonorrhéique, l'inflammation est bornée le plus souvent à un seul œil; elle débute simultanément par la conjonctive palpébrale et par l'oculaire (ce qu'il est assez rare de pouvoir constater); elle coïncide avec l'existence antérieure ou présente d'un flux urétral; le plus souvent, elle est le résultat de l'inoculation.

On le voit, nous sommes loin de cette précision presque mathématique à laquelle la science médicale moderne a la prétention d'atteindre. Si nous ne pouvons arriver à une démonstration complète, tâchons du moins de nous entourer de preuves et d'observations qui laissent au doute peu de prétextes plausibles. C'est dans ce but que nous emprunterons un nouveau signe distinctif de l'ophthalmie gonorrhéique à un mémoire publié sur cette affection, dans les *Annales d'oculistique*, par le docteur Frédéric Hairion, professeur d'ophthalmologie à l'Université catholique de Louvain.

Le diagnostic de la maladie se trouve dans la définition même qu'en donne cet habile observateur : « Ophthalmie reconnaissant toujours pour cause l'application directe du virus gonorrhéique sur la conjonctive, caractérisée par des propriétés spécifiques, virulentes, contagieuses, et par l'existence constante d'une petite tumeur arrondie ou ovalaire, sous-cutanée, douloureuse à la pression, située au devant de l'oreille du côté malade, et due à l'engorgement des ganglions lymphatiques. »

Cette tumeur, cet engorgement ganglionnaire, ce véritable bubon pré-auriculaire, le docteur Hairion l'a observé dix fois, savoir : cinq fois sur des malades atteints de pan-

nus double, soumis à l'inoculation de la matière gonorrhéique de l'urètre (dans le but de guérir une autre maladie);
trois fois sur des malades atteints d'ophthalmie purulente
développée à la suite de l'application de la matière gonorrhéique sur les yeux ; une fois sur un enfant âgé de trois
mois, à la suite d'une ophthalmie purulente développée le
lendemain de sa naissance ; une fois chez une femme qui
présentait un chancre primitif occupant la moitié interne du
bord libre de la paupière inférieure gauche. Sur sept cents
affections oculaires aiguës ou chroniques, le docteur Hairion
a constaté l'absence de ce bubon pré-auriculaire. Dans l'observation d'ophthalmie syphilitique inoculée (n° 30) que m'a
fournie Delpech, il existait un engorgement des ganglions
cervicaux , qui n'est pas sans quelque analogie avec le
bubon pré-auriculaire dont parle le docteur Hairion.

Ce bubon pré-auriculaire serait, suivant l'auteur, à l'ophthalmie gonorrhéique ce que le bubon est à l'écoulement
urétral. Rappelons ici que le docteur Philippe Boyer, dans
son *Traité pratique de la syphilis*, a fondé le diagnostic
des affections syphilitiques primitives des parties génitales,
sur l'existence constante du bubon syphilitique au pli de
l'aine. Le bubon caractéristique de la gonorrhée virulente
ne se résout jamais complétement, et persiste toute la vie,
suivant M. P. Boyer. D'accord avec lui sur ce point, le docteur Hairion a vu, par contre, le bubon de l'oreille disparaître entièrement.

Voilà donc un signe diagnostique précis, évident, facile à
constater, qui semble devoir être admis sans contestation ,
puisque sa présence a été reconnue dans les cas spécifiques,
et son absence constatée dans sept cents cas de maladies
oculaires étrangères à la syphilis. Malheureusement la critique, opposant à l'observation personnelle son sceptique
contrôle, a élevé des doutes tendant à infirmer la valeur de
faits aussi nombreux que décisifs.

Le bubon pré-auriculaire, dit M. Florent Cunier dans le journal que nous venons de citer, ne peut être considéré comme un signe pathognomonique de l'ophthalmie syphiliti-que. Il l'a rencontré dans les cas suivants :

1 cancer de l'œil (*tumeur pré-auriculaire volumineuse et douloureuse*) ;

1 phlegmon de l'œil (*tumeur fort peu volumineuse et indolente*) ;

2 tumeurs du sac lacrymal avec encanthis érysipélateux (*tumeur volumineuse et douloureuse*) ;

9 ophthalmies scrofuleuses (*tumeur des deux côtés 3 fois, d'un seul côté 6 fois, les deux yeux étant malades*) ;

2 ophthalmies militaires, recrudescentes par cause traumatique (*tumeur indolente*) ;

1 ophthalmie des nourrices (*tumeur indolente des deux côtés*) ;

2 blessures du globe oculaire (*tumeur douloureuse et très-prononcée*).

Par contre, le bubon pré-auriculaire s'est rencontré dans quinze cas d'ophthalmie gonorrhéique très-grave. Il semble à M. F. Cunier que le bubon pré-auriculaire ne constitue, dans le plus grand nombre des cas, qu'une manifestation scrofuleuse, dont l'affection oculaire profonde, vénérienne ou de toute autre nature, n'est que l'occasion : ce qui, selon lui, n'établit pas un signe infaillible, mais un simple indice probable. Et cependant le docteur Hairion assure avoir constaté l'absence du bubon pré-auriculaire dans sept cents cas d'affections oculaires étrangères à la syphilis. A qui ajouter foi, au critique ou à l'auteur ?

Une considération qui doit aider le praticien en ce qui touche le diagnostic de cette ophthalmie spécifique, est celle-ci : dans nos climats, l'ophthalmie purulente est beaucoup plus rare chez l'adulte que l'ophthalmie blennorrhagique. Je n'oserais pas être aussi affirmatif relativement aux enfants. En Belgique, cette considération ne saurait être d'aucun secours.

L'ophthalmie blennorrhagique a pour signes caractéristiques, je le répète, de débuter à la fois par la conjonctive palpébrale et par l'oculaire; d'arriver rapidement au plus haut degré d'une inflammation tout aussitôt suivie de suppuration; de se borner le plus souvent à un seul œil; d'exister en même temps qu'un écoulement urétral, ou de lui avoir succédé; d'être presque toujours le résultat du transport de la matière contagieuse de la verge à l'œil (véritable inoculation); de développer enfin fréquemment une petite tumeur ovalaire, douloureuse à la pression, située au devant de l'oreille du côté malade, et due à l'engorgement des ganglions lymphatiques.

Ces données sont-elles suffisantes pour nous guider dans la pratique? Oui, certes, et au delà. Nous sommes très-souvent obligés d'agir sur des indices bien plus incertains, dans quelques maladies du cerveau entre autres. Laissons pointiller les esprits méticuleux, les gens qui travaillent si bien toute matière qu'à force de vouloir rendre le diagnostic précis, ils l'annihilent; à force de vouloir rendre la clarté éclatante, ils n'engendrent que les ténèbres. N'oublions pas qu'il n'est pas donné à la science médicale d'arriver à des démonstrations mathématiques.

Ainsi donc, tenant pour avéré que les signes caractéristiques énumérés plus haut, diagnostiquent une ophthalmie gonorrhéique, nous ne devons pas hésiter à recourir au mode de traitement que réclame cette redoutable affection. *Hæc, ut potero, explicabo, nec tamen quasi Pytheus Apollo, certa ut sint et fixa dixero, sed ut homunculus unus e multis probabiliora sequens.* (Cicero. Tusc.)

Il existe une autre espèce d'ophthalmie qui a, comme la précédente, des rapports de cause à effet avec la syphilis,

mais qui survient spontanément après l'extinction des symptômes primitifs. Elle a une marche chronique, qu'accompagnent des douleurs atroces durant la nuit et supportables
dans le jour ; elle intéresse presque exclusivement les parties intérieures de l'œil : l'iris, la capsule du cristallin, le
corps vitré, la rétine ; elle n'enflamme presque pas la conjonctive, et n'ulcère que très-faiblement la cornée. La première serait un symptôme primitif analogue à la blennorrhagie, la seconde un symptôme secondaire coïncidant avec
l'intoxication syphilitique générale. (Delpech.)(1)

Il est bien rare que cette syphilis larvée ne présente que
les symptômes d'une conjonctivite chronique. Le diagnostic
serait, dans ce cas, plein d'incertitude et d'obscurité, mais
l'erreur n'aurait aucune conséquence grave. Le plus souvent,
des altérations spécifiques, soit sur l'œil même, soit sur le
reste du corps, décéleront la nature de la maladie. Ce sont
les divers accidents secondaires et tertiaires : des ulcérations,
des syphilides, des exostoses, etc. Il suffira d'un examen
attentif pour éviter toute erreur. L'exemple suivant le démontre.

OBSERVATION 49. *Syphilis simulant une ophthalmie ciliaire.*

*Sympt. ant.* Bubon inguinal ; deux ulcérations aux cuisses.— *Sympt.
diagn.* Ulcère à la paupière supérieure gauche ; syphilides et macules
cuivrées ; cicatrices de l'aine et des cuisses.

« Une fille de la campagne, âgée de 17 ans, eut un bubon inguinal à gauche, puis deux ulcérations à la cuisse.
Une ancienne ophthalmie scrofuleuse reparut bientôt, compliquée d'une ulcération au bord ciliaire de la paupière supérieure gauche tuméfiée. Cette ulcération naissait à une
ligne et demie de la commissure externe, longeait le bord
ciliaire dans une étendue de deux lignes environ, le dépas-
sait d'une ligne supérieurement, et commençait à envahir

(1) *Chirurgie clinique.* t. I, p. 318.

la conjonctive dans le milieu. La nature de la maladie fut
méconnue par suite de l'absence de symptômes apparents de
vérole constitutionnelle. (Arrachement des cils, cautérisation
de la surface ulcérée). Six semaines plus tard, l'ulcère offrait une dureté remarquable à ses bords, qui étaient élevés;
il s'étendait sur la surface conjonctivale jusqu'au haut du
tarse; le bord de la paupière était dur, déchiqueté, rongé
dans toute son épaisseur, sur une hauteur et une épaisseur
de près de deux lignes. Une éruption en diverses parties du
corps, notamment sur le front et les oreilles, des taches
cuivrées découvertes sur la poitrine (datant de trois mois),
les cicatrices de l'aine et de la cuisse ne permirent plus de
doute. C'était une ophthalmie ciliaire ulcérée, de nature vénérienne. » (1)

OBSERVATION 50. *Syphilis simulant une ophthalmie.*

*Sympt. ant.* Chancre à la verge. — *Sympt. diagn.* Ulcérations à la
gorge et aux paupières; ecthyma du bras et du cuir chevelu.

« Chez un cordonnier âgé de 25 ans, à la suite d'un
chancre à la verge qui s'était cicatrisé sous l'influence de la
cendre de tabac, il survint, six semaines après, des ulcérations chancreuses de la gorge, et bientôt deux ulcérations
placées l'une près de la commissure interne, l'autre sur le
bord de la paupière inférieure gauche, les unes et les autres
ayant le caractère phagédénique. Il existait en même temps
un ecthyma du bras, du front et du cuir chevelu. » (2)

Ainsi, bien que la coexistence de petits ulcères avec l'ophthalmie puisse éclairer sur la nature de celle-ci en raison de
l'aspect ou de la marche phagédénique de ces ulcères, c'est
surtout à la recherche d'autres accidents, secondaires ou
tertiaires, que devra procéder le praticien, et c'est sur leur

(1) F. Cunier, *Annales d'oculistique. t.* XVI, *p.* 166 *et* 167.
(2) F. Cunier, *loc. cit.*

existence qu'il fondera la certitude de son diagnostic. Le plus souvent, ce seront les diverses espèces de syphilides qui coïncideront avec l'ophthalmie syphilitique chronique.

Je trouve dans les mêmes *Annales* un fait des plus curieux, dans lequel l'altération de la conjonctive présentait tous les caractères des syphilides cutanées.

OBSERVATION 51. *Syphilis simulant une ophthalmie ulcéreuse.*

*Sympt. ant.* Non précisés. — *Sympt. diagn.* Taches cuivrées à la peau ; macule cuivrée de la conjonctive. — Iodure de potassium. — Guérison.

« Une femme mariée portait un petit ulcère à l'angle des paupières. A l'aspect qu'il présentait, M. le docteur Smée (*London Medical Gazette*) reconnut un caractère spécifique ; il apprit d'ailleurs que le mari et la femme avaient été atteints de syphilis, trois ans auparavant. De nombreuses taches cuivrées existaient sur la peau au moment où la malade se présenta ; elle en prit si peu de soin, qu'elle cessa de se présenter dès que l'ulcération fut guérie. Peu de temps après, elle revint. En examinant la conjonctive, M. Smée trouva sur cette membrane une tache un peu moins grande qu'une pièce d'un *penny ;* elle paraissait constituée par la conjonctive tuméfiée dans ce point ; la surface de cette membrane paraissait évidemment très-élevée en cet endroit, et sa coloration s'était changée de telle façon qu'elle offrait une teinte cuivrée, analogue, quoique moins foncée, à celle des taches de la peau. Cette partie de la conjonctive n'était pas absolument opaque, mais demi-transparente : elle faisait supposer qu'il y avait là augmentation du volume de la membrane ; elle ne présentait aucune vascularisation anormale. La teinte cuivrée ne tenait donc pas à l'état de la circulation, mais à la maculation syphilitique même. La cure antivénérienne fut tentée par le tartre stibié ; aucun résultat n'ayant été obtenu, l'iodure de potassium fut donné à la dose de quatre grains, trois fois par jour. Les taches de la peau et la maculature conjonctivale disparurent alors. » (1)

### §. II. IRITIS SYPHILITIQUE.

Comme je l'ai dit plus haut, la forme la plus commune des affections syphilitiques de l'œil, c'est l'iritis. Au dire de Lawrence, elle constitue un signe aussi peu équivoque de vérole constitutionnelle qu'aucun des accidents réputés tels. Elle survient lorsque les symptômes syphilitiques envahissent ce que J. Hunter appelait le second ordre des parties, c'est-à-dire la peau et la gorge. Aussi voit-on l'iritis accompagnée le plus souvent d'ulcères à la gorge et d'éruptions cutanées. Renvoyant, pour l'étude complète de cette forme intéressante et curieuse des métamorphoses syphilitiques, aux traités spéciaux d'ophthalmologie, je me bornerai à en extraire ce qui a trait au diagnostic.

« Dans l'iritis syphilitique, la zone rouge qui environne la cornée, offre une teinte légèrement brune. Les Allemands comparent son aspect à la couleur de la canelle (Lawrence). La sclérotique est d'un rouge pâle, qui forme autour de la cornée un cercle assez large, plus visible vers cette dernière, moins visible quand il se rapproche de la circonférence du globe oculaire. La cornée perd de son éclat, elle paraît mate. On remarque un trouble de l'humeur aqueuse (Weller). La coloration morbide que l'iris a contractée dans le petit cercle, présente une teinte livide violacée ou cuivrée, semblable à celle des syphilides du derme. De même que celles-ci offrent une certaine élévation au-dessus du niveau de l'épiderme, de même, dans l'iritis syphilitique, le petit cercle de l'iris est plus tuméfié

---

(1) *Annales d'oculistique. t.* XIV, *p.* 31.

que dans les autres espèces, et forme un anneau élevé, composé de flocons épais et tomenteux. Cet aspect tomenteux et le gonflement du tissu de l'iris s'étendent même quelquefois au delà du petit cercle et sur la plus grande partie de cette membrane (Sichel). L'iris est fortement bombé en avant, sa surface antérieure est très-inégale et convexe; enfin ce diaphragme paraît hypertrophié. Cette altération de texture devient surtout remarquable, si on la compare à l'aspect offert par l'iris affecté d'un travail pathologétique de nature arthritique. Dans ce dernier cas, le tissu de l'iris, au lieu de s'épaissir, paraît au contraire s'amincir; ses rayons s'écartent, et mettent à nu, dans leurs interstices, de petites portions de pigmentum, ou bien la couche pigmenteuse disparaît elle-même de la surface postérieure de l'iris, et est remplacée par des plaques nacrées bleuâtres ou d'un gris d'ardoise (Sichel). »

« La pupille est contractée ou altérée dans sa forme, elle paraît tirée vers le nez. L'iris est plus élevé vers l'angle interne de l'œil que dans le reste de sa circonférence; il présente à sa surface plusieurs taches de matière jaunâtre épanchée, ou de petites granulations tuberculeuses d'une couleur rouge ou brunâtre. Lorsque ces petites saillies sont situées au bord de la pupille, elles le fixent à la capsule, et rendent le cercle pupillaire anguleux et irrégulier (Lawrence). »

« Il survient des douleurs ostéocopes qui commencent à se faire sentir vers la racine du nez, et s'étendent, en suivant la direction de l'arcade sus-orbitaire, jusqu'à la commissure externe des paupières; elles se manifestent après le coucher du soleil, le soir à cinq, six ou sept heures, atteignent leur plus haute intensité vers minuit, et arrachent au malade des cris et des gémissements; enfin elles cessent vers quatre ou cinq heures du matin. »

« Si la maladie est abandonnée à elle-même, il se manifeste vers le bord ciliaire et vers le bord pupillaire de l'iris, de

petites productions bosselées et inégales, de couleur rougeâtre, ou gris-jaunâtre, connues sous le nom de crêtes de coq,
condylomes qui remplissent souvent toute la chambre antérieure de l'œil, et peuvent aller jusqu'à pousser la cornée en
avant. Il se développe quelquefois en même temps des ulcères lardacés dans le tissu de la cornée, tandis que, dans
le voisinage de l'œil, il se forme des tumeurs gommeuses et
tophacées qui s'ulcèrent promptement (Weller). »

## §. III. FISTULE LACRYMALE *A LUE VENEREA.*

On lit dans B. Bell : « J'ai plusieurs fois vu cette affection (ophthalmie palpébrale syphilitique) des paupières réunie à un autre symptôme dont je ne crois pas qu'aucun
auteur ait fait mention. Les larmes se ramassent d'abord
goutte à goutte près de l'angle interne de l'œil, et il en résulte un suintement continuel sur les joues. Ceux qui n'ont
pas eu des occasions fréquentes d'examiner l'œil dans cet
état, sont sujets à prendre ce larmoiement pour une fistule
lacrymale commençante : il est au contraire l'effet d'une cause
très-propre à prévenir la formation de cette maladie. En y
regardant de près, on aperçoit évidemment qu'elle dépend
de ce que les points lacrymaux sont obstrués par la matière
visqueuse accumulée sur le cartilage des paupières : en conséquence, les larmes, au lieu de pénétrer, comme elles le
doivent, par ces ouvertures dans le conduit lacrymal, et de
là dans le nez, sont repoussées et forcées de couler le long
des joues. Tantôt ce larmoiement est passager et cesse avec
la cause qui l'a produit ; mais d'autres fois, il résiste à tous
les remèdes, ce qui est dû, je pense, à ce que la maladie,
en vieillissant, a entièrement effacé les points lacrymaux.
Ce flux continuel de larmes sur les paupières est toujours
fort gênant ; il rend, dans certains cas, les joues sensibles au
point d'y produire de la douleur, et quelquefois même un

léger degré d'ulcération. Cet état est généralement compliqué avec les éruptions syphilitiques des autres parties. » (1)

Ce n'est qu'après avoir posé les conclusions qui terminent cet ouvrage, et en fouillant de nouveau dans mes livres, que j'ai retrouvé, à la page 6 du n° de juillet 1846 du *Journal des connaissances médico-chirurgicales*, les quelques lignes suivantes, qui ont trait à la fistule lacrymale syphilitique :

« Une jeune fille de 24 ans vient de passer plusieurs mois dans le service de M. le professeur Gerdy, pour une affection des voies lacrymales avec oblitération du canal nasal. L'origine du mal paraît syphilitique, car cette femme, malgré ses dénégations, en porte les vestiges sur son voile palatin, qui est rouge et en partie détruit. Cette affection de l'arrière-bouche, de nature très-probablement syphilitique, a commencé il y a deux ans, et c'est à cette époque également que le canal nasal a commencé à s'engorger. Il s'est alors manifesté une tumeur lacrymale du côté gauche ; celle-ci s'est abcédée au bout de quelques mois, et il en est résulté une fistule que la malade a complétement négligée pendant plus d'un an. Lors de son entrée à la Charité, la malade présentait de l'épiphora. La fistule s'était fermée. A la place du sac, on sentait un noyau dur dont la pression ne produisait de regorgement de liquide en aucun point. »

Le reste de l'article est relatif à d'infructueuses tentatives d'opération.

Une note sur la tumeur lacrymale vénérienne, insérée par le docteur Tavignot dans le n° de janvier 1848 du même journal, présente l'indication suivante : « La tumeur lacrymale de nature vénérienne ressemble assez, au premier abord, aux autres tumeurs lacrymales, pour qu'il soit possible de la confondre avec elles. H. Boerhaave, parlant des causes de la tumeur lacrymale, dit : S'il s'élève à cet en-

(1) B. Bell, *loc. cit. t.* 11, *p.* 199.

droit (l'os unguis et l'apophyse montante de l'os de la mâchoire) une tumeur, alors le sac est comprimé comme il
arrive à l'occasion d'un polype. La même maladie arrive
dans la vérole, savoir, l'exostose de cet os qui produit la
compression. (*Des maladies des yeux, p. 21.*) »

« Dans ses *Mémoires et observ. anat. physiol. et phys. sur
l'œil,* Janin rapporte, p. 322, l'observation suivante : Une
dame eut, à la suite d'une maladie vénérienne, une exostose
à l'apophyse angulaire du coronal, d'où résulta un flux de
larmes habituel. La tumeur osseuse comprimait si fort le sac
lacrymal, que les points lacrymaux ne pouvaient plus transmettre dans leur réservoir le liquide qu'ils pompaient.Quoique
la malade eût été traitée et guérie d'une gonorrhée compliquée
de chancres, il y avait encore lieu de présumer que cette
exostose avait pour principe un virus vénérien, surtout
d'après les douleurs lancinantes et momentanées qu'elle
avait dans cette partie pendant la nuit, au point de lui causer souvent des insomnies. Cette tumeur disparut en l'espace de quarante-six jours, ainsi que le larmoiement, par un
traitement mercuriel. Il n'y eut pas de récidive. »

« Les rétrécissements et les oblitérations du canal nasal peuvent encore dépendre, dit Chélius, d'autres causes que de
l'inflammation de la muqueuse : ils peuvent être formés par
des altérations des os, des caries surtout, suite de syphilis. »(1)

« La tumeur, et plus tard les fistules lacrymales peuvent
être la conséquence d'une hypérostose du maxillaire supérieur, portant spécialement sur son apophyse montante qui
concourt à former les voies lacrymales. Ordinairement il
existe en même temps un commencement de nécrose de
l'os incisif, et si l'on ébranle légèrement les dents incisives,
elles se déplacent, non pas dans leurs alvéoles, où elles restent
solidement fixées, mais avec l'os qui les supporte et qui est

(1) *Traité pratique d'ophthalmologie, t.* II, *p.* 55.

lui-même devenu mobile. Telle est la lésion pathologique produite par la vérole constitutionelle que M. Ricord a le premier fait connaître avec détails, et dont nous avons observé plusieurs exemples. Cette exostose, ou cette périostose n'à pas toujours pour siége exclusif l'apophyse montante de l'os maxillaire : elle peut se rencontrer également sur l'apophyse angulaire du frontal, sur l'os unguis lui-même, et dans ces divers cas, se trouver en rapport avec le sac lacrymal. »

« La tumeur lacrymale syphilitique peut exister seule et sans autre symptôme de vérole constitutionnelle, de même que l'on observe quelquefois comme unique symptôme dénotant l'existence d'accidents tertiaires, une exostose isolée de la clavicule ou du tibia. »

« La tumeur lacrymale vénérienne méconnue et abandonnée à elle-même, donne naissance à des accidents toujours très-fâcheux : ainsi les exostoses finissent par s'ulcérer et la carie survient ; ou bien les parois osseuses du canal se rapprochent, la membrane fibro-cartilagineuse qui le double est détruite, et le conduit des larmes est supprimé. »

*Diagnostic :* « Le symptôme qui caractérise le mieux la dacryocystite ordinaire, est la présence d'une tumeur mollasse élastique, demi-fluctuante, située vers l'angle interne de l'orbite, et ordinairement placée au-dessous du tendon de l'orbiculaire, mais quelquefois aussi envoyant un prolongement au-dessus de lui. Lorsque l'on presse sur elle, cette tumeur se vide, dans le plus grand nombre des cas, soit par les points lacrymaux, soit par le canal nasal, ou bien encore simultanément par ces deux voies. Une fois le liquide muco-purulent qui distendait le sac, évacué, il est possible de constater avec la pulpe de l'index les rapports normaux des saillies que l'on rencontre dans cette région de la face, et la régularité de la conformation de la charpente osseuse de ce côté comparée

avec celle du côté opposé. Dans la tumeur lacrymale vénérienne, au contraire, la distention exagérée du sac ne constitue
pas toute la difformité ; le plus souvent , on constate sur les
parties latérales du nez, correspondant au sillon naso-facial et
dans la direction du canal nasal, une tuméfaction dure et résis-
tante à la pression , produite par l'hypérostose du maxillaire
supérieur ; ce gonflement osseux devient plus prononcé encore
lorsqu'il s'étend jusqu'à l'apophyse montante du maxillaire.
Il n'est guère plus difficile de reconnaître l'hypérostose du
canal nasal à l'aide du cathétérisme , qu'il ne l'est de diagnostiquer par le palper la tuméfaction osseuse siégeant au
niveau du sac lacrymal, en se servant pour cette exploration de la sonde de Laforest, modifiée par M. Serres, d'Uzès. »
( Tavignot.)

Dans tous les cas, et plus spécialement encore dans ceux
où le toucher et l'exploration par le cathétérisme laisseraient
quelques doutes sur la nature des altérations locales, dans
tous les cas, dis-je, il faudra que cette partie matérielle,
anatomique , toute locale , du diagnostic, soit secondée par
les indications que fourniront les signes anamnestiques, les
rapports de succession , d'enchaînement des symptômes
véroliques antérieurs avec le développement de la tumeur
lacrymale , et surtout par la présence simultanée sur quelque point de l'économie, voisin ou éloigné, d'accidents caractéristiques de l'infection constitutionnelle. Il est rare, je
crois, qu'on ne parvienne pas à en découvrir , car dans les
deux seules observations que je connaisse , et que je viens
de transcrire , ils n'ont pas fait défaut. Dans la première, la
malade portait des stigmates de vérole sur la voûte du palais
ulcéré et en partie détruit ; dans la seconde, la tumeur osseuse était elle-même le siége de douleurs momentanées se
déclarant la nuit au point de causer des insomnies.

Il est d'autant plus important de ne pas méconnaître dans
la tumeur lacrymale , une origine vénérienne, que les ten-

tatives d'un traitement purement chirurgical échoueront le plus souvent contre elle , ainsi que cela est constaté dans la première observation, tandis qu'un traitement mercuriel ou ioduré aura les plus grandes chances de réussite. Janin n'opéra point sa malade : il la guérit par les seuls mercuriaux.

## §. IV. CATARACTE SYPHILITIQUE.

Dans le passage cité quelques pages plus haut, où Delpech énumère les altérations organiques qui peuvent résulter de l'action du virus syphilitique sur le globe oculaire , il se trouve quelques mots sur lesquels je dois revenir. Cet auteur signale comme pouvant être produite par la vérole devenue constitutionnelle , l'altération de la capsule du cristallin. Bien qu'il ne précise pas la nature de l'altération , il est naturel de penser qu'il entend l'obscurcissement, l'opacité de cette membrane.

Existerait-il donc des cataractes syphilitiques ? Tous les traités d'ophthalmologie sont muets sur ce point. Serait-il impossible d'en rencontrer des exemples ? J'ai fini par en découvrir un : le voici.

OBSERVATION 52. *Syphilis simulant la cataracte.*

*Sympt. ant.* Non précisés. *Sympt. diag.* Accidents véroliques non spécifiés. — Traitement antisyphilitique. — Guérison de la vérole et de la cataracte.

« Il y a peu d'années qu'un capitaine de vaisseau, racontait M. Lallemand dans une de ses leçons de clinique , ayant la vue obscurcie, consulta un médecin qui constata l'existence d'une cataracte bien caractérisée. L'opération fut décidée, et l'on arrêta le jour où elle devait être pratiquée. Cependant le malade ayant , en même temps, une maladie vénérienne dont il désirait être guéri , on traita d'abord celle-ci, afin d'éloigner toute complication. Mais à mesure que le traitement avançait et que les symptômes syphilitiques disparaissaient, le cristallin, de son côté, reprenait sa limpidité, et à la fin, le malade avait recouvré la vue. L'opération devint inutile. Le même traitement avait guéri la vérole et la cataracte qui en dépendait. (1)»

Je conviens que, pour beaucoup de lecteurs, le nom de M. Lallemand aura à peine assez d'autorité pour donner créance à cette incroyable guérison, et que plus d'un restera encore vis à vis cet illustre maître dans les dispositions du disciple Thomas. Je conçois qu'ici on ne puisse se défendre d'un doute sans pour cela encourir le reproche d'être un homme de peu de foi, et qu'on voulût, avant de croire, en pareille matière, voir le cristallin pendant et après son opacité, le toucher en quelque sorte au doigt, c'est-à-dire l'examiner de très-près, à la loupe. Le fait accepté comme réel, quel vaste champ n'ouvre-t-il pas à nos réflexions ! quel encouragement n'y trouvons-nous pas à devenir plus hardis dans nos essais pharmaceutiques, plus confiants dans les ressources médicales, avant d'en venir, pour la cure de la cataracte, à l'*ultima ratio*, à la seconde arme d'Hippocrate, au fer !

Le silence des oculistes sur la cataracte syphilitique, s'il ne constituait pas une présomption contre la réalité de cette espèce d'affection, donne tout au moins la preuve de sa rareté extrême. Les syphiligraphes ne m'ont guère fourni plus de clartés. A peine un ou deux auteurs la citent-ils comme un accident possible de la vérole confirmée.

B. Bell lui consacre ces quelques lignes : « J'ai vu plusieurs fois, dit-il, la cataracte se former dans les derniers degrés de la syphilis, sans qu'on pût l'attribuer à d'autre cause qu'au virus syphilitique. La manière particulière dont ce symptôme s'est manifesté, m'a convaincu qu'il était l'effet de ce virus. Le cristallin n'est d'abord que partiellement affecté; on y aperçoit des lignes blanches ça et là;

(1) A. Courty, *la Clinique de Montpellier*, nᵒˢ du 1ᵉʳ février et du 1ᵉʳ mars 1844.

ces lignes s'étendent peu à peu, et rendent enfin toute la surface du cristallin opaque. » (1)

Bell ne dit rien qui ait trait à la curabilité par les mercuriaux de cette cataracte spéciale ; mais il paraît bien, d'après les lignes précédentes, qu'il l'a vue se former sous l'influence directe de la cachexie syphilitique. Dans l'observation de M. Lallemand, il n'est pas dit si l'opacité de la membrane du cristallin s'était développée concurremment avec la diathèse vénérienne, ou postérieurement ; puisqu'il la considère et la met en relief comme un symptôme de syphilis, il n'est pas à présumer qu'elle ait existé avant l'apparition de cette dernière. Cependant je regrette que le fait ne soit pas mieux constaté. Ce qui m'oblige à exprimer ce regret, c'est l'observation suivante que je trouve dans les *Observationes medicæ rariores Joannis Schenckii a Grafenberg*, à la p. 151.

OBSERVATION 53. *Cataracte et Syphilis.*

Développement de la cataracte antérieur à l'infection syphilitique. — Traitement de la vérole par les frictions mercurielles. — Guérison de la vérole et de la cataracte.

*Cæcus quidam altero oculo, gallicosus factus, hydrargyri inunctione a suffusione et morbo gallico vindicatur.*

*Quidam, qui antequam morbo gallico afficeretur, altero oculo cœcus erat, suffusione densissima ( vulgus cataractam vocal ) oculum occupante, hydrargyri inunctione, a morbo gallico et a suffusione, quod maxime mirum est, evasit. ( Alexan. Trajan. Petron. lib.* v. c. i. *de Morbo gallico.* )

Oui, *mirum est !* répétais-je aussi ; et réfléchissant sur ce fait recueilli en 1565 par Alexandre Trajan Petronio, médecin du pape Grégoire XIII, je me demandais les conséquences qu'il fallait en tirer. Le virus vérolique, en infec-

_____

(1) *Loc. cit.*, *t.* II, *p.* 197.

tant les liquides et pénétrant les solides du corps humain, ferait-il subir aux désordres morbides déjà existants une modification nouvelle, une transformation spéciale? les ferait-il rentrer dans son domaine par une sorte d'appropriation; et en se les assimilant ainsi, les rendrait-il modifiables par les mêmes agents qui le modifient lui-même, curables par les mêmes remèdes qui le guérissent? L'observation ci-dessus de Petronio me semblait autoriser ces vues spéculatives.

Mais j'ai lu récemment dans le n° du 15 avril 1850 du *Journal des connaissances médico-chirurgicales*, quelques observations reproduites du *Journal der Chirurgie und Angenheilkunde*, dans lesquelles on voit que le docteur Wilhelm Rau, professeur à l'École de médecine de Berne, a été assez heureux pour guérir des cataractes commençantes, soit par les mercuriaux (sublimé à l'intérieur et frictions mercurielles sur la région oculaire), soit par l'iodure de potassium. Les opacités n'étaient que partielles et à leur début. En outre, plusieurs de ces malades avaient éprouvé, depuis plus ou moins longtemps, et récemment, des douleurs rhumatismales. Je me suis demandé s'il n'avait existé chez les mêmes malades aucun antécédent de vérole, et si les douleurs qu'ils ressentaient étaient réellement rhumatismales et non vénériennes. Je regrette que, vu les effets exceptionnels de la médication, l'auteur ou le traducteur n'ait pas constaté avec soin l'absence de toute complication syphilitique. Cette omission est d'autant plus fâcheuse que je vois ici les antisyphilitiques n'être employés qu'en dernier lieu, et lorsque des médications et des agents usités contre le rhumatisme avaient échoué. Des essais dans le même sens ne peuvent tarder à fixer la valeur du traitement hydrargyrique contre les cataractes non vénériennes, et de confirmer ou d'infirmer l'action curative du mercure sur les altérations simples de la capsule du cristallin.

En l'état, les faits qui précèdent doivent nous suggérer l'idée, je dis plus, nous imposer le devoir, toutes les fois qu'un malade atteint de cataracte aura subi antérieurement l'infection vérolique, de le soumettre aux agents curateurs de la syphilis, avant d'en venir sur lui à une opération chanceuse. Il serait facile aux médecins oculistes de découvrir les rapports qui peuvent exister entre une contamination préalable et le développement de la cataracte : une enquête sur le passé des malades qu'ils ont déjà opérés, leur fournirait à l'instant des notions très-lumineuses, et à nous peut-être, des données fort utiles pour la cure médicale de cette affection. Je pose cette question parce que chez quelques opérés de ma connaissance intime, j'ai pu obtenir l'aveu d'une syphilis essuyée dans un passé plus ou moins lointain.

## ARTICLE III.

### DES AFFECTIONS INTESTINALES SYPHILITIQUES.

Au commencement de ce chapitre, j'ai dit que l'action du virus vénérien pouvait se porter sur les organes digestifs, et y déterminer des accidents dont une cure appropriée à la cause qui les produit, était seule capable de triompher. On conçoit qu'alors même, beaucoup d'obscurités environnent le diagnostic et doivent rendre l'erreur fréquente. De là sans doute le petit nombre d'observations que j'ai pu recueillir sur ce genre de métamorphoses. La maladie, dans ce cas, n'aura-t-elle point quelques caractères spéciaux qui puissent faire soupçonner, sinon reconnaître, son origine? Je vais citer les exemples que m'en ont offert les auteurs, et tâcher de tirer parti de ces matériaux, quelque incomplets, quelque insuffisants qu'ils soient.

Rien de plus facile à admettre *a priori* que le développement sur la muqueuse rectale d'accidents analogues à ceux qui se montrent habituellement à l'extrémité supérieure des voies digestives, à la région bucco-pharyngienne. Les pustules et les végétations anales sont au moins tout aussi fréquentes que les tubercules et les ulcères de l'arrière-gorge. Pourquoi donc l'action du principe vénérien ne se porterait-elle pas à quelques pouces au-dessus de l'extrémité anale, comme à quelques pouces au delà de l'ouverture pharyngienne ? Il ne répugne nullement de croire que cela arrive tout au moins dans des cas rares, exceptionnels, et que des phénomènes de phlogose rectale, ténesme, évacuations sanguinolentes, glaireuses , séro-purulentes , puissent se produire sous la dépendance d'une diathèse vénérienne.

Ces dyssenteries syphilitiques doivent se montrer peut-être plus communément dans les ports de mer, en raison de la fréquence des accidents *a postera venere*, plus nombreux là qu'ailleurs. J'ai tvouvé dans Sauvages la trace de cette métamorphose de la syphilis.

OBSERVATION 54. *Syphilis simulant une dyssenterie.*

« Un jeune homme, épuisé depuis longtemps par une dyssenterie, prit plusieurs remèdes qui ne produisirent aucun effet. On l'attribua à une vérole cachée, dont on crut entrevoir des signes. Dans l'état désespéré où il etait , on lui administra des stomachiques , des astringents, auxquels on joignit une petite dose d'éthiops minéral. Il se trouva soulagé au bout de quelques jours , et guérit enfin parfaitement. Je tiens cette histoire du docteur Gibert, médecin à Alais. (Voir Boile, *de Medicam. simpl. Dysenteria syphilitica.* » (1)

Cette observation , Sauvages ne la possédait que de seconde

(1) Sauvages , *Médecine méthod. t.* VIII, *p.* 180.

main. Elle est bien pauvre de détails, et ne résisterait pas à une discussion sérieuse. Quels étaient ces signes indicateurs de la vérole cachée ? Quelle fut, dans la guérison, la part des stomachiques, des astringents, et celle du sulfure noir de mercure ? Ces sortes d'histoires ne sont guère bonnes qu'à nous faire connaître le *modus agendi* de nos devanciers, en pathologie syphilitique. Lorsque la critique moderne veut les mettre en œuvre, elle les voit tomber en ruine sous la moindre pression, et se réduire à rien.

Pendant la durée de l'infection vénérienne, l'apparition de troubles gastriques n'est pas chose très-rare. Si nous revenons à l'observ. 9, où la syphilis multiplia et varia tant la forme de ses déguisements, nous y voyons, en même temps que les jambes s'enflent et que la fraîcheur du teint disparaît, l'appétit se perdre ; plus tard, à des palpitations de cœur, à l'orthopnée, à la toux, à l'hémoptysie, à la céphalalgie, à l'alopécie, succéder, sous l'influence d'une légère indigestion, de violents maux d'estomac avec pertes blanches abondantes et crises nerveuses épileptiformes ; et ces souffrances gastriques alternant pendant un an avec les autres accidents, ne disparaître, comme eux et sans retour, qu'au moment où un ecthyma syphilitique opéra une décharge critique sur divers points de la surface cutanée, et dévoila l'unique cause de cette multitude de maux.

Chez l'épileptique de l'observ. 13, un malaise général et quelques dérangements dans le système digestif servirent d'avant-coureurs au mal caduc. Un autre épileptique (Fecker, observ. 20), au moment de la rechute qui suivit sa guérison apparente, éprouva des nausées et des vomissements fréquents ; il rejeta, à différentes reprises, du sang mêlé à des aliments à demi digérés, bien qu'il n'éprouvât aucune douleur à l'estomac. Ces troubles digestifs ne paraissaient pas être uniquement provoqués par les vertiges épileptiformes qui dominaient la scène ; car ils augmentèrent par l'ingestion de l'iodure de potassium, et forcèrent le médecin à suspendre l'emploi de ce médicament, et à n'y revenir qu'après avoir calmé l'irritation gastrique. Rappellerai-je le malade de l'observ. 33, qui, guéri en apparence d'une iritis, d'une amaurose et d'une hémiplégie vénériennes, offrit pendant un an le singulier phénomène suivant? Chez lui, le plus léger repas, la digestion d'une simple tartine de beurre, suffisait pour susciter des maux de tête intolérables, auxquels se joignait une insomnie opiniâtre et rebelle à tous les moyens.

Il y aurait de l'exagération à soutenir que la vérole fut la cause directe de tous ces accidents, mais il est présumable qu'elle n'était point étrangère à quelques-uns d'entre eux. Son action paraîtra plus directe et plus manifeste dans les faits suivants.

OBSERVATION 55. *Syphilis simulant la gastralgie, l'hépatalgie et l'hypocondrie.*

*Sympt. ant.* Chancres et bubons ; traitement insuffisant ; souffrances gastriques dont, pendant huit ans, la cause n'est pas découverte ; envoi aux eaux d'Aix en Savoie.— *Sympt. diagn.* Vingt jours après l'usage des eaux, syphilide serpigineuse ; cessation des accidents gastriques.

« M. S... avait eu à 22 ans des chancres et un bubon non suppuré ; ils furent traités par le mercure, mais mal et incomplétement. Pendant plus de six mois, le malade, fort négligent, quitta le traitement, et y revint à plusieurs reprises, sans laisser les symptômes primitifs s'éteindre entièrement. Un an après leur guérison, M. S... éprouva une gastralgie, une hépatalgie, une constipation opiniâtre, de mauvaises digestions, des symptômes d'hypocondrie. Il consulta plusieurs médecins, et prit bien de remèdes qui n'améliorèrent guère son état. Huit ans se passèrent dans cette situation, et le malade était devenu de plus en plus souffrant, mélancolique, hypocondriaque. Il alla alors, par mon conseil et par les conseils des médecins de Paris, aux eaux d'Aix.

en Savoie. Vingt jours après les avoir prises en bain, en douches, il parut, sur la partie antérieure de la poitrine, des
plaques rouges ; il se forma des pustules qui furent suivies
d'ulcérations, et une syphilide serpigineuse se dessina parfaitement. La maladie intérieure cessa. M. S... revint à Lyon,
où, après l'examen et la considération des circonstances ac-
tuelles, je le soumis à un traitement par la tisane de Feltz,
additionnée d'une petite quantité de sublimé, et par les sudorifiques. Son état s'est beaucoup amélioré ; mais des ulcères, quoique peu étendus, existent encore ; il est probable que la continuation du même traitement, ou d'un traitement analogue, et le régime, finiront pour amener l'entière
guérison. » (1)

Chez ce malade, les souffrances abdominales sont primitives ; elles sont engendrées par l'action directe du virus
syphilitique sur les organes hépatiques et intestinaux ; elles
se compliquent bientôt d'hypocondrie, disposition mentale
assez fréquente dans les maladies gastriques rebelles, invétérées.

Dans l'observ. 14, il existait aussi de l'inappétence, une
constipation opiniâtre, un état saburral des premières voies
et une mélancolie portée jusqu'à des idées de suicide, accidents que quelques parcelles de sublimé dissipèrent avec
une si remarquable promptitude. Mais ces désordres étaient
secondaires ; ils pouvaient n'être que la conséquence des
douleurs intolérables développées sur d'autres points par la
syphilis, de l'insomnie, etc. douleurs et insomnie qui devaient troubler les fonctions digestives, et qui, produites par
toute autre cause que la vérole, eussent pu amener les mêmes effets. Dans ce dernier cas, la guérison de la cause
spécifique s'étendit aussi sur ceux des effets qui, probablement, ne tenaient point à cette spécificité. Dans l'observation

(1) Baumès, *Précis des maladies vénériennes*, t. 1, p. 372.

de M. Baumès, au contraire, la gastralgie et l'hépatalgie étaient des symptômes spécifiques, directement, immédia-. tement syphilitiques, et à ce titre, réclamant un traitement spécifique.

M. Baumès ne dit point si ces souffrances ne revenaient que la nuit, ou du moins, si elles s'exaspéraient la nuit. La méprise de ce praticien distingué et d'habiles médecins de Paris, fait supposer qu'il n'en était rien. Toutefois, l'ancienneté du mal, sa résistance à des traitements divers, auraient peut-être dû faire soupçonner une diathèse cachée. En pareille circonstance sans doute, les présomptions n'eussent pas fait défaut à nos anciens maîtres : les citations que je leur ai empruntées le démontrent assez. Si la règle de conduite qu'ils semblent s'être imposée eût été suivie dans le fait relaté par M. Baumès, l'honneur du diagnostic aurait été enlevé au hasard auquel ici nous voyons qu'il revint tout entier. Il en serait résulté plus de lustre pour notre art, et une plus prompte guérison pour le malade.

Je rappelle donc le précepte que j'ai ci-devant formulé. Dans toute maladie chronique, rebelle à des traitements convenables, ou dont la nature est enveloppée d'obscurité, il est du devoir du médecin de chercher si elle ne dépendrait pas d'une diathèse cachée, de la κακοηθεια de Gallien, *cacoethia* de Baillou et de Baglivi, de la syphilis enfin, aujourd'hui la plus commune des diathèses. C'est en se conduisant d'après ce principe que MM. Andral et Marc arrachèrent à une mort qui semblait prochaine, les deux malades dont je vais retracer l'histoire. Chez le premier, une blennorrhagie fut le point de départ de la maladie. La santé resta ensuite florissante pendant trois ans, sans que le virus syphilitique manifestât sa présence dans l'organisme, par des signes extérieurs. Peut-être n'était-il pas étranger à l'apparition fréquente de quelques boutons à la vulve, boutons qui furent considérés comme dartreux, et que les bains de

Baréges firent disparaître sans retour. De vives affections morales et des chagrins de toute sorte firent passer la syphilis de l'état latent à l'état apparent. Elle se couvrit d'abord du masque d'une affection de l'estomac, simulant une gastrite chronique, et même une dégénérescence incurable de cet organe. Pourquoi cette préférence pour l'estomac? Le père de la malade était mort d'une altération organique de l'estomac : la fille avait-elle une disposition héréditaire aux maladies de cet organe? Cette disposition a-t-elle eu quelque influence sur le choix du lieu envahi d'abord par la syphilis?

Tous les moyens curatifs employés contre cette redoutable phlegmasie, avaient échoué; les plus énergiques comme les plus doux s'étaient montrés impuissants à procurer un soulagement marqué et quelque peu durable. L'apparition d'une ulcération d'aspect syphilitique sur la paroi postérieure du palais, fit soupçonner la véritable cause des désordres gastriques. On tenta les mercuriaux. Tout aliment solide ou liquide était promptement rejeté, à l'exception du lait d'ânesse. Le sublimé corrosif fut immédiatement gardé et absorbé sans difficulté, sans douleur. Les frictions mercurielles achevèrent la cure.

En résumé, pour cause première, une blennorrhagie; pour durée de la syphilis à l'état latent, trois années; pour cause déterminante de son réveil, des chagrins violents; pour métamorphose, la gastrite chronique; pour symptôme indicateur de la nature de celle-ci, un chancre pharyngien, et la subite tolérance de l'estomac pour les mercuriaux : voilà ce que nous offre l'importante observation que nous allons transcrire.

OBSERVATION 56. *Syphilis simulant une maladie organique de l'estomac.*

*Sympt. ant.* Blennorrhagie ; éruption suspecte à la vulve.— *Sympt. diag.* Ulcération syphilitique du pharynx.— Mercuriaux. — Guérison.

« Une femme âgée de 29 ans, née d'un père mort d'une affection organique de l'estomac, mariée à l'âge de 17 ans, et ayant eu quatre enfants dans les cinq premières années de son mariage, contracta une blennorrhagie qui fut radicalement guérie par les antiphlogistiques et la potion de Chopart. Elle paraissait jouir de la plus florissante santé. De temps en temps seulement se montraient aux grandes lèvres quelques boutons qui, soigneusement examinés, furent jugés dartreux, et qui, traités par les bouillons rafraîchissants et vingt bains de Baréges, ne reparurent plus. Au bout de deux ans, Madame *** fut en proie à de vives émotions morales ; sa vie domestique fut traversée par des chagrins de toute espèce. Dès ce moment, Madame *** commença à perdre son embonpoint ; son visage se décolora ; son teint devint plombé, livide ; l'appétit se perdit ; les aliments introduits dans l'estomac causaient une sensation douloureuse dont la malade rapportait le siége au-dessous de l'appendice xiphoïde ; ils étaient quelquefois rejetés peu d'heures après leur ingestion. La région épigastrique, palpée avec soin, ne présentait aucune tumeur ; elle était sensible à la pression ; des éructations fréquentes avaient lieu ; la langue était habituellement blanchâtre ; les selles étaient naturelles. Le pouls présentait rarement de la fréquence ; la peau était aride. Les règles revenaient chaque mois comme de coutume, mais beaucoup moins abondamment. Aucun symptôme ne pouvait faire soupçonner que le foie fût atteint. Malgré tous les efforts de l'art (sangsues, fomentations émollientes, emplâtre stibié, vésicatoires volants, glace appliquée sur l'épigastre, cautère au bras, opiacés), la maladie faisait d'effrayants progrès ; les vomissements étaient journaliers : toute espèce d'aliments, solides ou liquides, était rejetée , à l'exception du lait d'ânesse, qui seul était encore digéré. »

« On désespérait de la malade, lorsqu'un jour, elle se plaignit d'une chaleur incommode à la gorge et d'une difficulté d'avaler. L'inspection des parties fit découvrir, sur la paroi postérieure du pharynx, une ulcération peu large et arrondie, dont l'aspect se rapprochait assez de celui des ulcères syphilitiques. Il n'existait aucun autre symptôme vénérien. On se demanda alors s'il n'était pas possible d'admettre que l'affection de l'estomac qui allait conduire la malade au tombeau , fût due à un vice syphilitique. Quelque hasardeuse que fût cette idée, M. Andral s'y rattacha, parce que c'était la seule chance de salut qui restât encore. Les mercuriaux furent bien supportés, mais ne commencèrent à produire une amélioration marquée que vers le vingt-cinquième jour : administrés alors avec plus de hardiesse, ils ne tardèrent pas à rendre à la malade toute la plénitude de sa santé. » (1)

« Le fait que nous venons de rapporter est loin d'être sans analogue dans les annales de la science, ajoute M. Andral. On lit dans Stoll, par exemple, l'histoire d'un individu qu'il délivra, par un traitement mercuriel, de vives douleurs abdominales, accompagnées d'un trouble marqué dans la digestion et d'un dépérissement général. » Je n'ai pu trouver cette observation dans Stoll.

Voici la seconde observation.

(1) Andral, *Clinique médicale, t.* iv, *p.* 122.

OBSERVATION 57. *Syphilis simulant la gastrite chronique et la phthisie pulmonaire.*

*Sympt. ant.* Blennorrhagie, chancres, bubons, exostoses, douleurs ostéocopes, syphilides.—Traitements incomplets.—*Sympt. diagn.* Douleurs profondes dans les muscles ; exostose du tibia.— Frictions mercurielles. — Guérison.

« Un acteur d'un des théâtres de Paris, âgé de 40 ans, avait eu plusieurs fois des symptômes de maladie syphilitique : blennorrhagie, chancres, tuméfaction des ganglions inguinaux, gonflement de diverses parties du périoste, douleurs ostéocopes, pustules cutanées. Il n'avait jamais subi aucun traitement suivi. Lorsqu'il consulta M. Marc, il était dans le plus déplorable état de dépérissement. Face très-pale ; exprimant la souffrance, joues excavées, grande maigreur ; épuisement des forces tel que c'est avec beaucoup de peine que le malade peut marcher dans sa chambre, et qu'il ne peut plus descendre l'escalier de la maison qu'il habite ; petite toux sèche, fréquente, avec enrouement de la voix et légère douleur au larynx ; respiration courte, précipitée ; langue un peu rouge, anorexie, douleur épigastrique, vomissements fréquents, selles naturelles ; douleurs très-vives et profondes dans les membres ; tuméfaction douloureuse vers le milieu de la face interne du tibia, paraissant dépendre d'un gonflement du périoste. D'après les symptômes qui viennent d'être énumérés, cet individu semblait être atteint d'une double phlegmasie de l'estomac et des bronches, et l'on pouvait très-fortement soupçonner chez lui l'existence de tubercules pulmonaires, ou en redouter le développement. Cependant MM. Andral et Marc auscultèrent sa poitrine, et ce mode d'investigation, non plus que la percussion, ne leur découvrit aucune lésion organique de l'appareil respiratoire. Depuis longtemps le malade avait été soumis à toutes les variétés du traitement antiphlogistique sans en retirer aucun avantage. Dans cet état de choses,

M. Marc se demanda si ce n'était pas là une phthisie vénérienne ; et après en avoir délibéré avec M. Andral, il commença l'usage des frictions mercurielles; de la tisane de
salsepareille fut donnée à l'intérieur. Peu après, les forces
se rétablirent, la face prit un aspect plus naturel, les phénomènes morbides fort inquiétants qui existaient du côté
des poumons et de l'estomac, disparurent, et au bout de
trois mois d'un traitement pendant lequel le mercure agit
assez énergiquement pour provoquer la salivation, la santé
de Monsieur *** était rétablie. » (1)

Eh oui! certes, c'était là une gastrite, une bronchite, un
marasme d'origine syphilitique. Si l'on n'a pas constaté dans
l'arrière-gorge quelque ulcération trop profondément située,
si la périostose du tibia, si les douleurs vives et profondes
dans les membres (il n'est point dit qu'elles ne fussent pas
nocturnes), ne paraissaient pas des indices suffisants pour
démontrer la nature vénérienne d'un si complet dépérissement, un retour sur la vie antérieure du malade eût convaincu les plus incrédules. Quel passé! quelle série d'accidents syphilitiques! Tout l'appareil des symptômes primitifs, secondaires et tertiaires, s'y trouve :

C'est la vérole entière à sa proie attachée !

Joignez à cela l'absence des signes d'un travail de tuberculisation dans les poumons, l'insuccès radical de toutes les
variétés du traitement antiphlogistique, et le peu de soin
avec lequel des traitements spécifiques avaient été opposés
aux premières insultes syphilitiques, et dites si l'on pouvait
hésiter un instant à remonter à une diathèse larvée, ad
κακοηθειαν. Le mercure est administré. La phlegmasie
contre laquelle les antiphlogistiques étaient restés impuissants, cède à l'action hydrargyrique. Entre la maladie

(1) Andral, loc. cit. t. IV, p. 126.

et le remède, il y avait convenance réciproque. L'organe souffrant a merveilleusement supporté l'agent curateur. Nouvelle preuve de la tolérance que l'on rencontre si souvent en thérapeutique.

Ajoutons avec M. Andral : « Il nous paraît peu physiologique de ne voir dans toute altération des fonctions de l'estomac (ceci peut s'étendre à d'autres organes), qu'un résultat d'irritation qui ne varie que par ses degrés. L'on ne songe alors qu'à combattre la phlegmasie par des évacuations sanguines, et l'on oublie que souvent cette phlegmasie est elle-même un effet, et que, par les saignées, on ne combat en aucune manière la cause qui la produit. C'est cette cause qu'il s'agirait surtout de chercher, de trouver et de combattre. Ainsi ont raisonné les médecins qui ont soigné les deux malades dont nous venons de rapporter l'histoire, et ils ont réussi. S'il est vrai d'ailleurs que des ulcérations de la peau, de la membrane muqueuse buccale et pharyngienne, reconnaissent pour cause le virus syphilitique, et qu'on leur oppose avec succès un traitement mercuriel, nous ne voyons pas pourquoi des ulcérations, ou autres lésions des parties plus profondes des membranes muqueuses, ne pourraient pas aussi reconnaître la même cause, et ne céderaient pas au même traitement. Des observations nombreuses et bien faites peuvent seules décider cette question ; or, ces observations, la science les attend encore. »

Ce vide signalé dans la science, je suis loin d'aspirer à le combler entièrement. Heureux si je parviens à le restreindre autant qu'il m'est possible, en y jetant les matériaux que j'ai rassemblés dans ce traité !

## ARTICLE IV.

## DE L'HYDROCÈLE SYPHILITIQUE.

Dans l'observation suivante, on verra le virus vénérien exerçant son influence sur la séreuse vaginale du testicule, en exalter les fonctions sécrétoires, et produire une hydrocèle de nature spécifique. Un habile chirurgien était à la veille de pratiquer la ponction, lorsque l'examen d'une fissure dartreuse à la face palmaire de la main droite, la teinte cuivrée qu'elle présentait, et le souvenir d'une ancienne infection, engagèrent M. le docteur Foissac à prescrire un traitement spécifique. Dartre et hydrocèle guérirent en même temps.

Immédiatement après, je citerai un fait de ce genre, recueilli par M. le docteur Rattier, dans le service de M. Ricord. L'analogie qu'il présente avec l'observation de M. le docteur Foissac et la diversité des résultats, donneront à leur rapprochement un grand intérêt, et de ce rapprochement naîtra peut-être un utile enseignement.

Observation 58. *Syphilis simulant une hydrocèle.*

*Sympt. ant.* Non précisés. — *Sympt. diagn. Psoriasis palmaria* cuivré. — Frictions mercurielles. — Guérison du *psoriasis* et de l'hydrocèle.

« M. B..., âgé de 40 ans, fut pris en 1830 d'une hydrocèle du côté droit, sans cause connue; il n'avait pas reçu de coup sur cet organe; il ne montait jamais à cheval. Des affaires incessantes avaient seules fait différer une opération regardée comme l'unique moyen de guérison par M. J. Cloquet, lorsque le malade consulta M. Foissac sur une éruption qu'il portait depuis plusieurs années à la face palmaire de la main droite. On voyait à la base de l'éminence thénar une fissure profonde, étendue, surmontée d'écailles tombant et se renouvelant sans cesse, sans prurit et sans douleur.

En raison de la couleur cuivrée que présentait la peau, M. Foissac interrogea le malade sur ses antécédents. A l'âge de 23 ans, il avait été atteint d'une syphilis dont M. Cullerier oncle l'avait délivré par un traitement suivi, le temps voulu, avec exactitude. Cinq ans après, sans nouvelle infection, la dartre s'était déclarée à la main, et depuis, tantôt améliorée, tantôt aggravée, n'avait jamais cessé entièrement malgré les cautérisations, les bains simples et sulfureux, le sirop de salsepareille et autres dépuratifs. De 25 à 40 ans, M. B...., marié deux fois, n'avait point communiqué de maladie suspecte à ses deux femmes. La ténacité de l'éruption, et surtout sa couleur cuivrée, mirent sur la voie d'un traitement spécifique. Deux mois de traitement par les frictions d'onguent mercuriel double, par la tisane de salsepareille, par des bains fréquents et un purgatif par semaine, non-seulement guérirent pour toujours la fissure palmaire, mais même dissipèrent complétement l'hydrocèle. » (1)

OBSERVATION 59. *Syphilis simulant l'orchite et l'hydrocèle.*

*Sympt. ant.* Blennorrhagie—Orchite. — Marasme.—Mort — A l'autopsie : vaste ulcération de l'urètre ; ulcération de la muqueuse vésicale; abcès de la vésicule séminale gauche; suppuration de l'épididyme.

« Boisseau (52 ans) entra à l'Hôpital du midi le 2 avril 1836, salle 3, n° 13. Il avait eu précédemment quatre blennorrhagies différentes à des époques qu'il ne pouvait préciser. La dernière, qui lui avait causé beaucoup de douleur, après deux mois de durée sans traitement, avait été suivie d'une orchite, du côté droit, pour laquelle le malade fut admis à l'hôpital. L'orchite datait alors de huit jours. Après quelques applications de sangsues, le gonflement du testicule avait un peu diminué. M. Ricord avait indiqué comme complication la présence d'une hydrocèle à l'état

(1) D.ʳ Foissac, *Bulletin de thérapeutique*, t. XXI, *p.* 129.

aigu. Encouragé qu'il était par le résultat de ses nombreuses expériences, il pratiqua la ponction. Mais les douleurs qui, par suite de cette ponction, avaient diminué d'une manière notable, reparurent le troisième jour, en même temps qu'un nouvel épanchement de liquide dans la tunique vaginale. Nouvelle ponction, même résultat. Troisième ponction et injection vineuse. Le 30 mai, le malade était guéri de son orchite et de son hydrocèle, mais l'écoulement blennorrhagique avait persisté malgré l'emploi des balsamiques et des révulsifs. Dans cet état, le malade quitta l'hôpital pour vaquer à ses occupations. Il y revint bientôt avec une orchite compliquée d'hydrocèle du côté gauche. M. Ricord pratiqua encore la ponction à l'aide du bistouri, mais l'écoulement blennorrhagique augmenta progressivement. Les garde-robes ne se faisaient pas; la manne dans du sérum fut prescrite. Enfin un marasme progressif, que rien ne put arrêter, amena la mort. »

« A l'autopsie, l'appareil génito-urinaire ayant été enlevé, et l'urètre, ainsi que la vessie, fendu par sa partie supérieure, on découvrit une vaste ulcération qui avait détruit les trois quarts de l'urètre dans toute son épaisseur. En avant, le lambeau de la membrane muqueuse urétrale détaché des parties sous-jacentes, et seulement adhérent à sa partie antérieure, était légèrement hypertrophié; en arrière, un lambeau plus considérable était aussi hypertrophié et induré. Plusieurs ulcérations arrondies, avec la forme des ulcérations vénériennes, entamant toute l'épaisseur de la muqueuse vésicale, apparaissaient à la surface de la vessie. La vésicule séminale gauche offrait un vaste abcès; la droite était intacte, mais le canal éjaculateur et le canal déférent du côté gauche, établissaient une continuité de maladie depuis l'urètre jusqu'à l'épididyme suppuré, qui offrait dans son intérieur un abcès qui déjà avait entamé une partie du testicule; sur le même organe, adhérence complète des deux surfaces de la tunique vaginale à droite; fausses membranes établissant des liens d'union, dans celle de gauche. »

« Aucun indice extérieur n'avait pu faire reconnaître la lésion décrite. Jamais le malade n'avait été sondé ni soumis à l'usage des injections. » (1)

Cette observation est citée pour prouver la réalité du chancre larvé. Je veux bien qu'elle mette hors de doute l'existence de l'ulcère intra-urétral; sera-ce le seul fruit à retirer de sa lecture ? Je ne puis m'empêcher de soulever la question suivante : Si l'on eût opposé une médication spécifique à cette blennorrhagie rebelle, même alors qu'outre les symptômes locaux graves, orchite et hydrocèle, écoulement intarissable, elle donnait lieu à des symptômes généraux de marasme, l'issue fatale de la maladie n'eût-elle pas pu être prévenue? La doctrine qui veut que l'on administre les mercuriaux contre les accidents primitifs, quand ils sont aussi tenaces, si elle eût été suivie dans ce cas, n'aurait-elle pas été justifiée par un succès ? Ma conviction profonde est qu'il eût été possible de sauver Boisseau par un traitement hydrargyrique.

Dans la troisième partie de ce traité, on verra des phthisies pulmonaires qui semblaient être arrivées au troisième degré, et prochainement mortelles, guérir sous l'influence des mercuriaux, et par cela seul que les altérations des organes affectés étaient le résultat d'une syphilis larvée. Ce que les spécifiques ont opéré sur le larynx, ils eussent pu le faire sur la verge et à la vessie. Cette vaste ulcération eût pu se cicatriser, la suppuration du testicule tarir, l'écoulement urétral se supprimer, le marasme s'arrêter, les forces se rétablir, la santé renaître; en un mot, l'art aurait pu vaincre la maladie, tandis qu'il a été vaincu par elle.

Était-ce à de semblables accidents produits dans la vessie

par le virus vérolique qu'étaient dus les symptômes signalés dans l'observ. 50, que je citerai au chapitre suivant ; accidents qui furent attribués tantôt à des hémorrhoïdes vésicales, tantôt à la présence d'un calcul rénal dans l'urètre ; accidents caractérisés par de la dysurie, et quelquefois par l'émission involontaire de l'urine s'échappant goutte à goutte, surtout la nuit, et lorsque le malade n'avait pu entièrement vider la vessie ? L'urine présentait constamment un sédiment muqueux, rouge et haut d'un travers de doigt. Le malade vécut ainsi pendant dix ans, ne s'étant procuré, à diverses reprises, qu'un soulagement passager par l'usage des eaux de Carlsbad. Des symptômes de phthisie se joignirent aux souffrances vésicales. Une éruption de papules cuivrées et des douleurs de tête nocturnes, vinrent tout à coup éclairer le médecin sur la nature syphilitique de l'une et l'autre affection. L'une et l'autre cédèrent aux mercuriaux et à la cure par l'abstinence.

## ARTICLE V.

### DES AFFECTIONS RHUMATISMALES SYPHILITIQUES.

L'appareil musculaire, les membranes synoviales, le système fibreux et tendineux, n'échappent pas aux atteintes de la syphilis ; et alors que le virus vérolique y porte son action, il est hors de doute qu'il ne puisse y produire les simulacres du rhumatisme musculaire, de l'arthrite, soit rhumatismale, soit goutteuse, et même d'une tumeur blanche. Dans l'étude de ces syphilis larvées, il est essentiel de diviser les accidents protéiformes qui découlent de la vérole proprement dite, de ceux qui se lient à la blennorrhagie, et de traiter séparément de ce qui se rapporte à chacune de ces catégories. A la première reviendront le rhumatisme musculaire et la goutte syphilitique ; à la seconde, l'arthrite dite avec raison blennorrhagique ; à toutes les deux, certaines tumeurs blanches.

17.

Dans ces syphilis larvées , le symptôme principal est la douleur , ainsi que cela a lieu dans le rhumatisme ; comme dans le rhumatisme aussi , cette douleur est mobile ; elle a des siéges divers, multiples; elle attaque, soit les parties charnues , soit les surfaces articulaires , séparément ou simultanément. Variable en intensité , elle peut être portée à un *summum* de violence tel,qu'elle arrache des cris au patient, et ne lui laisse aucun repos. Ce sont là leurs caractères communs ; mais hâtons-nous d'ajouter que d'essentielles dissemblances les séparent , et viennent, dans l'immense majorité des cas , donner au diagnostic une précision qui éloigne toute erreur.

Aujourd'hui, ces douleurs musculaires et arthritiques d'origine syphilitique, ne se déclarent que lorsque le virus a infecté l'économie entière , et que l'éclosion des symptômes secondaires est prochaine. Il en était autrement à l'époque de l'apparition de la syphilis en Europe. Chez les premières victimes du fléau , la vérole avait à peine creusé son ulcère sur les parties génitales , qu'elle prenait possession de l'organisme entier, couvrant le corps de larges et horribles pustules , corrodant la gorge , le nez , les yeux , etc. etc. Dans cette effervescence virulente , d'atroces et insupportables douleurs dans les muscles de la tête, du cou , dans les os des jambes , dans les jointures des membres ou dans les articulations du tronc, précédaient quelquefois les symptômes spécifiques locaux et primitifs. Le plus souvent, elles servaient de prodrome aux symptômes secondaires , et dans quelques cas , les accompagnaient jusqu'à leur parfaite guérison. Ces douleurs étaient alors à la syphilis ce que l'ensemble des phénomènes généraux et la fièvre d'incubation sont à la variole , à la rougeole , à la scarlatine.

Ainsi donc, de l'exposé ci-dessus , on peut raisonnablement inférer qu'à l'époque où la syphilis débuta en Europe, elle s'y produisit (tout au moins dans la manifestation de ses premiers symptômes) comme une fièvre éruptive de mauvais caractère, *mali moris*. Quelques faits empruntés à Gaspard Torella, médecin contemporain de la naissance du fléau parmi nous (1497), viendront appuyer de leur autorité les considérations qui précèdent.

OBSERVATION 60. *Syphilis simulant le rhumatisme muscu-laire.*

*Sympt ant.* Chancre. — *Sympt. diagn.* Exacerbation nocturne des douleurs ; pustules ; périostoses.

Un jeune homme âgé de 24 ans, le jour même où il a commerce avec une femme vérolée, voit le mal se dévelop-per chez lui.

*Infectio incœpit apparere in virga, ut solet ad pluri-mum aliis evenire : nam sequenti die apparuit ulcus in virga, cum quadam duritie longa, tendente versus inguina, ad modum radii, cum sorditie et virulentia. Post sex dies, ulcere semicurato, correptus fuit ab intensissimis doloribus capitis, colli, spatularum, brachiorum, tibiarum et cos-tarum, et præsertim in eorum musculis, cum maximis vigiliis, a quibus molestabatur non nisi in nocte post pri-mum somnum. Post decem dies, apparuerunt multæ pus-tulæ in capite, facie et collo ; nec malum ab eruptione pus-tularum levari videbatur. Dolores enim et pustulæ mane-bant ; nec augebantur, nec minuebantur binorum mensium spatio. Accesserunt et nodositates in membris.*

Pendant dix jours, ce jeune homme fut en proie à des douleurs excessives dans la tête, le cou, les omoplates, les bras, les jambes et les côtes, et principalement dans les muscles de ces parties. Comment les eût-on distinguées des douleurs rhumatismales ? Aux signes suivants : un chancre à demi guéri existait sur la verge ; la douleur était nulle le jour ; elle ne se déclarait que la nuit, s'accompagnant d'une opiniâtre insomnie; des pustules caractéristiques vinrent bientôt se joindre aux douleurs, et plus tard, des exostoses sur les membres.

OBSERVATION 61. *Syphilis simulant le rhumatisme.*

*Sympt. ant.* Chancres. — *Sympt. diagn.* Retour nocturne des douleurs; syphilide squammeuse.

Chez un autre malade âgé de 46 ans, trente jours séparent l'infection de la verge de l'éruption de larges taches rouges, sans pustules. Mais, *elapsis quinque diebus, fuit correptus doloribus intensis capitis, colli, spatularum. Maculæ vero incœperunt cortices ad modum furfuris emittere. Postremo multiplicati sunt dolores per totum corpus, infestantes eum in nocte, et non in die.*

Dans ce cas, les douleurs sont précédées, non-seulement par l'accident primitif, mais encore par les accidents secondaires; elles ne règnent que la nuit. L'erreur est impossible.

OBSERVATION 62. *Syphilis simulant le rhumatisme.*

Douleurs nocturnes, sans symptômes antérieurs, remplacées, après deux mois de durée, par des pustules syphilitiques larges et couvertes de croûtes.

Chez un troisième malade, la vérole commença par les douleurs. Ce ne fut que deux mois plus tard, après une journée entière d'extrême fatigue, qu'à l'heure même de la nuit où il était tourmenté par les douleurs, le malade fut couvert de la tête aux pieds de larges pustules, chargées de croûtes, ce qui amena un grand soulagement dans ses souffrances.

Durant ces deux mois de douleurs, qu'elle eût dû être la base du diagnostic? Leur caractère nocturne. (1)

Le retour des douleurs pendant la nuit, ou tout au

(1) Voyez Aphrodisiaca, *p.* 545, 546, 547 et 550.

moins alors leur exaspération, imprime à ces rhumatalgies, à ces arthralgies syphilitiques, un cachet qui leur est propre, et qui, presque exclusivement, n'appartient qu'à elles. Que l'on relise les observations citées dans le cours de ce traité, celles entre autres comprises sous les n°ˢ 1, 2, 6, 7, 16, 19, 20, 23, 27, 37, 41, 43, 60, 61, 62, 63, 64, 67, 68, 74, 75, 77, 81, 83, 93, 95, 110, 114, 117 et 125. Que l'on consulte les auteurs, tant anciens que modernes, qui ont écrit sur la matière : presque partout où se produira la douleur, elle aura pour caractère spécial de ne se manifester que la nuit, ou si elle persiste durant le jour, de s'exaspérer la nuit. Les exceptions sont si rares que, pour en rencontrer un exemple, il faudrait peut-être parcourir une centaines d'observations.

C'est de ces douleurs que Sydenham a tracé le tableau suivant :

*Dolores tum caput, tum artus in articulorum interstitiis, humeros scilicet, brachia, et talos crudeliter laniant, nullo ordine invadentes, et per intervalla, licet noctu ægrum, lectuli calore perfusum, rarissime destituant, nec nisi sub auroram libenter evanescant.* Il ajoute : *Si crustulis, porrigine, varis, cutis deturpetur, in lepræ fere modum, tunc levari dolores, ita ut, quanto magis cutis fœdatur, tanto minus ægri decrucientur. At levamen hoc dolorum durabile non est. Nam universa symptomata pedetentim incrudescunt, dolor præ reliquis, qui tandem eo usque exacerbatur, ut se nequeat miser in lecto continere, sed, protinus exiliens, huc illuc in cubiculo cursitet, irrequietus ferme, donec illucescat.* (1) Ces derniers mots peignent bien l'état intolérable où était durant la nuit le pauvre garçon boulanger atteint de rhumatalgie intercostale, scapulaire, céphalique, et en dernier lieu, de paralysie de la face.

Fernel a cherché à établir les signes par lesquels les

(1) Sydenham, *Opera medica*, t. 1, p. 207.

douleurs rhumatismales se distinguent des vénériennes :
*Arthritis brevi parvoque tempore exoritur, idque ex de-
fluxione, quæ repente in articulum incubuit. Dolores vero
luis venereæ sensim multoque tempore procedunt, ab eo in-
cremento, quod pars male affecta paulatim congessit. Ad-
hæc arthritis aut in articulo, aut circa hunc consistit, fixa-
que est. Dolores ex lue non articulos, sed medios artus obsi-
dent, in quibus et plerumque tophi concrescunt, maxime
vero in fronte et capite, in clavibus, in medio humeri osse,
et in medio cubiti radio, et in parte priore tibiæ, nonnunquam in aliis quoque ossibus.* (1)

Dans l'arthrite, l'invasion de la douleur est brusque et
promptement suivie de la tuméfaction de la partie envahie;
dans la syphilis, la douleur n'augmente que peu à peu, et
n'est accompagnée qu'à la longue du gonflement de la partie affectée. En outre, l'arthrite occupe l'articulation ou les
tissus les plus voisins, et y reste fixée. C'est moins les articulations que le milieu des membres qu'assiégent les douleurs syphilitiques ; elles y font naître, le plus souvent, des
exostoses, principalement au front, à la tête, aux clavicules,
à la partie moyenne de l'humérus, du cubitus, du radius, à
la face antérieure du tibia, et parfois aussi sur d'autres os.

« Des douleurs fréquentes et cruelles se font sentir durant
la nuit, dit Astruc, surtout quand on est au lit, et que le
corps est échauffé par les couvertures. Ces douleurs diffèrent par leur nature, leur degré et les endroits qu'elles attaquent ; elles sont tensives, pongitives, pulsatives ou lancinantes. 1° Tantôt elles occupent les parties musculeuses et
membraneuses, et ce sont des douleurs de rhumatisme ;
tantôt elles occupent les ligaments et les tendons qui environnent les jointures, et ce sont des douleurs de goutte ;
tantôt elles occupent à la fois et les muscles et les jointures,
et ce sont des douleurs de rhumatisme et de goutte. 2° En-

(1) Fernel, *Opera medica*, t. II, p. 218.

tre les différentes espèces de douleurs vénériennes, il n'y en a que trois qui aient un nom particulier : la sciatique, qui attaque les parties voisines de l'os ischion et tout l'extérieur de la cuisse ; le lumbago, qui occupe les lombes et les muscles lombaires ; les douleurs ostéocopes, qui se font sentir dans les os comme si on les brisait, ou si on les perçait avec une tarière. 3° Au reste, les parties où se font sentir les douleurs vénériennes, sont quelquefois douloureuses et chaudes, sans tumeur ni inflammation ; d'autres fois, au contraire, elles s'enflent et s'enflamment, ce qui est suivi de suppuration, si l'on n'y remédie ; enfin ces douleurs sont tantôt fixes et permanentes, tantôt vagues et erratiques. »(1)

« Il faut bien prendre garde de confondre les douleurs véroliques de rhumatisme, de goutte et de sciatique, etc. 1° avec les douleurs légères qu'on appelle des inquiétudes, et qui, sur le soir, s'étendent le long des jambes, et obligent de les remuer continuellement malgré qu'on en ait. La différence ne saurait être plus marquée : car la chaleur du lit augmente les douleurs véroliques, au lieu qu'elle calme tout d'un coup les inquiétudes des jambes ; 2° avec le rhumatisme, la goutte et la sciatique ordinaires, qui en diffèrent en ce que les douleurs véroliques redoublent durant la nuit et s'adoucissent pendant le jour, et qu'elles résistent opiniâtrément à tous les remèdes, excepté le mercure ; au lieu que c'est tout le contraire dans les douleurs de rhumatisme, de goutte et de sciatique ; 3° avec les douleurs scorbutiques répandues en différents endroits du corps, d'avec lesquelles il est aisé de les distinguer, en ce que les douleurs scorbutiques sont jointes aux signes propres du scorbut, au lieu que les douleurs véroliques sont accompagnées des signes de la vérole, qui sont très-différents. » (2)

« Les douleurs véroliques, écrit M. Lagneau, soit des muscles et des organes fibreux, soit des os, ont cela de

(1) Astruc, *Mal vénér. liv.* IV, c. 1ᵉʳ, *art.* IV.
(2) Astruc, *loc. cit. liv.* IV, c. IV.

particulier qu'elles sont plus vives à la fin du jour et pendant les trois ou quatre premières heures de la nuit que dans
tous les autres instants, circonstance qui, jointe à leur résistance opiniâtre aux moyens ordinaires, les fera aisément
distinguer des douleurs rhumatismales, sciatiques, arthritiques, nerveuses et scorbutiques. Celles-ci, en effet, qui
sont très-communément exaspérées par l'impression du froid,
et surtout de l'humidité, au lieu d'être augmentées par la
chaleur du lit, comme celles dues à la syphilis, y perdent,
au contraire, presque toujours de leur force, et finissent
même souvent par laisser prendre du repos au malade, pour
peu qu'il s'abstienne de faire des mouvements. »

« Néanmoins, il serait prudent de ne pas s'en tenir exclusivement à ce seul caractère pour juger de quelle nature sont
des douleurs sur lesquelles on aurait quelque doute (ce qui
n'arrive que trop souvent, même aux praticiens les plus
exercés), car il est démontré par quelques faits irrécusables que celles qui sont évidemment vénériennes, sévissent
quelquefois avec autant et même plus de violence le jour que
la nuit, tandis que des douleurs rhumatismales (mais alors
elles sont très-aiguës), loin d'être apaisées par la chaleur du
lit, y acquièrent au contraire une nouvelle intensité. Dans
ces cas, on doit rechercher s'il n'existe pas d'autres symptômes syphilitiques. Dans beaucoup de circonstances, on
trouve des pustules, des ulcères consécutifs, des exostoses
et d'autres signes d'infection bien propres, par leurs caractères extérieurs, à faciliter le diagnostic. »

« Toutefois il ne faut pas croire que les exceptions et ano-
malies dont il vient d'être parlé, soient assez communes
pour détruire totalement l'importance qu'on attache avec
raison, depuis l'apparition de la syphilis, à ce caractère des
douleurs vénériennes des os, d'être principalement ressenties pendant la nuit. Les opinions systématiques doivent se
taire devant les faits qui se contrarient. Or, plus l'on con-

sulte ce que l'expérience nous enseigne à ce sujet, plus on est disposé à accorder à ce phénomène vraiment singulier, et jusqu'à présent inexplicable, une confiance toute particulière, lorsqu'il est question de déterminer la nature de douleurs osseuses de cause syphilitique. Je dirai même qu'il m'a paru souvent d'une grande utilité pour aider à caractériser d'autres affections chroniques déterminées par le même virus portant son action sur la gorge, ou tout autre partie molle du corps, et dont on aurait pu, sans lui, méconnaître encore longtemps l'origine. »

« Cette remarque mérite, ce me semble, de fixer l'attention des observateurs. Quant à moi, je pourrais citer une foule de circonstances dans lesquelles ce seul signe a suffi pour m'éclairer sur la nature vénérienne de douleurs auxquelles les malades étaient en proie depuis longtemps, sans qu'aucun des traitements qui leur avaient été administrés, leur eût procuré le moindre soulagement. Je n'en rapporterai qu'un seul exemple. »

OBSERVATION. 63. *Syphilis simulant un rhumatisme musculaire et arthritique.*

*Sympt. ant.* Non précisés. — *Sympt. diagn.* Exacerbation nocturne des douleurs. — Frictions mercurielles. — Guérison.

« Une jeune femme éprouvait depuis huit mois des douleurs fixées particulièrement sur les membres supérieurs, les articulations des épaules, les vertèbres cervicales et dorsales, ainsi que les muscles et les ligaments qui s'y attachent, et sur les deux genoux ; elle avait la plus grande peine à marcher, et travaillait difficilement à l'aiguille. Les changements de température augmentaient ou diminuaient sensiblement ses souffrances, qu'on attribuait à une cause rhumatismale, et contre lesquelles on avait longtemps employé sans succès les bains ordinaires, ceux de vapeur humide, les liniments stimulants, les ventouses, les vésicatoires, et toutes les boissons diophorétiques en usage en pareil cas. Ces incommodités, bien qu'elles se fissent sentir pendant le jour, étaient surtout plus vives pendant la nuit, et sous l'influence de la chaleur du lit. Ce seul indice, qui me fit soupçonner l'existence de la vérole, me détermina à prendre des informations sur l'état antérieur de la santé de cette malade, et j'appris que cinq ans avant (c'était pendant les six premiers mois de son mariage), elle avait éprouvé aux parties génitales du mal dont elle ne peut préciser la nature; elle pensait d'ailleurs en avoir été guérie par des tisanes et un petit nombre de pilules mercurielles que son mari lui avait fait prendre à cette époque. On conçoit que cette révélation ne me laissa plus le moindre doute. Je mis en conséquence cette femme à l'usage d'une forte décoction de salsepareille et de gaïac, et lui fis faire des frictions avec l'onguent napolitain. Promptement soulagée d'une maladie qui la rendait impotente et qu'elle croyait incurable, son traitement fut continué pendant quatre mois, et depuis neuf ans qu'il est terminé, aucune nouvelle douleur ne s'est manifestée. » (1)

On voit dans cette observation que la nature syphilitique des douleurs a été révélée à M. Lagneau par leur résistance à tous les traitements dirigés contre elles, et par leur exacerbation durant la nuit, à la chaleur du lit. La guérison radicale, définitive, qu'obtinrent les mercuriaux unis aux sudorifiques, justifiait encore, au bout de neuf ans, la sûreté du diagnostic.

Depuis Torella jusqu'à M. Lagneau, la tradition ne varie pas, et donne comme caractère des douleurs syphilitiques des articulations et des muscles, le retour, ou tout au moins l'exaspération nocturne. Ce caractère sera donc éminemment propre à faire distinguer le pseudo-rhumatisme vénérien du rhumatisme ordinaire.

Mais des circonstances pourront se rencontrer dans les-

(1) Lagneau, *Mal. vén.* t. 1, *p.* 403.

quelles des personnes actuellement ou autrefois atteintes de
syphilis, seront soumises à des influences hygiéniques et
météoriques capables d'engendrer chez elles l'affection
rhumatismale. L'habitation dans un lieu humide, l'exposition à une température froide., à la pluie, lorsque le corps
est en sueur, feront naître chez un vénérien des douleurs
musculaires, des inflammations arthritiques. Dans ce cas,
deux choses pourront arriver : ou bien le rhumatisme, maladie simplement intercurrente, conservera ses caractères,
sa marche indépendante, et n'exigera que sa thérapeutique
ordinaire; ou bien, soit de prime abord, soit après une durée
variable, il passera sous la loi de la diathèse vérolique, s'im-
prégnera de sa spécificité, et s'assimilera à elle ; il prendra
les caractères de la vérole, et en réclamera le traitement.

Tant que le rhumatisme sera sans spécificité, bien rarement l'ensemble des moyens thérapeutiques usités contre
cette affection, se montrera impuissant à le guérir, ou tout
au moins à le soulager notablement.

Dans les conjonctures où nous le supposons, montre-t-il une
persistance exceptionnelle? on sera déjà fondé à lui attribuer
une nature suspecte. Cette suspicion deviendra plus légitime en présence des signes de vérole constitutionnelle, ou
par le souvenir d'une contamination antérieure. C'est alors
que l'exacerbation nocturne, si elle se manifeste, viendra
ajouter de nouvelles probabilités au diagnostic, et déterminer
le médecin à tenter la cure par les spécifiques. Sous leur
influence, la guérison s'opère, et dans ce cas, conservera-t-
on des doutes sur l'existence réelle d'une syphilis larvée?
Qu'aux yeux des gens difficiles, le diagnostic soit hasardé,
contestable, soit. Mais la cure ? Comme en définitive le
rôle du diagnostic est de guider le praticien vers le traitement convenable, j'oserai dire : Heureuse erreur ! *felix culpa!*

Voici un exemple, entre plusieurs autres, d'une affection
syphilitique des muscles et des articulations qui, dévelop-

pée sous l'influence des causes ordinaires du rhumatisme,
fut prise pour cette dernière maladie, et qui, d'abord traitée
comme telle, sans aucun succès, céda rapidement à l'action
des mercuriaux.

OBSERVATION 64. *Syphilis simulant un rhumatisme musculaire et arthritique.*

*Sympt. ant.* Chancre à la vulve — *Sympt. diagn.* Exacerbation nocturne des douleurs ; insuccès des traitements ordinaires.— Mercuriaux.
— Guérison.

Au mois de septembre 1841, j'eus à donner mes soins
à Marie B..., mariée, sans profession, âgée de 33 ans, de
petite stature, de tempérament mixte. Elle s'adressait à moi
pour être soulagée d'un rhumatisme qu'elle regardait comme
incurable. Voici comment elle m'en racontait l'origine : en
1836, étant enceinte, elle se trouvait prise si fréquemment
de suffocation. et tellement tourmentée par les chaleurs de
l'été, qu'il lui arrivait souvent de se coucher sur les carreaux
de sa chambre, enveloppée seulement dans un drap de lit.
En outre, les murs de cette chambre avaient été récemment
enduits de plâtre. Elle mit au monde un enfant, sain en apparence, qui vécut trois mois. Après ses couches, Marie fut
prise de douleurs excessivement violentes dans presque toutes les parties de son corps, notamment dans les membres,
au tronc, dans les parois de la poitrine, douleurs qu'elle
rapportait tantôt aux muscles, tantôt aux articulations, tantôt à la moelle des os. Les douleurs étaient toujours plus fortes
la nuit. Deux saignées du bras, deux de la cheville, ne procurèrent qu'un soulagement momentané. Les douleurs ayant
paru se concentrer sur les jambes, des vésicatoires y furent
appliqués, mais ces douleurs ne cessèrent pas. La malade
ne retira non plus aucun avantage des eaux thermales de
Saint-Laurent (Ardèche).

Au moment où elle me consultait, elle ne ressentait plus
de douleurs, soit dans les bras, soit dans les parois de la

poitrine. Les douleurs se sont localisées dans les jambes, les cuisses et les pieds. Elle les caractérise par les expressions de *cuisson, d'élancement, de brûlure*. Elles sont soulagées par de douces frictions faites avec la main, mais elles s'accroissent par l'humidité de l'air, par les grands froids, comme aussi par les fortes chaleurs, lorsque le temps est incertain et que des vents contraires luttent entre eux. Elles ont leur siége dans les masses musculaires des cuisses, et principalement dans les petites articulations des orteils, aux parties latérales des genoux, sur l'arète du tibia. Le plus souvent elles sont mobiles ; mais lorsqu'elles se fixent sur un des points indiqués, la main y sent de la chaleur et un léger gonflement. Le séjour du lit est insupportable à Marie ; et durant les crises de souffrances, elle se hâte de le quitter, et de se promener des heures entières dans la maison qu'elle habite. Cette femme est amaigrie, sujette à des palpitations de cœur et à des douleurs lombaires supportables, mais continues, différentes des autres douleurs, et se rattachant à une métrite chronique dont une leucorrhée abondante est le symptôme confirmatif. L'ancienneté du mal, l'insuccès des remèdes, les souffrances nocturnes, les douleurs ostéocopes, me paraissant de suffisants indices de syphilis : j'interroge Marie sur ses antécédents, et j'apprends que, devenue mère cinq fois, elle a perdu tous ses enfants, trois au moment de leur naissance, ou peu après ; les deux derniers, l'un du muguet, à l'âge de huit mois, l'autre d'entérite, à l'âge de deux mois. Elle me fait en outre l'aveu qu'à 23 ans, après des rapports avec un amant, un bouton lui survint à la partie supérieure de la lèvre vaginale gauche. Il fut jugé de nature suspecte par un médecin, malgré les protestations de l'amant. Le bouton fut cautérisé à l'aide du nitrate d'argent, moins de six jours après son apparition. Il resta une plaie rouge, enflammée, unie, sans bords relevés, mais tendant à s'agrandir, et que les émollients n'adoucissaient

pas. Un charlatan en opéra la guérison par quatre applications successives d'une poudre noire. Marie était enceinte :
l'enfant qu'elle mit au jour mourut au bout de 48 heures,
la peau couverte de plaques bleuâtres.

J'eus tout lieu de présumer que les souffrances de Marie
B... étaient de nature syphilitique. L'issue heureuse d'un traitement par les frictions mercurielles et par les sudorifiques,
justifia ma manière de voir. Il n'y a pas eu de rechute.

C'est le propre des douleurs de rhumatisme syphilitiques
de disparaître à tout jamais, lorsque la diathèse syphilitique
qui les avait fait naître, a été complétement guérie. Le rhumatisme ordinaire est loin de se conduire ainsi : ceux qui
en ont souffert pendant assez longtemps, éprouvent, en général, le reste de leur vie, des retours plus ou moins fréquents de cette affection.

Deux observations de Bell, l'une intitulée : *Rhumatisme
et hydropisie syphilitiques*, l'autre : *Goutte et rhumatisme
syphilitiques*, trouvent ici leur place. Dans la première, on
voit la vérole jeter le trouble dans l'organisme entier ; une
altération profonde des liquides et des solides, se traduire
par la maigreur du corps, l'enflure des extrémités inférieures, un épanchement intra-péritonéal ; et cependant quel est
l'agent curateur ? le dissolvant des humeurs par excellence :
le mercure.

Les deux observations de Bell me dispenseront de pousser plus loin que je ne l'ai fait ci-dessus les considérations
didactiques sur ce genre de syphilis larvée ; car elles montrent
le rhumatisme vénérien en action, les chances d'erreur que
court le diagnostic, les signes indicateurs qui peuvent s'offrir dans le cours de la maladie, et que la sagacité du médecin peut saisir dans la physionomie de l'affection et dans
le passé du malade.

OBSERVATION 65. *Syphilis simulant un rhumatisme mus-culaire et arthritique.*

*Sympt.ant.* Chancres et bubons bénins ; traitement incomplet.—Dou-leurs rhumatoïdes ; arthrite ; insuccès de toutes les médications ; tu-meur au foie ; mercuriaux ; amélioration des douleurs ; abandon pré-maturé du mercure ; retour des douleurs ; œdème ; ascite. — *Sympt. diagn.* Gommes au front, aux jambes, aux bras ; ulcérations caracté-ristiques. — Ponction. — Mercuriaux ; salivation. — Guérison.

« Un officier de marine qui avait rempli un service péni-ble dans les deux Indes, ressentit, au printemps de l'année 1782, de violentes douleurs de rhumatisme, qui, après avoir été bornées d'abord aux grandes articulations, s'éten-dirent sur tout le corps. Il était âgé d'environ quarante ans, et jusqu'alors, il avait été fort et bien portant. Dans le cours de trois années, il avait essayé de tous les remèdes usités dans le rhumatisme. Frictions stimulantes, flanelle, vésica-toires, sudorifiques, bains d'eau chaude salée, bains froids, eaux de Buxton, de Bath, ne lui ayant procuré aucun chan-gement, il se borna enfin à prendre, tous les soirs, une forte dose d'opium en se couchant. Il avait éprouvé fréquemment, dans la région du foie, de la douleur et un certain gonflement qu'il attribuait au séjour qu'il avait fait dans l'Inde. Il n'en avait cependant jamais beaucoup souffert avant l'hiver de 1785, qu'il aperçut exactement sur le foie une tumeur molle, étendue, un peu douloureuse et plus grande que ja-mais. Cette tumeur augmenta, et on y reconnut enfin une fluctuation de pus. »

« Bell, appelé en consultation pour décider s'il convenait d'ouvrir la tumeur, jugea ce moyen inadmissible. La ma-tière était à une telle profondeur qu'elle ne formait de sail-lie dans aucun endroit, et la fluctuation était très-peu sen-sible. Il conseilla de forcer la dose du mercure que l'on ad-ministrait alors au malade, de manière à affecter la bouche complétement. Le mercure affecta modérément la bouche.

De très-vives douleurs d'entrailles et de la diarrhée firent
diminuer la dose de ce métal, dont on ne tarda pas à abandonner l'usage, la tumeur du foie s'étant presque entièrement dissipée au bout de six à sept semaines en tout. Pendant le cours du traitement, les douleurs dont le malade
était tourmenté depuis longtemps, devinrent moins vives;
elles l'avaient même presque entièrement quitté à une certaine époque. A l'approche de l'hiver, elles se réveillèrent
plus vives que jamais. Il s'était manifesté, quelques semaines
avant leur retour, des symptômes plus fâcheux : le malade
avait été attaqué d'un œdème considérable des jambes, et
d'une ascite. L'œdème fit des progrès si rapides en dépit de
tous les remèdes usités en pareil cas, qu'on fut obligé de
faire des mouchetures pour évacuer l'eau accumulée dans
les jambes, et l'abdomen devint si volumineux qu'on eut
recours à la ponction. Ces opérations ne procurèrent qu'un
soulagement passager. Quand Bell fut réappelé auprès du
malade, les jambes étaient extrêmement enflées, et l'abdomen était plus gonflé qu'il ne l'avait jamais été avant la
paracentèse. »

« Mais l'effet principal pour lequel on consultait alors le
célèbre chirurgien de l'Hôpital royal d'Édimbourg, c'étaient
des tumeurs dures et douloureuses qui se manifestaient sur
le front, les jambes et les bras. Il y en avait deux, dont l'une
située sur la partie externe du cubitus du bras droit, l'autre sur la partie supérieure de l'os frontal, qui s'étaient
crevées quelques semaines avant, et qui rendaient une grande
quantité de matière tenue et fétide. Les autres, savoir,
deux sur le front, une sur le bras gauche et une sur chaque
jambe, étaient devenues extrêmement douloureuses. Celles de
la tête étaient sans couleur, et contenaient une si grande
quantité de matière, qu'elles paraissaient aussi être sur le
point de crever. Le malade était alors fort amaigri, sans
cependant avoir de fièvre. Sa peau était plus molle, et les

urines coulaient plus abondamment qu'on ne l'observe en général dans les hydropisies. La ressemblance des tumeurs avec les nodus vénériens, la fétidité particulière de l'écoulement des ulcères et leur apparence sordide , éveillèrent dans l'esprit de Bell quelques soupçons : il questionna le malade, et apprit qu'en septembre 1781, environ six mois avant qu'il fût attaqué de son rhumatisme, il avait eu des chancres sur la verge, et un bubon dans l'aine, de chaque côté, mais qu'il s'était facilement débarrassé de ces symptômes en prenant une petite quantité de mercure, et en gardant la chambre huit à dix jours ; que depuis, il ne s'était pas exposé au danger d'être infecté de nouveau ; qu'il n'avait été attaqué d'aucun autre symptôme de syphilis, et qu'il n'avait pris que la quantité de mercure qu'on lui avait ordonnée pour la maladie du foie. »

« Je commençai alors, ajoute B. Bell, à soupçonner que le rhumatisme même qui subsistait depuis si longtemps, était de nature syphilitique , et mes soupçons étaient en apparence fondés. Il était évident que le malade avait été infecté, et il ne paraissait pas avoir pris la moitié de la quantité de mercure que la nature des symptômes semblait exiger. Les douleurs s'étaient manifestées à une distance des autres symptômes qui contribuait à confirmer mes soupçons. Aucun des remèdes qui réussissent communément quand le rhumatisme se présente sous la forme ordinaire, n'avait modéré ces douleurs. Le mercure qu'on prescrivit pour l'affection du foie, les avait au contraire dissipées pendant quelque temps. Ces considérations, réunies aux apparences qu'offraient les tumeurs et les ulcères, me déterminèrent à déclarer que le malade avait la vérole, et qu'il fallait lui administrer autant de mercure que pouvait le permettre sa situation , après avoir enlevé l'eau contenue dans l'abdomen, ce qu'on exécuta le jour même. Il était réduit à un tel état de faiblesse qu'on craignait d'irriter les intestins en donnant le mercure à l'intérieur. On se borna en conséquence aux frictions; mais les jambes étaient encore fort gonflées et légèrement enflammées : on fit les frictions sur les bras et sur l'abdomen. Au bout de quelques jours, la bouche s'enflamma, et à la fin de la quinzaine, il rendait trois à quatre chopines par jour. Cette salivation étant beaucoup plus forte qu'on ne le désirait, on lui conseilla de diminuer la quantité de mercure. Mais la promptitude avec laquelle les douleurs avaient disparu presque entièrement, et la diminution sensible des tourments que lui faisaient éprouver les tumeurs et les ulcères, l'avaient tellement convaincu de la nécessité de continuer le traitement tel qu'il l'avait commencé, qu'on eut de la peine à l'empêcher de porter trop loin l'usage du mercure. Néanmoins, grâces au soin qu'on prit de le soutenir par des aliments légers, mais nourrissants, et avec le secours du vin, dont on lui permit de boire jusqu'à une bouteille par jour, il fut en état de supporter le mercure mieux qu'on ne s'y serait attendu en raison de sa position. »

« On lui avait administré douze onces d'onguent mercuriel double en huit semaines ; pendant ce temps, sa bouche avait été constamment et complétement enflammée. Les douleurs étaient alors absolument dissipées, et les ulcères cicatrisés. Les tumeurs avaient si complétement disparu, qu'aucune, à l'exception de celles qui étaient situées sur la partie antérieure des jambes, n'avait laissé le moindre empâtement capable de faire reconnaître l'endroit qu'elles occupaient primitivement. La matière contenue dans les tumeurs du front avait été absorbée, quoique pendant un temps elle eût semblé être sur le point de s'ouvrir une issue ; la peau était restée seulement un peu décolorée ; mais, ce qu'il y eut de plus remarquable, l'abdomen ne s'était pas de nouveau tuméfié ; l'œdème même des jambes et des cuisses était presque entièrement dissipé, quoique les dernières mouchetures qu'on y avait faites, fussent guéries depuis

plus de trois semaines. On continua le mercure cinq semaines de plus. Pendant ce temps, on employa cinq onces d'onguent en frictions ; on tint la bouche enflammée aussi longtemps que le malade put le supporter, et à la fin de la troisième semaine , lorsqu'on abandonna le mercure , on ne
sentait plus d'eau dans l'abdomen ; les pieds étaient totalement désenflés ; il ne restait qu'un œdème léger à leur partie
supérieure ; cet œdème disparut même en peu de semaines.
J'eus des nouvelles du malade au bout de trois ans révolus,
et j'appris qu'il avait toujours joui d'une bonne santé. »

« Les circonstances dont cette observation est accompagnée, donnent tout lieu de croire que le virus syphilitique
peut produire des symptômes d'hydropisie ; elles tendent
en même temps à prouver que le mercure donné en suffisante quantité, guérit ces symptômes aussi sûrement que
tout autre symptôme de syphilis ; elles démontrent aussi
que le même remède est très-efficace dans l'affection du foie
particulière à plusieurs de ceux qui ont habité les Indes
Orientales, et que la dose de mercure capable de dissiper
cette affection, lors même qu'elle est portée à son plus haut
degré, est insuffisante pour guérir parfaitement la syphilis.
On voit enfin, par la manière dont s'est terminée la maladie, que le mercure peut entraîner la matière qui se forme
quelquefois dans les nodus vénériens, quoiqu'elle soit accumulée en grande quantité ; mais il est bon de remarquer
qu'alors les tumeurs qui renferment cette matière, commencent à diminuer presque aussitôt qu'on a des signes
évidents que le mercure a pénétré dans le système, et que,
quand ces tumeurs ne diminuent pas, il faut y faire une
ouverture convenable pour donner issue à la matière , afin
d'empêcher qu'elle n'affecte l'os qui est au-dessous. » (1)

(1) B. Bell, *loc. cit.* t. II, p. 659.

OBSERVATION 66. *Syphilis simulant le rhumatisme et la goutte.*

*Sympt. ant.* Chancres fugaces. — *Sympt. diagn.* Ulcère à l'épaule droite ; syphilide au cuir chevelu et à la poitrine. — Mercure ; salivation. — Guérison.

« En 1787, dit B. Bell, on me consulta pour un jeune homme riche, âgé de 32 ans, qui habitait le sud de l'Angleterre. On le croyait attaqué depuis dix-huit mois d'un violent rhumatisme. Après s'être longtemps exposé au froid et à l'humidité dans une partie de chasse, il avait été attaqué de vives douleurs dans toutes les jointures, surtout dans les épaules, les poignets, les genoux et les malléoles. Ces douleurs n'avaient jamais cessé entièrement depuis le début de la maladie ; mais il en ressentait en outre, de temps en temps, dans le dos, les reins et les hanches, qui étaient si vives, qu'il restait deux ou trois semaines de suite sans pouvoir se remuer, parce que le moindre mouvement rendait ces douleurs insupportables. Les doigts des pieds et des mains étaient gonflés et douloureux ; et comme la douleur se faisait principalement sentir dans l'articulation des gros orteils, quelques médecins avaient pris sa maladie pour la goutte. Mais ce qui le tourmentait le plus était une tumeur du genou droit, qui avait acquis un volume double de celui du genou gauche. Il y avait en conséquence une très-forte tension, et depuis sept à huit semaines, on avait aperçu une fluctuation très-étendue dans la partie supérieure de la tumeur. La peau néanmoins n'avait nullement changé de couleur. Le malade, au commencement de la maladie, avait de l'embonpoint et de la force. Il était devenu fort maigre. Son pouls cependant était bon ; il avait eu pendant fort longtemps une fièvre assez forte, mais il en était alors entièrement débarrassé. Saignées, frictions stimulantes, vésicatoires, poudre de James, camphre, tout avait échoué contre cette affection. L'opium endormait pour un temps les douleurs. »

« B. Bell prescrivit des frictions mercurielles sur le genou,
à titre de résolutif ; des bains d'eau de mer tièdes ; l'usage
de la poudre de Dower ; des vésicatoires et des douches sur
le genou malade. Ces moyens furent mis en usage, à l'exception des frictions mercurielles. Les douleurs diminuèrent
d'intensité, la santé générale s'améliora, mais l'état du
genou resta le même. Une tumeur se forma sur la partie
supérieure de l'épaule droite ; d'abord rouge et sensible,
elle se termina par un ulcère étendu et sordide, qui devint
de jour en jour plus profond. D'autres praticiens le soumi-
rent à l'usage du gaïac, et ouvrirent sur la partie interne du
geno tuméfié, un cautère profond. »

« Bell le revit. Les douleurs des articulations étaient encore très-universelles, quoique moins vives qu'elles ne l'a-
vaient été d'abord. La tumeur du genou était énorme ; on
y apercevait une fluctuation qui s'étendait depuis la rotule,
au-dessous du muscle droit, jusque presque au milieu de
la cuisse. La peau n'était pas cependant décolorée, et l'articulation jouissait encore, jusqu'à un certain point, des
mouvements de flexion et d'extension. Mais aucun symptôme ne tourmentait le malade davantage que l'ulcère de
l'épaule, qui s'étendait alors depuis le haut de l'épaule jusque sur la clavicule, et descendait jusqu'à la partie moyenne
de l'humérus ; il avait déjà détruit une portion du muscle
deltoïde, ce qui gênait le mouvement du bras ; et la clavicule était en grande partie cariée. On lui avait dit, depuis
peu, que cet ulcère était scrofuleux. Il me parut cependant
vénérien, dit Bell ; je l'assurai même d'une manière positive ;
et les réponses que le malade fit à mes questions, me donnèrent de nouveaux sujets de soupçon. »

« Trois mois environ avant la première attaque de rhumatisme, il s'était manifesté deux petits chancres sur la
verge, qui avaient disparu en huit ou dix jours, en les touchant avec la pierre infernale et par l'usage d'une très-petite

quantité de mercure. J'appris aussi que, à peu près vers le
temps où l'épaule s'était ulcérée, il avait paru sur diverses
parties du corps, surtout entre les cheveux et sur la poitrine,
une éruption dont il n'avait pas fait mention jusqu'alors,
parce qu'il ne croyait pas qu'elle pût être d'aucune importance. Ce symptôme, réuni aux autres circonstances où se
trouvait le malade, me détermina à conseiller les grands remèdes. Il y consentit avec d'autant plus de facilité que tout
ce qu'on avait tenté jusqu'alors avait été inutile. Le malade
fut en très-peu de temps radicalement guéri par le mercure administré, comme le faisait Bell, jusqu'à salivation des
plus abondantes et longtemps entretenue. » (1)

« J'ai souvent rencontré (c'est toujours Bell qui parle) des
douleurs syphilitiques qui ressemblaient tellement au rhumatisme qu'il était difficile d'en distinguer la nature ; je
suis cependant presque toujours parvenu, par les informations que j'ai prises, à découvrir des circonstances capables
de me faire suffisamment reconnaitre le véritable genre de
maladie. Néanmoins, dans le cas que je viens de rapporter,
et dans quelques autres que j'ai rencontrés dans le cours de
ma pratique, les symptômes m'ont paru pendant longtemps
porter si évidemment le caractère du rhumatisme, que je
n'avais aucune raison de soupçonner qu'ils fussent vénériens. Les douleurs vénériennes se fixent presque toujours
sur la partie moyenne des membres, très-rarement sur les
articulations seules. Or, dans le cas qu'on vient de voir,
non-seulement les articulations étaient uniquement affectées,
comme il est fort ordinaire dans le rhumatisme, mais le
malade avait été en outre exposé à la cause la plus fréquente
de cette maladie; et ce ne fut que quand les douleurs eurent subsisté plus de vingt mois, qu'on aperçut des symptômes qui portaient un caractère vénérien. »

(1) B. Bell, *loc. cit.* t. 11, *p.* 651.

« L'ulcère de l'épaule donna les premiers soupçons ; car j'avoue que je ne prescrivais point l'onguent mercuriel, dans l'idée que le malade était affecté de syphilis, mais d'après les avantages que j'en avais tirés dans des affections semblables, produites par d'autres causes. » (1)

## ARTICLE VI.

### DE LA GOUTTE SYPHILITIQUE.

Les faits qui précèdent me semblent suffire pour démontrer que la syphilis peut revêtir le masque du rhumatisme et de l'arthrite ordinaires, et pour fournir les données sur lesquelles doit s'appuyer le diagnostic.

Quant à l'arthrite spéciale, à l'arthrite goutteuse, serai-je aussi affirmatif ? admettrai-je, sans hésiter, qu'il existe une goutte véritablement syphilitique ? La vérole peut-elle jouer, dans le développement de la goutte, un rôle assez apparent, assez exclusif, pour que nous en soyons autorisé à établir une espèce d'arthrite dans laquelle la syphilis ne prend que le simulacre de la goutte, et où la syphilis disparaissant, la goutte cesse d'exister, comme un effet désormais sans cause ?

Les travaux de Musgrave sur ce point, bien que laissant encore la question irrésolue, sont marqués d'un certain cachet d'originalité, et offrent assez d'intérêt, ne fût-ce que sous le rapport de l'histoire de notre art, pour qu'on n'en trouve pas déplacée ici, je l'espère, une courte analyse. Musgrave établit l'existence de la goutte syphilitique, en l'appuyant de considérations théoriques et d'observations pratiques.

*a. Considérations théoriques.* La syphilis et la goutte ont, selon Musgrave, une origine commune. Vénus préside à leur naissance : *Quod immoderata Venus ad arthritidem*

(1) B. Bell, *loc. cit. t.* II, *p.* 659.

*inclinet eamque crebro introducat, ab antiquo positum est,
ab omni seculo decantatum.* (L'analogie manque de justesse,
car si les autels de Vénus sont le point de départ de l'une
et de l'autre maladie, de nombreux sacrifices et de copieuses libations sont nécessaires pour produire la podagre ;
tandis que pour engendrer la syphilis, une goutte de liqueur
empoisonnée suffit.)

Les autres ressemblances sont, chez toutes deux, un
principe particulier, mêlé d'abord au sang dont il corrompt
la masse, et qui, poussé par un effort de la nature hors du
torrent circulatoire, va se jeter sur les solides et y produire
des symptômes analogues : dans les tissus membraneux,
des douleurs ; dans les os, de la carie ; à la peau, des ulcères : ressemblances qui paraissent assigner aux deux maladies un principe analogue et comme une sorte de parenté.
N'est-il pas surprenant que, dans ces deux affections, la
nature, pour éliminer la matière morbide, se serve des mêmes
issues : les articulations ? Les douleurs qu'elles font naître, sont vagues, erratiques, moins sous la dépendance
d'une température froide que ne l'est le rhumatisme simple.
Dans la podagre vénérienne, elles sont plus nocturnes que dans
la goutte ordinaire, et marquées par une violence plus insupportable, par des retours plus rapides, une durée plus grande.

Musgrave eût pu ajouter que l'une et l'autre, abandonnant
leur siége primitif, leurs organes de prédilection, développent dans toutes les parties du corps des troubles spéciaux,
suscitent une foule de maladies, se revêtent, en un mot,
d'un masque d'emprunt, et forment d'innombrables espèces
de syphilis et de gouttes larvées. Les auteurs qui ont écrit
sur la goutte sont remplis de ces histoires de goutte déplacée, de gastrite, de néphrite, cystite, ophthalmie, névroses,
périostite, etc. etc. goutteuses.

D'après les nombreux points de contact que la théorie
constate entre ces deux maladies spécifiques, était-il dérai-

sonnable d'admettre que la syphilis pût avoir sa part dans le développement de certaines gouttes, une part principale dominante, de telle sorte que l'on soit autorisé à considérer ces gouttes exceptionnelles comme des cas de syphilis larvée, et à leur appliquer, non le traitement de la podagre, mais celui de la vérole?

*b. Observations pratiques.* Jetons les yeux sur les preuves pratiques fournies par Musgrave. Voici la réponse qu'elles donnent aux questions précédentes :

OBSERVATION 67. *Syphilis simulant l'arthrite goutteuse.*

*Sympt. ant.* Aucuns d'appréciables ; mari débauché.—*Sympt. diag.* L'exacerbation nocturne des douleurs. —Mercuriaux ; antimoniaux.— Guérison.

« Une femme très-saine est mariée à un homme qui ne l'est pas. Au bout de quelques années, elle éprouve des douleurs erratiques, rongeantes, dans les muscles et dans toutes les membranes extérieures (synoviales); la peau se flétrit, le visage pâlit, les forces se perdent ; des douleurs nocturnes et excessives caractérisent ce rhumatisme. Plus tard, le mal pénètre jusqu'aux surfaces interosseuses, envahissant presque toutes les articulations; il s'y fixe à demeure, et y détermine de la tuméfaction, de la rougeur et de la chaleur. Tant que les articulations sont le siége des souffrances, les organes intérieurs fonctionnent avec régularité ; dès que les articulations se dégagent, les viscères s'affectent. Plus âgée, cette femme offre, sur les jointures des membres, des tumeurs tophacées, en grand nombre, du volume d'un grain d'orge à celui d'une fève. Un long usage des préparations d'antimoine et de mercure et des eaux diurétiques, mitigèrent la gravité de ces symptômes ; et enfin, la mort de son mari venant à propos (dit Musgrave) aider à l'effet des remèdes, elle sentit ses forces se rétablir, et put se glorifier de voir renaître en elle tous les signes d'une nature qui reverdit, *naturæ revirescentis signa.* » (1)

---

(1) Guill. Musgrave, *De arthritide symptomatica.*

A propos de cette observation, Musgrave dit que la vérole d'un mari peut donner la goutte à sa femme. « Cela arrive sans doute, ajoute Barthez, parce que l'effet de la contagion vénérienne, sans produire alors d'autres maux vénériens chez la femme, peut développer en elle la disposition goutteuse (originaire ou acquise). Musgrave pense que ce fait, dont il a vu des exemples, peut paraître extraordinaire; mais j'ai observé que des cas semblables ne sont pas extrêmement rares. » (1)

Rien ne prouve que dans le fait rapporté par Musgrave, des symptômes locaux, légers, inaperçus peut-être, n'aient pas été transmis de l'époux à l'épouse. Pour mon compte, j'admettrais plus volontiers l'existence de ces symptômes que celle d'une contagion inoculée directement dans le sang de la femme par le sperme contaminé du mari, absorbé que serait ce sperme par la muqueuse vaginale.

Les douleurs erratiques dans les muscles et dans les synoviales, les phlogoses articulaires, le transport des souffrances des jointures aux viscères et des viscères aux jointures, sont des symptômes communs à la goutte et à la vérole. Les tophus se rattachent de plus près à la première. L'émaciation, le délabrement rapide de la constitution, les douleurs nocturnes excessives, la curabilité par le mercure, caractérisent mieux la syphilis. La goutte met bien plus de lenteur à saper l'organisme; et lorsqu'elle l'a une fois miné au point où il l'était chez la malade de Musgrave, *l'arbre ne reverdit plus.*

Observation 68. *Syphilis simulant l'arthrite goutteuse.*

*Sympt. ant.* Inaperçus; mari syphilitique et goutteux. — *Sympt. diagn.* Dermatoses; névralgie occipito-frontale gauche, nocturne.— Paraplégie; aménorrhée; convulsions; amaurose. — Mort.

« Une femme des plus respectables, aussi distinguée par sa piété que par ses manières, née de parents sains, épouse

(1) Barthez, *Traité des maladies goutteuses,* t. I, *p.* 285.

un homme cruellement maltraité naguère par la vérole,
récemment par la goutte. Elle devient deux fois mère. Plus
tard, une éruption (*scabies*) se manifeste sur diverses parties de son corps; sur l'extrémité du coude, elle est sèche,
brunâtre, par plaques, avec des interstices et une auréole
rouge-pourpre; à la tête, blanchâtre et se détachant par
squammes; à la cuisse et aux flancs, impétigineuse et par
taches de mauvais aspect. Elle s'accompagne de douleurs
nocturnes dans toute la région gauche de la tête et postérieure du cou (névralgie occipito-frontale). Des symptômes
graves de goutte envahissent, en outre, les articulations et
la plante des pieds. Pour se débarrasser des éruptions, cette
dame use en secret de remèdes réfrigérants, répercussifs;
il en résulte : tremblement de la tête, paralysie des pieds et des
mains, suppression des règles, convulsions tantôt de la lèvre
supérieure, tantôt de l'œil gauche, tantôt de toute la tête.
A la suite de douleurs dans les yeux, la vue s'obscurcit et
se perd. C'est réduite à cette extrémité que cette malheureuse femme, d'une voix tremblante et par mots entrecou-
pés, fait à Musgrave l'aveu tardif de ses maux. Il n'était plus
temps. C'était demander du secours après la défaite. Une
dernière crise de convulsions termina sa vie. »

Musgrave conclut de cette histoire que la matière de la
goutte syphilitique peut à la longue passer, par le coït,
d'une personne à une autre, et sévir sur cette dernière avec
la même violence qu'elle sévissait sur la première personne
infectée. Des symptômes graves de podagre ont pu exister;
Musgrave l'assure. Mais la majeure partie des symptômes,
éruptions, douleurs nocturnes, etc. appartenaient à la vérole
constitutionnelle. Ce fait rentre dans la classe de plusieurs
faits déjà cités.

Quant à l'affection douloureuse des articulations et de la
plante des pieds notée dans la dernière observation, elle est

loin d'être rare dans les maladies vénériennes. Je puis citer moi-même en preuve un jeune sculpteur qui a contracté, à des intervalles de plusieurs années les uns des autres, deux fois la gonorrhée, et une fois des chancres. Chaque fois les chevilles se sont enflées, et diverses articulations des orteils se sont prises. Le gonflement fluxionnaire de ces parties a duré tout le temps des maladies vénériennes, et a même persisté après leur cure radicale, pour ne se dissiper que fort lentement.

Le nombre des observations de goutte syphilitique rapportées par Musgrave est de cinq. Je n'en ai analysé que deux, parce que les trois autres manquent de détails précis. L'affirmation de l'auteur ne suffirait pas pour leur donner de la valeur et de l'intérêt.

En résumé, il n'est pas impossible que la syphilis détermine dans l'organisme des symptômes analogues à ceux de la goutte. Supposons que chez une personne précédemment assaillie par plusieurs attaques d'arthrite goutteuse, la vérole, à la suite d'une ou de plusieurs infections, devienne constitutionnelle : ne concevrons-nous pas facilement que le principe syphilitique, en passant de l'état occulte à l'état apparent, puisse faire de préférence explosion sur des organes déjà souffrants, altérés, et partant doués d'un moindre degré de résistance ? Les choses se passèrent ainsi chez Marie B.... (observ. 58) ; ainsi s'expliqueraient les exemples cités par Musgrave et Barthez.

Dans l'observ. 66, les doigts des pieds et des mains étaient gonflés et douloureux, et comme la douleur se faisait principalement sentir dans l'articulation des gros orteils, quelques médecins, dit B. Bell, avaient pris la maladie pour la goutte.

Avant de quitter le livre de Musgrave, je lui emprunterai la citation suivante, qui me servira de naturelle transition à l'arthrite blennorrhagique.

*Lui venereæ sua natura ad arthritidem inclinanti et
tendenti manus affert adjutrices , calcar addit , empiricorum mos ille perniciosissimus , quo , in curanda gonorrhœa , puris suppressioni propere nimis insistunt hi arde-
liones, neglecta interim vel remisse facta, quæ maximopere,
quæ studiosissime prœmitti debuerat , purgatione. Ita
enim intus hostis retentus sanguinem integrior et fortior
subintrat, partesque primum Patursæ agit principes. Demum œvo labente , arthritidis speciem prœ se fert.*

## ARTICLE VII.

### DE L'ARTHRITE BLENNORRHAGIQUE.

L'arthrite blennorrhagique , arthrocèle, gonarthrocèle,
tumeur vénérienne des articulations, n'est point un accident
très-rare.

« L'arthrite, accidentellement supprimée, dit M. Lagneau,
se porte fréquemment sur les articulations. Les genoux sont
le plus ordinairement affectés dans ce cas , et deviennent le
siége de tumeurs blanches , d'hydropisies locales ou d'engorgements plus ou moins inflammatoires. Elle attaque aussi,
quoique moins souvent, les coudes, les articulations ilio-
fémorales. Chez les femmes, suivant M. J. Cloquet, on la
voit plus fréquemment que chez les hommes se porter sur
ces dernières articulations (ilio-fémorales). Toutes les causes
capables d'arrêter ou de diminuer le flux blennorrhagique
ou une simple blennorrhée, peuvent déterminer ces sortes de métastases , principalement s'il s'est présenté auparavant des circonstances capables de modifier la vitalité
des surfaces articulaires et des tissus fibreux qui en dépendent, telles que l'impression d'un air froid vif ou de l'humidité, des coups, d'anciennes blessures, de grandes fatigues, la goutte, les rhumatismes , les scrofules ou d'an-

ciennes infections syphilitiques qui aient été caractérisées par des douleurs ostéocopes. » (1)

« L'arthrite qui est sous l'influence de la gonorrhée, est bien moins douloureuse; elle se développe quelquefois avec une rapidité surprenante ; je l'ai observée chez des femmes après les injections vaginales avec le sulfate de zinc. Elle disparaît quelquefois avec la même rapidité qui l'a vue naître ; elle se déplace, et elle récidive avec facilité. Il est des individus qui ont des arthrites toutes les fois qu'ils contractent une blennorrhagie. Cette espèce d'arthrite peut persister assez pour causer une tumeur blanche. On a accusé ici la cubèbe et le copahu; mais ces modificateurs ne les produisent pas plus souvent et pas autrement que tout moyen qui supprime brusquement la gonorrhée. D'ailleurs, quelquefois on voit survenir les mêmes arthrites quand le sujet n'a subi aucun traitement. ( Vidal , de Cassis. ) » (2)

« Si un rhumatisme articulaire fixé ou non sur une articulation, paraissait pendant l'existence ou lors de la cessation d'une blennorrhagie plus ou moins rebelle , sans que ni une disposition héréditaire , ni aucune des circonstances auxquelles peut se rapporter le rhumatisme , se fussent montrées , on aurait des probabilités que cette affection serait née sous l'influence diathésique où la blennorrhagie antérieure avait placé l'économie. Des auteurs ont cité, et je pourrais moi-même citer des exemples de rhumatismes nés à cette occasion, qui , après avoir résisté à bien des médications attentivement et rationnellement appliquées, ont cédé, pour ne plus reparaître , à un traitement mercuriel. ( Baumès.) » (3)

Suivant M. le docteur A. Foucard , auteur d'un récent mémoire sur la pathologie et le traitement de l'arthrite blen-

(1) Lagneau , *loc. cit.* t. I, *p.* 125.
(2) *Traité de pathologie externe* , *t.* II, *p.* 616.
(3) *Précis des mal. vénér*, *t.* II, *p.* 29.

norrhagique, cette arthrite peut se produire dans trois circonstances :

« 1° Ou il y a suppression de l'écoulement préalablement
à l'apparition du rhumatisme, et alors elle reconnaît pour
cause déterminante, ou la métastase, ou la cause qui produit
cette suppression ; 2° ou il y a persistance de l'écoulement,
et le développement du rhumatisme est déterminé par une
cause occasionnelle appréciable : le froid, une contusion ,
un excès de fatigue, l'écoulement blennorrhagique ne constituant qu'une prédisposition ; 3° ou enfin, il y a persistance de l'écoulement, et il n'y a de cause déterminante appréciable que l'existence de la blennorrhagie. Si l'arthrite
rhumatismale concomitante est fort intense , elle peut supprimer l'écoulement blennorrhagique par une révulsion due
au travail inflammatoire, plus intense dans le point secondairement pris que dans celui primitivement affecté. L'arthrite
blennorrhagique est accompagnée, dans le plus grand nombre de cas (neuf-dixièmes environ), de douleurs plus ou moins
vives, souvent intenses. Le plus souvent, l'arthrite blennorrhagique n'occupe qu'une seule articulation ou deux au
plus, et des membres inférieurs principalement. Son lieu
d'élection est le genou. »

Avant de tirer quelques conséquences diagnostiques de
ces divers passages, je citerai un exemple d'arthrite blennorrhagique par métastase. Ne connaissant du travail de
M. A. Foucard que les conclusions, je ne puis lui emprunter quelques-unes des histoires qu'il contient. J'extrais la
suivante du *Manuel des maladies vénériennes* de M. Gibert.

OBSERVATION 69. *Arthrite gonorrhéique métastatique.*

Suppression brusque d'une gonorrhée; ophthalmie double; arthrites
tibio-tarsiennes et fémoro-tibiales.—Inoculation gonorrhéique ; guérison des arthrites.

« Un capitaine invalide, âgé de 40 ans, d'une constitution grêle, gagne, sur la fin de brumaire an **VII**, une gonorrhée dont l'écoulement, après avoir été très-abondant, se supprime tout à coup le 12 nivôse suivant. Dès lors, ophthalmie considérable aux deux yeux. Petit lait, collyre, pédiluves: l'ophthalmie diminue. Le 21 nivôse, douleur dans l'articulation du pied droit. A la fin du mois, l'ophthalmie cesse, l'écoulement ne se rétablit pas; la douleur du pied droit est accompagnée d'un gonflement qui s'agrave de jour en jour. L'articulation du genou droit devient malade; l'extrémité inférieure gauche participe aussi aux douleurs, mais ne se gonfle pas. Le 21 pluviôse, on emploie les antiphlogistiques, et l'on en continue inutilement l'usage pendant deux mois. Les douleurs augmentent, et l'état du malade approche du marasme. L'inoculation d'une matière gonorrhéique récente à laquelle M. le docteur Yvan, chirurgien de l'Empereur, etc. eut recours à diverses reprises, depuis le 20 floréal jusqu'au 3 prairial, rétablit l'écoulement; les douleurs du malade furent en diminuant, ainsi que les gonflements articulaires; le malade reprit peu à peu son embonpoint ordinaire et recouvra entièrement la santé. L'écoulement a continué longtemps, et M. Yvan a cru devoir le respecter. » (Bibliothèque médicale, *t.* XII, *p.* 116.)

« Cette observation est curieuse sous plus d'un rapport, ajoute M. Gibert: d'abord, quand on considère la succession des symptômes (blennorrhagie, ophthalmie, arthrite), il est difficile de se refuser à admettre une véritable métastase. L'inutilité du traitement mercuriel, les difficultés qu'a présentées l'inoculation qu'il a fallu essayer à plusieurs reprises, les bons effets du rétablissement de l'écoulement urétral, sont des points forts dignes de remarque. » (1)

A quels signes spéciaux reconnaître ces arthrites? Sera-ce au caractère de la douleur? Suivant M. le D<sup>r</sup> Vidal, et

(1) C. M. Gibert, *Manuel des mal. vénér.*, *p.* 174.

de Cassis, elle est moindre dans l'arthrite blennorrhagique que dans les arthrites ordinaires ; mais M. Foucard assure que, dans les neuf-dixièmes des cas, elle est plus ou moins vive, souvent intense. Sera-ce à ce que l'arthrite blennorrhagique se borne à envahir un petit nombre d'articulations, une ou deux ? Cette limitation est loin d'être constante, et ne lui est pas exclusivement propre. Sera-ce à son opiniâtreté ? L'arthrite blennorrhagique fût-elle bornée au genou, son lieu d'élection, cette opiniâtreté ne donnerait encore qu'un signe peu sûr. On sait combien sont lentes à se dissiper les affections du genou, de quelque nature qu'elles soient. »

En résumé, l'arthrite blennorrhagique, considérée en elle-même, n'a aucun caractère spécial. La préexistence de la blennorrhagie à l'arthrite, ou la simultanéité des deux affections, et l'examen des circonstances dans lesquelles la dernière s'est développée, peuvent seuls nous mettre à même de décider si une arthrite est ou non réellement blennorrhagique. Nous n'avons, pour nous prononcer, que l'appréciation toujours assez difficile de la cause à l'effet. L'arthrite blennorrhagique n'a par elle-même aucun signe pathognomonique.

L'observation suivante en sera la preuve. L'affection arthritique y succède à la brusque suppression d'un écoulement blennorrhagique ; elle résiste aux médications rationnellement employées contre elle, et ne disparaît qu'au moment où le flux gonorrhéique se rétablit. L'aveu seul du malade éclaira le médecin sur la nature réelle de la maladie.

OBSERVATION. 70. *Arthrite blennorrhagique occupant à la fois cinq articulations.*

« Monjean, journalier, âgé de 30 ans, entra le 4 avril 1847 dans la salle Saint-Lazare de l'Hôtel-Dieu, disant que, depuis douze jours, il avait éprouvé des douleurs dans les deux articulations temporo-maxillaires, les deux genoux et l'articulation tibio-astragalienne gauche. Les arcades dentaires pouvaient à peine se desserrer ; la pression du doigt sur la face inférieure du conduit auditif externe, était douloureuse ; les genoux ne pouvaient supporter le moindre mouvement : ils étaient gonflés et leur synoviale distendue. Mais l'inflammation dans ces parties était stationnaire, nullement mobile, et la fièvre n'avait pas l'intensité qui accompagne un rhumatisme aigu occupant cinq articulations. M. Martin Solon la regarda comme une monarthrite multiple. Le sulfate de quinine à la dose de deux grammes par jour, et plus tard l'aconit, lui furent opposés sans succès. Les douleurs et les symptômes inflammatoires cédèrent graduellement aux ventouses multipliées, aux onctions avec l'huile de stramoine et aux cataplasmes émollients. Alors, le malade demanda qu'on voulût bien lui arrêter une blennorrhagie qui reparaissait depuis que ses genoux avaient cessé d'être douloureux, et déclara que c'était après la suppression brusque de son écoulement, et non à la suite d'un refroidissement, comme il l'avait raconté d'abord, que ses articulations étaient devenues malades. L'écoulement céda promptement au baume de copahu uni au poivre de cubèbe, sans qu'il survînt de dévoiement. Les articulations continuèrent à s'amender, mais avec lenteur. » (1)

Je crois ne devoir pas quitter ce sujet sans rapporter les rares et singuliers effets qu'eut, chez un de mes clients, la suppression réitérée d'un écoulement blennorrhagique.

(1) *Bulletin de thérapeutique*, *t.* XXXII, *p.* 399.

OBSERVATION 74. *Singuliers effets de la suppression réitérée d'une blennorrhagie aiguë.*

Endurcissement congestif de la verge alternant avec des mouvements fluxionnaires, rhumatoïdes et névralgiques, sur diverses régions du corps.

Le 25 février 1848, Victor S...., ouvrier cordonnier, âgé de 31 ans, se présenta dans mon cabinet pour réclamer mes soins, et me fit l'exposé suivant de ses souffrances. Durant sa jeunesse, il avait été exempt de tout mal vénérien. En décembre 1840, à la suite d'un coït impur, il fut atteint de blennorrhagie ; l'écoulement ne parut que huit jours après. Dans l'intervalle, il eut des rapports avec son épouse. Il prétend qu'il n'avait à ce moment aucune trace de flux urétral. Il faut supposer qu'il n'en eut pas la conscience, car au bout de quelques jours, sa femme fut prise d'ardeurs en urinant, de cuisson dans le vagin et d'une violente blennorrhagie.

Chez Victor S.... se déclarèrent tous les symptômes de la chaude-pisse cordée. Le mari et la femme furent soumis par un pharmacien à des injections astringentes. La femme, soulagée par ce traitement, se prétendit guérie, et se refusa depuis à toute médication. En réalité, elle ne l'était pas, son linge étant resté toujours fortement sali de taches jaunes-verdâtres. Quant au mari, cinq à six jours suffirent pour tarir entièrement chez lui l'écoulement de l'urètre. Mais la verge, dans toute sa partie libre, devint le siége d'une dureté extrême, que Victor compare à celle d'un nerf de bœuf, bien qu'elle tombe sur la cuisse, et ne soit pas, par conséquent, en état d'érection. Au bout d'un certain temps, il revoit sa femme, et le flux urétral se reproduit. Nouvelles injections, nouvelle disparition de l'écoulement. Il communique derechef avec sa femme, et derechef il est pris de blennorrhagie. Pendant quinze mois se reproduisent ces alternatives de rechute et de suppression.

Lorsque l'écoulement était tari, la verge devenait le siége d'une très-douloureuse ardeur et d'une chaleur plus considérable; plongée dans l'eau froide, elle la chauffait en quelques minutes: le gland devenait rouge comme le sang. La verge, dans un état habituel de fermeté, se gonflait davantage à des intervalles rapprochés, s'allongeait et se durcissait jusqu'à atteindre la dureté d'un morceau de bois. Chose étrange et au rebours de ce qui a lieu ordinairement: si le malade la prenait dans sa main, la pressait, la malaxait, elle s'amollissait, et la fluxion tonique dont elle était le siége, semblait, en l'abandonnant, se porter tantôt à la cuisse, tantôt au mollet, aux bras, au front et aux tempes, dont les artères battaient alors avec force, tantôt aux muscles de la nuque, dans lesquels les mouvements de la tête faisaient naître de vives douleurs. Le besoin d'uriner se faisait-il sentir? la verge se détendait; aux dernières gouttes d'urine, elle redevenait dure et rouge; un peu d'urine s'échappait involontairement et se répandait dans les vêtements.

Toutes les fois que Victor S.... renouvelait ses rapports avec sa femme, il éprouvait vingt-quatre heures de calme, et comme alors l'écoulement recommençait, tant que celui-ci durait, la verge était beaucoup moins gonflée, beaucoup moins chaude; il ne se manifestait non plus aucune des sensations, aucune des douleurs décrites plus haut. A la longue, l'écoulement, momentanément rétabli par le coït, ne tardait pas à disparaître de lui-même, sans traitement.

Tant que le corps restait plongé dans l'eau d'un bain domestique, la verge restait molle, flasque. A la sortie du bain, elle reprenait sa dureté. Durant la belle saison, Victor S.... essaya les bains de rivière. Lorsqu'il restait immobile dans l'eau courante du Rhône, il sentait sa verge se rétracter, se ramasser vers le périnée, et disparaître dans les chairs. Sortait-il de l'eau et s'asseyait-il sur le sable dans les oseraies de la rive? il voyait à l'instant sa verge s'alonger, se durcir et rester collée à l'arcade pubienne, me dit-il dans son langage exalté et hyperbolique, fixe et roide comme le fer d'une javeline qui se serait plantée dans cet os, sans qu'il pût parfois la courber, l'incliner à droite, à gauche, en bas ou en haut, si ce n'est au prix de très-fortes douleurs. Il m'assure avoir été quelquefois obligé d'attendre plusieurs heures pour que cet état se dissipât.

S'étant aperçu qu'après chaque coït, il obtenait un jour de soulagement, il s'avisa de s'approcher de sa femme trois ou quatre jours de suite. Cet essai lui coûta cher. L'irritation et la roideur du membre viril furent portés à leur comble. Une douleur atroce se déclara dans le flanc droit, qui, contournant la crête iliaque, descendit dans le testicule droit, et s'y fixant, y développa un tel degré de souffrance que le malade était tenté de s'en débarrasser en écrasant, en arrachant de ses mains l'organe séminal. Pour perpétrer cette œuvre, il demanda à plusieurs reprises son tranchet. Il était dans l'excès du délire. Une potion fortement calmante mit heureusement terme à ces atroces douleurs.

Victor S.... souffrait moins, soit de l'état de la verge, soit des douleurs erratiques dont j'ai parlé, lorsqu'il marchait, se promenait ou travaillait à l'air libre, que lorsqu'il restait assis devant son établi. Le séjour du lit et l'état de supination diminuaient ses souffrances et détendaient la verge. Le réveil et la station verticale ramenaient son état congestif. Un verre de liqueur, une tasse de café exaspéraient ses souffrances.

Au mois de janvier 1843, toutes les douleurs vagues s'étaient concentrées sur le genou gauche. L'extérieur de cette articulation n'offrait aucune rougeur, mais elle était roide, à demi-fléchie, et ne pouvait pas être tenue dans l'extension complète. Le malade ne pouvait s'appuyer sur la jambe, et la pression déterminait une vive douleur à la partie inférieure et interne du fémur, dans une étendue de deux pouces. Au bout de vingt jours, cette arthrite disparut.

Depuis six mois, Victor S.... peut voir sa femme sans contracter d'écoulement, bien qu'elle soit restée en proie à des flueurs blanches épaisses et très-abondantes. Victor S.... ne présente aucune éruption à la peau, aucun signe de syphilis constitutionnelle, ni douleurs nocturnes, ni exostoses. Le jet des urines est gros, sans bifurcation, l'émission en est facile. La prostate n'offre aucune apparence de maladie. La veille du jour où il était venu me consulter, Victor S.... avait vu son écoulement reparaître spontanément, sans coït préalable, mais il ne consista qu'en quelques gouttes d'un liquide épais et jaune, émis le matin seulement.

Il était évident, incontestable, que les douleurs rhumatismales erratiques, la névralgie lombo-abdominale, l'arthrite du genou, l'état spasmodique et congestif de la verge, étaient la conséquence de la brusque suppression, des suppressions réitérées de l'écoulement blennorrhagique. Je cherchai d'abord à rétablir le flux urétral : la verge fut enveloppée de cataplasmes chauds ; des boissons nitrées furent prescrites. La goutte militaire continua à se reproduire : ce fut tout. Une sonde fut maintenue à demeure dans le canal : beaucoup de douleur et d'irritation en résulta ; point de flux. Des applications de sangsues au périnée adoucirent la maladie, mais ne la guérirent pas. Les balsamiques furent sans effet. Une amélioration plus soutenue suivit l'administration du muriate d'or, mais elle s'arrêta.

Le malade, après plusieurs années de souffrances, était dégoûté des remèdes et à charge à lui-même ; il était en proie à une exaltation qui s'est trahie bien clairement déjà dans le narré de ses souffrances, que j'ai recueilli sous sa dictée. J'eus beaucoup de peine à le détourner de ses projets de suicide. Au muriate d'or, je fis succéder le deutochlorure de mercure à très-petites doses ; il fut très-longtemps continué. Victor S.... a fini par être débarrassé de ses souffrances générales et de l'étrange état morbide de sa verge. Est-ce le sublimé qui a opéré la guérison? J'en doute. Ordinairement, ses effets sont plus prompts. Je crois plutôt que le mal, dépourvu de spécificité, s'est usé peu à peu, à la longue, comme beaucoup de névroses, *sous la lime du temps*

## ARTICLE VIII.

## DE LA TUMEUR BLANCHE SYPHILITIQUE.

En se prolongeant, l'arthritis, suite de gonorrhée ou d'ulcères syphilitiques, peut se changer en tumeur blanche. Si cette phlegmasie dégénérée est résultée, dans le principe, du déplacement d'une blennorrhagie sans virus, elle ne peut avoir aucun caractère qui la distingue. L'aveu spontané ou accidentellement provoqué que le malade fera de la préexistence d'un écoulement urétral, sera le seul moyen d'arriver à en connaître la cause première. Si au contraire, la phlegmasie articulaire s'est développée sous l'influence d'une blennorrhagie syphilitique, ou d'ulcères vénériens, il faudra, pour reconnaître la nature de la tumeur blanche qui leur aura succédé, chercher dans les symptômes de la vérole constitutionnelle les éléments du diagnostic.

Au surplus, dès qu'une maladie du système osseux s'offre au praticien, il est bien rare que la supposition d'une origine vénérienne ne vienne pas à l'instant à sa pensée, tellement l'affinité du virus syphilitique pour les os, et la fréquence des altérations de cette nature dans le périoste et dans le tissu propre de ces organes, sont chose naturelle, non moins que grave. Le plus souvent, ces symptômes de vérole constitutionnelle existeront au moment où l'on en fera la recherche; d'autres fois, ils se manifesteront plus tard, pendant le cours de la maladie articulaire. L'importance de découvrir la cause spécifique de ces sortes de tumeurs, est capitale, car de cette découverte dépendra presque toujours une cure inespérée, la conservation d'un membre important, le salut même du malade.

Après ces considérations générales , je me bornerai à une seule citation qui s'y rattache.

**OBSERVATION 72.** *Syphilis simulant une tumeur blanche de l'articulation temporo-maxillaire droite.*

— *Sympt. ant.* Chancres et blennorrhagie — Exostose du fémur ; crête osseuse au front. — Troubles intellectuels. — Sciatique. *Sympt. diagn.* Périostose de l'articulation sterno-claviculaire droite. — Mercuriaux — Guérison.

« Un des présidents du tribunal de commerce d'A..., à l'âge de cinquante-deux ans, fut atteint d'une maladie singulière de la cavité temporo-maxillaire droite. Le maxillaire inférieur en délogea petit à petit, et perdit en trois années ses rapports avec le maxillaire supérieur. Ce fut d'abord de la roideur dans les mouvements de la mâchoire inférieure ; puis il y eut déviation de droite à gauche, lorsque le malade ouvrait la bouche. Cette déviation augmenta considérablement, et toute l'arcade dentaire inférieure , dans l'acte de la parole et de la mastication , se trouva correspondre au tiers de la voûte palatine à droite, et se poser à gauche en dehors de l'arcade dentaire supérieure. A cette période de l'affection, le desserrement des mâchoires était douloureux et borné. Le patient , réduit à des soupes et à des viandes hachées , était pris d'une grande tristesse et s'amaigrissait beaucoup. Je ne savais que résoudre, n'aimant point à agir avec la conviction de l'insuccès, et cette lésion me paraissant hors de la portée de nos moyens. A Genève , à Lyon , on avait pensé de même ; à Paris, à Montpellier, ordonné des remèdes sans importance ; à Nîmes, conseillé des cautères ou des moxas autour de cette articulation. »

« Sur ces entrefaites , une périostose molle , diffuse, qui envahit l'articulation sterno-claviculaire droite, me fit ressouvenir que le malade avait eu, quinze ans auparavant, une exostose au fémur droit, allongée ; qu'il portait une crête osseuse très-dure, quoique à peine visible, sur le haut du front, à droite ; qu'il avait éprouvé de violentes agitations morales avec insomnie pendant deux années, agitations sans fondement et puériles, dues vraisemblablement à des exostoses de la voûte du crâne ; qu'il avait souffert parfois de la sciatique et d'autres douleurs présumées rhumatismales, mais réellement ostéocopes et syphilitiques ; qu'il avait eu fréquemment la langue fendillée et s'ulcérant. Je crus dès lors qu'une exostose avait bien pu se former dans la cavité glénoïde du temporal, la convertir en une surface plane, en repousser le condyle du maxillaire inférieur, et cela sous l'action d'un principe vénérien, qui souvent à l'état latent et d'incubation dans l'économie, se manifestait ensuite pour disparaître encore, et cette fois produisait une altération aussi bizarre que permanente, laquelle poussait à la mort par la voie la plus malheureuse. »

« Depuis trente ans cependant, le malade, de mœurs sévères, absorbé par de grandes affaires commerciales, ne s'était pas exposé à l'infection syphilitique ; il avait eu, très-jeune, du même coup, chancres et blennorrhagie, qu'il croyait avoir été bien traités sans se rappeler comment. J'entrepris donc, mi-août 1844, un traitement qui consista en trois verrées par jour d'une décoction de vingt grammes de salsepareille, avec deux cuillerées à soupe de roob végétal, et une cuillerée à soupe de liqueur de Van Swieten par verrée. J'y associai, assez vite, des frictions d'onguent mercuriel double sur le cou, l'aisselle, la poitrine, la face interne et supérieure du bras droit. Ces remèdes furent continués jusqu'à la mi-novembre, époque où la gomme sterno-claviculaire s'était effacée ; le condyle de la mâchoire était rentré dans sa cavité, dont le gonflement avait disparu. Le malade, qui saliva quelque peu, avait repris des chairs, du coloris, le goût des affaires, ouvrait la bouche droit et pleinement, mâchait et parlait avec facilité. Il consomma , en ces trois mois , trois bouteilles de roob, six cent quatre-vingts grammes de salsepareille, neuf cents grammes de li- queur de Van Swieten , soit un gramme de sublimé corro- sif, et cent vingt-huit grammes de graisse mercurielle. » (1)

Ce fut l'apparition d'une gomme sur l'articulation sterno-claviculaire qui révéla le secret de cette dangereuse et obs- cure maladie; il existait aussi une crête osseuse sur le haut du front du malade ; on trouvait dans ses antécédents une exostose au fémur droit, deux ans d'insomnie avec halluci- nations, des douleurs sciatiques et rhumatismales , comme autant d'indices d'une cause cachée , générale, spéciale , tantôt latente , tantôt imparfaitement dévoilée, qui n'avait cessé de tenir l'économie sous sa dépendance. Eût-il été réellement impossible de dégager cette inconnue avant le développement de la gomme claviculaire ? N'est-ce pas ici le lieu de rappeler, ainsi que je l'ai fait ci-devant, cet axiome des anciens : *Quoties remediis consuetis morbi non profli- gantur, ad* κακοήθειαν *, ad cacoethiam alicujus reconditi humoris est recurrendum.*

## ARTICLE IX.

### DE LA RACHIALGIE SYPHILITIQUE.

Nous avons vu dans le passage emprunté à Astruc que la douleur syphilitique, en se portant sur les muscles de la partie inférieure du tronc, peut y simuler le lumbago. Le mal peut pénétrer plus profondément et donner lieu à une véritable *tabes dorsalis :*

« Une des causes les plus fréquentes de la rachialgie, écrit Jh. Frank, est sans contredit la syphilis. La douleur qui

(1) Hyacinthe Chauffard, *OEvres de méd. prat. t.* I, p. 352.

occupe le plus souvent les vertèbres dorsales et lombaires, augmente pendant la nuit. Le lieu affecté est le siége d'une tumeur qui paraît avoir précédé la douleur. La colonne vertébrale présente des incurvations qui sont quelquefois tout à fait singulières, tantôt en avant, et la face regarde alors la terre; tantôt en arrière, et la face tourne alors vers le ciel. Les extrémités sont le siége de spasmes, d'asthénie et de convulsions. La nutrition est altérée par la fièvre hectique qui ne quitte pas le malade. L'ouverture des cadavres des individus morts de rachialgie syphilitique, a montré que chez eux les glandes du mésentère et le foie étaient aussi le siége d'un engorgement. Les vertèbres, lorsqu'on les met à nu dans ce cas, sont en partie détruites par la carie, présentent la consistance de la cire, et sont incapables de pouvoir soutenir le poids du corps : aussi, dans ce cas, les adultes sont-ils comme des enfants, et se laissent-ils tomber avec la plus grande facilité. Le canal vertébral, à l'endroit où les vertèbres sont malades, se rétrécit et se remplit d'une sérosité verdâtre. » — Voir Portal, *Observ. sur la nature et le traitement du rachitis*, p. 3 et suiv. (1)

Je vais rapporter deux observations de *tabes dorsalis syphilitica*, l'une terminée par la mort, l'autre par la guérison.

OBSERVATION 73. *Syphilis simulant la* tabes dorsalis.

*Sympt. ant.* — Non spécifiés.— *Sympt. diagn.* Nombreuses exostoses au tibia et au cubitus. Tumeur blanche de l'articulation temporo-maxillaire. Maladie de Pott. Mort. — A l'autopsie, carie du sternum; destruction du corps de la cinquième vertèbre, de la sixième, septième et huitième du dos; tubercules dans les poumons, le mésentère et le foie, sarcocèle ulcéré.

« Un homme affecté de syphilis avait éprouvé des douleurs très-considérables dans l'épine, avant de présenter la

moindre déviation du rachis ; la lésion de ce dernier fut ensuite telle, que le malade était courbé de derrière en avant
de manière que la partie supérieure de la colonne vertébrale
faisait avec la portion inférieure un angle presque aigu, dont
l'apophyse épineuse de la septième vertèbre dorsale formait
la pointe. Le malade, ne pouvant se redresser, avait la face
inclinée vers la terre ; il ne pouvait se soutenir que par
deux béquilles, et avait la plus grande peine à faire quelques pas ; il ressentait dans les extrémités inférieures, des
crampes fréquentes, souvent de vraies convulsions, tandis
qu'il y avait la plus grande insensibilité dans les muscles
du côté interne de la jambe et du pied droit, insensibilité
qui augmenta au point qu'elle gagna toute l'extrémité déjà
atrophiée, et qu'il perdit le mouvement. Les douleurs de la
colonne vertébrale augmentèrent tous les jours. Malgré le
traitement antivénérien, la fièvre survint, la maigreur fut
extrême et accompagnée d'un dévoiement colliquatif. La
mort ne tarda pas à avoir lieu. A l'ouverture cadavérique, on
trouva les tibias couverts d'exostoses ; il y en avait une très-
grosse au cubitus droit vers la partie moyenne de la face
antérieure et interne, et une autre dans le cubitus gauche
plus petite ; la mâchoire inférieure était aussi très-grosse
vers le grand angle du côté droit, et l'apophyse condyloïde
du même côté était singulièrement ramollie, ainsi qu'une portion du bord postérieur de la branche de l'os maxillaire qui la
supporte. Le sternum était fort inégal et carié à son extrémité supérieure. Les cinquième, sixième, septième et huitième vertèbres du dos, avaient leur corps presque entièrement
détruit par la carie, tant dans leur épaisseur que dans leur
hauteur ; leur lame postérieure, qui forme la paroi antérieure
du canal vertébral, avait aussi perdu de sa hauteur, surtout
celle de la septième vertèbre dorsale, qui n'avait pas la
moitié de son étendue ordinaire, tandis que la paroi antérieure de son corps était presque entièrement détruite, les

deux cartilages qui la réunissent à la sixième et à la huitième vertèbre dorsale, étaient antérieurement peu éloignés l'un de l'autre. Le canal vertébral, en cet endroit très-rétréci, contenait une grande quantité d'eau verdâtre ; les poumons étaient tuberculeux, ainsi que les glandes mésentériques ; le testicule droit était de la grosseur du poing, dur, inégal et ulcéré en quelques endroits ; le cordon spermatique était comme carnifié jusqu'à une grande hauteur dans le bas ventre ; il y avait dans cette cavité un épanchement d'eau rougeâtre ; le foie était tuméfié, durci et tuberculeux. » (1)

Cette histoire offre peu d'intérêt, considérée relativement au diagnostic, sur lequel il paraît qu'il n'a existé aucun doute. L'auteur semble ne s'être nullement mis en peine d'y relever les signes propres à la syphilis ; ce n'est qu'à l'autopsie qu'il indique ces nombreuses exostoses des membres supérieurs et inférieurs. Je l'ai transcrite surtout en vue de rapprocher de l'observation de M. Chauffard, et de l'altération fonctionnelle de l'articulation temporo-maxillaire qui y est relatée, la description anatomique des désordres existants chez le malade de M. Monfalcon, sur l'extrémité condylaire de la branche droite de la mâchoire inférieure.

Dans le premier cas, l'arthrite s'est arrêtée au gonflement des surfaces articulaires, peut-être au gonflement de la tête seule du condyle. Dans le second cas, ce gonflement était parvenu jusqu'au ramollissement. L'altération au sternum avait été jusqu'à la carie, tandis que la gomme sterno-claviculaire s'était de bonne heure terminée par résolution chez le premier malade.

(1) Monfalcon, *Dictionnaire des sciences médicales*, art. *Rachitis*, t. XLVI, *p.* 598.

OBSERVATION 74. *Syphilis simulant la* tabes dorsalis.

*Sympt. ant.* **Chancre au pénis; douleurs rhumatismales vagues.** — *Sympt. diag.* **Accès d'épilepsie nocturne.** — *Cura famis.* — **Guérison.**

« N..., âgé de 31 ans, eut à 22 ans un chancre au pénis, qui guérit au bout de quatre semaines par l'emploi méthodique du mercure. A l'exception de douleurs rhumatismales vagues, N.... s'était parfaitement bien porté, lorsqu'à l'âge de 28 ans, il commença à souffrir de faiblesses dans les jambes et de douleurs lombaires. Bientôt les symptômes augmentèrent, et la maladie connue sous le nom de phthisie dorsale, apparut avec ses caractères. Cependant rien dans la manière de vivre ni dans la constitution du malade, ne paraissait avoir favorisé le développement d'une pareille affection. Il s'y joignit plus tard des accès épileptiformes, qui revenaient surtout la nuit. Tous les remèdes dirigés ordinairement contre les maladies de la moelle ayant été épuisés, on arriva à penser que l'infection syphilitique, qui avait donné lieu depuis neuf ans à une série de phénomènes interrompus seulement à de courts intervalles, pouvait être aussi la cause des accidents actuels. On proposa au malade la méthode par abstinence, à laquelle il se soumit volontiers, et les résultats furent tels, qu'au bout de quelque temps, les syptômes de la moelle épinière, l'épilepsie, et les douleurs rhumatismales, disparurent, et qu'après quelques mois, N..., qui avait repris toutes ses forces, put de nouveau aller et marcher comme de coutume. » (1)

Je ne donne point ces observations comme des types pour la science : je les ai recueillies faute de mieux. Ne servissent-elles qu'à signaler la possibilité de ces rachialgies syphilitiques, elles auraient encore une incontestable utilité. Je ne doute pas que des observations plus détaillées, plus proban-

(1) *Boehr.*, *loc. cit.*

tes, n'existent dans les recueils, ou que les praticiens adon-
nés à la cure des maladies vénériennes, n'en rencontrent et
n'en puissent annoter de plus remarquables exemples.

Dans cette dernière observation, l'insuccès des remèdes,
l'absence des causes ordinaires de la carie vertébrale, les
douleurs rhumatismales, ont suffi pour provoquer le soupçon d'une cause spécifique, et la rude épreuve de la cure
par l'abstinence, loin d'accroître la faiblesse de l'organisme,
l'a dissipée, ainsi que ces convulsions et ces attaques d'épilepsie dont les accès n'avaient lieu que la nuit. On se rappelle que ce caractère a été assigné au mal caduc syphilitique; il a fourni, dans la précédente observation, l'indice le
plus sûr de la *tabes dorsalis syphilitica*. Ici encore, ce n'est
point au lieu affecté, c'est aux symptômes généraux de la
vérole constitutionnelle qu'il faut demander les éléments du
diagnostic.

Pour achever le tableau des maladies musculaires d'origine syphilitique, je devrais traiter ici de ces rétractions
permanentes, de ces contractures opiniâtres d'un ou de plusieurs muscles, et de ces tumeurs fibreuses développées
dans les masses charnues ou sur les extrémités tendineuses
de ces muscles, lesquelles affections ont été rattachées au
virus vérolique par divers auteurs contemporains. De pareils
accidents ne s'étant point encore offerts à mon observation,
je n'aurais aucun fait à ajouter aux matériaux, d'ailleurs
peu nombreux, fournis à ce point de la science par MM.
Ricord, Boyer et par M. le professeur Bouisson. Je me
borne à noter que c'est en s'appuyant sur le fait d'une ou
de plusieurs infections véroliques dans le passé des malades,
et sur l'existence actuelle de quelques symptômes syphilitiques, que ces habiles praticiens ont rattaché à la maladie vénérienne les contractures et les tumeurs fibreuses qu'ils ont
décrites. L'action curative du mercure contre ces contrac-

tures et contre ces tumeurs , leur a paru aussi pouvoir être considérée comme la confirmation naturelle et logique de la réalité d'une origine syphilitique et la justification définitive de leur diagnostic.

C'est également dans cette section de mes recherches sur la syphilis larvée que devraient trouver leur place ces cas si nombreux où la vérole emprunte aux dermatoses leur forme élémentaire : l'exanthème, la vésicule, la bulle , la pustule , la papule , le tubercule, la squamme , la macule, et quelques-uns de leurs principaux symptômes. Ces métamorphoses, sous le nom de syphilides, forment, dans les cadres de la pathologie cutanée, autant de groupes que les dermatoses non spécifiques elle-mêmes. Leur fréquence est telle que le praticien a eu mille occasions de les étudier. La peau peut être considérée comme étant le domaine favori de la syphilis, presque à l'égal des organes génitaux. Le derme est en effet le siége le plus ordinaire des premiers symptômes de la vérole constitutionnelle. Le *Traité des syphilides* de M. A. Cazenave me dispense de discuter ce point important des transformations de la vérole. C'est dans le livre même de cet éminent praticien qu'il faut l'étudier.

# CHAPITRE TROISIÈME.

## DES MALADIES DES ORGANES PARENCHY-MATEUX QUE LA SYPHILIS PEUT SIMULER.

L'APPAREIL respiratoire est, de tous les organes à parenchyme, celui qui prête le plus souvent aux affections syphilitiques le masque de ses symptômes morbides. Tandis qu'à peine j'ai pu découvrir quelques traces de vérole larvée du côté du foie, des reins et de certaines glandes sécrétoires, le maladies thoraciques m'ont fourni, en ce qui les concerne, sur les même sujet, d'abondants matériaux. Aussi ce troisième chapitre sera-t-il consacré à peu près en entier à l'étude de la phthisie syphilitique, tant laryngée que pulmonaire.

Le mot de phthisie indique déjà toute la gravité de cette classe de métamorphoses syphilitiques, et conséquemment l'intérêt qui s'attache à leur étude. Bien que cette forme de la maladie larvée ait une marche plus lente, des résultats moins prochainement funestes, le danger qu'elle fait courir n'en est nullement diminué ; si l'action du virus y est moins rapide, elle n'en est que plus redoutable, puisque, à la longue et par degrés, elle peut conduire le malade au marasme,

à la mort. Dans le chapitre précédent, nous avons vu la sy--
philis, en se portant sur l'œil, consommer en quelques jours
la perte de cet organe, mais le reste du corps ne courir
aucun risque. Ici, c'est la vie même qui sera menacée. *Su-*
*binde lues venerea desœvit viscera, illaque depascitur ex*
*integro, quare ex hac unica causa omnes morbi possibiles*
*imaginem trahere valent, et non raro, cum causa tam ma-*
*ligna sit, mortem adferunt, aut corruptœ saltem partis*
*functiones integre destruunt, corporique perinde damnum*
*causant irreparabile.* (1)

De ces brièves considérations ressort encore toute l'importance qu'on doit attacher à établir de bonne heure un
diagnostic exact ; car le seul moyen d'arrêter les progrès
du mal, c'est de lui arracher le voile dont il se couvre. Quant
à la réalité de la métamorphose, elle ne sera que trop prouvée par les erreurs dans lesquelles on verra tomber les plus
habiles praticiens, lorsque, prenant les apparences pour la
réalité, ils condamneront à une mort inévitable et prochaine,
comme atteints de phthisie tuberculeuse, des malades qui,
absous par un confrère plus heureux ou plus avisé, puise-
ront dans le traitement antivénérien une guérison souvent
aussi prompte qu'elle était inespérée.

Ce n'est pas d'aujourd'hui que, dans la pratique de notre
art, la phthisie vénérienne donne lieu à de regrettables méprises. Le fait que voici, bien qu'il ait été recueilli il y a
plus de deux cents ans, fournira de ce que j'avance une
preuve convaincante et pleine encore d'actualité. Il est relaté
dans le *Recueil d'observations de médecine curieuses, ad-*
*mirables et étranges,* que Schenck de Grafenberg a publié
vers la fin du seizième siècle.

(1) Storck, *Prœcepta medico-practica, t.* II, *p.* 239.

OBSERVATION 75. *Syphilis simulant la phthisie pulmonaire.*

*Sympt. ant.* Ulcères à la gorge ; douleurs des bras et des jambes ; marasme. — *Sympt. diagn.* Retour nocturne des douleurs ; insomnies, et autres signes non spécifiés. — Salsepareille. — Guérison.

*Gallicosi tabidi facti decocto sarsæ parillæ restituti observatio.*

*Generosus quidam Dominus, occulta morbi syphilidis semina secum circumferens, et ad extremam maciem deductus, convocatis aliquot medicis, eorum consilium ac auxilium imploravit. Qui etsi non ignorarent, eum aliquando in faucibus ulcus habuisse, et de brachii ac tibiaram doloribus aliquandiu conquestum esse, tamen collatis sententiis (nescio an timiditate quadam, an vero desperatione), statuerunt eum marasmo incurabili laborare; ideoque prognosticis relinquendum, et a medicamentorum exhibitione abstinendum esse. Ipse igitur omnem salutis corporis spem abjiciens, tantum de beata ex hac vita migratione fuit sollicitus. Tandem aliorum instinctu, me quoque ad se vocari jussit, et omnia symptomata diligenter mihi exposuit, imprimis vero de gravissimis doloribus, brachia et tibias præsertim de nocte infestantibus, et somnum sibi adimentibus conquestus est. Ex his et aliis signis, abjecto omni metu, palam pronuntiavi eum non marasmo, sed morbo syphilide laborare; et quamquam consumpto corpore, ac in tanta virium imbecillitate, nihil certi de recuperanda valetudine possim polliceri, non tamen omnem salutis spem abjiciendam esse; meque (si modo obtemperare meis consiliis velit) probi medici officio functurum promisi, Deumque sua benedictione nobis adfuturum non dubitavi. Annuit. Corpore igitur syr. de fumaria Fernelii et aliis præparato, exhibui ei medicamenta leniter purgantia; deinde decoctum zarsæparillæ propinavi, de quo cum dies 14 bibisset, et quotidie parum sudasset, dolores in tibiis ac brachiis paulatim remiserunt, ita ut noctu somnum ca-*

*pere posset. Denique viribus in dies magis magisque con-*
*firmatis, et diutius sudavit, et tandem Dei beneficio, sani-*
*tati est restitutus. Hæc ideo annotavi, ut medici intelli-*
*gant, cognito morbo etiam gravissimo, non facile esse des-*
*perandum. (De C. L. Joa. Franci Hildesii Cameniceni obser-*
*vat. rarioribus. D. Scholizio nobis transmittente.)* (1)

Il résulte de l'observation ci-dessus que les premiers médecins appelés auprès du malade virent dans le dernier
degré de marasme auquel il était parvenu, l'arrêt d'une mort
certaine. Ni la circonstance, qu'ils n'ignoraient pas, d'un
ulcère vénérien antérieurement développé dans l'arrière-
gorge, non plus que les douleurs ostéocopes siégeant aux jambes et aux bras, sévissant surtout pendant la nuit et ravis-
sant au malade le sommeil, ne jetèrent dans leur esprit aucune lumière, aucun espoir ; ils ne surent qu'engager le
condamné à se préparer à une sainte mort. L'erreur était
commise, et le malade eût probablement succombé, s'il
n'en eût appelé à un médecin moins timide, ou plus pers-
picace. Celui-ci, au passé du malade, à ses douleurs nocturnes présentes, réunissant quelques autres signes, repousse
l'idée d'une phthisie, et diagnostique une syphilis larvée.
Malgré la consomption, malgré l'extrême anéantissement
des forces, il ne désespère pas du salut du malade. Au bout
de deux semaines, la salsepareille avait dissipé la maladie
apparente, la phthisie, et la maladie réelle, la vérole. L'arrêt
de mort était cassé.

Avant de me servir de mes propres observations et de
celles de mes contemporains, je vais continuer à exposer ce
que j'ai trouvé relativement au sujet qui m'occupe dans
les ouvrages des médecins du xviie siècle et du xviiie. Par
cet inventaire rétrospectif, je relierai utilement le passé
à l'époque actuelle. Rendre ainsi à chacun ce qui lui est

(1) Schench, *loc. cit. p.* **790.**

dû, *suum cuique*, est chose à la fois juste et profitable. Durant ces quarante dernières années, on a trop souvent manqué à ce devoir, au grand détriment de notre art, qui, par suite de cet oubli, a vu diminuer et presque se tarir une de ses sources les plus fécondes : la tradition.

« Dans une science de faits comme est la médecine pratique, l'érudition solide ne saurait être trop étendue. Le mépris de l'érudition est une affectation ridicule que la paresse et la vanité ont rendue commune en France, surtout dans ces derniers temps, où l'on a cru pouvoir autoriser ce mépris en le couvrant de la liberté de philosopher. » (1)

*At vero in medicina jampridem omnia substituunt, in eaque principium et via inventa est, per quam præclara multa longo temporis spatio sunt inventa, et reliqua deinceps invenientur, si quis probe comparatus fuerit, ut ex inventorum cognitione ad ipsorum investigationem feratur.* (2)

## ARTICLE PREMIER.

## DE LA PHTHISIE SYPHILITIQUE.

*Verum est,* écrit Morton dans son Traité *de phthisi, omnem luem veneream, modo sit chronica, gonorrhœa virulenta, seu ulceribus amplis et frequentibus comitata, aptam esse natam ægrotantem in statum tabidum paulatim reducere, continua scilicet succi nutritii subtractione a corporis habitu. Æque etiam verum est, et in praxi non raro observandum venit, vere pulmonarem phthisim, a mera sanguinis et humorum alteratione, lue venerea facta, originem suam ducere. Neque quidem mirum est, cum tota humorum massa tam evidenter ab hujus morbi fermento alteretur, et*

(1) Barthez, *Discours sur le génie d'Hippocrate, p.* 11.
(2) *Hippocrates, de prisca Medicina, Foës. s.* 1, *p.* 8. *l.* 41.

*in statum colliquativum reducatur (quod a tumoribus ma-*
*lignis, gonorrhœis, et ulceribus hunc morbum usitato*
*comitantibus apparet satis), si etiam hujusmodi tumores at-*
*que ulcera venerea, aliquando in spongioso et molli pulmo-*
*num parenchymate accidant, unde phthisim vere pulmona-*
*rem insequi necesse est. Ego equidem potius mirari soleo*
*luem veneream saltem chronicam seu male curatam, unquam*
*sine pulmonum ulcere, et phthisi inde nata reperiri. Verum*
*ut rem ipsam loquar, rarissime, si unquam, phthisim pul-*
*monarem veneream observavi, præterquam ubi pulmones*
*jam prius obstructi, et in phthisim dispositi fuerant. (1)*

Les considérations théoriques sur l'infection générale de
l'organisme par le ferment vérolique, sur la forme de prédilection qu'affecte ce virus, c'est-à-dire l'ulcère, l'appauvrissement des sucs nourriciers dépendant de la durée du
séjour du même virus dans nos organes, la texture délicate
du poumon, sa facilité à s'ulcérer, toutes ces considérations,
dis-je, faisaient admettre à Morton la possibilité, la fréquence
même d'une phthisie purement vénérienne. Bien plus, il lui
semblait impossible qu'il existât aucune vérole chronique
(constitutionnelle, ou mal guérie) sans ulcération du poumon, sans phthisie consécutive.

Mais Morton est praticien habile autant que consciencieux, et il avoue que très-rarement, peut-être jamais, il
n'a observé une vraie phthisie pulmonaire, exclusivement
produite par le virus syphilitique. Toujours les poumons
étaient préalablement tuberculeux (*obstructi*) et disposés à
la phthisie. En effet, disons tout d'abord que la syphilis ne
produit pas le tubercule; elle en favorisera l'évolution, le
ramollissement et la fonte, s'il existe en germe; s'il n'existe
pas, elle se bornera à emprunter un plus ou moins grand
nombre des symptômes morbides qu'il fait naître dans l'ap-

(1) Richard Morton, *Opera*, p. 104.

pareil respiratoire. Dans ce cas, la syphilis n'est pas la phthisie, elle n'en est que l'apparence. Citons une observation
de ce genre recueillie par le célèbre médecin anglais auquel
nous venons d'emprunter une page.

OBSERVATION 76. *Syphilis simulant la phthisie pulmonaire.*

*Sympt. ant.* Non désignés. — *Sympt. diagn.* Érosion de la luette
et autres symptômes non spécifiés. — Mercuriaux et balsamiques. —
Guérison.

*Puella quædam, circa annum ætatis suæ duodecimum,
cujusdam saltatricis artis magistri, lascivi et nequam, et venerea etiam lue infecti illecebris inducta est, ut concubitum
cum illo admitteret, quo veneno etiam venereo per contagium adeo imbuta fuerat, ut non obstantibus una vel altera
salivatione ab empiricis instituta, atque aliis curationis
methodis quatuor annorum spatio tentatis, post uvulæ erosionem, atque alia luis venereæ stigmata adhuc manentia,
in phthisim pulmonarem incideret, una cum febre hectica,
totius corporis emaciatione, perpetua tussi, et anhelitu admodum gravi, præ viscositate scilicet bronchia insercientis
phlegmatis. Ego a Dom. Simons chirurgo Londonensi ex-
perto et satis noto advocatus, præscripsi unam dosim calo-
melan cum diagryd. semel in hebdomade repetendam; et
tres pilularum nostrarum balsamicarum ter die, diebus purgatione liberis, exhibendas, et decoctum sudorificum in po-
tum ordinarium. Quorum usu, verno tempore, per spatium
sex vel octo hebdomadum continuato, perfecte et sine ulla
recidivatione a phthisi, æque ac a reliquiis luis liberata
est.* (1)

Les symptômes empruntés à la phthisie étaient la fièvre
hectique, l'émaciation de tout le corps, une toux incessante
et un essoufflement extrême, dus à la viscosité des flegmes

(1) Rich. Morton, *loc. cit. p.* 105.

qui obstruaient les bronches. Les signes qui donnaient à la maladie un cachet particulier, et qui pouvaient servir à éclairer le diagnostic, étaient, outre les commémoratifs, l'absence de la luette rongée par un ulcère, et d'autres stigmates de la vérole encore présents, mais que Morton ne spécifie pas. Frédéric Hoffmann sera plus précis.

OBSERVATION. 77. *Syphilis simulant la phthisie pulmonaire.*

*Sympt. ant.* Gonorrhée. — *Sympt. diagn.* Douleur ostéocope nocturne ; syphilide ulcéreuse à la face et à la tête. — Mercuriaux. — Guérison.

*Vir* XXX *annorum, constitutionis tenioris et macilentæ, per sat longum temporis spatium de magna virium imbecillitate, corporisque ad motum subeundum impotentia, de tussi, respirandi difficultate, et acerbis artuum ipsorum ossium cruciatibus, noctu præsertim auctioribus conquerebatur, pituitam ex ore ejiciens copiosam et mucidam. Satis cito consulebatur medicus, qui phthisicam pulmonum labem suspiciens, præmissa venæ sectione, multa pectoralia, decocta ex lignis temperatioribus cum anodynis mixta, laxantia quoque et alia demulcentia propinabat, sed sine ullo subsequente lætiori effectu. Accedente demum molestissima raucedine, pluribusque pustulis ulcerosis in facie et capite efflorescentibus, primum venereæ malignitatis indicium aderat, et facta inquisitione deprehendebatur, ægrum jam per triennium gonorrhæa a scorto infami contracta laborasse, eamque demum cohibitam virulentiæ vestigia in sanguinis et humorum massa reliquisse. Quod cum animadverteretur, ad extirpandum hoc virus mercurius dulcificatus ad aliquot grana cum rosarum conserva per aliquot dies, interposito largiori decoctorum usu, offerebatur, unde quidem alvi fluxus proritabatur sat copiosus. Hoc autem per convenientia remedia sedato, sua sponte ptyalismus quatuor hebdomadarum subsequebatur, quem secun-*

*dum vires œgrotantis ita moderare studebamus, ut sensim paulatimque graviora illa cum metu phthiseos stipata symptomata feliciter expirarent, œgro plenissime restituto.*

*Ex prœfata morbi historia paulo clarius elucescit, reliquias gonorrhœæ, prœsertim male curatœ, diutius in sanguine posse hospitari, admodumque varium morbi schema exhibere, antequam a medico cognoscatur.* (1)

Si je relève les signes de phthisie consignés dans cette observation, je trouve : anéantissement des forces, impuissance pour le mouvement, toux, difficulté de respirer, expuition abondante; plus tard, enrouement des plus pénibles. Le premier médecin appelé s'y laisse tromper, et oppose à ces apparences de phthisie la saignée, les pectoraux, les anodins, les laxatifs, et autres remèdes antiphlogistiques ; il n'en obtient aucun heureux effet. L'existence concomitante de violentes douleurs ayant leur siége dans les articulations des os, s'exaspérant pendant la nuit, ne l'avait pas mis sur la voie. Il fallut, pour éveiller ses soupçons, qu'une efflorescence de pustules ulcérées imprimât sur le visage et le cuir chevelu le cachet caractéristique de l'infection vénérienne. Une gonorrhée contractée dans un lieu de débauche, et dont le malade avait souffert durant trois ans, avait altéré la masse du sang, et le virus avait par la suite fait explosion sur les organes pulmonaires. Avec plus d'attention et une appréciation plus rationnelle des divers symptômes sous lesquels le mal se dérobait, la méprise n'aurait sans doute pas eu lieu.

Je placerai ici la page suivante de Max. Stoll, page curieuse à plus d'un titre.

(1) Fréd. Hoffmann, *t.* III, *cap.* IV, *p.* 424.

OBSERVATION 78. *Syphilis simulant le catarrhe pulmonaire.*

*Sympt. ant.* Nuls. — *Sympt. diagn.* Exostoses.

*Binas puellas hydrargyro sanavi, sorores, x unam,
alteram xi annos natam, rheumate venereo et tophis af-
fectam utramque; probis moribus, et circumspecte educatas,
sanas ad id usque œtatis. Nulla alia luis signa aut præ-
cedebant, aut comitabantur. Parens aiebat se adhuc cœli-
bem gonorrhœa laborasse, diu durante atque neglecta,
donec sponte evanesceret. Illæsam uxoris sanitatem et fuisse
antehac et adhucdum esse. Sanatis puellis, quin iis adhuc
œgrotantibus, parens anginam, noctu graviorem, quereba-
tur, cujus quosdam ut ut leviores assultus, sœpius jam et a
multis annis persensit, fugaces tamen. Frons quoque ma-
culis effloruit, quales in venereis solent; ulcerabatur labium
oris superioris et fauces. Tandem sanabatur decocto guajaci
et antimonii, et mercurio sublimato corrosivo cum extracto
aconiti; ita tamen ut labium superius identidem de novo
ulceraretur, donec remediis mercurialibus, ad ipsam affec-
tam plagam adplicatis, consolidaretur. Triennium est quo
integra sanitate gaudet.*

Deux jeunes filles, deux sœurs, âgées, l'une de dix, l'autre de onze ans, sont atteintes de catarrhe; la maladie
s'accompagne d'exostoses, et à ce signe, Stoll soupçonne
qu'elle est d'origine vénérienne. L'âge de ces deux filles,
leur conduite irréprochable, l'éducation morale qu'elles re-
çoivent, ne permettent pas d'attribuer l'infection à une autre
cause qu'à l'hérédité. Cependant, la santé de leur mère n'a
jamais été altérée; leur père seul a été atteint, avant son
mariage, d'une gonorrhée rebelle, longtemps négligée, qu'il
a laissée se tarir d'elle-même. La seule incommodité dont il

(1) Max. Stoll, *Ratio med. pars* III, *p.* 232.

se rappelle avoir eu à souffrir de temps à autre, est un mal de gorge, plus intense pendant la nuit, mais toujours de peu de durée. Stoll se croit suffisamment autorisé, par ces aveux autant que par la physionomie particulière du catarrhe, à ins- tituer un traitement mercuriel. Les jeunes enfants étaient à peine en voie de guérison, que l'angine reparaît chez le père, dont le front, cette fois, se couvre de taches empreintes du caractère syphilitique, et qu'il s'y joint des ulcères sur la lèvre supérieure et à la gorge. Un traitement spécifique triom- pha de tous ces accidents.

Ce fait suggère au médecin de Vienne des réflexions analogues à celles d'Hoffmann, que j'ai rapportées plus haut. *Fomes venereus*, ajoute-t-il, *hœreditate acquisitus videba- tur in his puellis, et pubertatis annis jamjam instantibus, prorupisse quasi recluso carcere, et viribus ab œtate accep- tis.* Le ferment vérolique transmis par hérédité semblait, chez ces jeunes filles, aux approches de la puberté, recevoir de cet âge critique une énergie plus grande pour s'échapper comme d'une prison et faire explosion au dehors. Ce n'est pas le seul exemple qu'offre la science d'un pareil som- meil du virus syphilitique. Pour ne pas disséminer les élé- ments relatifs à ce point mystérieux d'étiologie, je citerai immédiatement une seconde observation qui m'est fournie par Stoll ; elle est presque identique à la précédente.

*Puella quœdam, undecim œtatis annum nondum egressa, tophos in utraque tibia exhibebat, et articulorum syphiliti- cos cruciatus ; ante hanc œtatem prorsus sana, et absque aliis luis signis. Omnis suspicio procul abfuit morbi con- sortio contracti. Puellœ mater dolorem cubiti sinistri, plu- rimis annis, noctu exacerbatum, et jam ante quam enixa pro- lem esset, persensit. Dolore tandem hoc anno prœter modum increscente, nos adiit et filiam una adduxit. Utramque mer- curio sublimato ita sanavimus, ut, per annum ad id usque tempus quo hæc scribo, ambæ incolumem vitam degant, et veteris doloris immunem.* (1)

Chez la fille, la syphilis simulait des douleurs articulaires, et pouvait être prise pour un rhumatisme ; chez la mère, elle déterminait depuis longues années, depuis une époque antérieure à la naissance de la fille, des douleurs fixées au coude gauche. Il existait simultanément, chez la fille, des exostoses sur l'un et sur l'autre tibia, chez la mère, des exacerbations nocturnes, deux symptômes particuliers à la vérole. Cette coïncidence et le rapprochement de ces signes donnaient un grand degré de probabilité à l'existence d'une syphilis larvée. L'action curative du mercure, aussi puissante chez la mère que chez la fille, me paraît justifier complétement le diagnostic porté par Stoll.

Une observation encore sur le même sujet : celle-là est toute moderne ; je la tire d'un mémoire du docteur Hyacinthe Chauffard sur l'utilité des mercuriaux dans le traitement des maladies vénériennes.

OBSERVATION 79. *Syphilis simulant la phthisie pulmonaire.*

*Sympt. ant.* Aucuns. — *Sympt. diag.* Macules cuivreuses. — Mercuriaux. — Guérison.

« Je fus appelé dans le mois de mars 1822, pour la fille d'un serrurier de cette ville, âgée de 17 ans, d'une santé assez bonne en apparence, et mariée l'année d'auparavant. Elle languissait et toussait depuis qu'elle avait mis au monde un enfant privé de vie. Traitement doux, humectant, antiphlogistique. Pas d'amélioration. A la suite d'émotions morales assez vives, la peau se couvrit subitement de taches rondes, d'abord rouges, et qui devinrent bientôt d'une teinte cuivreuse : elles furent jugées syphilitiques. Le mari était

(1) Stoll, *loc. cit. p.* 233.

sain et sage , la femme n'avait point de reproches à se faire.
Mais son père et sa mère, de mœurs dissolues, avaient, dans
le commencement de leur union et à diverses reprises, contracté la syphilis. »

« Il devenait donc évident que le germe de cette maladie
était resté dans l'inaction et comme assoupi, tant que rien
n'en avait favorisé le développement. Puis la puberté, le mariage et l'accouchement survinrent comme trois grandes
crises, trois perturbations majeures, qui, en imprimant de
fortes secousses à toute l'économie, avaient réveillé l'énergie du poison vérolique, et lui avaient communiqué une
nouvelle existence. Il avait alors affecté la poitrine ; jeté
ensuite par un mouvement rapide sur tout le système cutané,
il avait déterminé l'éruption caractéristique. Les frictions
mercurielles et la liqueur de Van Swieten guérirent en trois
mois cette affection, si singulière dans son origine, son repos et sa marche. La malade jouit depuis cette époque d'une
santé florissante ; elle avait fait et nourri plusieurs enfants
bien constitués. » (1)

On pourra objecter que cette fille de 17 ans avait pu ,
avant son mariage, contracter la vérole et se garder d'en
faire l'aveu. J'avoue qu'il n'y a à cela rien d'impossible, issue
qu'elle était de parents de mœurs dissolues et placée sous
l'influence contagieuse de l'exemple. Cependant ce ne peut
être qu'une conjecture. Se présenterait-elle aussi dans le
fait des trois jeunes filles impubères que j'ai transcrit précédemment ? Baumes cite l'observation d'un enfant qui, sous
l'influence d'une syphilis héréditaire, fut atteint dès l'âge
de quatre ans de tous les symptômes d'une phthisie commençante. Un traitement de treize mois , emprunté à des
moyens généraux qui n'avaient aucun rapport avec la nature

(1) H. Chauffard , *loc. cit. t.* 1 , *p.* 350.

vénérienne de l'affection, n'améliora en rien l'état du jeune malade, qui tendit rapidement au marasme. Quelques confidences du père mirent Baumes sur la voie. L'usage de la tisane de Vigaroux et de fumigations de cinabre, fut suivi d'un prompt amendement. Ce traitement, commencé dans les premiers jours d'avril, eut un plein succès au mois de juillet suivant. (1)

Combien il est à regretter qu'un fait aussi prodigieux, *monstruosa observatio*, comme s'exprime Schenck, ait été jeté dans la science dépouillé des détails les plus nécessaires, des développements indispensables, et de tant de circonstances qu'il eût été si intéressant de connaître ! Ces deux dernières observations me ramènent à l'étude de la phthisie syphilitique.

Ainsi que la phthisie tuberculeuse, la phthisie *a lue venerea* peut se présenter sous la forme laryngée, ou sous la forme pulmonaire, c'est-à-dire emprunter à la phthisie laryngée le groupe moins nombreux de ses symptômes particuliers, ou s'accompagner de tous les signes généraux et de quelques-uns des signes locaux de la dégénérescence tuberculeuse des poumons. Les observations que je vais relater la montreront sous l'une et sous l'autre de ces formes. Je trouve dans les notes recueillies par moi en juin 1831, aux leçons cliniques de Biett, le fait suivant :

OBSERVATION 80. *Syphilis simulant la phthisie pulmonaire.*

*Sympt. ant. Ulcus elevatum* à la vulve.—*Sympt. diagn.* Syphilide ulcéreuse, ulcérations dans l'arrière-gorge. — Mercuriaux. — Guérison.

Une femme, nommée Galichet, s'était présentée à l'hôpital Saint-Louis, dans un état d'affaiblissement considé-

(1) Baumes, *De la phthisie pulmonaire*, t. I, p. 428.

rable, atteinte d'une toux continuelle et d'une expectoration
filante et fétide. La voix, d'abord rauque, s'était tout à fait
éteinte ; l'aphonie était complète. Les antiphlogistiques
(sangsues, diète, boissons lactées) produisirent une amélioration à peine sensible. La pression sur la partie antérieure du larynx était très-douloureuse. Quelques ulcères
suspects ayant été découverts sur divers points de la peau,
on porta sur l'arrière-gorge un examen plus attentif. Des
ulcérations syphilitiques existaient sur les amygdales, au
pharynx, et sans nul doute, sur la muqueuse du larynx. Le
mari de cette malheureuse femme donna sur l'origine de la
maladie les renseignements suivants : Galichet, étant au service, contracta en 1822 une urétrite assez grave, qui le força
d'entrer à l'hôpital de Lyon, et se compliqua bientôt d'une
amygdalite ulcérée; il en fut guéri complétement par les frictions mercurielles. En 1828, il fut pris d'une nouvelle urétrite,
à laquelle on n'opposa que des moyens antiphlogistiques. Les
testicules s'enflammèrent, et il fallut recourir à des émissions
sanguines abondantes et répétées. L'écoulement était tari,
lorsque, le 5 août 1828, il survint à la peau une éruption tuberculeuse, qui disparut sous l'influence de la liqueur de Van
Swieten. Plus tard, une éruption pustuleuse donna lieu à un
nouveau traitement mercuriel ; plus tard encore, un ulcère,
des rhagades et des condylomes à l'anus, nécessitèrent de nouveau l'emploi des mercuriaux; enfin, depuis l'année 1828,
il a subi cinq traitements. Depuis le dernier, il jouissait d'une
santé parfaite, et il se maria, au mois d'août 1830. A cette
époque, il ne se présentait aucun symptôme syphilitique,
soit à la bouche, soit aux parties génitales, ni sur aucune
partie du corps.

Cependant, peu de temps après ce mariage, la femme Galichet eut aux parties génitales plusieurs ulcères du genre
*ulcus elevatum*. Bientôt des ulcères se manifestèrent sur la
peau et sur diverses régions du corps, et déterminèrent dans

les organes respiratoires les signes précédemment décrits
d'une phthisie pulmonaire.

Vu l'état de faiblesse de cette malade, Biett hésita d'a-
bord à recourir au mercure. Il fallut pourtant s'y décider.
A peine la femme Galichet était-elle soumise depuis sept
jours à l'emploi de la liqueur de Van Swieten, que l'expuition devint moins abondante, que l'aphonie diminua, et que
l'état général même s'améliora ; tous les symptômes ne tardèrent pas à disparaître. Mais la femme Galichet était enceinte,
et le germe de la maladie, qu'elle avait transmis à son enfant,
ne fut pas détruit par le mercure; l'arbre paraissait sain, et
le fruit restait gâté. Elle mit au monde un garçon dans un
état de débilitation profonde ; il saisit bien le sein de sa mère,
mais le lait ne le ranime ni ne lui donne de la force. Huit
ou dix jours après sa naissance, apparaissent autour de ses
lèvres de petits tubercules qui ne tardent pas à s'ulcérer,
puis des syphilides tuberculeuses aux jambes, aux mains
et aux bras.

Que voyons-nous dans cette triple observation? Chez le père,
de nombreuses infections vénériennes cèdent en apparence
aux mercuriaux, et leurs symptômes disparaissent de la surface du corps et de toutes les parties soumises à l'inspection
des sens ; en réalité, elles ont déposé dans les organes intérieurs un germe qui survit aux divers traitements employés, et
qui, par l'intermédiaire de la plus vitale de nos humeurs,
la liqueur spermatique, transmet la maladie à la mère dès
les premières approches conjugales. Ce fait est loin d'être
rare, et je me rappelle en avoir entendu citer plusieurs de
tout semblables à M. le professeur Marjolin, dans ses cours
de pathologie. La mère, à son tour, paraît guérie, mais
l'action curative du mercure, qui la débarrasse, elle, d'une
affection des plus graves, n'étend pas ses bienfaits jusqu'au
fruit qu'elle porte dans son sein. Les symptômes de phthi-

sie pulmonaire dont elle semblait atteinte, furent reconnus être sous la dépendance de l'infection vénérienne, dès que la peau et l'arrière-gorge devinrent l'objet d'un examen plus attentif.

Que serait-il résulté d'une erreur, d'une négligence plus longtemps prolongée? Une consomption probablement mortelle. Les antiphlogistiques étaient impuissants. En sept jours, le sublimé conjura tout danger.

OBSERVATION 81. *Syphilis simulant la phthisie pulmonaire.*

*Sympt. ant.* Chancre à la vulve; syphilide tuberculeuse. — *Sympt. diag.* Exacerbation nocturne de douleurs encéphaliques; cicatrices syphilitiques ; syphilide serpigineuse. — Mercuriaux. — Guérison.

En septembre 1844, je fus consulté par une couturière, Marie C..., âgée de 24 ans, considérablement amaigrie, pâle et tourmentée par l'idée qu'elle tombait dans la langueur. Elle est en proie à une toux déchirante, accompagnée d'expectoration difficile de matières filantes et glaireuses. Le sommeil l'a totalement abandonnée. Sa voix est très-rauque, et son haleine répand une odeur forte et fétide. Cependant Marie n'éprouve point de fièvre ; elle n'a pas eu de crachement de sang. Elle se plaint en outre de douleurs dans la tête, les oreilles et la gorge, qui, assez supportables pendant le jour, deviennent intolérables durant la nuit, et ne lui ont pas permis, depuis longtemps, de fermer l'œil. Ces douleurs, plus marquées à l'occiput et au front, y sont martelantes. Divers traitements opposés à cette maladie étaient restés sans succès. L'absence de fièvre me fait d'abord regarder l'amaigrissement comme étant le résultat de l'insomnie prolongée. L'agravation des douleurs pendant la nuit me suggère ensuite l'idée d'une syphilis larvée, et la fétidité toute spéciale de l'haleine m'indique que des ulcères doivent exister à la gorge. Effectivement, examen fait, je trouve des ulcères caractéristiques sur les piliers du voile du palais et sur la partie postérieure du pharynx ; la luette a été en partie détruite. De recherches en recherches, je découvre que Marie C.... a eu dernièrement des croûtes dans le nez, et qu'il lui était impossible de respirer par la narine gauche. Elle porte à l'épaule gauche une plaque de tubercules ulcérés, et non loin de là, des cicatrices spéciales qui ont succédé à une syphilide serpigineuse.

Cette fille a été sujette, dès l'âge de douze ans, à une leucorrhée irrégulière. Vierge jusqu'à seize ans, elle a eu alors commerce avec un homme qui, atteint longtemps auparavant (16 ans) de maladie vénérienne, en était, dit-elle, en apparence parfaitement guéri. Elle n'a jamais été réglée. Trois mois après les premières approches, écorchure sur la muqueuse vaginale, qui n'est cicatrisée qu'au bout d'un mois. La lèvre génitale droite ne tarda pas à se tuméfier. Marie, étant vierge, fut sujette à des abcès aux parties génitales. Cette fois, l'abcès ouvert resta assez longtemps à se fermer. En même temps, de petites tumeurs (tubercules), se développent sur tout le corps et au cuir chevelu, au front et au menton. Elle entre à l'hôpital. Des pilules et de la tisane sudorifique déterminent la cicatrisation et la disparition des syphilides. Mais il lui est toujours resté quelques petites tumeurs qui, tour à tour, s'ouvraient et se fermaient.

Depuis assez longtemps, il n'existe, du côté des organes sexuels, d'autres symptômes morbides que la leucorrhée habituelle. Aussi C.... m'assure que la personne avec qui elle continue à avoir des rapports, l'a vue souvent, excepté au plus fort de sa maladie, sans qu'il en soit résulté pour cette personne aucune infection. Signes de phthisie et ulcères furent guéris par l'iodure de potassium.

Je répète que mon diagnostic s'est basé sur l'absence de mouvement fébrile, sur l'exacerbation des douleurs durant la nuit, et sur une fétidité de l'haleine toute particulière, que l'on reconnaît, quand on l'a sentie plusieurs fois, mieux qu'on ne peut la décrire, et qui n'est pas sans analogie avec celle que développe une stomatite mercurielle. J'oubliais de dire que, chez cette malade, la percussion donnait sous l'une et sous l'autre clavicule un son moins clair que dans le reste de la poitrine, et que le bruit respiratoire y était plus obscur. D'ailleurs, nulle trace de pectoriloquie. Pendant longtemps, les tubercules dont je soupçonnais l'existence, sont restés à l'état cru. Cette couturière, que depuis sa guérison je rencontrais quelquefois, avait repris les apparences d'une bonne santé. Je l'ai perdue de vue; mais j'ai su qu'elle est morte jeune, probablement de langueur.

Dans l'observation suivante, l'auscultation constata l'intégrité des poumons.

OBSERVATION 82. *Syphilis simulant la phthisie pulmonaire.*

*Sympt. ant.* Bubon. — *Sympt. diag.* Syphilide papuleuse et pustuleuse. — Mercuriaux. — Guérison.

« M. X..., tailleur à Paris, d'un tempérament bilieux, toussait depuis quelques mois; depuis quelques mois aussi, il maigrissait sensiblement, lorsqu'il fut pris subitement d'une douleur profonde au sternum, douleur assez forte pour gêner la respiration. L'application d'un vésicatoire volant sur le sternum diminua la douleur et l'oppression; la toux persista. Appelé à lui donner des soins, voici l'état dans lequel M. Chaslin le trouva : amaigrissement remarquable; toux continuelle, plus forte la nuit que le jour, précédée de picotements à la gorge; expectoration presque nulle; douleur profonde au sternum, augmentant par la chaleur du lit; douleur à la partie moyenne des membres dont le malade indique les os comme étant le siège. La gorge est d'un rouge plus foncé que dans l'état naturel; pas de crachement de sang ; la percussion et l'auscultation font connaître que les poumons sont dans leur état d'intégrité; les crachats ressemblent à une solution aqueuse de gomme, et ne contiennent ni flocons ni matières muqueuses. Cet ensemble de symptômes ne paraissant pas à M. Chaslin suffire pour indiquer l'existence de tubercules pulmonaires, ses idées se portèrent sur le vice vénérien. Questionné à cet égard, le malade avoua que, quelques années auparavant, étant à Bruxelles, il avait eu un bubon qu'un médecin de la ville fit disparaître en quinze jours par un emplâtre dont il ignore la composition. Il lui fit voir alors qu'il portait aux deux bras et au cou une foule de petits boutons à base livide et à sommet blanchâtre, et de plus, à la face dorsale de la main droite, une dartre que je reconnus, dit M. Chaslin, être une pustule vénérienne. »

« Je lui fis part de mon opinion sur la nature de sa maladie, et dès lors, il se soumit à un traitement ; mais avant de commencer, je crus, pour la conviction comme pour la satisfaction du malade, devoir l'engager à faire quelques frictions sur la main avec un mélange égal d'onguent mercuriel et de cérat. Au bout de huit jours, la peau du membre supérieur droit était revenue à son état naturel, tandis que le gauche n'avait éprouvé aucun changement. La toux était un peu diminuée. Je commençai le traitement par les frictions; dès la quatrième, les pustules du membre supérieur gauche disparurent ; l'oppression se dissipa ; la toux diminua et devint rare ; la douleur des membres était à peine sensible; à la sixième, plus de douleurs ; la toux va toujours en s'affaiblissant, et à la huitième, le malade ne ressent plus rien et peut reprendre ses anciens travaux ; il recouvre bientôt sa santé et son embonpoint. » (1)

_____

(1) D' Chaslin, *Journal général de médecine, tom.* XCIII, XXXII° de la onzième série, n° 389; décembre 1825, *p.* 391.

Les signes indicateurs de la syphilis se manifestaient ici, moins par l'exaspération nocturne de la toux que par la douleur sternale, qu'augmentait la chaleur du lit, et par les douleurs ostéocopes des membres. Enfin l'éruption papuleuse sur les bras et le cou, et les pustules sur la main, levèrent tous les doutes. C'est à propos de douleurs sternales de cette nature que Baglivi a écrit : *Dolor fixus in medio pectoris diu perseverans ac moleste, sine tussi, etc. signum est luis gallicæ latentis multis ante annis ab ægris susceptæ, et hoc signo se solum manifestantis.* (1)

Suivant le même auteur, il serait douteux que la vérole, une fois introduite dans le corps, pût en être entièrement expulsée : *Lues venerea,* a-t-il dit, *semel recepta in corpus, difficiliter postea deletur ejus caracter ; adhibitis specificis mitescit, sed non exstinguitur. Imo post triginta et plures annos sub specie aliorum morborum reviviscit, et medicos decipit, causam morbi ordinariam putantes, cum revera tamen ab excitato noviter venereo fermento dependeat.* (2) Ce jugement est empreint d'une évidente exagération. Le virus peut, et c'est ce qui arrive le plus souvent, être expulsé sans retour des organes qu'il a même le plus viciés ; mais il faut admettre aussi, ne fût-ce qu'à titre d'exception, et d'exception malheureusement assez fréquente, que souvent il n'est que pallié, dépouillé seulement de ses signes extérieurs, en un mot qu'il n'est qu'assoupi, *mitescit,* réduit pendant un temps plus au moins long à l'état latent. En voici un exemple entre beaucoup d'autres.

(1) Baglivi, *Prax. med. lib.* I, *p.* 96.
(2) Baglivi, *loc. cit. p.* 95.

OBSERVATION. 83. *Syphilis simulant la phthisie pulmo-naire.*

*Sympt. ant.* Blennorrhagie. — *Sympt. diag.* Papules et macules cuivrées. — Sublimé. — Guérison. — Souffrances vésicales ; céphalée nocturne. — Mercuriaux. *Cura famis.* — Guérison de la céphalée et des souffrances vésicales.

« M. S..., conseiller , avait eu à 20 ans une blennorrhagie , mais jamais d'autre maladie vénérienne. Marié à 24 ans , il n'avait ressenti aucune indisposition les dix premières années de son mariage. A 34 ans, il commença à souffrir d'hémorrhoïdes vésicales , caractérisées par de la dysurie, et parfois par une émission involontaire de l'urine s'échappant goutte à goutte , surtout la nuit et lorsque le malade n'avait pu vider la vessie. L'urine présentait constamment un sédiment muqueux, rouge et haut d'un travers de doigt. A part cette incommodité, M. S.... se portait bien, lorsqu'en 1826, il ressentit subitement des douleurs violentes occasionnées par la présence d'un calcul rénal dans l'urètre ; il vécut ainsi pendant six ans, trouvant chaque année dans les eaux de Carlsbad un soulagement passager à ses maux. Au printemps de 1830 , s'étant exposé à un refroidissement, il fut pris d'un coryza et d'une toux intense avec expectoration abondante , fièvre le soir , sueurs le matin, amaigrissement considérable , enfin tous les signes d'une phthisie pulmonaire. Tous les remèdes avaient été inutilement employés ; le cas paraissait désespéré , quand tout à coup le malade fut couvert, au front et sur toute la face, de papules cuivrées ; de semblables taches s'étendirent sur toute la surface cutanée. L'existence d'une blennorrhagie antérieure et l'apparition de ces symptômes secondaires, engagèrent à recourir à un traitement mercuriel. On choisit le sublimé à petites doses et une décoction de salsepareille ; peu à peu les papules et les taches pâlirent et disparurent, et ce qu'il y a de plus remarquable, c'est que les symptômes du côté de la poitrine ont diminué au point qu'il ne reste plus qu'une certaine disposition à la toux pendant un temps froid, mais qui disparaît facilement quand M. S.... se tient chaudement. »

« Cependant l'affection vésicale avait persisté, et pendant l'hiver de 1834, il s'y était joint des douleurs de tête qui revenaient la nuit, et avaient tout à fait le caractère syphilitique. On eut de nouveau recours au sublimé, qu'on fut obligé d'interrompre à cause d'une salivation extrêmement abondante. Plus tard, on en vint au précipité rouge et à la méthode d'abstinence, et le malade guérit entièrement, et de ses maux de tête, et de son affection vésicale, qui avait duré une dizaine d'années. Il ne lui reste plus de ses anciennes incommodités qu'un état de constipation qui réclame tous les quelques jours l'emploi des moyens apéritifs. » (1)

Dans cette observation, le symptôme primitif est une blennorrhagie, et c'est seize ans après que des signes d'infection constitutionnelle ont apparu. Ce terme descendrait à dix ans, si l'on considérait les souffrances vésicales comme le premier résultat de l'action secondaire du virus. La guérison définitive de ces souffrances, obtenue par les mercuriaux et par l'abstinence, est-elle une preuve suffisante de leur nature spécifique ? Je n'ose me prononcer ; mais je suis moins réservé à l'égard des signes de phthisie développés sur le malade, à la suite d'un refroidissement. Il est impossible de ne pas y voir le masque dont se couvrait la syphilis. Une phthisie tuberculeuse avec expectoration abondante, fièvre le soir, sueurs le matin, amaigrissement considérable, se termine rarement par la guérison. L'apparition d'une syphilide papuleuse et les prompts effets du sublimé, démontrent jusqu'à l'évidence la véritable origine de la maladie.

Je trouve ici de plus que dans les deux observations pré-

(1) Boehr, *loc. cit.*

cédentes, deux symptômes qui identifient mieux encore la phthisie syphilitique avec la phthisie tuberculeuse : ce sont les sueurs du matin et la fièvre du soir. Des douleurs nocturnes montrèrent plus tard la ténacité de cette affection, et la nécessité de prolonger le traitement spécifique.

Dans l'observation suivante, que j'emprunte au même auteur, la maladie, longtemps méconnue, faillit se terminer d'une manière funeste. Aux signes d'une phthisie arrivée au dernier degré, se joignit un crachement de sang journalier. La persistance de cet accident engagea le docteur Boehr à examiner le fond de la gorge : il y découvrit des ulcères caractéristiques. Aucun signe d'infection ne se manifestait à l'extérieur. Il n'y avait pas, à vrai dire, de phthisie syphilitique larvée, puisqu'il aurait suffi, dès le début, d'examiner le siége du mal, pour y découvrir le signe propre, le signe irréfragable de la vérole : l'ulcère profond, lardacé, à bords inégaux, taillés à pic, etc.

OBSERVATION 84. *Syphilis simulant une phthisie avec crachement de sang.*

*Sympt. ant.* Chancre. — *Sympt. diag.* Ulcères de la gorge. — Mercuriaux. — Guérison.

«B..., âgé de 25 ans, d'une constitution autrefois robuste, avait joui constamment d'une bonne santé jusqu'à l'année 1824, où il commença à cracher du sang. Le médecin auquel il s'était adressé d'abord, lui avait recommandé le séjour et l'air de la campagne, après avoir tâché de combattre par tous les moyens thérapeutiques, une affection qui faisait chaque jour des progrès. Cet état durait depuis plus d'un an, quand M. Boehr le vit pour la première fois. Le malade était arrivé à un haut degré d'émaciation; la toux était fréquente, et il expectorait chaque fois une quantité notable de sang vermeil ; la voix était enrouée et faible, et il éprouvait des douleurs au cou. Le soir, il y avait de la fièvre, le pouls était dur, très-fréquent et petit. Le matin, les sueurs étaient excessives. Ne pouvant trouver la cause plausible de ce crachement de sang continuel, et ayant appris que le malade avait eu auparavant un chancre qu'il croyait avoir été guéri trop tôt, le docteur Boehr eut l'idée d'examiner l'intérieur de la bouche: il trouva en effet que le voile du palais et le pharynx étaient garnis de grands ulcères très-profonds, à bords hauts, inégaux, coupés à pic, lardacés, portant en un mot tous les caractères d'ulcères syphilitiques. Dès lors, plus de doute que le sang expectoré ne fût fourni par ces ulcères, qui eux-mêmes étaient consécutifs à la première infection, au chancre, car depuis cette époque, le malade ne s'y était plus exposé. »

« Quoiqu'il fût dans les conditions les plus défavorables, et malgré son état de maigreur, d'affaiblissement et de fièvre hectique, on lui proposa des frictions mercurielles et le traitement par le jeûne. B..., voyant dans ce traitement sa dernière chance de salut, se soumit à tout. On suivit la méthode de Rust. Le ptyalisme devint extrêmement fort ; mais déjà pendant son cours, la fièvre alla en diminuant, la toux devint moins forte, et le crachement de sang de plus en plus faible. La maigreur seule avait subsisté, ce qui n'est point étonnant, à cause du régime débilitant que le malade avait subi. Cependant sa physionomie s'améliora, et il put de nouveau goûter de quelque repos et d'un peu de sommeil. L'amélioration alla toujours en croissant; il survint bien un nouveau mouvement fébrile, mais qui ne dura que quelques jours. On fit prendre au malade, tous les deux jours, un bain jusqu'à la cessation complète de la salivation. A cette époque, les chancres de la gorge étaient entièrement cicatrisés; la voix était redevenue forte et sonore, la respiration libre et toutes les fonctions normales. Il ne restait plus qu'un peu de faiblesse. Depuis lors, B... s'est marié et a eu trois enfants, tous également sains, et il ne s'est jamais ressenti de son ancienne infirmité. » (1)

La faiblesse et l'enrouement de la voix, ainsi que les douleurs au cou, rapprochent cette infection de la phthisie laryngée. C'est en effet cette forme de la phthisie que la syphilis simule le plus souvent dans ses attaques insidieuses sur les organes de la respiration. Dans les observations que je vais emprunter aux auteurs les plus récents, obligés, par les exigences de notre époque méticuleuse et sceptique, à donner plus de précision au diagnostic, c'est surtout de la phthisie laryngée syphilitique que j'aurai à tracer le tableau.

Dans leur *Traité pratique de la phthisie laryngée*, MM. Trousseau et Belloc ont rapporté sept observations de phthisie laryngée syphilitique. Je me bornerai à en donner une analyse très-succincte, renvoyant à la source où je les puise le lecteur qui désirerait les connaître *in extenso*.

OBSERVATION 85. *Syphilis simulant la phthisie laryngée.*

*Symptômes ant.* Blennorrhagie ; chancres bénins. — *Sympt. diagn.* Ulcérations des amygdales ; succès passager des mercuriaux trop tôt abandonnés. — Colliquation. — Mort.

L'observ. 16, insérée dans le traité ci-dessus désigné, est relative à un entrepreneur de transports par eau. Il n'avait opposé qu'un traitement incomplet à une blennorrhagie et à des chancres assez bénins. Depuis lors, il avait, durant sept ans, joui d'une bonne santé. La maladie du larynx dont il fut atteint, débuta par de fréquents maux de gorge, accompagnés d'enrouement et de difficulté d'avaler. Plus tard, la voix resta altérée, et le mal de gorge devint continuel ; l'appétit se perdit ; le visage, d'un teint jaunâtre, se couvrit de rides anticipées ; la déglutition des aliments solides et des liquides ne s'opéra qu'avec une difficulté et une douleur extrêmes ; la voix s'éteignit presque complétement, bien que

(1) Boehr, *loc. cit.*

les amygdales, le pharynx et le voile du palais, ne présentassent qu'une rougeur violacée peu marquée. La luette n'existait pas; mais aucune trace de cicatrice n'indiquait qu'elle eût été détruite par une ulcération. La région du cou qui correspond au larynx se tuméfia; la pression sur le cartilage thyroïde ne déterminait qu'une douleur médiocre. Les ganglions lymphatiques qui entourent le larynx, se tuméfièrent aussi; les plus gros, du volume d'un haricot, étaient roulants sous le doigt, et un peu douloureux quand on les comprimait. La toux était petite, sèche, rare, peu fatigante, causée par une sorte de titillation dans le larynx; l'expectoration consistait en quelques petits crachats visqueux, arrondis, transparents, et quelquefois jaunâtres. Il n'y eut pas de crachement de sang. Plus tard, une ulcération peu étendue, assez profonde, ayant un caractère suspect, apparut sur l'amygdale gauche. A plusieurs reprises, on avait essayé les mercuriaux, et malgré le succès dont leur emploi avait été suivi, ils avaient chaque fois été bientôt abandonnés.

Tout à coup l'amygdale gauche est, en quelques jours, à demi détruite par un chancre large comme une pièce de quinze sous, d'une grande profondeur, à bords taillés à pic, déchiquetés, à fond grisâtre. Cet ulcère se cicatrisa sous l'influence des mercuriaux; mais le malade pris d'œdème, de diarrhée et d'ascite, ne tarda pas à succomber. On ne découvrit chez lui aucun signe de tubercules pulmonaires.

*Remarques.* Les chancres avaient été bénins, et le sommeil de la syphilis avait duré sept ans. Le malade trouvait une explication suffisante du retour fréquent de ses maux de gorge dans les cris continuels que nécessitait sa profession, ainsi que dans le froid et l'humidité auxquels l'exposaient ses courses continuelles sur la rivière. Aucun symptôme n'indiquait donc, au début, l'action occulte de la vérole.

Les prompts effets de frictions mercurielles et iodées, pratiquées, à titre de simple résolutif, sur la région du larynx, joints au commémoratif d'une syphilis mal soignée, avaient bien éveillé quelques vagues soupçons; mais ce ne fut que l'apparition de l'ulcère caractéristique qui leva tous les doutes. Je me demande si, chez un homme de constitution robuste et d'un tempérament sanguin, comme l'était ce malade, l'engorgement des ganglions laryngés ne pourrait pas, dans un cas pareil, aider au diagnostic, et s'il ne serait pas raisonnable de considérer cette tuméfaction lymphatique comme ayant de l'analogie avec le bubon inguinal ordinaire, et avec la tumeur pré-auriculaire décrite par le docteur Hairion. Des recherches ultérieures pourront éclairer cet élément de diagnostic et en fixer la valeur; je me borne à le signaler. N'est-il pas probable que, dès le début, il se formait, sur les bords de la glotte et sur les cordes vocales, des érosions légères et fugaces, pareillement à ce qui s'observe sur le gland dans certains cas de syphilis mal éteinte?

Si les manifestations secondaires de la vérole se sont portées chez ce malade sur le larynx, ne doit-on pas l'attribuer à sa profession, aux cris continuels par lesquels il fatiguait les organes vocaux, non moins qu'à l'influence de l'humidité et du froid? Je suis d'autant plus porté à le croire que je puis étayer mon opinion d'un passage fort curieux de Baglivi : *Pro varietate conditionis et status personarum, lues gallica variis in locis sedem figit, eosque præ aliis vehementius molestat. Ita bajuli ac plebei victum labore quæritantes, quoniam articulos continuo labore nimium habent debilitatos, si gallica corripiantur lue, præcipuam in articulis sedem figit, utpote partibus in hoc hominum genere : maxime debilitatis unde doloribus articulorum, motus impotentia, similibusque articulorum morbis maxime afficiuntur. Viris litteratis ac studiosis, cum caput longo studio debilitatum sit, adveniente lue gallica, in capite*

*præ cæteris sedem ponit, capitisque morbos gallicos conti-
nuo affert. Musici ob excitatos cantu pulmones, et ob id
nimium laxatos, lue gallica circa pulmones perpetuo lu-
dente divexantur. Mulierculæ vero, atque etiam matronæ ob
vitam sedentaneam atque otiosam, congestis circa mesen-
terium crudis viscidisque succis, laxatoque longa ibidem
mora mesenterii tono, in illis lues gallica locum sibi figit
in prima regione ; vexanturque semper hujusmodi otiose
atque opipare viventes gentes, cruditatibus, obstructionibus,
inappetentia, pallore vultus, hectica mesenterica tabe, hy-
drope et similibus ex lue gallica.* (1)

Cette ingénieuse théorie éprouverait, si on voulait l'appliquer à la généralité des cas, de nombreux démentis ; mais
les observations ne sont pas rares, qui lui donnent, sous un
point de vue plus restreint, une suffisante justification.

OBSERVATION 86. *Syphilis simulant la phthisie laryngée.*

*Sympt. ant.* Non découverts ; vérole chez le mari. — *Sympt. diagn.*
Ulcères suspects des amygdales ; rhinite purulente ; tuméfaction et
carie des os du nez, suivies d'abcès. — Mercuriaux. — Guérison.

L'observ. 17 de MM. Trousseau et Belloc se rapporte à
une cuisinière âgée de 31 ans, née d'un père asthmatique,
et ayant elle-même habituellement la respiration courte.
Après s'être assise sur un banc de pierre, cette cuisinière
avait été prise d'un enrouement subit et d'un catarrhe très-
intense, qui résista durant trois mois à un traitement antiphlogistique énergique. On observait chez elle : aphonie
complète, dyspnée, étouffement au moindre exercice ; mais
peu de toux, peu de douleur à la gorge et un bruit respiratoire pur dans toute la poitrine. Pas de douleurs au larynx ni de rougeur sur le pharynx. Une petite rougeur circonscrite sur l'une et sur l'autre amygdale, sans tumé-

(1) Baglivi, *l.* I. *p.* 97.

faction notable, et sur la droite, une solution de continuité qui ressemblait à la cicatrice d'une ancienne ulcération. La déglutition éveillait une douleur assez vive dans l'oreille droite. De petites ulcérations suspectes s'étant formées sur les amygdales de cette malade, on interrogea le mari, et l'on apprit qu'il avait eu depuis peu de temps une affection vénérienne pendant laquelle il ne s'était pas, assurait-il, approché de sa femme. Cependant chez celle-ci, les os propres du nez se tuméfièrent, la peau qui les recouvre devint rouge, tendue, endolorie, et la malade déclara que, depuis un an, elle rendait par le nez des matières purulentes; ses narines jetèrent des mucosités jaunes, verdâtres, purulentes, marquées de sang et sans odeur. Le traitement mercuriel qu'on lui fit subir ne put prévenir l'ouverture au dehors de l'abcès nasal; mais la cicatrice ne tarda pas à s'opérer, et la malade guérit de la rhinite ulcéreuse et de l'affection laryngée.

*Remarques*. Ici, selon les probabilités, la cause efficiente de la phthisie laryngée syphilitique a été l'infection venue du mari. L'action du froid en a été la cause occasionnelle. La faiblesse originelle dont l'appareil respiratoire était entaché, a-t-elle appelé sur le larynx la manifestation du principe syphilitique ?

Les signes diagnostiques pouvaient se tirer de l'insuccès radical du traitement antiphlogistique, de la sécrétion purulente de la pituitaire, des ulcères suspects développés sur les amygdales, et en dernier lieu, de la maladie des os du nez et de l'ulcération qui, sur cette région, succéda à l'ouverture de l'abcès.

OBSERVATION 87. *Syphilis simulant la phthisie laryngée.*

*Sympt. ant.* Chancres ; angines ulcéreuses. — *Sympt. diagn.* Végétations de l'arrière-gorge ; soudure du voile du palais au pharynx ; une série de traitements spécifiques. — Cautérisation. — Guérison.

Chez un malade, âgé de 54 ans ( observ. 49 du même Traité), que lui adresse M. Marjorlin, M. Trousseau constate les symptômes suivants : la voix est éteinte, et devient rauque et caverneuse quand le malade fait de grands efforts pour parler; la respiration est horriblement gênée ; l'air, en traversant le larynx, produit un sifflement aigu, dans le mouvement d'inspiration seulement ; l'expiration n'est pas bruyante, elle s'exécute néanmoins avec peine et par l'action énergique et forcée des muscles expirateurs. Amaigrissement considérable. Cette maladie a succédé à des chancres primitifs mal soignés, et à de fréquentes atteintes d'angine ulcéreuse syphilitique. Par suite de ces nombreuses récidives, la gorge s'est remplie de végétations dures et arrondies ; le voile du palais s'est soudé à la partie postérieure et supérieure du pharynx. En portant le doigt profondément dans le pharynx et jusqu'au delà de l'épiglotte, on sent une masse de tumeurs irrégulières et anfractueuses qui assiégent le larynx et ferment presque complétement l'œsophage. La sensation que l'on éprouve ou bout du doigt, est semblable à celle que l'on ressent quand on touche un cancer utérin profondément ulcéré. Les commémoratifs, et la suite presque non interrompue de traitements spécifiques que le malade avait infructueusement subis, rendait le diagnostic facile. Un traitement énergique, et presque tout local, vint à bout de guérir ces lésions si profondes, si étendues, si graves, et qui, simulant, par les symptômes généraux qu'elles déterminaient, la phthisie laryngée, se confondaient presque,

22

par la nature des végétations.pharyngiennes, avec un véritable carcinome.

Je reprendrai plus tard cette observation sous ce dernier
point de vue. Morgagni (1) décrit de pareilles altérations
trouvées sur le cadavre d'un vieillard décrépit, maltraité
pendant de longues années par la *lues venerea*. Sa voix se faisait à peine entendre, et depuis dix ans, il était atteint de
difficulté d'uriner et de gonorrhée.

OBSERVATION 88. *Syphilis simulant la phthisie laryngée.*

*Sympt. ant.* Chancres et bubons; huit ans après, laryngite; insuccès des antiphlogistiques —*Sympt. diag.* Aucuns chez la mère; pustules syphilitiques chez son enfant, âgé de trois mois. — Mercuriaux.
—Guérison.

Dans l'observ. 49 (*bis*) des mêmes auteurs, une cha-
mareuse, âgée de 34 ans, devient enceinte et accouche heureusement, huit ans après la guérison de chancres et d'un
bubon. Elle est alors prise d'une angine pharyngienne qui dure
un mois, et qui laisse après elle des picotements au larynx,
une toux quinteuse très-fréquente, de la douleur au larynx,
et un enrouement suivi d'aphonie complète. Quatre saignées, soixante-quinze sangsues et trois vésicatoires appliqués sur le devant du cou, loin d'amender la maladie, rendirent la toux plus vive et plus fréquente. Quand la malade
parlait ou qu'elle reprenait haleine, on entendait l'air siffler
en traversant le larynx, comme si ce conduit eût été trop
étroit. La marche même, quelque lente qu'elle fût, occasionnait une grande difficulté à respirer et un sifflement laryngé considérable. La région du larynx était un peu douloureuse, la toux fréquente, l'expectoration filante, muqueuse, claire; pas de douleurs au pharynx ni de gêne en
avalant. Le cou se gonfla au point que la malade fut obligée

(1) **Morgagni**, *Lettre* 44, §. 15.

d'allonger de trois pouces un collier qu'elle portait habituellement. La poitrine, explorée avec soin, parut intacte ; l'é-
tat général était assez bon ; cependant il existait une fièvre
continue.

Mais l'enfant de cette femme présenta, trois mois après
sa naissance, des pustules syphilitiques aux parties génitales
et aux fesses. Ce ne fut que cette circonstance qui décela la
nature réelle de la maladie dont la mère était affectée. Le
mercure en opéra la guérison.

Chez cette malade, l'accouchement, comme chez celle de
l'observ. 79 de ce traité , paraît avoir réveillé l'activité du
virus resté pendant huit années à l'état latent.

OBSERVATION 89. *Syphilis simulant une maladie chronique du larynx.*

*Sympt. primitif.* Aucun.—A l'âge de 7 ans, exostose accompagnée de
douleurs nocturnes ; à 21 ans, diarrhée opiniâtre , ulcération au palais;
à 24 ans, sympt. de phthisie laryngée. — *Sympt. diag.* Croûtes dans
le nez ; épiglotte déchiquetée en crête de coq ; insuccès de tous les traitements autres que les mercuriels ; succès des mercuriaux et de la cautérisation.

Une demoiselle B.... ( observ. 49 , (*ter*), *loco citato*) âgée
de 24 ans, avait eu, à l'âge de 7 ans, une exostose considérable qu'elle avait attribuée à un coup. Le gonflement de
l'os ne s'accompagna ni de rougeur à la peau, ni de suppuration , mais d'une douleur plus vive la nuit que le jour.
La malade se souvenait qu'à peine entrée dans son lit, elle
était obligée d'en sortir , tant la souffrance lui devenait aiguë. Les douleurs ne cessèrent qu'à l'établissement des
règles. L'exostose persista. A l'âge de 22 ans, elle avait été
prise d'une diarrhée qui dura deux ans, et fut remplacée par
une douleur à la gorge, qui, d'abord passagère, devint, au
bout de dix-huit mois, continuelle et fixe. Une ulcération
ronde se forma au palais. Un mois plus tard, une nouvelle

ulcération menaça d'en détruire entièrement le voile. L'emploi des chlorures alcalins, du nitrate d'argent, de l'iode, ne
produisit aucun amendement. Les mercuriaux réussirent à
en opérer la cicatrisation. L'ulcère s'étant rouvert, la cautérisation par le nitrate acide de mercure en opéra la guérison. Mais les règles s'étant supprimées, et sous l'influence
de retours fréquents d'enrouement, la déglutition étant devenue douloureuse, la respiration sifflante, difficile, lente,
profonde, accompagnée de toux et d'accès de suffocation ;
des croûtes ayant été découvertes dans le nez, et leur reproduction remontant à plusieurs années, les mercuriaux furent employés comme modificateurs généraux : ils déterminèrent de la salivation et produisirent une prompte amélioration des symptômes du larynx, une diminution considérable de l'ancienne exostose, et enfin une guérison radicale.
Un jour, M. Trousseau, en cautérisant l'épiglotte et la partie
supérieure du larynx, et en abaissant fortement la base de
la langue à l'aide d'une cuiller recourbée, découvrit très-
aisément l'épiglotte, et constata qu'elle était profondément divisée de haut en bas par un ulcère considérable, et dentelée sur les bords comme une crête de coq.

*Remarques*. M. Trousseau admet seulement comme probable que l'affection qu'il vient de décrire fût de nature syphilitique. J'eusse été, pour mon compte, moins réservé
dans le diagnostic que l'éminent praticien à qui j'emprunte ces
observations. L'exostose à douleurs nocturnes, les ulcérations du voile du palais, l'enrouement et la maladie du larynx, l'ulcère de l'épiglotte, la diarrhée même, j'eusse
tout fait dépendre de l'action du virus vénérien, transmis
sans doute à cette jeune fille par voie d'hérédité. L'insuccès de tout autre traitement que le traitement mercuriel
ajouterait encore aux probabilités de cette cause, si toute
la physionomie de la maladie n'en révélait suffisamment la

nature spécifique. Exostose, douleurs nocturnes, ulcères, succès des mercuriaux, que faut-il donc de plus?

OBSERVATION 90. *Syphilis simulant la phthisie laryngée.*

*Sympt. ant.* Non indiqués. — *Sympt. diag.* Ulcération de l'épiglotte; syphilide pustuleuse. — Mercuriaux. — Guérison.

Chez une femme de 37 ans (1), ce fut encore à la suite de l'accouchement que se manifestèrent les premiers symptômes de la maladie : enrouement, picotements au larynx, dysphagie, anorexie, toux passagère, puis fixe, céphalalgie, expectoration de crachats séreux mêlés de pus. Le pharynx paraissait phlogosé et l'épiglotte ulcérée. Sueurs nocturnes, amélioration de peu de durée par divers traitements. Apparition de quelques pustules syphilitiques sur la vulve et sur quelques autres points du corps. Mercuriaux, guérison.

Troisième exemple de l'influence qu'exerce l'accouchement sur le réveil de la syphilis. L'ulcération de l'épiglotte, sinon bien constatée, du moins soupçonnée, jointe à la persistance de la maladie laryngée, ne pouvait-elle pas amener des soupçons sur sa nature spéciale, avant que les pustules syphilitiques en démontrassent la réalité? Je termine mes citations par quelques emprunts faits au *Traité des syphilides* de M. A. Cazenave. On trouvera peut-être ces observations trop nombreuses, et au premier coup d'œil, la similitude de beaucoup de symptômes les fera regarder comme une pure superfétation. En les examinant de plus près, on s'assurera que ce reproche n'est point mérité, et que chacune d'elles offre quelques traits particuliers, et fournit une part distincte au tableau général de la maladie que j'essaierai de tracer plus bas.

(1) Observation extraite, par MM. Trousseau et Belloc, des *Recherches sur la phthisie laryngée*, par Papillon, Paris, 1821, in-4°.

OBSERVATION 91. *Syphilis simulant la phthisie laryngée.*

*Sympt. ant.* Deux chancres vingt ans auparavant. — *Sympt. diag.* La physionomie de la laryngite. — Mercuriaux. — Guérison.

« La laryngite ulcéreuse syphilitique, dit M. A. Cazenave, est sans contredit un des symptômes concomitants les plus graves des éruptions vénériennes ; sa présence est souvent utile pour éclairer un diagnostic, qui est alors plus que jamais d'une haute importance. C'est un accident syphilitique secondaire qui n'est malheureusement pas aussi rare qu'on pourrait le croire, et sur l'existence duquel l'attention des médecins n'a certainement pas été assez fixée. J'en ai vu de nombreux exemples. »

« Biett en signalait toujours plusieurs cas remarquables, et racontait, entre autres, qu'il avait été consulté par un malade qui avait éprouvé pour symptômes primitifs deux chancres, il y avait vingt ans. Ce malade fut pris subitement d'une esquinancie qui laissa après elle des symptômes dont la gravité augmenta jusqu'au moment où Biett le vit. Cet homme était alors dans un état très-fâcheux ; la respiration était pénible, douloureuse, et surtout si bruyante qu'on l'entendait de très-loin ; il avait une aphonie complète. Le cartilage thyroïde avait augmenté de volume ; la constitution était d'ailleurs profondément altérée ; le malade était dans le marasme. »

« Biett, jeune encore, n'avait pas de confiance en lui-même, et cependant l'absence de symptômes du côté de la poitrine, le fait d'une maladie vénérienne antérieure, et aussi la physionomie actuelle de la laryngite, lui faisaient penser qu'elle pouvait être de nature syphilitique. Plusieurs praticiens distingués et célèbres, consultés alors, déclarèrent qu'il n'y avait rien de vénérien, que c'était une simple phthisie laryngée dont l'issue serait inévitablement et promptement funeste. Biett néanmoins se déter-

mina à l'emploi d'un moyen douteux : il fit prendre de très-
petites doses de liqueur de Van Swieten, en recommandant
au malade de la garder un peu au fond de la gorge. Le mal
ne fit pas de progrès, il sembla au contraire qu'il y eût un
peu d'amélioration. Biett insista, et il augmenta la dose de
la liqueur. Ce traitement fut continué sévèrement : le malade
guérit. »

« Il y avait de cela 20 ans, et cet homme était encore d'une
santé parfaite ; il avait eu depuis des enfants qui se portaient
tous très-bien aussi. Tout avait disparu, à l'exception de
l'aphonie, qui avait persisté ; elle résultait probablement de
la cicatrisation des ulcères des ligaments thyro-aryténoï-
diens. »

OBSERVATION 92. *Syphilis simulant la phthisie laryngée.*

*Sympt. ant.* Pustules plates à la vulve ; céphalée accompagnée d'insomnie. — *Sympt. diag.* Syphilide tuberculeuse. — Sublimé. — Guérison.

« G.... (Marie), 29 ans, marchande des quatre saisons :
en août 1830, éruption tuberculeuse aux parties génitales et
à l'anus ; en octobre, céphalalgie profonde, insomnie et symptômes de phthisie laryngée, à savoir, irritation de la gorge,
voix rauque et voilée ; plus tard, aphonie complète, inspiration gênée, sifflante ; la pression la plus légère sur les parties latérales du cartilage thyroïde, produisait une douleur
vive ; dans les premiers jours, la douleur s'étendait jusqu'aux deux oreilles ; phlogose du pharynx et du voile du
palais ; toux creuse, expectoration de matières filantes.
Éruption de tubercules larges, arrondis, plats, de couleur
cuivrée, d'apparence luisante, disséminés sur la vulve,
le ventre, le dos. Insuccès des antiphlogistiques. Le sublimé fut administré le 20 novembre : il produisit d'abord
un accroissement d'irritation vers la gorge, qui nécessita deux
applications de sangsues ; plus tard, repris et soutenu par

un régime sévère, il guérit radicalement , et la prétendue phthisie , et la syphilide tuberculeuse. » (1)

OBSERVATION 93. *Syphilis simulant la phthisie laryngée.*

*Sympt, ant.* Chancre et blennorrhagie ; syphilide tuberculeuse ; nécrose du palais. — *Sympt. diagn.* Exostoses au tibia ; douleurs nocturnes; altération de la gorge. — Opiacés, proto-iodure de mercure. — Guérison.

C..., employé, âgé de 35 ans , avait eu comme symptômes primitifs des chancres et une blennorrhagie; comme symptômes secondaires, une syphilide tuberculeuse, une nécrose d'une partie de la voûte du palais, avec altération du voile du palais et de la partie postérieure du pharynx. Sa voix était nasillarde , considérablement voilée par une aphonie dont le point de départ évident était le larynx, où le malade accusait une douleur intense. Il existait aussi chez lui une toux fatigante , une expectoration de crachats abondants , presque puriformes , une maigreur extrême et une fièvre continuelle. A l'auscultation, on ne constatait aucun signe positif de tubercules pulmonaires, mais le larynx faisait entendre un souffle sec , comme rapeux. Le malade était en outre atteint d'exostoses au tibia et de douleurs nocturnes. Les opiacés unis au proto–iodure de mercure, procurèrent la guérison. (2)

Dans la première et dans la dernière de ces trois observations, on a constaté l'absence de tout signe de tuberculisation dans les poumons. Dans une laryngite rebelle, cette circonstance est regardée par Biett comme si importante, qu'il n'hésite pas à en induire la possibilité d'une syphilis larvée; et s'aidant de la physionomie particulière que présente la maladie au moment ou il l'observe (physionomie que

(1) A. Cazenave , *Traité des syphilides* , *observ.* 46.
(2) A. Cazenave , *loc. cit. observ.* 57.

malheureusement M. Cazenave ne décrit pas), il relie cette
phthisie à une infection subie il y a 20 ans ; et nonobstant
l'avis contraire de nombreux et célèbres praticiens , il la
considère comme spécifique et la guérit par les mercuriaux.
Exemple bien remarquable de ce tact médical qui, dans
les cas difficiles et obscurs, guide parfois le praticien vers
la vérité, et lui fait reconnaître comme par instinct ce que
les sens seuls étaient impuissants à lui révéler. Dans les observ. 92 et 93 , le diagnostic présenta moins de difficultés : la céphalalgie profonde , l'insomnie , la syphilide
tuberculeuse disséminée sur la vulve , le ventre et le dos,
dans la première de ces deux dernières observations ; dans
la seconde , les exostoses du tibia, les cicatrices des ulcérations du palais et les traces de l'ancienne nécrose de sa voûte,
démasquèrent suffisamment la nature du mal. Dans les trois
observations, les antiphlogistiques avaient échoué et produit
même de mauvais effets. Quoique secondaire, cette considération ne doit jamais être perdue de vue ; dans les cas exceptionnels et douteux , réunie à d'autres circonstances, elle contribue à élever vers la certitude les probabilités du diagnostic.

On voit, d'après les précédentes observations, que l'inflammation spécifique déterminée par le virus vénérien,
peut se manifester sous les formes variées de laryngite, de
phthisie pulmonaire , de phthisie laryngée. Selon quelques auteurs anglais, elle pourrait ne pas se borner à
la muqueuse bronchique , et s'étendre au parenchyme
pulmonaire lui-même. Suivant eux , il existerait une
pneumonie et une broncho-pneumonie syphilitiques. Le
docteur Graves, qui s'est surtout occupé de la forme chronique de ces affections , dit qu'il lui serait difficile de dési-
gner celui des tissus du poumon qui est le plus souvent affecté ; car , bien que la muqueuse bronchique en souffre
souvent, il est probable que le virus vénérien peut, à la manière des autres effluves animaux, par exemple la rougeole

et la scarlatine, amener aussi quelquefois la pneumonie. Le docteur Stokes, qui a décrit spécialement la forme aiguë de ces affections, compare cette dernière à la bronchite qu'on observe pendant la durée de exanthèmes; tandis que la forme chronique, lorsque la périostite du thorax vient se joindre au marasme syphilitique, offre une grande ressemblance avec la vraie phthisie pulmonaire.

A une époque plus ou moins éloignée de l'infection, le malade est pris d'une fièvre continue, et présente tous les symptômes d'une irritation bronchique intense. Au bout de quelques jours, une abondante éruption d'un rouge brun apparaît sur la peau, et l'affection interne disparaît complétement, ou au moins éprouve une diminution considérable. Le docteur Byrne, médecin de l'hôpital de Loch (hospice des vénériens de Londres), dit avoir vu fréquemment des malades qui, après avoir eu une première infection vénérienne, et entrant à l'hôpital, soit pour une nouvelle infection, soit pour une simple gonorrhée, y étaient pris d'une bronchite intense avec fièvre. L'invasion est subite, et les accidents sont graves qu'on est obligé de pratiquer une saignée, à la suite de laquelle apparaît une éruption abondante, offrant à la fois les caractères du lichen et des affections squammeuses, en même temps que la poitrine éprouve un calme complet. Le même médecin a observé des faits entièrement opposés, c'est-à-dire qu'il a vu des accidents bronchiques, et la fièvre continue succéder à la disparition d'une éruption syphilitique. Une saignée et quelques diaphorétiques calmaient tous ces accidents en ramenant l'éruption. J'ai extrait ce qui précède d'un mémoire publié par le docteur Munck dans le *London médical-Gazette*, analysé par *la Gazette médicale de Paris*, année 1841, p. 661. Je n'ai pas voulu passer sous silence la doctrine de ces praticiens, bien qu'à mon avis, les considérations dont ils s'appuient ne se rapportent pas à des cas de vraie syphilis larvée. Ces mouvements fébriles, ces troubles bronchiques, me paraissent plutôt des phénomènes précurseurs, des prodromes de l'éruption syphilitique imminente; ils sont trop liés avec elle et de trop près suivis de l'explosion du virus sur la peau, pour que je consente à en faire un état à part, une phlegmasie séparée qui puisse donner lieu à une erreur de quelque importance. La brusque suppression d'une syphilide peut sans doute susciter divers troubles morbides, comme celle de toute autre dermatose, mais la permanence de ces troubles pourrait seule constituer une syphilis larvée. Dans le plus grand nombre des cas, cette métastase ne doit être qu'éphémère, et la nature, soit aidée par l'art, soit par ses propres efforts, a bientôt rejeté à la peau le lichen ou les squammes un instant répercutés.

Ce sont là des abstractions théoriques plutôt que des réalités. La pneumonie syphilitique n'y est-elle pas admise par probabilité, loin d'être un fait pratique? J'inclinerais assez à le penser; et cependant je crois devoir citer le fait suivant comme un exemple où le virus vérolique paraît ne pas avoir été sans influence sur le développement d'une inflammation du poumon et sur la persistance de l'hépatisation de cet organe.

OBSERVATION 94. *Pneumonie suivie de symptômes de phthisie pulmonaire inutilement combattue par les méthodes antiphlogistique et révulsive, et promptement guérie par le traitement dit antisyphilitique.*

*Sympt. ant.* Non précisés. — *Sympt. diagn.* Blennorrhagie et chancres chez la maîtresse du malade; taches cuivrées chez le malade, auteur de l'infection. — Mercuriaux. — Guérison.

« M. S..., âgé de 25 ans, né dans les Colonies (Ste-Lucie), habitant la France depuis dix-huit mois, brun, maigre, d'une stature au-dessous de la moyenne, jouissant habituellement d'une bonne santé, éprouva vers la fin de mars 1818

un catarrhe pulmonaire intense, qui parut céder à deux
saignées, aux boissons adoucissantes et à la diète. Se croyant
guéri, mais toussant encore cependant, M. S... fit un voyage
à Bordeaux et demeura quelques jours dans cette ville. De
retour à Mont-de-Marsan, le 16 avril, il s'alita le lendemain,
et me fit appeler le 21 du même mois. Voici les symptômes
que je notai à ma première visite : oppression considérable,
toux intense, crachats muqueux, rouillés; douleur gravative, profonde, au côté droit de la poitrine, qui rendait un son
mat à la percussion ; soif vive ; langue blanche au milieu,
rouge sur les bords et à la pointe ; sensibilité à l'épigastre ;
nausées ; constipation; céphalalgie frontale; peau sèche,
brûlante; pouls accéléré, dur. Saignée de seize onces (sang
couenneux); point de soulagement. Le 22, mêmes symptômes, nouvelle saignée ; le 23, même état, saignée; le 24,
légère rémission, quinze sangsues *loco dolenti.* »

« L'irritation gastrique paraît ne plus exister. Le 25, l'oppression, la toux, le point de côté, rendent encore une saignée nécessaire : un soulagement remarquable en est le résultat. La respiration devient plus libre ; une transpiration
abondante se déclare, et la douleur de côté est beaucoup diminuée. L'amélioration se soutient jusqu'au 28. Mais ce
jour-là, sans cause connue, les symptômes de la phlegmasie
pulmonaire prennent une plus grande intensité. Saignée
(sang toujours couvert d'une couenne épaisse); julep le soir, avec
six gros de sirop diacode. Le 29, peu d'amendement; deux
vésicatoires aux bras. Le 4 mai, à peu près le même état;
vésicatoire sur la poitrine. Du 5 mai au 5 juin, la toux
continue avec expectoration de crachats jaunâtres, diffluents,
copieux ; la respiration est gênée ; la douleur thoracique est
à peu près nulle. Le côté droit du thorax rend un son mat
dans toute son étendue; la fièvre ne cesse pas, et s'accompagne d'exacerbations quotidiennes avec ou sans froid, qui
se terminent par des sueurs nocturnes excessives, bornées

à la poitrine, à la tête et aux membres supérieurs ; l'appétit
est assez bon, la digestion facile ; le malade ne prend cependant
que du lait, des crêmes légères, des fruits cuits. La maigreur est extrême. Les Eaux Bonnes, coupées avec du lait,
les boissons gommeuses, les préparations opiacées, sont mises en usage sans résultat avantageux. L'infusion de quinquina gommeuse et l'extrait de quinquina ont rendu les exacerbations fébriles plus fortes : on a dû y renoncer. Du
5 au 30 juin, plusieurs médecins jugent l'état du malade
absolument désespéré. Toux continuelle, crachats purulents,
fétides, copieux ; oppression considérable, fièvre hectique
dévorante, sueurs colliquatives, marasme. »

« Le 1er juillet, la fille qui servait M. S... me consulta pour
un écoulement et des ulcères à la partie externe des grandes lèvres : je reconnus une maladie vénérienne. La servante
m'assura aussitôt qu'elle n'avait eu de rapports qu'avec le
malade. Étonné d'une pareille circonstance, je me hâtai
d'interroger M. S..., qui convint en effet qu'il avait vu cette
fille depuis son retour de Bordeaux ; il avoua en même temps
qu'il avait eu, l'année précédente, une maladie vénérienne
qui fut assez légèrement traitée. Cependant je ne pus découvrir sur lui aucun symptôme syphilitique ; je remar-
quai seulement des taches cuivreuses sur la peau. Néanmoins, je crus que M. S.... pouvait être atteint d'une syphilis constitutionnelle, et me rappelant la phthisie pulmonaire vénérienne de quelques auteurs, je me décidai à mettre aussitôt mon malade à l'usage du sublimé et d'une décoction de salsepareille gommeuse. »

« Le 7 juillet, toux moins fréquente, respiration plus libre, crachats moins abondants, diminution de la sueur, paroxysmes plus faibles, appétit développé, digestion facile. Le
1er août, toux rare, quelques crachats blancs, muqueux ;
respiration naturelle ; le thorax percuté rend un son presque également clair des deux côtés ; la chaleur de la peau

est naturelle ; le pouls conserve un peu de fréquence. Point
de paroxysmes ni de sueurs nocturnes. Le malade a pris
un embonpoint remarquable ; les taches cuivrées de la peau
ont pâli. »

« Le 10 septembre, M. S... a cessé le traitement antivénérien ; la toux est nulle , le thorax rend un son naturel
dans toute son étendue ; l'embonpoint est plus considérable
qu'avant la maladie ; le teint est clair et la peau est nettoyée
des taches qui la souillaient. » (1)

Cette observation est écrite en 1818, sous l'empire des
doctrines de Broussais, en pleine réaction contre l'existence
des virus, à l'époque où les désordres produits par celui de
la vérole étaient attribués à de simples irritations sympa-
thiques, et la spécificité du mercure à une révulsion ordinaire. Néanmoins, l'auteur ne peut se défendre de voir dans
cette phthisie l'influence de la syphilis. Le fait d'une vérole mal traitée l'année précédente ; l'accusation portée par
la servante contaminée contre son jeune maître ; les aveux
de ce dernier ; les taches cuivreuses dont sa peau est parsemée ; l'impuissance des antiphlogistiques et des révulsifs à
résoudre l'hépatisation et arrêter l'expectoration purulente
qui réduit le malade au dernier degré de marasme ; l'amélioration qui succède, au bout de sept jours, à l'emploi du
sublimé et de la salsepareille ; la disparition complète, en
moins de deux mois, de tous les symptômes d'une phthisie
naguère déclarée incurable, et des taches cutanées; le rapprochement de toutes ces circonstances n'est-il pas suffisant
pour mettre hors de doute la spécificité des accidents pneu-
moniques ? Si cette maladie n'était pas une pneumonie
chronique vénérienne, qu'était-elle donc ? Existe-t-il un exemple de phthisie arrivée à ce degré suprême, que le mercure

(1) J. Dufau, *Journal général de médecine,* t. XCV. XXXIVᵉ *de la* 2ᵉ
*série* , *n*° 354. *mai* 1826, *p.* 227.

ait guérie en sept jours? car dès cette époque, le danger était conjuré. Je dis donc qu'il est évident que, dans l'organisme de ce jeune homme, l'action inexplicable du virus vérolique a mis obstable à la résolution de l'engorgement pulmonaire, et a déterminé la série des accidents graves énumérés plus haut, et qu'à peine son influence a-t-elle été neutralisée par les mercuriaux, on a vu l'engorgement dépouillé de sa spécificité, marcher avec promptitude vers une complète résolution. Je ne sais comment expliquer ce phénomène, mais de ce que je ne puis pénétrer les causes d'un fait, ce fait en existe-t-il moins ? *Le vrai peut quelquefois n'être pas vraisemblable :* en est-il moins vrai pour cela?

Selon le docteur Munck, la pneumonie syphilitique serait plus grave que la bronchite de la même espèce ; elle serait fréquemment suivie d'abcès dans le tissu du poumon. Mais l'auteur ne fournit aucun document qui lui soit propre sur les altérations que présentent les poumons des sujets qui succombent à des maladies syphilitiques de cet organe ; il rapporte ceux qui lui ont été communiqués par le docteur Sadowski, de Prague, et un extrait des *Acta medicorum Berolinensium.* La *Gazette médicale de Paris* ne relate que l'observation suivante ; je la transcris ici, tout incomplète et dépourvue de détails qu'elle soit.

OBSERVATION 95. *Syphilis simulant la phthisie pulmonaire.*

*Sympt. ant.* Non précisés. — *Sympt. diagn.* Macules cuivrées ; douleurs nocturnes. — Marasme. — Mort. — A l'autopsie, ulcérations en grand nombre dans les bronches.

« Un jeune homme avait, à l'âge de 19 ans, contracté en voyageant une affection vénérienne, qu'il avait cherché à cacher pendant longtemps. Au bout d'un an de traitement incomplet et fort irrégulier, il fut pris de mal de gorge, avec une éruption cuivrée sur la peau, douleurs nocturnes, puis une toux continuelle, des crachats purulents, et enfin un

amaigrissement et un affaiblissement qui se terminèrent
par la mort deux ans après l'infection. Les ulcérations de
la muqueuse bronchique étaient si nombreuses, qu'elles
semblaient n'en faire qu'une seule, qui pénétrait jusque
dans les plus petites bronches. Très-nombreuses dans le larynx et les bronches, ces ulcérations avaient laissé la trachée seule intacte. » (1) L'analyse ne dit point si ces ulcérations avaient le caractère des ulcérations vénériennes, ni
s'il existait des tubercules dans le tissu pulmonaire. L'original anglais est-il plus explicite?

Reprenant un à un les principaux symptômes épars dans
les vingt-une observations précédentes, et rapprochant, réunissant tout ce qui a rapport à chacun d'eux, étudions quels
peuvent en être la nature, le caractère particulier, et par
suite la valeur diagnostique.

*Toux*. Dans quatre observations, ce symptôme n'est pas
noté, bien qu'il dût exister. Dans les dix-sept autres, je trouve
pour le caractériser les épithètes suivantes : continuelle,
observ. 76, 80, 82, 90, 94 et 95 ; fréquente, observ. 84
et 88 ; fatigante, observ. 93 ; déchirante, observ. 81 ; intense, observ. 83 et 94 ; quinteuse, observ. 88 ; creuse,
observ. 92 ; petite, sèche, observ. 85 ; accompagnée de
picotement à la gorge, observ. 82 ; au larynx, observ. 88
et 90 ; plus forte la nuit que le jour, observ. 82. Elle n'est
pas caractérisée dans les observ. 77, 79 et 89. Il y avait peu
de toux dans l'observ. 86. Or, si l'on se rappelle combien
la toux est variable dans la phthisie ordinaire, où quelques
malades ne toussent que dans les derniers jours de la vie ;
où d'autres, c'est le petit nombre, toussent fort peu ; où
la plupart se plaignent d'une toux incommode, la nuit surtout (voyez les *Recherches de M. Louis sur la phthisie*),
on jugera alors que ce symptôme est insignifiant pour dif-

(1) Munck, *loc. cit.*

férencier l'espèce de phthisie qui nous occupe. Peut-être, dans la phthisie vénérienne, la toux aurait-elle un caractère de continuité plus général, plus constant.

*Crachats.* Il n'est pas fait mention des crachats dans les observ. 75, 78, 79, 86, 87, 89 et 91. L'expectoration était rare dans l'observ. 85 ; presque nulle, dans l'observ. 82 ; abondante dans les observ. 76, 77, 83, 93 et 94 ; visqueuse, filante, glaireuse, claire, dans les observ. 76 (*viscositate bronchia inserciens phlegma*), 77 (*pituita copiosa ac mucida*), 81 et 88 ; filante, glaireuse et fétide, dans l'observ. 80 ; semblable à une solution de gomme, et ne contenant ni flocons ni matière muqueuse dans l'observ. 82 ; formée par quelques petits crachats arrondis, transparents et quelquefois jaunâtres, dans l'observ. 85 ; par des crachats diffluents, jaunâtres d'abord, plus tard purulents et fétides, dans l'observ. 94 ; puriformes dans l'observ. 93 ; purulents dans l'observ. 95.

Les crachats n'avaient pas de caractère spécial ; à part deux cas, ils ne consistaient qu'en une matière pituiteuse mal élaborée : ils ne sauraient donc fournir un signe pathognomonique de la syphilis larvée ; mais leur insignifiance même, leur manque de caractère, peut déjà éloigner l'idée d'une phthisie tuberculeuse au troisième degré ; car ils ne sont pas, comme dans celle-ci, striés, arrondis, nummulés, mêlés de parcelles d'une matière blanche, opaque, semblable à du riz cuit, pelotonnés, etc.

*Hémoptysie.* Dans aucun cas, il n'y a eu, à proprement parler, d'hémoptysie. L'observ. 86 est la seule où du sang vermeil était rejeté par la bouche, mais il l'était par petite quantité, d'une manière incessante, et non, comme dans l'hémorrhagie pulmonaire, liée à la tuberculisation, en une ou plusieurs fois et en quantité toujours plus ou moins considérable. L'absence de cet accident devra être prise en sérieuse considération ; car chez les deux tiers des tuberculeux (57 fois sur 87 cas), l'hémoptysie se manifeste. (Louis.)

*Dyspnée.* Relativement à ce symptôme, une assez notable différence paraît exister entre la phthisie syphilitique et la phthisie tuberculeuse. Dans cette dernière, « à part les cas dans lesquels il y avait pneumonie, ou pleurésie, ou inflammation du péricarde, la dyspnée, dit M. Louis, était généralement peu considérable. » 'Au contraire, dans l'espèce qui nous occupe, elle est signalée comme portée à un haut degré, toutes les fois que les observateurs en font mention. Dans les autres cas, l'ensemble des autres symptômes fait souvent soupçonner qu'elle existait, mais que, par oubli, elle a été passée sous silence. Je rappellerai l'*anhelitus admodum gravis,* de l'observ. 76; la *difficultas respirandi,* de l'observ. 77 ; la gêne de la respiration, de l'observ. 82 ; l'essoufflement considérable quand le malade veut marcher vite ou monter un escalier, de l'observ. 85 ; l'essoufflement considérable causé par le moindre exercice, de l'observ. 86 ; l'état habituel de dyspnée, la respiration horriblement gênée, le sifflement aigu que produisait l'air en traversant le larynx dans le mouvement inspirateur, l'expiration, sans être bruyante, s'exécutant néanmoins avec peine, en ce sens que les muscles expirateurs étaient forcés d'entrer énergiquement en action, de l'observ. 87 ; cette même remarque que, quand la malade parlait et qu'elle reprenait haleine, on entendait l'air siffler dans le trajet du larynx, comme si ce conduit était trop étroit ; la grande difficulté à respirer et le sifflement laryngé considérable, occasionné par une marche même lente, de l'observ. 88 ; les accès de suffocation croissant et parvenant à une intensité telle, qu'à deux reprises, la suffocation est sur le point de faire périr la malade d'asphyxie, de l'observ. 89 ; la respiration pénible, douloureuse, surtout bruyante, et qu'on entendait de très-loin, de l'observ. 91; l'inspiration gênée, sifflante, de l'observ. 92; le souffle sec et comme rapeux que faisait entendre le larynx, dans l'observ. 93; la gêne de la respiration, de l'observ. 94.

Un état constant de dyspnée, une suffocation variable en intensité, mais toujours considérable, offriront donc un signe qui pourra servir à différencier l'une de l'autre les deux espèces précédentes de phthisie; mais ce signe perdra à peu près toute valeur intrinsèque dans le diagnostic à établir entre la phthisie syphilitique et la phthisie laryngée, soit simple, soit cancéreuse, soit tuberculeuse, et l'angine œdémateuse. Il faudra donc alors recourir à d'autres caractères distinctifs. Dans la phthisie syphilitique et dans celles que je viens de mentionner, l'oppression est rapportée au larynx. « Dans presque tous les cas de phthisie turberculeuse, l'oppression était rapportée à la partie moyenne de la poitrine, qu'elle que fût d'ailleurs la différence qui existait entre les lésions de l'un ou de l'autre poumon; il n'y eut que trois exceptions à cette règle. » (Louis.)

*Douleur.* La pression sur la partie antérieure du larynx était très-douloureuse dans l'observ. 80. Le malade de l'observ. 84 éprouvait des douleurs au cou; celui de l'observ. 85, une difficulté et une extrême douleur à avaler les aliments solides et les liquides; chez ce sujet, la pression sur le cartilage thyroïde déterminait une douleur médiocre. Celui de l'observ. 88 avait la région du larynx un peu douloureuse. Chez celui de l'observ. 89, une douleur continuelle et fixe existait à la gorge, et la déglutition était douloureuse. Chez celui de l'observ. 90, il y avait également de la dysphagie. Chez celui de l'observ. 92, la pression la plus légère sur les parties latérales du cartilage thyroïde, produisait une douleur vive. Le rapprochement de ces citations ne fait naître aucune image spéciale. Ces modes de douleur communs à plusieurs affections, n'ont aucune physionomie propre, aucune étrangeté qui puisse marquer la phthisie syphilitique d'un trait original.

La région du cou qui correspond au larynx, était tuméfiée dans l'observ. 85 ; les ganglions lymphatiques qui entourent le larynx, l'étaient aussi ; les plus gros paraissaient du volume d'un haricot et roulaient sous le doigt qui les pressait. Dans l'observ. 88, le cou était gonflé au point que la malade avait été obligée d'allonger de trois pouces un collier qu'elle portait habituellement.

Bien que, ainsi que je viens de le dire, le rapprochement de ces passages ne fasse naître aucune image spéciale, et que ces modes de douleur, communs à plusieurs affections, n'aient aucune physionomie propre qui puisse marquer la phthisie syphilitique d'un trait original, je dois cependant faire remarquer que la douleur est, en général, presque nulle dans la phthisie laryngée simple, selon MM. Trousseau et Belloc ; et que, dans le seul cas de phthisie laryngée cancéreuse que citent ces auteurs, il n'a existé aucune douleur locale ; que lorsque, dans la phthisie laryngée simple, la douleur existe, elle n'est pas excitée par la pression que l'on exerce avec les doigts sur la partie antérieure du larynx, et qu'elle est seulement ressentie par le malade dans l'acte de la déglutition. La douleur locale, fréquente dans la phthisie syphilitique, aurait donc quelque importance pour le diagnostic de cette métamorphose ; elle sera loin, il est vrai, de fournir un signe pathognomonique, mais elle fournira un utile avertissement.

Quant à l'accroissement de volume que pourra, dans certains cas, présenter la région antérieure du larynx ; quant à l'altération des ganglions lymphatiques qui entourent cet organe, ces signes me paraissent être exclusivement propres à la phthisie laryngée syphilitique; car c'est à peine si, parmi les 64 observations contenues dans l'ouvrage de MM. Trousseau et Belloc, une seule de celles qui sont étrangères à la syphilis, en a offert quelque trace.

*État général et fièvre.* Loin de fournir le moyen de distinguer la phthisie syphilitique de la phthisie tuberculeuse, la débilitation profonde des forces, l'amaigrissement et la fièvre, sont des symptômes qui, accompagnant l'une et l'autre, peuvent le plus contribuer à donner le change et à égarer le diagnostic. C'est en effet par l'atteinte profonde qu'elle porte à l'organisme, par l'abattement des forces, la perte de l'appétit, l'émaciation, la fièvre et le marasme qu'elle produit, non moins que par la toux, la dyspnée et les divers troubles des organes pulmonaires dont elle s'accompagne, que la syphilis, prenant le masque de la phthisie tuberculeuse, subit une des transformations les plus insidieuses et les plus graves.

En effet, l'observ. 75 nous offre le dernier degré de la maigreur et du marasme; l'observ. 76, de l'amaigrissement et une fièvre hectique; l'observ. 77, la perte des forces; l'observ. 79, de la faiblesse; les observ. 81 et 82, de l'amaigrissement; l'observ. 83, un amaigrissement considérable, de la fièvre le soir, des sueurs excessives le matin, une véritable fièvre hectique; l'observ. 88, une fièvre continuelle; l'observ. 90, des sueurs nocturnes, ce qui suppose de la fièvre; l'observ. 91, un état de marasme; l'observ. 93, la fièvre et des sueurs nocturnes; l'observ. 94, une fièvre continue avec des exacerbations quotidiennes, précédées ou non de froid, et se terminant par des sueurs excessives.

Je ne trouve l'apyrexie notée que dans une ou deux observations, et je puis en inférer qu'elle est une exception, dès que la phthisie syphilitique a atteint un certain degré d'intensité et de durée.

*Signes obtenus par l'inspection de l'arrière-gorge.* La vue fera-t-elle découvrir dans l'arrière-gorge des signes plus caractéristiques que ceux qui précèdent? Je mets en dehors les chancres, car du moment qu'ils apparaissent sur ce

point et que l'observateur les reconnaît, il n'y a plus de
syphilis larvée : le cas rentre dans les mille cas de vérole
secondaire, d'ulcères syphilitiques à la gorge. Si j'ai cité
deux ou trois observations de ce genre, ç'a été pour montrer
la nécessité absolue d'un examen rigoureux des amygdales,
du pharynx et de la partie supérieure du larynx, dans tous
les cas d'affections aiguës, chroniques ou rebelles de ces
organes. Cette règle doit être invariable. Le diagnostic, et
par suite la cure, sont devenus faciles dans les observ. 80,
81, 84 et 88, du moment où le médecin, en explorant l'arrière-gorge, y a découvert des altérations spéciales à la maladie vénérienne. Sous ce rapport, il m'a paru utile de les
citer ; et en outre, elles offraient d'autres symptômes qui,
en dehors de l'état de la gorge, étaient propres à mettre sur
la voie de la vraie nature de la maladie.

A part les chancres, y a-t-il d'autres signes fournis par
l'inspection de l'arrière-gorge, qui puissent jeter quelque jour
sur le diagnostic? Dans l'observ. 82, la gorge est d'un rouge
plus foncé que dans l'état naturel ; dans l'observ. 85, les
amygdales, le pharynx et le voile du palais, présentaient peut-
être un peu de rougeur violacée ; dans l'observ. 86, il n'y
avait pas de rougeur au pharynx ; il existait sur les amygdales une petite rougeur circonscrite, sans tuméfaction notable ; dans l'observ. 90, le pharynx paraissait phlogosé.
Tout cela se rencontre dans l'irritation la plus bénigne.

Cependant à ces signes communs à toute affection du larynx, il peut bientôt en succéder de plus importants : dans
l'observ. 85, la base de l'amygdale gauche offre, à sa réunion avec la langue, une ulcération peu étendue, mais assez
profonde, entourée d'un cercle inflammatoire très-rouge,
dont l'aspect a bien quelque chose de suspect, mais qui ne
présente pas d'une manière très-évidente les caractères
connus des chancres vénériens ; elle est promptement dissipée ; l'amygdale reprend son aspect naturel. Plus tard,

cette même amygdale est en quelques jours à demi détruite par une chancre large comme une pièce de quinze sous, et des mieux caractérisés. Dans l'observ. 86, l'altération reste bornée à deux ou trois petites ulcérations superficielles, mais d'apparence un peu suspecte, sur l'amygdale gauche, la droite présentant seulement une légère érosion de la membrane muqueuse qui la recouvre. Dans l'observ. 89, à une ulcération ronde et peu grave du palais, succède une nouvelle ulcération qui menace d'en détruire presque entièrement le voile. Dans l'observ. 90, un jour, en pratiquant la cautérisation de l'arrière-gorge et en abaissant fortement la base de la langue à l'aide d'une cuiller recourbée, on découvre très-aisément l'épiglotte profondément divisée de haut en bas par un ulcère considérable ; elle est dentelée sur ses bords comme une crête de coq. Dans l'observ. 76, la luette était détruite, *post uvulæ erosionem*. Dans l'observ. 85, on constata son absence, mais cette absence parut être congéniale, aucun signe de cicatrice n'étant apparent. Dans l'observ. 86, il existait sur l'amygdale droite une solution de continuité ressemblant à la cicatrice d'une ulcération.

La destruction de la luette, l'existence sur les amygdales de cicatrices d'anciens ulcères, pourraient faire naître des soupçons, mais c'est tout.

Dans le cas où se présenteraient des ulcères à l'épiglotte, serait-il possible d'y reconnaître les caractères spécifiques des ulcérations vénériennes ? A mon avis, en dehors des ulcérations caractéristiques, l'examen de l'arrière-gorge ne fournit aucun signe certain de diagnostic. C'est du moins ce qui ressort des observations précédentes. Suivant M. Cazenave, il en serait tout autrement. La stomatite et l'angine syphilitiques donneraient lieu à une coloration toute spéciale de la muqueuse buccale et pharyngienne. J'extrais le passage suivant de son *Traité des syphilides* : cette page d'un observateur aussi habile que conscien-

cieux, pourra, dans certaines circonstances, aider au diagnostic de la syphilis larvée :

« La membrane muqueuse de la bouche, les amygdales,
la partie postérieure du pharynx, la luette, sont souvent,
très-souvent, le siége d'une inflammation chronique qui peut
revêtir plusieurs caractères sans aller jusqu'à l'ulcération.
La forme la plus simple consiste dans une rougeur érythémateuse, d'un aspect violacé, accompagné d'un gonflement,
très-léger d'ailleurs, de ces parties qui sont sèches, lui-
santes, comme tendues. La déglutition est difficile, douloureuse, au moins dans les premiers moments. Le malade
se plaint constamment de la sécheresse de la gorge. C'est
surtout le matin au réveil que cet état lui est le plus pénible. Si l'on examine avec attention la bouche, et surtout
l'arrière-bouche, on ne voit autre chose que cette injection
particulière, répandue d'ailleurs inégalement par bandes, surtout très-appréciable le long des piliers et tout autour du
voile du palais. »

« Cette forme est très-fréquente, soit qu'elle accompagne une syphilide primitive, soit qu'elle complique une syphilide secondaire, soit que, succédant à l'une ou à l'autre,
elle persiste seule avec une opiniâtreté souvent désespérante. »

«Quelquefois, la membrane muqueuse, surtout à la partie postérieure du pharynx, se recouvre de petites tumeurs
comme granuleuses, tout à fait indolentes, ne dépassant
pas le volume d'un petit pois, à forme arrondie, et qui viennent encore ajouter par leur présence aux difficultés de la
déglutition. »

« Dans d'autres circonstances analogues d'ailleurs, la
membrane muqueuse ne présente pas seulement cette injection caractéristique, mais il semble qu'elle soit soulevée légèrement dans quelques points par un liquide qui lui fait
perdre sa transparence. Il en résulte de petits disques, ou

plutôt des portions de disques, chose remarquable, toujours très-exactement arrondies, où la muqueuse offre une teinte opaline qui pourrait échapper à un examen superficiel, mais que l'on distingue parfaitement en examinant avec attention les piliers du voile du palais et la luette, qui semblent en être les siéges de prédilection. »

« Enfin, chez quelques malades, les plaques de la muqueuse sont plus saillantes; il semble que ce soit une pseudomembrane, toujours en forme d'anneaux, à bords larges, à centre sain. Cette éruption, représentée par des disques tout à fait blancs, épais, est surtout répandue sur la muqueuse des joues, des lèvres, mais principalement sur les bords de la langue, quelquefois tout près de sa pointe. Les anneaux sont d'ailleurs très-variables dans leur étendue, suivant le siége qu'ils occupent, quelquefois de la largeur d'un centime à peine, à l'extrémité libre de la langue; ils acquièrent le diamètre d'une pièce de vingt sous, tout près de sa base. » (1)

*Signes fournis par le toucher.* Dans l'observ. 87 seulement, le toucher a été pratiqué : le doigt, plongé dans l'arrière-gorge, à l'ouverture du pharynx et jusqu'au delà de l'épiglotte, sentit une masse de tumeurs irrégulières, anfractueuses, qui assiégeaient le larynx et fermaient presque complétement l'œsophage. Par ce mode d'exploration, il serait donc possible de découvrir des végétations profondément situées; mais il faudrait d'autres signes pour attester leur nature syphilitique. Le tact seul ne peut distinguer un chou-fleur vénérien d'un carcinome. Chou-fleur et carcinome du larynx sont au reste deux altérations rares.

Ce qu'il serait plus important de savoir, c'est, si dans le cas où les signes d'une phthisie laryngée existent, le doigt porté sur l'orifice de la glotte réussirait à y sentir, soit la

(1) A Cazenave, *loc. cit.*

perte de substance que l'ulcération fait subir à la membrane muqueuse , soit le gonflement inflammatoire, soit l'induration qui peut y entourer l'ulcère , soit les altérations diverses des cordes vocales ou de l'épiglotte.

J'ai bien souvent plongé l'index dans ces parties , mais j'avoue qu'au milieu des efforts de toux, de vomissement, et des contractions énergiques de tous les muscles voisins , il est difficile d'explorer assez longtemps, et avec assez de lenteur et de précision, pour obtenir un résultat bien net et de quelque importance. Il y a dans cet acte plus de souffrance pour le patient que d'instruction pour le médecin. Excepté donc dans quelques circonstances rares , préférons au toucher d'autres moyens d'investigation.

*Probabilités tirées de l'insuccès des moyens thérapeutiques ordinaires.* On a vu dans les premières pages de ce traité l'importance que les Baillou , les Hoffmann , les Stoll , les Baglivi , etc. attachaient à l'échec éprouvé par les agents thérapeutiques , alors qu'employés contre une maladie qu'ils guérissent , ou tout au moins qu'ils améliorent dans le cours ordinaire de la pratique médicale , ils se montraient radicalement impuissants à en arrêter la marche , ou à en amoindrir les symptômes. De la persistance du mal et du manque d'action des remèdes , ils se croyaient en droit de conclure au caractère exceptionnel de l'affection morbide, et de remonter à quelque chose de spécifique, partant à une diathèse cachée, *ad aliquam cacoethiam, ad* κακοηθειαν ; et comme de toutes les diathèses cachées , de toutes les affections larvées, celles produites par le virus vénérien sont de beaucoup les plus fréquentes et les plus redoutables, ils se hâtaient, même en l'absence des symptômes caractéristiques de la syphilis, de faire subir à la maladie rebelle et de nature douteuse, l'épreuve du mercure. C'était là leur pierre de touche. Il était rare que les mercuriaux ne démasquassent pas la vérole. Des signes évidents apparaissaient au dehors, ou tout simplement l'affection problématique guérissait. Ils concluaient de la spécificité du remède à la spécificité du mal. Telle était la doctrine des anciens : quelque vieille qu'elle soit, elle ne m'en paraît pas moins bonne.

Excepté cinq observations où des traitements mercuriaux mal institués ou insuffisants avaient été seuls mis en usage, je remarque que toutes les méthodes ont échoué, et que la phthisie syphilitique a été croissant et empirant jusqu'au moment où le minéral spécifique et les sudorifiques lui ont été opposés. Dans l'observ. 72, on a vu que *venæ sectio, temperantia, anodyna, demulcentia, laxantia,* n'ont produit aucun heureux effet. Dans l'observ. 79, il en a été de même d'un traitement doux, humectant, antiphlogistique. Dans l'observ. 80, on obtint une amélioration à peine sensible par les antiphlogistiques ( sangsues , diète , lait ). Dans l'observ. 81, les opiacés, dans l'observ. 83, tous les remèdes échouent. Dans l'observ. 84, ce sont encore les antiphlogistiques. Dans l'observ. 85, on n'améliore l'état du mlade qu'alors que l'on recourt aux mercuriaux. Dans l'observ. 86, un traitement antiphlogistique est sans action. Dans l'observ. 88, quatre saignées, soixante-et-quinze sangsues, trois vésicatoires, exaspèrent le mal loin de l'influencer en bien. Dans l'observ. 89, antiphlogistiques, iode, chlorures, sont tentés vainement. Dans l'observ. 90, divers traitements ne procurent aucune amélioration d'un peu de durée. Dans les observ. 91 et 92, les méthodes ordinaires sont tout aussi impuissantes. Dans l'observ. 94, les antiphlogistiques, les révulsifs, l'opium, échouent contre l'affection de poitrine ; le quinquina même, loin de supprimer les redoublements fébriles, en augmente l'intensité. Dans l'observ. 95, la mort termine une affection rebelle à tous les médicaments.

Par contre, à peine les mercuriaux, secondés ou non par les sudorifiques ou par un régime sévère, *cura famis,* sont-

ils administrés , que l'état du malade change, que les symptômes les plus graves s'adoucissent , s'effacent , disparaissent, et que souvent le malade se rétablit avec une telle rapidité, qu'il n'y aurait aucune exagération à dire que d'un
bond, il revient des portes du tombeau à une santé florissante.

Je ne fais ici le relevé de l'insucès des méthodes ordinaires que relativement aux transformations syphilitiques
mentionnées en ce chapitre. Cet insuccès ne s'est pas montré,
dans les chapitres précédents, et ne se montrera pas dans les
chapitres suivants , ni moins absolu, ni moins constant:
d'où j'établis comme axiome ce précepte de Baillou que
j'ai déjà cité, et que je compte bien rappeler plus d'une fois
encore :  *quoties remediis consuetis morbi non profligan-*
*tur, ad ,  κακοηθειαν Galeni consilio, est recurrendum.*
Voilà la parole du maître, voilà la règle. Dans la pratique,
c'est au tact médical de chacun à en faire plus ou moins
heureusement l'application.

*Signes pathognomoniques de la  syphilis.* Dans les paragraphes précédents , j'ai longuement insisté sur les conséquences de l'insuccès des méthodes habituelles de traitement contre des maladies qui , alors qu'elles sont sans complication de syphilis, cèdent, ou du moins s'améliorent sous
leur influence , parce qu'un pareil échec plus ou moins absolu et prolongé, en causant de la surprise au praticien, doit le
mettre sur la voie d'une cause exceptionnelle, et l'inciter à
des recherches spéciales. L'éveil est donné. Alors le devoir
du médecin est de s'enquérir des antécédents du malade, et
de soumettre toutes les parties du corps , tous les organes,
toutes les fonctions, à la plus minutieuse investigation : il sera
bien rare que de cette enquête ne naissent pas des doutes,
des présomptions, et dans la presque universalité des cas, la
certitude, l'évidence complète d'une syphilis larvée.

Pour en fournir la preuve, je n'ai qu'à transcrire ici les
symptômes qui , dans toutes les observations de ce chapitre,

à l'exception d'une ou deux , marquaient la maladie d'un signe caractéristique, au moment même où le médecin songeait à rechercher une syphilis larvée, ou peu de temps après qu'il avait fait cette recherche. Observ. 75 : *gravissimi dolores, brachia et tibias, præsertim de nocte infestantes ac somnum adimentes, et alia signa.* Observ. 76 : *uvulæ erosio et alia luis venereæ stigmata.* Observ. 77 : *acerbis ipsorum ossium cruciatibus, noctu præsertim auctioribus conquerebatur æger.* Plus tard, il était couvert *pluribus pustulis ulcerosis, in facie et capite efflorescentibus.* Observ. 78 : *tophi puellis, parenti maculæ venereæ, oris superioris et faucium ulceratio.* L'état du père prouvait la nature vénérienne des accidents dont il avait transmis le germe à sa fille. Observ. 79 : taches rondes, d'abord rouges , et qui deviennent bientôt d'une teinte cuivreuse. Observ. 80 : ulcères épars sur la peau , ulcération des amygdales et de la muqueuse pharyngienne. Observ. 81 : douleurs dans la tête, les oreilles et la gorge, devenant intolérables durant la nuit ; fétidité spéciale de l'haleine , ulcères dans la gorge; la luette est en partie détruite; plaque tuberculeuse ulcérée à l'épaule gauche; cicatrices caractéristiques d'une syphilide serpigineuse. Observ. 82 : douleur profonde au sternum augmentant par la chaleur du lit; douleur à la partie moyenne des membres, dont le malade indique les os comme étant le siége ; aux bras et au cou , une foule de petits boutons à base livide et à sommet blanchâtre ; à la face dorsale de la main droite , pustule vénérienne. Observ. 83: papules cuivreuses au front et à la face; taches cuivreuses sur toute la surface cutanée ; douleur de tête qui revient la nuit. Observ. 84 : ulcères saignants dans l'arrière-gorge. C'est le cas où un examen incomplet fit attribuer la toux, l'hémoptysie, etc. à une phthisie tuberculeuse. L'erreur était le fait du médecin. L'inspection du mal leva tous les doutes. Observ. 85 : tuméfaction des ganglions du cou qui entourent le larynx ; première ulcération superficielle et légère sur l'amygdale gauche ; seconde ulcération qui, en quelques jours, détruit la même amygdale aux deux tiers ; seuls signes qui, survenant dans la cours de la maladie et coïncidant avec ses progrès, justifient le diagnostic porté par le médecin presque d'instinct et d'après les précédents du malade. Observ. 86 : sur l'amygdale droite, solution de continuité ressemblant à la cicatrice d'une ancienne ulcération ; ulcération suspecte sur l'amygdale gauche ; indices bien insuffisants, s'ils n'eussent coïncidé avec un écoulement puriforme opiniâtre, avec des croûtes dans le nez, rhinite qui, plus tard, occasionna la carie des os propres du nez. Observ. 87 : nombreuses végétations syphilitiques dans l'arrière-gorge, déjà plusieurs fois décrites. Observ. 88 : apparition de pustules syphilitiques sur le corps de l'enfant que la mère a mis au monde. La victime sauve la mère qui lui a communiqué l'infection, les signes répandus sur le corps de cet enfant ayant dévoilé la nature des symptômes pulmonaires dont la mère est atteinte. Observ. 89 : exostose à l'âge de sept ans, siége de douleurs nocturnes ; à vingt-un ans, ulcération ronde du palais ; ulcère rongeant le voile du palais ; croûtes dans le nez depuis plusieurs années ; ulcère de l'épiglotte. Observ. 90 : l'épiglotte paraît ulcérée, léger indice ! enfin apparition sur la vulve de pustules vénériennes. Observ. 91 : physionomie particulière de l'angine, non décrite. Observ. 92 : céphalalgie profonde, insomnie, tubercules larges, arrondis, plats, de couleur cuivrée, d'apparence luisante, sur la vulve, le ventre et le dos. Observ. 93 : nécrose de la voûte palatine et cicatrices du voile du palais attestant les ravages produits par d'anciens ulcères ; exostoses du tibia ; douleurs nocturnes. Observ. 94 : taches cuivreuses à la peau. Observ. 95 : éruption cuivrée à la peau, douleurs nocturnes.

Ne résumons que les cas de maladies larvées des organes pulmonaires : ils sont au nombre de vingt-un. Deux fois, aucun symptôme pathognomonique ne s'est montré durant tout le cours de la maladie. Les pustules de l'enfant ont seules attesté la nature syphilitique de la maladie de la mère (observ. 88). L'angine avait une physionomie particulière (observ. 91 ).

Deux fois, les symptômes pathognomoniques ne sont venus que tard justifier le diagnostic porté avant leur apparition, à savoir, une ulcération superficielle fugace suivie d'un ulcère rongeant (observ. 95); des pustules à la vulve ( observ. 90).

Six fois, un seul signe pathognomonique s'est manifesté : des taches cuivrées (observ. 79 ) ; des macules cuivreuses ( observ. 94 ); des ulcères saignants dans l'arrière-gorge (observ. 84 ); des végétations syphilitiques à l'isthme du gosier ( observ. 86 ) ; des exostoses (observ. 78 ); une ulcération profonde de l'épiglotte( observ. 89).

Dix fois, les symptômes caractéristiques ont été au moins au nombre de deux : des douleurs ostéocopes et d'autres signes (observ. 75 ) ; l'érosion de la luette et d'autres stigmates non décrits (observ. 76 ) ; des pustules ulcérées et des douleurs ostéocopes s'exaspérant durant la nuit ( observ. 77 ); une syphilide ulcéreuse et des ulcères dans l'arrière-gorge (observ. 80 ); des douleurs ostéocopes augmentant la nuit et des pustules caractéristiques (observ. 82); une céphalalgie nocturne et des papules , des macules cuivrées ( observ. 83); des ulcères superficiels suspects et une rhinite chronique terminée par la carie des os propres du nez ( observ. 86); une céphalalgie accompagnée d'insomnie et une syphilide tuberculeuse (observ. 92); outre les traces de nécrose des os du palais et les cicatrices adhérentes de son voile, des exostoses et des douleurs nocturnes (observ. 93); une éruption cuivrée et des douleurs nocturnes (observ. 95).

Une fois, les signes propres à la syphilis existaient en plus grand nombre : l'exacerbation nocturne des douleurs, les ulcères à la gorge, les plaques de tubercules en partie ulcérés, en partie cicatrisés ( observ. 81).

Pour conclure, je dis que chez un malade atteint d'une aphonie plus ou moins complète ; tourmenté par une toux incessante et par une suffocation extrême, constante ; réduit par l'insomnie à un état de maigreur considérable; si je constate l'absence de toute tuberculisation dans l'un et dans l'autre poumon, ou du moins un travail de tuberculisation sans proportion avec l'état général ; si je remarque des crachats pituiteux, filants, rarement puriformes, toujours dépourvus du caractère des crachats dus à la fonte tuberculeuse, à savoir, d'être striés, arrondis, nummulés, mêlés de parcelles d'une matière blanche, opaque, semblable à du riz cuit, pelotonnés, etc.; si je m'assure qu'il n'y a eu aucune atteinte de véritable hémoptysie ; si les antiphlogistiques, les calmants, etc. se sont montrés impuissants même à aménder, sinon à guérir, cet ensemble de souffrances, je dis que je serai en droit de soupçonner que la maladie est spécifique de sa nature.

J'y serai surtout autorisé, si la conduite actuelle, les antécédents des malades, les allures de l'un ou l'autre des époux, viennent affermir mes soupçons. Dans les cas difficiles, le médecin doit faire tourner au profit du diagnostic les renseignements que les rapports de la vie sociale peuvent lui fournir. Dans cet état de choses, je me ferai une loi de m'enquérir scrupuleusement du passé des malades ; je mettrai toute mon adresse à provoquer des aveux, quelque difficiles qu'ils soient à obtenir. Je soumettrai tous les organes à la plus exacte investigation.

Se présente-t-il dans l'arrière-gorge des traces d'anciennes ulcérations, cicatrices sur les amygdales, destruction de la luette, perte de substance dans les os de la voûte palatine ; ou sur le corps, des cicatrices caractéristiques d'anciennes syphilides ulcéreuses, serpigineuses, etc., mes soupçons alors deviennent de grandes probabilités.

Selon M. Cazenave, une rougeur érythémateuse, violacée, répandue inégalement par bandes le long des piliers et tout autour du voile du palais, persistant avec une opiniâtreté désespérante, ou par disques ou portions de disques, toujours exactement arrondis, ou sous formes d'anneaux à bords larges, à centre sain, accompagnée souvent de petites tumeurs granuleuses, indolentes, groupées sur la membrane muqueuse pharyngienne, serait un indice certain de syphilis.

Ma certitude deviendrait complète et le diagnostic à l'abri de toute contestation, si un examen mieux fait me démontrait la coexistence avec les signes simulés de la phthisie tuberculeuse, la coexistence, dis-je, des symptômes caractéristiques de la syphilis, soit une syphilide papuleuse, tuberculeuse, pustuleuse, etc., soit une éruption de macules cuivrées, soit des ulcérations, des végétations dans l'arrière-gorge, une rhinite purulente rebelle, des gommes, des exostoses, des caries, des douleurs ostéocopes ne s'éveillant que la nuit, ou tout au moins offrant la nuit une exacerbation notable. Or, dans la presque universalité des cas, ces signes révélateurs existent : qu'un œil exercé et attentif les découvre, et aussitôt le masque tombe, la phthisie tuberculeuse s'évanouit : il ne reste que l'affection syphilitique.

## ARTICLE II.

## DE L'ASTHME SYPHILITIQUE.

*Si autem tetrum malum per asperam arteriam prorepat,
quandoque asthma immedicabile sequitur; quod si superve-
nerit, monet Fallopius morbum esse incurabilem : Non
crucietis ægrum asthmaticum, quia non sanabitis.* (1)

Cette sentence de Fallope, confirmée par Van Swieten,
laquelle déclare incurable l'asthme d'origine syphilitique et
proscrit toute tentative de traitement comme radicalement
impuissante, propre seulement à ajouter d'inutiles tourments
à des souffrances irrémédiables, cette sentence n'est pas
heureusement sans appel. Je n'ai pas été à-même de traiter
la vérole sous les apparences d'une affection spasmodique
et intermittente des organes de la respiration ; mais à ceux
qui la rencontreraient sous cette forme jugée si terrible,
j'offrirais comme correctif d'un pessimisme outré, et comme
protestation contre un déplorable découragement, deux observations de ce genre, dans lesquelles un traitement mercuriel fut couronné d'un plein succès. C'est B. Bell qui me
les fournit.

OBSERVATION 96. *Syphilis simulant l'asthme.*

*Sympt. ant.* Chancre bénin. — *Sympt. diagn.* D'abord aucuns ;
plus tard, ulcère fongoïde du nez. — Mercuriaux ; salivation. — Guérison.

« Je fus appelé, dit Bell, au mois de mai 1789, pour un
brasseur âgé de 40 ans, et sujet depuis plusieurs années à
des accès périodiques d'asthme. Sa respiration était tellement
gênée pendant tout ce temps, qu'il ne pouvait en général
dormir que dans une position presque droite. Il avait sou-

(1) Van Swieten, *Comm. t.* v, *p.* 370.

vent des palpitations de cœur extrêmement douloureuses,
et son pouls était en même temps fréquent et irrégulier.
L'on avait déjà appelé plusieurs hommes de l'art, et comme
il est ordinaire en pareil cas, ils n'étaient point d'accord sur
la cause de la maladie : les uns prétendaient que c'était la
goutte ; d'autres la regardaient comme une hydropisie de
poitrine ; plusieurs pensaient que cet état constituait l'affection désignée depuis peu sous le nom d'angine de poitrine.
Néanmoins, le malade était lui-même persuadé que tous les
symptômes qu'il éprouvait, tiraient leur origine de ce qu'il
appelait une vérole mal guérie. Il m'avoua qu'il avait beaucoup souffert dans sa jeunesse de fréquentes attaques de
syphilis, et qu'il n'avait pas pris le mercure d'une manière
régulière, surtout depuis la dernière attaque, qui fut suivie
de la difficulté de respirer qu'il éprouvait, ce qui lui donnait la conviction que le virus n'avait pas été détruit. L'on
ne pouvait cependant découvrir aucun symptôme évident de
syphilis, et je n'osais conseiller les grands remèdes, comme
le malade le désirait. On avait employé à diverses reprises
les purgatifs, les diurétiques et les vésicatoires, sans aucun
avantage ; mais les opiatiques ayant produit quelque soulagement, il se détermina enfin à prendre une forte dose de
laudanum en se couchant, et une plus faible le matin. »

« Je le laissai dans cet état au mois de septembre, et je
ne le revis qu'au mois d'avril 1790, qu'il m'appela pour consulter avec le chirurgien de la maison, à l'occasion d'un ulcère qui avait paru depuis deux mois sur le côté gauche du
nez. Cet ulcère était d'abord si léger, qu'on y fit à peine attention ; mais bientôt, il s'étendit, et l'on y appliqua quantité de
remèdes, depuis les plus escharotiques jusqu'aux plus actifs ;
ces moyens, aidés de temps à autre de l'usage du caustique
lunaire (la pierre infernale), avaient empêché l'accroissement
des fongus qui s'étaient formés ; néanmoins l'ulcère continuait à s'étendre, et quand je le vis, il avait gagné le côté

24.

opposé du nez. J'appris, en questionnant le malade, qu'il avait, au mois de novembre, aperçu un chancre sur le gland, quelques jours après s'être exposé à l'infection, et que ce chancre ayant disparu en le touchant deux fois avec le caustique lunaire, sans prendre l'avis de son chirurgien, il crut inutile d'employer le mercure. La difficulté de respirer et la palpitation fatigante du cœur, étaient alors beaucoup plus fortes que jamais. Ce que je venais d'apprendre de l'infection récente, les progrès que l'ulcère faisait de jour en jour, enfin l'inefficacité des remèdes locaux qu'on avait tentés jusqu'alors, me déterminèrent à conseiller de recourir sur-le-champ aux grands remèdes. »

« Le malade m'ayant prévenu que le mercure ne l'affectait pas facilement, je lui prescrivis ce minéral en même temps à l'intérieur et à l'extérieur, de manière qu'au bout de dix jours, sa bouche était aussi enflammée qu'elle pouvait l'être ; il rendait jusqu'à deux ou trois chopines de salive par jour. On appliqua du cérat ordinaire sur l'ulcère. Trois semaines après avoir commencé les remèdes, l'ulcère était considérablement diminué, et il fut parfaitement cicatrisé au bout de six semaines ; mais au grand étonnement et à la satisfaction de tous ceux qui s'intéressaient au malade, tous les autres symptômes qu'il éprouvait se modérèrent dès que les effets du mercure commencèrent à être sensibles. Bientôt la difficulté de respirer diminua beaucoup, la palpitation se dissipa absolument, et le pouls revint à son état naturel. L'asthme ne cessa entièrement qu'au bout de plusieurs semaines ; il disparut cependant avant la fin du traitement, qu'on continua trois mois entiers. Le malade n'a pas eu de rechute depuis. »

« L'on demandera peut-être si ce malade avait ou non la syphilis la première fois qu'il me consulta : il croyait lui-même en être attaqué, et j'adoptai son opinion, dès que je vis que l'affection de poitrine s'était dissipée complétement par le mercure, lorsqu'un symptôme plus évident de la maladie eut obligé de recourir à ce remède : c'est ce qui m'engagea à le prescrire à grande dose, et à le continuer plus longtemps que je n'aurais fait, si j'avais eu à traiter une infection plus récente. » (1)

OBSERVATION 97. *Syphilis simulant l'asthme.*

*Sympt. ant.* Non précisés.—*Sympt. diagn.* Ulcères à la cuisse droite, aux jambes, au sternum, au coude droit, aux doigts des pieds ; trois traitements mercuriels infructueux. — Nouveau traitement mercuriel; salivation. — Guérison.

« Vers le commencement de janvier 1784, un homme de 45 ans s'adressa à B. Bell pour obtenir de cet habile chirurgien la guérison de nombreux ulcères développés sur diverses parties du corps et des extrémités. Il était, en outre, tourmenté depuis cinq ans d'un asthme dont il ne parlait pas, le considérant comme incurable. Les symptômes de l'asthme s'étaient manifestés sans qu'on pût en connaître la cause, et ils étaient peu à peu devenus plus graves. Aucun remède n'avait pu les modérer, excepté l'opium, qui ne produisit même qu'un soulagement passager. Outre la difficulté habituelle de respirer, le malade éprouvait des accès périodiques plus graves, qui le mettaient quelquefois en danger. Ces accès survenaient le plus souvent pendant le sommeil, et en général, avec une grande régularité vers les trois heures du matin. »

« Il portait un large ulcère immédiatement au-dessus du grand trochanter de la cuisse droite, un sur la partie moyenne et la plus saillante de chaque jambe; chacun de ces derniers pénétrait jusqu'au tibia ; il y en avait un sur la poitrine ; le sternum paraissait épaissi dans cet endroit, sans être cependant carié ; un du côté gauche, qui s'étendait sur la septième et la huitième côte ; il y avait enfin un petit ulcère sinueux sur

(1) B. Bell, *loc. cit. t.* II, *p.* 649.

la partie moyenne et extrême du bras droit; on reconnut, en sondant cet ulcère, qu'il se prolongeait jusque sur la surface du cubitus, qui était raboteuse dans l'étendue d'un pouce. On apercevait en outre plusieurs petits ulcères sur les doigts des pieds. Ces derniers ulcères, ainsi que les autres, étaient sordides ; ils rendaient une matière tenue et fétide ; leurs bords avaient cette rougeur érysipélateuse qui caractérise fréquemment les ulcères vénériens : Bell soupçonna en conséquence qu'ils pouvaient l'être. Le malade ne le pensait pas, parce qu'il portait ces ulcères depuis sept ans, et qu'ayant été déjà considérés comme vénériens, il avait fait usage du mercure à trois reprises, sans qu'aucune des trois eût pu guérir un seul de ces ulcères. Mais il avouait avoir beaucoup souffert de la syphilis dans sa jeunesse, et il ne paraissait pas qu'il eût complétement suivi aucun traitement. Le malade était fort tourmenté en tout temps par ses ulcères ; ils n'avaient jamais excité une douleur bien aiguë, mais un malaise et une démangeaison qui souvent le privaient entièrement de sommeil. »

« Une forte salivation fut provoquée par de larges frictions mercurielles. Après sept semaines de traitement, tous les ulcères étaient parfaitement guéris, excepté celui de la partie externe de la cuisse et ceux des jambes, dont la guérison ne paraissait retardée que par l'état des os, qui étaient au-dessous dénués de périoste et raboteux dans quelques endroits. Le malade respirait alors avec facilité ; il n'avait éprouvé aucun accès violent d'asthme depuis que sa bouche avait commencé à être complétement enflammée par le mercure. Les os s'exfolièrent ; de larges esquilles s'en détachèrent ; les ulcères se fermèrent à la longue, et l'asthme n'était pas reparu en janvier 1797. » (1)

Dans la première observation, malgré le souvenir des at-

(1) B. Bell, *loc. cit. t.* 11, *p.* 644.

taques fréquentes de syphilis que le malade avait essuyées dans sa jeunesse, et du peu de régularité avec laquelle les cures mercurielles avaient été suivies; malgré l'opinion instinctive du malade, Bell n'osa pas, en l'absence de symptômes évidents de vérole, conseiller les grands remèdes. Plus tard, après un coït impur, apparut sur le gland un chancre si bénin, qu'il suffit pour le dissiper de le toucher deux fois avec le caustique; un ulcère fongueux, trois mois après, envahissait le nez et résistait opiniâtrément aux applications escharotiques. Était-il la conséquence directe du chancre récemment contracté, ou le produit simultané de la nouvelle infection et de l'ancienne diathèse ravivée?

La difficulté de respirer et l'énergie des palpitations du cœur étaient à leur comble. Cependant Bell n'hésita plus. Au bout de six semaines, l'ulcération du nez fut cicatrisée. Aux premiers effets de l'action du mercure sur les glandes salivaires, les palpitations s'étaient complétement dissipées, la gêne de la respiration s'était modérée. Avant le terme de trois mois, l'asthme avait disparu. Il durait depuis trois ans.

Le second malade souffrait cruellement depuis cinq années d'une orthopnée habituelle, mêlée d'accès de suffocation périodiques. C'était le plus souvent la nuit qu'éclataient ces derniers. Une insomnie rebelle, entretenue par une démangeaison générale et un malaise indéfinissable, de nombreux ulcères, sur certains points un gonflement osseux, une carie commençante, indiquaient l'existence d'une diathèse vérolique, conséquence de nombreuses contaminations. Plusieurs traitements mal suivis n'avaient pu en détruire les racines. Une cure régulière fit justice des tumeurs, des ulcères et de l'affection asthmatique.

Quelles conclusions tirer de ces faits? Que le mercure ait été l'agent curateur, il ne saurait s'élever de doutes sur ce point. Mais comment a-t-il guéri? Si l'on considère l'asthme comme ayant été dans ces cas une manifestation obscure, exceptionnelle, de la diathèse vénérienne, on s'expliquera facilement que le mercure, en éteignant l'affection constitutionnelle, ait supprimé du même coup des souffrances qui n'en étaient que le symptôme ; il a agi en vertu de sa spécificité.

Serait-il possible de supposer que , chez ces malades , l'asthme avait une existence à part, sa raison d'être en lui-même ; qu'il y avait entre les deux maladies , non point un rapport de cause à effet , mais une simple simultanéité , une rencontre fortuite ? Plût au ciel que cela pût être démontré ! Nous aurions alors dans le minéral hydrargyrique une ressource inespérée pour combattre l'asthme idiopathique, cette affection si douloureuse, si grave, si longue, contre laquelle nous restons d'ordinaire impuissants et désarmés.

Au reste, qu'une irritation révulsive portée sur les gencives ou sur la muqueuse buccale, qu'une abondante salivation provoquée et longtemps soutenue, pût soulager et guérir cette terrible névrose des organes pulmonaires , il n'y a rien là qui ne soit très-concevable. C'est une expérience à tenter. L'essai ne saurait offrir aucun danger.

Toujours est-il que le mercure, entre les mains de B. Bell, s'est montré non moins héroïque contre l'asthme que contre les autres symptômes de la syphilis, et que, par là, cette métamorphose se trouve en partie dépouillée du danger que Fallope et Van Swieten avaient déclaré irrémédiable.

## ARTICLE III.

### DE L'OEDÈME SYPHILITIQUE DE LA GLOTTE.

Il est encore une affection des organes respiratoires que la syphilis peut simuler : je veux parler de l'œdème de la glotte. En lisant les observations de phthisie laryngée syphilitique insérées quelques pages plus haut, on a dû être frappé de la ressemblance qu'offrent plusieurs de leurs symptômes avec ceux dont s'accompagne l'angine laryngée œdémateuse, la raucité, l'extinction de la voix, la dyspnée extrême, la force des bruits respiratoires, la difficulté de l'inspiration, les menaces d'asphyxie, qui rendent la trachéo- tomie imminente ou inévitable ; tous ces traits appartien- nent plus à l'œdème de la glotte qu'à la phthisie laryngée. Je n'aurais pas hésité à ranger ces observations sous le titre de ce chapitre, si je n'eusse cru devoir respecter le nom que leur ont donné les habiles médecins auxquels je les ai empruntées, et si, d'ailleurs, les symptômes de l'état gé- néral : fièvre, amaigrissement, marasme, etc. ne les rat- tachaient suffisamment à la phthisie pulmonaire. Au reste, les observations ne me manqueront pas pour tracer le diag- nostic de l'œdème syphilitique de la glotte.

OBSERVATION 98. *Syphilis simulant l'œdème de la glotte.*

*Sympt. ant.* Ulcères de l'arrière-gorge. Muriate d'or ; effet nul. — Sublimé et sudorifiques ; guérison des ulcères. — Bientôt après, symp- tômes d'œdème de la glotte.— *Sympt. diag.* Les commémoratifs.— Io- dure de potassium ; guérison. Peu après , retour de la même mala- die; reprise de l'iodure. — Guérison.

Au mois de mai 1850, je recevais dans mon cabinet un négociant et sa femme, et je consignais par écrit sur leur maladie les renseignements que voici : M. X..., aujourd'hui âgé de 40 ans, d'une constitution forte et d'un tempérament bilieux-sanguin, dans un de ses voyages à Paris, au com- mencement de février 1848, entraîné, à la suite d'un repas, dans un lieu de débauche, y contracta une blennorrhagie virulente. De retour chez lui, il se garda de toute commu- nication avec sa femme, et se soumit pendant six mois à un traitement régulier par les antiphlogistiques, les pilules mer- curielles et les boissons sudorifiques.

Son médecin l'autorisa à reprendre ses rapports conju- gaux. M. X... hésitait, retenu par la sensation instinctive

d'un malaise général qui ne lui était pas habituel. Il ne céda
qu'à regret aux assurances réitérées que la santé de sa
femme ne pouvait courir aucun risque. Une goutte de matière blanchâtre reparut à l'orifice de la verge, à diverses
reprises ; elle fut déclarée impuissante à transmettre la maladie.

Madame X..., brune, forte, à tempérament sanguin, âgée
de 37 ans, allaitait à ce moment un enfant de quelques
mois, né avant la reprise des rapports sexuels. Elle était
sujette, depuis sa dernière grossesse, à des flueurs blanches,
qui avaient augmenté de quantité depuis qu'elle nourrissait.

Elle ne s'aperçut d'aucune chaleur anormale, d'aucune
douleur, d'aucune cuisson aux organes génitaux. La leucorrhée resta blanchâtre ; peut-être devint-elle un peu plus
épaisse. Elle porta cependant sur ces parties une attention
scrupuleuse, car son mari, s'étant remis en voyage, avait vu
reparaître l'écoulement urétral, et était revenu en toute
hâte annoncer à sa femme qu'un médecin lui avait déclaré
qu'il n'était pas guéri. Ce médecin lui avait prescrit un traitement qui fit disparaître les dernières traces de la gonorrhée.

Madame X... avait éprouvé en 1847 une atteinte de
rhumatisme musculaire, principalement aux épaules. En
décembre 1849, elle fut prise, sans cause connue, de violentes douleurs dans les hanches, les cuisses, les genoux,
quelquefois les mollets. Ces douleurs s'exaspéraient par le
mouvement, à tel point qu'il fallait que la malade se fît porter
de son lit sur un canapé devant le feu, avec beaucoup de
précaution. Supportables durant le jour, elles acquéraient,
chaque soir, à cinq heures, un surcroît de violence qui les
rendait intolérables, et obligeait les personnes dont la malade
recevait les soins, à la lever du lit. Ces douleurs se calmaient
dès que le jour commençait à poindre. A cet instant seulement, Madame X.... pouvait goûter quelques heures de
sommeil.

Ces souffrances conservèrent leur intensité pendant un mois, au bout duquel elles s'adoucirent, en même temps que survenait un mal de gorge, qui, d'abord léger, ne tarda pas à s'accroître considérablement. Des douleurs dans l'une et dans l'autre tempe, marquées du cachet de l'exacerbation nocturne, se déclarèrent concurremment avec l'angine. Les extrémités inférieures étaient débarrassées des douleurs, mais elles restèrent pendant une huitaine de jours encore roides et comme paralysées. Un pharmacien homœopathe donna à la malade quelques dilutions qui ne produisirent aucun effet.

M. X... cohabita alors avec sa femme, dont il s'était tenu jusque là séparé. Peu après, il fut pris lui-même de mal à la gorge. Un médecin appelé constata dans l'arrière-gorge de l'un et de l'autre des ulcérations de nature syphilitique. Il visita la femme au spéculum, et ne découvrit aucune trace de mal, soit à la vulve, soit dans le vagin, soit sur l'utérus. Il soumit les époux à l'usage du muriate d'or et de l'iodure de potassium simultanément. Ce traitement produisit une surexcitation générale très-forte, mais n'amena pas la guérison. Les époux s'adressèrent à moi.

La voix de Madame X... était voilée; le larynx était le siége d'une assez vive douleur. Chez la malade, une toux, moins répétée dans la journée, augmentait durant la nuit de force et de fréquence, et n'expulsait que des mucosités tenues et filantes. Il existait sur les piliers du voile du palais et sur les amygdales, deux ulcérations à droite, une à gauche, peu étendues, peu profondes, mais à fond grisâtre, à bords irréguliers. Le fond de la gorge était coloré d'une rougeur diffuse. Le mari présentait sur la même région une ulcération superficielle de chaque côté. Chez lui, les gencives étaient affectées d'une irritation scorbutique habituelle, ancienne. Il avait, en outre, le cuir chevelu parsemé d'une syphilide papuleuse. Je les mis l'un et l'autre à l'usage de pilules de sublimé et d'une décoction concentrée de salsepareille édulcorée avec le sirop de salsepareille. Leur état ne tarda pas à s'améliorer : les ulcères se cicatrisèrent. Madame X..., après avoir expectoré des matières plus abondantes et mieux élaborées, paraissait guérie.

C'était au commencement du mois d'août. Le traitement avait été rigoureusement observé durant trois mois. Il y avait trois semaines à peine que les remèdes avaient été abandonnés, lorsque la diathèse syphilitique, que l'on devait croire entièrement éteinte, se réveilla brusquement, et revêtit les apparences d'un œdème de la glotte. Madame X.... s'aperçoit que sa voix s'altère, se voile, devient rauque ; que la respiration, difficile, sifflante, nécessite des efforts de plus en plus grands pour qu'une suffisante quantité d'air puisse s'introduire dans les poumons. La nuit, elle est plus tourmentée par la dyspnée que le jour, et elle est obligée de se tenir assise dans son lit, la position horizontale augmentant la gêne de la respiration et déterminant des quintes de toux incessantes et un ronflement semblable au cornage des chevaux. Le larynx était redevenu très-sensible à la pression des doigts. Aucun trouble général, aucun mouvement fébrile n'accompagnait cet état tout local ; il n'existait ni ptyalisme ni stomatite. Le fond de la gorge, plus rouge que de coutume, ne laissait apercevoir aucune ulcération. La déglutition des aliments solides s'accompagnait de douleur. Aucune influence occasionnelle ne s'était produite à laquelle Madame X.... pût attribuer cet état morbide. Comme elle me paraissait devoir être encore sous l'influence du traitement récent, je ne crus pas d'abord devoir revenir immédiatement aux spécifiques.

Mais des sangsues appliquées en grand nombre au voisinage du larynx, des boissons émollientes, le lait d'ânesse, les bains généraux, les opiacés et les calmants sous diverses formes, ne produisirent qu'un amendement passager. La malade allait s'amaigrissant à vue d'œil, et les symptômes laryngés augmentaient d'intensité. Je lui administrai l'iodure de potassium. Il ne fallut pas huit jours de l'usage de cette héroïque substance pour faire complétement changer les choses de face. La toux diminua avec rapidité, l'orthopnée se dissipa, la douleur du larynx disparut, le cornage, le sifflement cessèrent, la voix reprit son timbre naturel, la respiration redevint libre. Ce ne fut qu'au bout de trois mois que je permis de discontinuer l'iodure de potassium : il irritait l'estomac et troublait la digestion ; et cependant à peine était-il abandonné depuis quinze jours, que les mêmes accidents reparaissaient, mais portés à un moindre degré. Repris immédiatement et continué à plus faibles doses, le même médicament triompha de nouveau rapidement de ce simulacre d'angine œdémateuse. J'examinai alors Madame X... au spéculum : la leucorrhée continuait chez elle, s'accompagnant de douleurs dans les reins et les cuisses. Je découvris, sur la lèvre supérieure du museau de tanche, une exulcération superficielle, ayant l'étendue d'une pièce de vingt sous, ronde, composée par l'agglomération de petites granulations d'un rouge vif, ayant la grosseur de la tête d'une très-petite épingle. Trois cautérisations à l'aide du nitrate d'argent l'ont fait disparaître.

M. X..., soumis au même traitement, ne présente plus aucun symptôme de syphilis, si ce n'est que ses cheveux tombent par petites places. Le mari et la femme continuent encore l'usage du sirop ioduré. Je ne les déclarerai l'un et l'autre guéris qu'après les avoir envoyés à Bagnols (Lozère), et leur avoir fait subir l'épreuve des eaux puissamment sulfureuses de ces thermes, tellement je suis frappé de la ténacité du virus chez eux, et de la difficulté que j'ai éprouvée, de même que les médecins qui leur ont donné leurs soins avant moi, à en déraciner le germe. (1)

_____

(1) Madame X**** se rendit à Bagnols, mais les eaux de ces thermes

Le point initial de tous les accidents a été la blennorrhagie contractée par le mari dans un lieu de débauche, blennorrhagie singulièrement opiniâtre, rebelle à un traitement très-régulier. La petite goutte qui reparut à diverses reprises, a suffi pour transmettre l'infection à la femme. Faut-il admettre l'existence, sur quelque point de la muqueuse urétrale, d'un chancre larvé ? La blennorrhagie avait résisté au mercure et au sirop de salsepareille. Ceci n'est pas rare. Un chancre se fût-il montré aussi réfractaire à leur action curative ?

Chez la femme, il ne paraît pas que la maladie ait commencé par une supersécrétion vaginale. Aucun changement notable ne survint dans la leucorrhée dont elle était déjà affectée. Il est plus vraisemblable que le premier produit de la contagion aura été borné à quelque ulcère bénin et fugitif L'exulcération de l'utérus était-elle un vestige de ce premier symptôme ? Faudra-t-il la ranger dans la catégorie de ces granulations que M. Gibert a constatées sur un grand nombre de femmes publiques gâtées, et la considérer comme un foyer toujours persistant où la maladie puisait l'aliment de ses manifestations successives ? Je dois dire que cette exulcéra

ne poussèrent au dehors aucun symptôme syphilitique. Restée sujette à de l'enrouement et à des accès d'orthopnée, elle se soumit, sur l'avis de M. le Professeur Golfin, à un traitement complet par la tisane de Vigaroux, aidée d'un régime austère. Il n'en résulta pour elle qu'une fatigue extrême. Enfin, au commencement de juillet 1853, elle se rend à la foire de Beaucaire. La surveillance de sa maison de commerce l'oblige à se lever presque tous les jours à cinq heures du matin, pour ne se coucher qu'à onze heures du soir. Vers la fin du mois, elle est prise d'une extinction de voix complète, qui dure huit jours De retour à Avignon, elle me fait appeler le 12 août, se plaignant d'une vive douleur dans l'arrière-gorge, sans gêne aucune dans la respiration. J'examine cette région, et j'y découvre, sur le corps et vers la base de la luette, trois ulcérations arrondies et comme faites à l'emporte-pièce. Le 14, elles se sont réunies en un seul ulcère à bords frangés, et la luette pend à gauche à demi coupée. La respiration se fait librement, et le timbre de la voix est à peine voilé.

tion granulée ne m'a pas paru différer de pareilles altérations, maintes fois observées par moi chez des femmes pures de tout accident vérolique.

Les ulcérations de la gorge ont été chez la femme le premier signe de l'infection constitutionnelle. Le mari n'a offert un semblable symptôme qu'après avoir repris ses rapports avec elle.

L'affection primitive a-t-elle eu chez tous les deux la même conséquence en dehors de leurs embrassements ? Les choses peuvent s'être passées ainsi. Quand il a revu sa femme, le mari était-il guéri ? a-t-il repuisé dans un baiser lascif une contamination nouvelle ? Si l'on admettait cette supposition, la contagion se serait opérée de la femme au mari, au moyen d'un symptôme secondaire. Chancre larvé, contagion des symptômes consécutifs, questions contradictoirement débattues, difficiles à élucider, et sur lesquelles pèseront longtemps encore l'obscurité et l'incertitude, comme sur la plupart des problèmes qui se rattachent à la pathogénésie des maladies virulentes. Ma tâche n'étant pas de les discuter, je ne fais que les indiquer, et j'arrive à la partie la plus intéressante de cette observation, celle qui nous a montré la syphilis revêtue du masque symptomatique de l'œdème de la glotte.

Je ne me mépris pas sur la nature de ces redoutables accidents ; les chancres des amygdales à peine effacés, le traitement interrompu la veille , l'opiniâtreté exceptionnelle de cette double infection, tout me parlait encore de vérole. Mais supposons qu'un autre médecin eût été appelé à soigner la malade : par quels moyens aurait-il pu éviter une dangereuse erreur ?

Madame X.... me disait récemment encore : Toutes les souffrances que j'ai éprouvées ont été beaucoup plus fortes la nuit que le jour. Cette circonstance eût-elle été, dans l'espèce, un indice révélateur ? J'en doute ; car c'est le propre de toutes les maladies des voies respiratoires, accompa-

gnées d'orthopnée, de s'aggraver au lit par la position horizontale du corps.

L'insuccès d'un traitement énergique par les antiphlogistiques et les narcotiques, qui me ramena bien vite aux antivénériens, n'eût pas été un signe plus décisif. Un échec
thérapeutique est chose commune dans l'angine œdémateuse
ordinaire.

Quelle ressource restait-il donc au diagnostic ? le hasard
d'un aveu, l'histoire du passé spontanément faite par la
malade, ou judicieusement provoquée par le médecin.

Peut-être aussi que des symptômes caractéristiques de la
vérole seraient éclos plus tard, ainsi qu'on le verra dans
l'observation suivante rapportée par M. Andral dans sa
*Clinique médicale*, comme un exemple de syphilis larvée, dans lequel la maladie, simulant une laryngite chronique avec gonflement probablement œdémateux de la
glotte, menaça de faire périr la malade par asphyxie. La
trachéotomie, pratiquée sans délai, mit la vie hors de danger, et parut d'abord avoir guéri l'affection elle-même. Une
rechute immédiate ramena la malade à l'hôpital, et alors
seulement, l'apparition, à la commissure gauche des lèvres,
d'une pustule saillante, large, en partie ulcérée, en partie
couverte d'une croûte, et un grand nombre d'autres pustules sur le cuir chevelu, firent soupçonner l'existence du virus
syphilitique. En effet, la malade avoua avoir eu, cinq ans auparavant, une maladie vénérienne, qu'un traitement approprié avait fait disparaître en quelques semaines, traitement
dès lors interrompu.

OBSERVATION 99. *Syphilis simulant l'œdème de la glotte.*

*Sympt. ant.* Non précisés. — Laryngite chronique avec gonflement probablement œdémateux. Asphixie imminente. Trachéotomie ; guérison apparente; rechute. — *Sympt. diagn.* Pustules vénériennes. — Mercuriaux. — Guérison.

« Une ouvrière en robes, âgée de 23 ans, fut admise à l'hôpital de la Charité le 31 décembre 1821. Pendant long-temps, santé bonne, sauf quelques irrégularités de la menstruation. Depuis quelques années, toux sèche, s'exaspérant par la fatigue. Trois mois avant son entrée, ayant passé la nuit auprès d'une fenêtre ouverte, elle s'était réveillée avec un enrouement considérable et un mouvement fébrile. Au bout de quinze jours, disparition de l'enrouement et des symptômes du catarrhe chronique; seulement la voix contracta d'abord une dureté qui lui avait été jusqu'alors étrangère, et peu de temps après, elle s'affaiblit considérablement. La malade travaillait alors au coton. A cette aphonie se joignit une toux plus fréquente, plus fatigante qu'auparavant, mais toujours sèche. Sentiment d'oppression par intervalle, surtout en montant un escalier, à la suite d'un exercice pénible, ou lorsque le moral était vivement affecté. Respiration bruyante pendant le temps de l'inspiration. Sangsues, cataplasmes, etc.; soulagement. »

« 30 décembre. Symptômes d'oppression plus forte. Sinapisme; antispasmodiques; vésicatoire au cou. Vomissement bilieux; amélioration. Diminution des forces; amaigrissement. »

« 1er janvier 1822. Douleur rapportée aux côtés du cou, au niveau des grandes cornes de l'os hyoïde. Douleur plus légère derrière le sternum, et profondément dans la région dorsale entre les épaules. Parole réduite à un chuchotement. Quelques inégalités à la paroi postérieure du pharynx, sans ulcération. Respiration laborieuse et bruyante par le frotte-

25

ment de l'air à l'ouverture du larynx. Facilité plus grande
de respirer lorsque la malade est debout que lorsqu'elle est
couchée. Déglutition s'exécutant avec un bruit comparable
en quelque sorte à celui du hoquet. Toux fréquente ayant
quelque analogie avec la toux croupale. Expuition d'une
matière visqueuse, limpide, dans laquelle nagent des mucosités opaques, mêlées de quelques stries sanguinolentes.
Douleurs senties dans les oreilles, et même dans la tête.
Dyspnée portée quelquefois jusqu'à la suffocation, sous l'influence des causes les plus légères. Fréquence, petitesse et
dureté du pouls. Sueurs nocturnes. Perte de l'appétit, digestions difficiles. »

« 5 janvier. Respiration plus gênée, sifflante. Constriction
du larynx. Le 6 et les jours suivants, aggravation, malgré
l'emploi de vésicatoires, pédiluves, sangsues, tartre stibié.
Le 9, occlusion presque complète du larynx, inspiration
très-difficile, avec bruit, orthopnée, toux, anxiété extrême,
aphonie. Le soir, menace de suffocation. Le 10, asphyxie imminente. Trachéotomie. Après trois jours d'un état presque
désespéré, la malade reprend connaissance, et sa respiration
devient plus libre. »

« Le 15 février, la malade sortit de l'hôpital délivrée de sa
toux, de son aphonie, et ayant repris un peu de force. Au
bout de dix jours, réapparition des accidents. Rentrée à la
Charité le 1er mars. »

« Elle portait alors à la commissure gauche des lèvres
une pustule saillante, large, en partie ulcérée, en partie
recouverte d'une croûte, qui fit soupçonner l'existence du
virus syphilitique ; d'autres pustules, en grand nombre,
étaient parsemées sur le cuir chevelu. Des questions adres-
sées à la malade firent connaître qu'elle avait, cinq ans
auparavant, éprouvé une maladie vénérienne ; qu'elle avait
suivi un traitement approprié pendant quelques semaines,
et que, s'en trouvant bien, elle n'avait pas insisté, dans la

persuasion que la guérison était complète. Liqueur de Van Swieten. Sirop sudorifique.

« Dès le 8 mars, la malade avait un peu recouvré la voix, et la gêne de la respiration était moins prononcée. Le 10, toux plus forte que de coutume. Pilules d'onguent napolitain. La pustule de la lèvre s'affaisse, prend un aspect plus vermeil, se rétrécit. Le 18, la voix a reparu ; l'oppression diminue, l'inspiration ne se fait plus avec autant de sifflement. Le 20, la voix se rétablit. Mais commencement de ptyalisme. Gonflement de la joue. Vingt sangsues sous la mâchoire. Le 22, salivation très-forte. Ulcérations de la bouche. Le 25, les symptômes vénériens sont dissipés. Le 26, les bains de vapeurs produisent d'heureux effets. Le 31, la salivation est tout à fait arrêtée. Le 5 avril, la voix était rétablie. On revient au sirop de Cuisinier et à la liqueur de Van Swieten. Le 13, la malade voulut quitter l'hôpital ; les symptômes d'infection vénérienne avaient entièrement disparu ; il en était de même de ceux qui dépendaient de l'altération du larynx ; ainsi l'aphonie avait cessé, la respiration était aisée ; il n'existait plus de douleurs au larynx. Plus de toux, d'expectoration, de fièvre, de sueurs. Sommeil tranquille. Fonctions digestives en bon état. Les forces augmentent de jour en jour. Enfin le 12, les règles avaient reparu, après avoir manqué pendant plusieurs mois. Cette jeune fille a depuis joui constamment d'une bonne santé. » (1)

Je ne sais si c'est le souvenir de l'observation précédente qui, dans un cas à peu près semblable, détermina M. Sanson à essayer à tout hasard les mercuriaux. Bien que rien dans les antécédents de la malade, rien dans l'état actuel des symptômes présentés par elle, ne donnât l'indice d'une syphilis cachée, M. Sanson crut devoir faire précéder l'opé-

(1) Andral, *Clin. méd. t.* II, *p* 212.

ration de la trachéotomie, de l'emploi du sublimé. En
quelques jours, l'œdème de la glotte parut se résoudre ; la
voix reprit son timbre naturel ; le rétrécissement de l'œsophage diminua considérablement. Tous ces accidents dé-
pendaient-ils de la vérole ? Je ne l'assurerais pas, bien que
ce ne soit que dans de graves affections spécifiques vénériennes que le mercure ait une action curative aussi puissante, et surtout aussi merveilleusement prompte. Trois
jours avant son emploi, les instruments de la trachéotomie
étaient prêts ; trois jours plus tard, ils étaient devenus inutiles.

OBSERVATION 100. *Syphilis simulant l'œdème de la glotte
et le rétrécissement de l'œsophage.*

*Sympt. ant.* Aucuns. — *Sympt. diagn.* Aucuns. — Asphyxie immi
nente. — Mercuriaux. — Guérison.

« Une femme, âgée de 30 ans, était couchée au n° 36 de
la salle Saint-Jean à l'Hôtel-Dieu : elle avait, depuis deux
ans environ, une grande difficulté à avaler les aliments, accompagnée de dyspnée, de respiration sifflante et d'une
aphonie complète. La sonde en gomme élastique avait fait
reconnaître un rétrécissement considérable à la partie supérieure du pharynx. L'aphonie persistant, et la gêne de la respiration allant en augmentant, on avait pensé à une maladie
de la glotte, et M. Sanson avait fait disposer auprès du lit
de la malade les instruments propres à la trachéotomie, afin
que cette opération fût pratiquée au moindre indice de suffocation. Rien dans les antécédents n'avait porté l'attention
sur une cause spécifique de cette affection : en conséquence,
on s'était borné à des applications de sangsues au cou, et à
un séton à la nuque, qui n'avaient eu d'autre effet, employés
pendant un mois, que de suspendre la marche de l'engorgement de la glotte. C'est alors que M. Sanson prit le parti
d'essayer un traitement antisyphilitique par les pilules de

deutochlorure de mercure et les tisanes sudorifiques. Trois
jours après l'emploi des mercuriaux, la respiration n'était
plus sifflante et la malade avait recouvré la voix. Elle sortit
de l'Hôtel-Dieu, après six semaines de traitement, ne con-
servant plus qu'un peu de difficulté à avaler. » (1)

Dans une occurrence à peu près pareille, M. Legroux tint
une conduite aussi judicieuse que celle de Sanson, et obtint
un résultat non moins heureux. Il lui suffit de découvrir
l'apparence de quelques cicatrices dans l'arrière-gorge pour
penser que l'œdème de la glotte pourrait bien être consécutif à des ulcérations syphilitiques, et il ne tint aucun
compte des dénégations de la malade.

OBSERVATION 101. *Syphilis simulant l'œdème de la glotte.*

*Sympt. ant.*— Aucuns de constatés. — *Sympt. diagn.* L'apparence
de quelques cicatrices dans l'arrière-gorge. — Iodure de potassium. —
Guérison.

« Une femme de 50 ans fut admise, en mars 1846, dans
le service de M. Legroux, à l'Hôpital Beaujon. Elle était affectée d'un œdème de la glotte et présentait tous les symptômes de cette grave affection : voix rauque, presque aphone,
petite toux fatigante, oppression, gêne extrême de la respiration présentant le caractère bruyant du cornage des chevaux. Cet état existait depuis trois mois, mais à un moindre
degré. La difficulté de respirer devint telle, deux ou trois
jours après l'entrée de la malade à l'hôpital, que l'on pensa
devoir recourir à la trachéotomie, pour éviter la suffocation
qui, dans certains moments, était imminente. M. Legroux,
ayant examiné avec attention la bouche et la gorge, y aperçut
l'apparence de quelques cicatrices qui lui firent soupçonner
que l'œdème pourrait bien être consécutif d'ulcérations syphilitiques. Dans cette idée, et malgré les dénégations de

(1) *Bulletin de thérapeutique*, t. x. *p.* 38.

la malade, il fit administrer l'iodure de potassium à la dose
d'un gramme par jour. Dès le troisième jour de l'administration de ce précieux médicament, la respiration était moins
fréquente et plus facile, l'oppression avait sensiblement diminué, le facies était moins congestionné. »

« L'amélioration fut si rapide, qu'au huitième jour de l'administration du remède, tous les symptômes de l'œdème de
la glotte avaient disparu ; la respiration était complétement
libre, et la malade pouvait être considérée comme guérie.
Ce n'était plus que dans les très-grandes inspirations que
l'on percevait encore dans le tube aérien, un léger bruit de
frôlement. Le médicament fut continué. » (1)

Ainsi donc, voilà quatre cas où les bons effets des antisyphilitiques se montrent rapides, immédiats, instantanés.
Quelques jours de leur emploi arrachent les malades à une
suffocation imminente, dans les deux derniers cas, aux
chances de l'opération. Et voilà quatre cas où l'angine œdémateuse, si à propos considérée comme syphilitique et traitée comme telle, ne révèle sa nature par aucun symptôme
apparent caractéristique de la vérole. Dans la seconde observation, la nature réelle du mal est une première fois méconnue ; la trachéotomie sauve la malade. A la rechute qui
suit de si près une amélioration éphémère, les pustules vénériennes développées à la commissure des lèvres et sur le
cuir chevelu, dans ce court intervalle, signalent une infection constitutionnelle, et ne laissent planer aucun doute
sur l'identité parfaite de la première atteinte d'œdème laryngée conjuré par la trachéotomie, et de la seconde, radicalement guérie par les sudorifiques et les mercuriaux.
C'était bien là une seule et identique maladie, deux scènes
du même acte morbide.

Si MM. Sanson et Legroux ont évité l'erreur commise par

(1) *Bulletin de thérapeutique*, t. XXX, p. 301.

leurs confrères, faut-il supposer que, chez leurs malades, les allures, le langage, la physionomie, trahissaient les habitudes d'une vie irrégulière et dissolue où les chances d'infection sont fréquentes? S'il est vrai que l'innocence exhale un parfum de vertu qui écarte d'elle tout soupçon injurieux, ne l'est-il pas également qu'autour du vice circule une atmosphère toute différente? La perspicacité de l'homme de l'art ne doit-elle pas tirer parti de ce dernier indice? Que de fois un instinct secret ne découvre-t-il pas au praticien vraiment doué du tact médical, ce que l'on met le plus de soin à lui cacher!

Au reste, le diagnostic est loin d'être toujours enveloppé d'aussi épaisses ténèbres, hérissé d'aussi épineuses difficultés. Nous ne sommes pas toujours obligés de jouer le rôle de sphynx en face de l'œdème syphilitique de la glotte : souvent, de prime abord, des symptômes concomitants placés en évidence, nous indiqueront les altérations cachées que la syphilis détermine à l'entrée des voies aériennes. Je trouve dans le même journal un quatrième exemple d'angine œdémateuse vénérienne.

OBSERVATION 102. *Syphilis simulant l'œdème de la glotte.*

*Sympt. ant.* Pustules plates de la vulve et de la région anale; ulcères de la gorge. — *Sympt. diagn.* Tubercules plats aux lèvres; engorgement des ganglions sous-maxillaires. — Sublimé, iodure de potassium et salsepareille combinés. — Guérison.

«En avril 1845, le docteur Raynaud, de Montauban, fut appelé en toute hâte auprès d'une de ses clientes qui présentait tous les symptômes de l'œdème de la glotte : figure exprimant l'anxiété, aphonie presque complète, raucité de quelques sons produits avec beaucoup de peine, petite toux sèche, gutturale, dyspnée extrême, respiration bruyante et présentant le caractère du cornage des chevaux. Il constata l'engorgement des ganglions sous-maxillaires des deux côtés du cou et de ceux qui entourent le larynx. Le larynx lui-même paraissait augmenté de volume et induré. Il trouva quelques tubercules plats sur le bord libre des lèvres et sur la peau en dehors des commissures. »

« Cette malade, âgée de 36 ans, avait déjà réclamé les soins du docteur Raynaud au mois d'avril 1843, pour des symptômes vénériens consécutifs : pustules plates, muqueuses aux parties génitales externes, au pourtour de l'anus, et ulcérations à la gorge de nature non douteuse. Un traitement par le proto-iodure de mercure et la tisane de salsepareille, avait rapidement amélioré ces symptômes et avait été longtemps continué. M. le docteur Raynaud n'hésita pas à rapporter à la syphilis les accidents très-graves qu'il avait sous les yeux, et qui devinrent tels que quelques jours après, il crut la trachéotomie nécessaire. Un traitement combiné par la liqueur de Van Swieten, l'iodure de potassium et la salsepareille, procura un amendement rapide. Tous les symptômes graves disparurent. Ces moyens furent continués pendant six mois : la malade leur dut son rétablissement complet. » (1)

Le même symptôme secondaire qui s'était développé dans la région recto-vaginale, la pustule plate, se manifeste à l'orifice buccal. Le signe était pathognomonique ; il marquait du cachet de la diathèse vénérienne l'affection laryngée. En son absence, eût-il été impossible de soupçonner la véritable cause du mal, par la seule inspection des ganglions engorgés qui bordaient le maxillaire inférieur et entouraient le larynx ? Dans l'observ. 82, qui pourrait prendre tout aussi bien le titre d'œdème que celui de phthisie laryngée syphilitique, les ganglions lymphatiques qui entourent le larynx, étaient pareillement tuméfiés ; les plus gros paraissaient du volume d'un haricot ; ils étaient roulants sous le doigt, et un peu douloureux à la pression.

(1) *Bulletin de thérapeutique*, t. XXXI, *p.* 369.

Quel inconvénient y aurait-il à regarder, jusqu'à preuve du contraire, ces engorgements lymphatiques partiels, placés au voisinage d'une altération organique obscure, douteuse, hors de la portée des yeux, telle que l'est l'œdème de la glotte, comme autant de petits bubons vénériens, analogues à ceux que les chancres de la verge et de la vulve font naître aux aines, et de se laisser aller, d'après leur présence, à l'idée d'une vérole cachée? Aucun. Une enquête plus sévère sur le passé de pareils malades, un examen plus minutieux de leur état général, ne confirmassent-ils pas cette idée, que l'on ne risquerait encore rien à les soumettre à l'essai d'une cure par les spécifiques.

Cet engorgement des ganglions voisins du larynx, je ne l'ai trouvé mentionné dans aucune des observations d'œdème de la glotte non syphilitique que j'ai pu consulter. En l'état, il m'a paru avoir une certaine valeur diagnostique. Ces tumeurs lymphatiques partielles, isolées, souvent uniques satellites d'une maladie principale, se rencontrent de préférence, et même ne se rencontrent guère que dans les affections syphilitiques et dans les affections cancéreuses. Dans celles-ci, elles se développent surtout quand le mal a fait des progrès qui ne permettent pas de se méprendre sur sa nature ; dans celles-là, c'est assez ordinairement dès le début qu'elles apparaissent. Les autres symptômes différentiels de la syphilis et du cancer, aideront encore à les distinguer.

Un dernier exemple d'œdème laryngé syphilitique me reste à citer. J'essaierai ensuite de réunir en faisceau les données éparses que les faits m'auront fournies pour le diagnostic de cette cruelle et assez fréquente métamorphose.

OBSERVATION 103. *Syphilis simulant l'œdème de la glotte.*

*Sympt. ant.* Chancre. — *Sympt. diag.* Syphilide tuberculeuse. Asphyxie imminente ; trachéotomie.— Iodure de potassium.— Guérison.

« Le nommé J. J. Louassé, âgé de 33 ans, tapissier,

célibataire, fut reçu, le 5 juin 1849, dans le service de
M. Ricord, à l'Hôpital du Midi, pour une affection syphilitique tertiaire, consistant en tubercules situés à la partie supérieure et antérieure de l'épaule gauche, à la partie antérieure et externe de l'articulation huméro-cubitale gauche,
et à la partie inférieure du scrotum. A ces accidents, suite
d'une infection datant d'un chancre induré urétral que le
malade avait eu en 1838, et pour lequel il n'avait suivi aucun traitement mercuriel, le malade joignait une extinction
de voix et une dyspnée extrême. Ayant examiné ces antécédents, et appris que les tubercules dont il était atteint da-
taient de quatre ans, que son enrouement et sa dyspnée,
datant de trois ans et demi, n'avaient augmenté que depuis
deux mois ; sachant par le malade que, parmi les membres
de sa famille, morts ou encore existants, aucun n'avait été
et n'était tuberculeux ; sachant que le malade n'avait suivi
qu'un traitement très-incomplet ; enfin ne trouvant rien
dans la poitrine de ce malade par l'auscultation, difficile, il
est vrai, en raison du bruit que le malade faisait pour respirer, et par la percussion, qui semble n'offrir qu'une très-
légère matité au-dessous de l'épaule gauche, M. Ricord
n'hésita pas à diagnostiquer la présence, dans le larynx, de
tubercules syphilitiques analogues à ceux situés sur le bras
gauche et sur le scrotum, lesquels tubercules, obstruant le
larynx, devenaient un obstacle à la respiration. »

« Confiant dans la rapidité avec laquelle le traitement par
l'iodure de potassium fait disparaître les accidents tertiaires,
M. Ricord espéra, en soumettant immédiatement le malade
à cette médication, pouvoir le guérir sans avoir recours à
l'opération de la trachéotomie. Mais le lendemain soir du
jour de son admission, ce malade fut pris d'une telle gêne
pour respirer, qu'il passa la nuit hors de la salle, parcourant
comme un fou les cours et jardins de l'établissement ; et le
lendemain 7, à l'heure de la visite, il n'y avait pas à hésiter

à pratiquer la trachéotomie. Le malade ne respirait plus
qu'avec peine quand on l'apporta à l'amphithéâtre, et à
peine M. Ricord eut-il commencé l'opération, qu'il n'avait
plus entre les mains qu'un cadavre. Le malade était sans
pouls et sans respiration. Nous croyions tout fini, quand M.
Ricord, s'élevant à cette hauteur qui fait de la médecine un
sacerdoce, ouvrit vigoureusement quatre anneaux de la trachée-artère, à partir du cartilage cricoïde, et mettant de côté
le sentiment de répugnance que devait lui inspirer un vésicatoire en suppuration qui recouvrait la partie opérée, il
appliqua sa bouche sur l'ouverture artificielle, aspira le pus
et le sang qui obstruaient la trachée-artère, et en place,
souffla dans les poumons du malade de l'air dont il man-
quait. Cette manœuvre, répétée quinze à vingt fois, rendit
la vie à un cadavre, que nous vîmes renaître, aux applaudis-
sements des nombreux assistants que la clinique de M. Ricord avait amenés ce jour-là. M. Ricord, la figure ensanglan-
tée, la bouche pleine du pus sortant du larynx tuberculeux
du malade, ne songea à se laver que lorsque l'opéré fut
hors de danger de suffocation. Conduite si digne d'éloges,
qui restera dans la mémoire de ceux qui l'ont admirée ! »

« Un pansement convenable assura le succès de la trachéotomie, tandis que l'iodure de potassium amenait la résolution des tubercules du larynx et de ceux du bras et du
scrotum. » (1)

Je ne puis transcrire cette histoire sans éprouver une émotion profonde, et tressaillir dans tout mon être d'un secret,
mais légitime orgueil. Combien de pareils actes honorent,
élèvent, divinisent notre art ! Ils répandent sur la profession
entière un lustre dont chaque membre a le droit d'être fier.
Et ici, ce n'était pas à la blessure d'un prince frappé par le
fer d'un assassin, que s'appliquait une bouche courageuse ;

(1) Ch. Roquette, *L'Union médicale*, t. III. n° 82, p. 326.

ici, c'est un simple ouvrier qui inspire un semblable dévouement, un ouvrier obscur, pauvre, sans autre titre que
le titre sacré de malade; ici, cette bouche qui brave d'in-
surmontables répugnances et aspire la sanie purulente (contagieuse peut-être), dans laquelle la respiration du malade
s'éteignait, ces lèvres dégouttant d'une souillure qui les
ennoblit, ces lèvres qui soufflent sur la dernière étincelle
du foyer vivificateur, et rendent au mourant l'air qui lui
manque, la chaleur qui l'abandonne, ne crient-elles pas à
nos sceptiques détracteurs : Cessez de nier l'art médical; il
existe grand et sublime, l'art qui peut ainsi disputer des victimes à la mort, et s'attachant à un cadavre, le réchauffer,
le ranimer, lui rendre une nouvelle vie, et par cette résur-
rection, presque participer au don de créer, qui n'appartient
qu'à Dieu !

M. Ricord, appuyant son diagnostic sur les antécédents du
malade non moins que sur les tubercules épars sur diverses
parties du corps, déclara syphilitique cette angine, et la
jugeant œdémateuse, il se crut autorisé à induire de la présence des tubercules sur la peau, l'existence de pareilles
tumeurs dans le larynx. Y aurait-il un rapport de similitude constant entre les accidents extérieurs appréciables à
la vue et les altérations cachées dans l'intérieur du larynx?
Chez la malade de M. Andral, s'était-il développé sur les
bords de la glotte une pustule ulcérée pareille à celles de
la commissure des lèvres et du cuir chevelu? chez la malade de M. Raynaud, un tubercule plat, semblable à ceux
qui recouvraient le bord libre des lèvres et la peau en dehors des commissures? chez la malade que j'ai eu à soigner, des ulcérations identiques à celles qui avaient attaqué les piliers du voile du palais et les amygdales? Je l'ignore,
et ce fait est de peu d'importance, relativement au diagnostic.

Considéré en lui-même, en dehors des signes fournis par

les commémoratifs et par les accidents coexistants, l'œdème de la glotte syphilitique ne diffère en aucun point de l'œdème développé sous l'influence d'autres causes morbifiques. L'appareil symptomatique local est identique dans l'un et dans l'autre cas. Tous les deux peuvent s'accompagner d'un état phlegmasique aigu, ou ne soulever qu'une inflammation obscure et faible ; tous les deux peuvent offrir une marche lente, chronique, ou s'accroître avec une rapidité telle, que le malade coure en quelques jours le risque de périr par asphyxie.

L'œdème laryngé syphilitique se développe-t-il avec rapidité? il sera dû à l'infiltration séreuse qu'auront fait naître dans le tissu sous-jacent, soit des ulcérations, soit des pustules plates, des tubercules placés sur la membrane muqueuse qui tapisse l'ouverture supérieure du larynx et les parties voisines de la glotte. Les choses paraissent s'être passées ainsi dans les observ. 98, 92 et 102. La laryngite œdémateuse *a lue venerea* s'établit-elle avec lenteur? on la verra succéder, soit à des végétations, à des poireaux, à des choux-fleurs, comme dans l'observ. 84; soit à une inflammation spécifique des cartilages du larynx, analogue aux tumeurs vénériennes du périoste; soit à des ulcères, à des tubercules à évolution lente, graduelle, comme cela a eu lieu dans l'observ. 103.

Quant aux symptômes caractéristiques de l'angine œdémateuse : dypsnée, difficulté de l'inspiration, l'expiration restant libre, raucité, affaiblissement et extinction de la voix, bruits de frôlement, de sifflement croupal, de soupape qui se ferme, ronflement semblable au cornage des chevaux, on les retrouve dans l'œdème de la glotte syphilitique, et dans l'œdème ordinaire, à quelques nuances près.

L'inspection de la gorge, son exploration par le doigt, pourraient-elles fournir les moyens de les distinguer l'une de l'autre? Cela n'est pas douteux, toutes les fois que les ulcères ou les tubercules se seront étendus des piliers du

voile du palais, des amygdales, de la base de la langue ou
du pharynx à la muqueuse laryngienne, et qu'ils existeront
encore à leur point de départ. L'œil n'aura qu'à saisir ces
premiers anneaux d'une chaîne morbide, pour admettre
l'existence des derniers anneaux comme s'il les voyait.

Mais quand rien ne s'offrira à la vue, le doigt explorateur pourra-t-il, en plongeant au delà de l'épiglotte, distinguer du bourrelet mou, renittent, signalé pour la première
fois par M. le docteur Thuillier en 1815, comme signe pathognomonique, distinguer, dis-je, de la laryngite œdémateuse, le boursoufflement ulcéré ou tuberculisé propre à
l'œdème syphilitique ? Dans aucune des six observations
précédentes, cette exploration n'a été tentée. Cependant
elle ne devrait pas être négligée, car il serait possible qu'elle
fournît quelque lumière, même lorsque les altérations vénériennes se borneraient à celles que je viens d'indiquer ; à
plus forte raison si des végétations de même origine étaient
la cause occasionnelle de l'infiltration séreuse. Mais la source
la plus sûre où l'on pourra puiser le diagnostic, se trouvera
dans les signes actuels que la diathèse vérolique aura im-
primés sur d'autres points de l'organisme, et dans les renseignements que le malade fournira sur ses maladies antérieures. Comme signe actuel, l'observ. 99 présenta, lors de
la deuxième attaque d'œdème seulement, une pustule saillante, large, en partie ulcérée, en partie couverte d'une
croûte, placée à la commissure gauche des lèvres, et d'autres
pustules en grand nombre sur le cuir chevelu ; l'observ.
102, quelques tubercules plats sur le bord libre des lèvres
et sur la peau en dehors des commissures, et l'engorgement
des ganglions sous-maxillaires des deux côtés du cou et de
ceux qui entourent le larynx ; l'observ. 103, des tubercules à la partie supérieure et antérieure de l'épaule gauche,
à la partie antérieure et externe de l'articulation huméro-
cubitale, et à la partie inférieure du scrotum ; l'observ. 101,

l'apparence, sur la muqueuse buccale, de quelques cicatrices suspectes, simple apparence qui parla néanmoins au médecin plus haut que les dénégations réitérées de la malade. Dans l'observ. 98, le diagnostic reposa sur le souvenir récent d'une angine ulcérée; dans l'observ. 100, sur des données dont elle ne nous fait pas connaître le secret. Dans les observ. 100 et 101, les chances de la cure ont donc été attachées à un fil, mais quelque délié que fût ce fil, on voit qu'il a suffi à d'heureux praticiens pour les conduire à la guérison prompte et radicale d'une des plus terribles affections.

Deux malades sur les six ont subi la trachéotomie avant que les mercuriaux eussent été administrés, ou que l'iodure de potassium eût eu le temps d'agir ; dans les quatre autres cas, l'emploi des spécifiques a rendu inutile cette opération, qui paraissait inévitable ; dans tous les six, quelle promptitude d'action ! quels merveilleux résultats ! En moins de huit jours, dans l'observ. 98, l'orthopnée se dissipe, le ronflement trachéal cesse, la respiration devient libre, la voix a repris son timbre naturel. Dès le huitième jour, dans l'observ. 99, la malade avait un peu recouvré la voix, la gêne de la respiration était moins prononcée. Dans l'observ. 100, trois jours après l'emploi des mercuriaux, la respiration n'était plus sifflante, et la malade avait recouvré la voix. Dans l'observ. 101, dès le troisième jour de l'administration de l'iodure de potassium, la respiration était moins fréquente et plus facile, l'oppression avait sensiblement diminué; l'amélioration fut si rapide qu'au huitième jour de l'administration du remède, tous les symptômes de l'œdème de la glotte avaient disparu. Dans l'observ. 102, un traitement combiné par la liqueur de Van Swieten, l'iodure de potassium et la salsepareille, procura un amendement rapide. Dans l'observ. 103, il est dit que tandis qu'un pansement convenable assurait le succès de la trachéotomie, l'iodure de potassium amenait la résolution des tubercules du larynx , de ceux des bras et du scrotum.

En trois jours, les menaces d'asphyxie sont conjurées ; en huit jours, l'œdème disparaît. Cela tient du prodige. Admirables effets de l'irrésistible énergie des spécifiques ! magnifiques résultats de ce mystérieux rapport que la nature a établi entre certaines affections morbides, une dans leur essence, multiples dans leurs manifestations , et quelques substances médicamenteuses douées de l'inexplicable propriété de les combattre et de les neutraliser!

Les mercuriaux, l'iodure de potassium, les sudorifiques, auraient-ils le pouvoir de dissiper, avec le même succès, l'œdème de la glotte, dans le cas où il serait dépouillé de toute complication syphilitique ? Je n'ai eu qu'une seule occasion ( c'était au début de ma pratique ) de traiter pareille maladie. D'abondantes émissions sanguines , l'application répétée de larges vésicatoires au cou , ainsi que sur le devant du thorax , l'administration de purgatifs énergiques, me permirent d'en triompher. Si à l'avenir, un cas semblable s'offrait à moi , je n'hésiterais pas, n'y eût-il chez le malade aucun antécédent de vérole, à essayer l'emploi des mercuriaux, de l'iode et des sudorifiques. Malgré le succès obtenu par M. le docteur Legroux , et surtout par Sanson, il est permis de douter que , dans les observ. 100 et 101 , la maladie fût de nature vénérienne et de ce doute même, je conçois l'espoir que les spécifiques, si puissants contre l'œdème de la glotte syphilitique, ne se montreraient peut-être pas inefficaces contre les angines laryngées œdémateuses d'une origine différente.

Poursuivons le cours de nos recherches, et attentif à démêler le protée syphilitique dans toutes ses transformations, examinons quels autres organes à parenchyme peuvent devenir le théâtre de ses métamorphoses.

## ARTICLE IV.

### LE CŒUR ET LES VAISSEAUX SANGUINS ÉCHAPPENT-ILS OU NON A L'ACTION DU VIRUS SYPHILITIQUE?

A en juger par les expressions qui, du langage médical, sont tombées dans le langage vulgaire : *Vérole passée dans le sang , infection de la masse du sang , etc. etc.* , et qui donnent à penser que le virus vénérien se mêle à ce liquide vivificateur, et circule librement avec lui d'un bout du réseau vasculaire à l'autre , il semblerait que rien ne devrait être plus commun que des désordres produits par la syphilis, tant sur le cœur que dans les artères et les veines. Cependant rien n'est plus rare ; ici la réalité est en désaccord avec le langage figuré. Voici tout ce que j'ai pu recueillir dans les auteurs à ce sujet :

« Les maladies vénériennes, dit Sénac , produisent, elles aussi, des dilatations dans l'appareil circulatoire, car, suivant la remarque du savant Fernel , ce n'est pas seulement dans les parties extérieures que le virus vérolique se dépose : il se répand dans les viscères mêmes et les ulcères. Cette remarque est confirmée par les observations de Marc-Aurèle Séverin, lequel assure que ce virus forme des anévrismes dans les artères. Des anévrismes peuvent donc se former de même dans le cœur , qui est le principe de ces vaisseaux et le réservoir dont ils tirent leur sang. » (1)

A l'appui de ces idées purement spéculatives, Sénac produit une observation qu'il emprunte à Lancisi, observation que je ne puis rapporter par le double motif qu'elle m'a paru peu probante , et que je ne l'ai pas retrouvée dans l'ouvrage posthume de Lancisi sur les anévrismes. Sénac ne cite aucun fait qui lui soit propre : il n'est que l'écho des opinions de Séverin, de Lancisi , de Matani.

(1) Sénac , *Traité des maladies du cœur*, t. I, p. 438.

Corvisart trouva sur un carrier âgé de 39 ans, mort avec tous les symptômes d'une affection organique du cœur, « la grande portion de la valvule mitrale, qui est au devant de l'orifice de l'aorte, ne tenant plus par les filets tendineux aux colonnes charnues auxquelles ces filets vont se rendre. A son bord, devenu libre, pendaient plusieurs espèces de végétations assez irrégulières, assez longues, et imitant bien certaines excroissances vénériennes. L'une des valvules semi-lunaires offrait, à la région moyenne de sa face correspondante à l'axe de l'artère, des végétations assez fortes, en tout semblables à celles de la valvule mitrale, etc. »

« En examinant les parties de la génération, on vit que le bourrelet du gland présentait des cicatrices de chancres assez profondes, et l'on pouvait croire que l'un d'eux n'était pas parfaitement guéri. »

« Sur une femme âgée de 23 ans, et qui succomba aux suites d'une pneumonie et d'une péricardite, le même auteur trouva les valvules mitrales et les semi-lunaires de l'aorte parsemées de végétations en tout semblables aux poireaux vénériens, qu'on observe sur le gland et le prépuce des individus affectés de maladies syphilitiques. Les valvules de l'orifice auriculo-ventriculaire droit, ainsi que les sygmoïdes de l'artère pulmonaire, étaient recouvertes d'un aussi grand nombre de végétations, que les mêmes parties du côté opposé. A 21 ans, cette femme avait eu une gonorrhée contre laquelle elle mit vainement en usage un assez grand nombre de remèdes, puisqu'elle en était encore affectée à l'époque où elle entra à la clinique. »

La ressemblance parfaite de ces excroissances végétatives avec les crêtes et les choux-fleurs vénériens, et quelques rapprochements faits d'après un certain nombre d'observations (huit), conduisaient Corvisart à penser que leur nature pourrait être syphilitique.

« Pourquoi donc se refuserait-on à croire, ajoute ce célèbre praticien, que le virus vénérien, qui se déguise sous toutes les formes pour attaquer des organes, qui, par leur position, semblent à l'abri de ses atteintes, pourquoi, dit-il, se refuserait-on à penser que ce virus puisse porter son action destructive sur le cœur, ou sur l'une ou l'autre de ses parties? Est-il plus difficile de croire qu'il peut se former des végétations vénériennes sur les valvules du cœur, que sur la peau aussi fine du gland, de l'intérieur du prépuce, des petites lèvres, de l'intérieur de la bouche, etc. et d'admettre les céphalalgies opiniâtres et chroniques, les douleurs ostéocopes, les exostoses, dont la cause et la nature vénérienne sont reconnues par tous les praticiens, et prouvées par l'efficacité du traitement antisyphilitique appliqué à la curation de ces affections? »

« Si l'on parvenait à acquérir quelques certitudes sur la nature vénérienne de ces végétations, dont on peut, jusqu'à un certain point, établir le diagnostic, ne pourrait-on pas, la cause syphilitique étant connue, tenter l'usage des antivénériens, et obtenir, par ce moyen, sinon une cure radicale, au moins une diminution marquée dans les symptômes de la maladie? »

« On sent, d'après ces différents aperçus, que l'histoire de la vie privée du malade pourrait mettre sur la voie de reconnaître la nature de l'affection organique que l'on aurait à traiter, et même indiquer les moyens les plus propres à son traitement. » (1)

« La ressemblance qui existe entre les plus fermes de ces végétations, dit Laennec, et les excroissances vénériennes des parties génitales, a fait penser à Corvisart qu'elles pouvaient avoir la même origine. Je ne sais jusqu'à quel point cette opinion est fondée : elle me semble peu probable, si l'on compare la fréquence des affections syphilitiques avec la rareté des végétations dont il s'agit. J'ai d'ailleurs rencontré

(1) Corvisart, *Traité des maladies du cœur*, p. 220 *et suiv.*, *passim.*

de ces excroissances chez des sujets qui, selon toute probabilité, n'avaient jamais eu aucune affection vénérienne » (1)

Le doute élevé par Laennec touche de bien près à une
négation absolue, et cependant l'argument qu'il fait valoir
contre la supposition de la nature syphilitique de pareilles
excroissances, à savoir, leur rareté mise en regard de la fréquence de la vérole, tombe, si l'on consulte l'ouvrage de
M. Bouillaud sur les maladies du cœur. On y verra que, dans
un très-grand nombre de sujets morts des suites d'une
endocardite rhumatismale, de semblables végétations ont
été rencontrées sur les diverses valvules du cœur.

Mais je combats une objection pour en soulever, je le
sais, une plus forte encore. En effet, dans presque tous les
cas d'endocardite rhumatismale chronique, si ce n'est dans
tous, ces végétations des valvules, semblables par leur aspect aux crêtes, aux choux-fleurs syphilitiques, ne semblent
être que le produit d'une simple inflammation, et n'avoir
aucun rapport avec la syphilis. « Les cas dans lesquels
il conviendrait de recourir à quelque traitement spécifique,
me paraissent, comme à cet éminent professeur, extrêmement rares. Je serais même fort disposé, comme lui, à déclarer que ces cas n'existent pas, si je n'étais retenu par un
respect, trop grand peut-être, pour l'autorité des Lancisi,
des Morgagni, des Matani et des Corvisart, qui enseignent
que certaines lésions organiques, les végétations des valvules, par exemple, peuvent reconnaître pour cause divers
virus, et spécialement le virus syphilitique. » (2)

D'après ce qui précède, le fait d'une affection organique
du cœur, de nature syphilitique, bien qu'il doive être regardé comme excessivement rare, ne doit pas néanmoins
être déclaré impossible. Cette possibilité admise, j'ai dû ap-

(1' Laennec, *Traité de l'auscultation*, t. II, p. 619.
(2) Bouillaud, *Traité clinique des maladies du cœur*, t. I, p. 344.

peler l'attention sur ce point du diagnostic de la syphilis
larvée. Je rappellerai ici que le malade de l'observ. 96
était atteint de palpitations de cœur, très-fatigantes et extrêmement douloureuses, et avait le pouls fréquent et irrégulier, et que peu de semaines après qu'il eut été soumis
aux frictions mercurielles, les palpitations se dissipèrent
absolument, et son pouls revint à l'état naturel. La malade
de l'observ. 11, parmi les souffrances si nombreuses, si diverses, que fit naître chez elle la syphilis larvée, éprouva
à deux reprises de violentes palpitations de cœur, avec serrement de la poitrine et orthopnée considérable.

Ainsi donc, si des symptômes de maladie du cœur se déclaraient à la suite d'infections véroliques plus ou moins
répétées, alors que les accidents primitifs auraient été longtemps négligés, mal ou insuffisamment traités ; si les symptômes de la maladie du cœur s'étaient développés en dehors de toute autre cause appréciable ; si des signes de vérole constitutionnelle étaient découverts à la peau, à la
gorge, dans le tissu osseux, etc.; si les symptômes morbides du cœur s'exaspéraient la nuit, etc., le devoir du médecin ne serait-il pas d'essayer un traitement spécifique, de
tenter l'emploi des mercuriaux et des sudorifiques contre
une maladie du cœur développée dans ces circonstances?

Les maladies du cœur sont si souvent au-dessus des ressources de notre art, que, n'y eût-il qu'une chance de succès
entre mille, il faudrait la tenter : *Melius anceps quam nullum remedium.* Ces hasards, deux fois Lancisi les a courus
dans des anévrismes artériels, et deux fois le succès a couronné sa thérapeutique. Cette partie du mémoire de Lancisi
est d'un trop grand intérêt, elle se lie d'une manière trop
intime à mes recherches, pour que l'on ne me pardonne pas
de la transcrire ici tout entière.

Propositio XXXII. *De modo et causis quibus fit, et de signis quibus cognoscitur aneurysma gallicum.*

*Quemadmodum serum acre a cystide et succo aneurysmatico distillans ad ossa, et ligamenta pervadit, eadem paulatim exedit, et tabo consumit, ita e converso fieri interdum solet, ut lympha gallicis salibus scatens postquam congestionem in ossibus, ac ligamentis primo tentaverit, mox paulatim mota acrior jam reddita supra, et intra substantiam externam arteriæ depluens illam exedere incipiat, indeque in aneurysma distendat, quod ex compressione simul, et erosione productum tanto reliquis pejus est, quanto minus medici causæ rationem olim habentes solis sanguinis missionibus, sero, aut lacte plerumque tractare solebant. Cum secus vera curandi methodus tota versetur in temperando idoneis peculiaribus remediis, et ad transpiratam, ac diuresim promovendo veneream lympham, ut inferius appositis exemplis evidenter ostendere satagemus. Hujusmodi siquidem aneurysmata a venerea cachexia producuntur, ut optime advertit Marcus Aurelius Severinus De novissima observatione abscessus, pag. mihi 197.*

*Cognoscitur autem aneurysma gallicum, non solum ex impuro, quod præcessit contagio, atque ex indiciis luis venereæ in alias quoque partes jam propagatæ, sed potissimum ex modo, quo determinatus locus aneurysmate afficitur; non enim subito arteriæ pulsatio sentitur, sed primo præcurrunt dolores præsertim nocturni alicujus ligamenti, vel ossis, indeque utrumque tumore extuberans subjectam arteriam premere, atque exedere, ejusdemque pulsationem efficere incipit.*

OBSERVATION 104. *Anévrisme de l'artère sous-clavière gauche a lue venerea.*

*Sympt. ant.* Non précisés. — *Sympt. diagn.* Les commémoratifs.—
Mercuriaux , salsepareille. — Guérison.

PROPOSITIO XXXIII. *Expositum aneurysma validatur duobus exemplis.*

*Venditor piscarius, annorum* 45, *habitus carnosi, vitæ
omnino libertinæ, Baccho nimirum, Dianæ, Neptuno ac Ve-
neri frequenter indulgens , ex qua postrema pluries con-
traxit luis stigmata, quæ fere incurata suis confisus viribus imprudentissime contempsit. Tandem cum variis animi
pathematibus angeretur, clavicula sinistra dolere, dein ele-
vari cœpit, postremo sub eadem pulsatio emersit, qui quidem dolor ad humerum, et collum extendebatur.*

*Post mensem accersitus chirurgus D. Johannes Casti-
gliani, partem diligenter observans e vestigio hæsitavit de
aneurysmate arteriæ subclaviæ. Res delata est ad medicum,
qui nulla habita syphilidis ratione, purgat, et sanguinem
mittit, non modo incassum, sed cum detrimento. Denique
æger pallidus, anhelosus et animo defectus, meam opem im-
plorat.*

*Ipse affectum locum, et modum, quo morbus a gallico
dolore incœpit sedulo perpendens, non dubitavi, quin hoc
aneurysma esset soboles corrodentis gallici: quod, cum in-
tercipitur intra texturam ossium, cartilaginum ac membranarum, quibus arteria aliqua incumbit, ac potissimum
intra plexus nervosos, quibus eadem in angulum flexa al-
ligari solet; arteria primum compressa constringitur : dein
etiam stillicidio liquoris acris , quo passim membranarum
ligamenta, atque ossa erodi videmus, corrumpitur, atque
exeditur.*

*Qua de re multorum factus periculis cautus primitivam
ægritudinis causam curandam suscepi, jussique ut purgato*

*leniter atque epicratice corpore cum electuario lenitivo ma-
laxato cum oleo amygdalarum dulcium, sumeret distilla-
tum magistrale antigallicum vulnerarium, et epicerasticum
hujus formulæ, etc. etc. etc. Item loco vini uteretur bo-
cheto ex infusione salsæ per tres menses continuos cum victu
tenui, exinde eo processit æger, ut diminutis doloribus,
tumore, et pulsatione in naturalem statum restituta, sanus
videretur. Sed cum postquam arteria supra suum diame-
trum multum distracta est, fibræ, languidiores ad resilien-
dum in systolem, et promptiores ad dilatationem evadant,
jure cavendum in vitæ regimine omnino esse prædiximus;
fieri enim posset, ut levi ex causa morbus pejori fato re-
verteretur : fluxerunt tamen quinque jam anni, nec morbus
recruduit.*

OBSERVATION 105. *Anévrisme de l'artère sous-clavière
droite* a lue venerea.

*Sympt. ant.* Non précisés. — *Sympt. diagn.* Plusieurs accidents
syphilitiques non spécifiés. — Salsepareille, etc. — Guérison presque
complète.

*Alium similiter utcumque felici cum exitu curavimus,
qui sub eadem clavicula gallicum aneurysma diu patiebatur. Hic erat egregius citharœdus, qui ex impuro concubitu
non semel in pudendis vulneratus, tandem ortis hic illic-
que per artus doloribus, salsa et mercurio citra ullam me-
thodum, atque utilitatem tractatus est. Exinde macer, et
febricitans in tabem gallicam magnis partibus contendebat,
cum dolor, ac tumor, qui claviculam dexteram jam afficie-
bant, majores evaserint, iisque sepulta quædam pulsatio
adjuncta fuerit, quæ adeo crevit, ut magnum ostenderet
aneurysma : huic igitur opem laturi oleo primum amygdalarum cum syrupo violarum coloratarum lenito laxato ventre
cogitavimus de abluendis, elixiviandisque iis potissimum
erodentibus salibus, quæ ex mercurio male vel præparato,*

*vel propinato intra œgrorum corpora colliguntur, ac debac-*
*chantur ; scilicet mane exhibuimus infusionem salsœ in*
*aqua nuceriana cum aliquot granis salis ammoniaci ad lib.*
*ij. ac vespere conditum ex textaceis, foliis auri, et con-*
*fectione de hyacintho et alkermes. Post duodecim dies istius*
*medelœ remissa febri, distillato superius descripto usi fui-*
*mus. Sed quamquam inde œger multum profecerit, eo tamen*
*valetudinis non pervenit, quo descriptus piscator perductus*
*fuit. Etenim quamquam dolores remissi fuerint, ac tumor*
*multum subsederit, in hoc tamen constans perpetuo fuit se-*
*pulta gravis illa pulsatio, quœ œgrotum animo dejectum*
*detinebat, utpote qui impotens factus videretur libere*
*exercendi artem suam, ne vicissitudine motus brachii*
*morbus augeretur. Post sex annos ab exposita curatione in-*
*columis mansit, nunc vero ignoro vivat ne amplius, an*
*decesserit.* (1)

Dans la première observation, un marchand de poissons,
de mœurs dissolues, déterminé sectateur de Bacchus, de
Diane, de Neptune et de Vénus, n'oppose aux blessures
qu'il reçoit de cette dernière, que la vigueur insuffisante de
sa robuste constitution. A la suite de nombreux chagrins,
il est pris de douleurs de la clavicule gauche, bientôt suivies
de la tuméfaction de cet os ; enfin commencent à s'élever,
au-dessous de cette tumeur, des pulsations artérielles accompagnées de souffrances dans l'épaule et dans le cou.
Purgations et saignées, loin d'amender cet état, l'exaspèrent. L'artère est non-seulement comprimée par le gonflement des parties qui l'entourent, mais encore ses tuniques
sont corrodées par la suppuration virulente des tissus qui
l'avoisinent. C'est ici comme dans les altérations du cerveau
produites médiatement par la carie des os du crâne : un
traitement par les mercuriaux et les sudorifiques triomphe

---

(1) *Joh. Mariœ Lancisii de aneurysmatibus opus posthumum, p.* 52.
*In scriptorum latinorum de aneurysmatibus collectione.*

de tous les accidents d'une manière inespérée. L'artère, dilatée, n'y perd que sa primitive élasticité. Au bout de cinq
années, il n'était pas survenu de récidive.

La seconde observation est en tout semblable à la première. Le succès, pour ne pas avoir été, chez le virtuose gui-
tariste, aussi complet que chez le marchand de poissons,
n'en est guère moins surprenant.

Voici quelles sont les règles de diagnostic, tracées par
Lancisi lui-même, pour ces cas exceptionnels. Je n'y ajouterai rien, il me suffira de les traduire : « On connaît
qu'un anévrisme est de nature syphilitique, non-seulement parce qu'un coït contagieux a précédé son développement, non-seulement parce que des signes évidents de
la maladie vénérienne se sont étendus à d'autres parties
du corps, mais principalement d'après les phénomènes
qui se sont passés sur le point où siége la dilatation ar-
térielle. Car ce n'est pas en premier lieu que se fait sentir la pulsation de l'artère : des douleurs, surtout des douleurs revenant la nuit, se sont déclarées dans quelque ligament ou dans quelque os, bientôt suivies d'une tumeur qui
a commencé par comprimer l'artère, et qui ensuite, par la
suppuration virulente à laquelle elle a donné lieu, a attaqué les tuniques du vaisseau artériel, et occasionnant leur
amincissement, leur dilatation, y a fait naître des pulsations
anévrismatiques.

## ARTICLE V.

### LA SYPHILIS PEUT-ELLE OCCASIONNER DANS LE FOIE DES TROU-
### BLES ET DES ALTÉRATIONS QUI SIMULENT LES MALADIES DE
### CET ORGANE ?

Il y a deux siècles, cette question a été vivement dé-
battue : en 1604, François Ranchin prenait pour sujet de
thèse, à Montpellier, la question suivante : *An hepar sit, in*

*lue venerea, pars vitio affecta ?* et il y répondait par l'affirmative, *affirmative.*

En 1611, Jean Hartmann écrivait dans sa thèse inaugu-
rale : *Luem veneream habere in hepate præcipuum fun-
damentum, basim et radicem.* C'était l'opinion de plusieurs
que le foie de ceux qui avaient la vérole se desséchait ainsi
que se desséchaient leurs membres. Mais déjà avant cette
époque, en 1566, un célèbre médecin, Prosper Borgaru-
cius, avait détruit d'avance ce fondement, cette base, cette
racine dans le foie attribuée à la maladie vénérienne : il assurait au contraire que jamais il n'avait trouvé dans le foie
des excroissances vénériennes, quoiqu'il eût disséqué le corps
d'un grand nombre de personnes qui avaient souffert de la
vérole jusqu'au moment de leur mort. Je crois qu'à cet égard,
une affirmation et une négation absolues sont également en
dehors de la vérité, et que, sans faire résider la vérole dans
le foie, on peut rattacher à l'influence de la diathèse syphilitique certaines altérations fonctionnelles ou organiques de
cette glande.

« Les livres, écrivait l'érudit Portal, contiennent des
exemples nombreux d'indurations scrofuleuses, de suppura-
tions, d'augmentation ou de diminution du volume du foie,
chez ceux qui sont atteints de la vérole. Combien de ces
malades n'ont-ils pas éprouvé des douleurs dans la région
épigastrique, des troubles dans les digestions, des coliques,
la jaunisse, un amaigrissement considérable ! et tout cela ne
s'est guéri que par le mercure. » (1)

Portal cite à l'appui de son opinion huit observations
de maladies syphilitiques du foie, quatre terminées par la
mort, quatre par la guérison.

(1) Portal, *Observations sur la nature et le traitement des maladies du foie,* p. 374.

OBSERVATION 106. *Syphilis simulant une maladie du foie.*

*Autopsie.* Chancres à la vulve ; bubons ; syphilide tuberculeuse

« Le cadavre d'une jeune femme morte avec des signes non équivoques de vérole (chancres aux parties extérieures de la génération, bubons aux aines, excoriations aux grandes lèvres, tubercules à la peau dans les plis des aisselles, des aines, sous le sein et autour des mamelles, dans le disque du mamelon), présenta un foie d'un volume énorme (du poids de vingt-cinq livres), réduit en une substance blanchâtre, plutôt ramolli que durci, quoique inégalement ; les glandes du mésentère et l'ovaire droit pleins d'une substance stéatomateuse, etc. »

OBSERVATION. 107. *Syphilis simulant une maladie du foie.*

*Nécropsie.* Hypertrophie du foie ; bubons aux aines et aux aisselles; excoriation du gland, etc.

« Chez un homme mort avec des bubons aux aines et aux aisselles, des excoriations autour du gland, etc. etc., Portal trouva le foie extrêmement volumineux, pesant vingt-huit livres, surmonté, du côté du diaphragme, d'une tumeur presque aussi grosse que la tête d'un petit enfant, etc. »

OBSERVATION 108. *Syphilis simulant une maladie du foie.*

*Nécropsie.* Dégénérescence lardacée du foie ; exostoses; ulcérations à la vulve.

« Chez une vieille femme qui avait diverses exostoses et des ulcérations aux parties génitales, le foie était excessivement volumineux, réduit en une substance pareille à du lard, soit par la couleur, soit par la consistance, etc. »

OBSERVATION 109. *Syphilis simulant une maladie du foie.*

*Sympt. ant.* Poireaux ; bubons ; rhagades. — *Sympt. diagn.* Les commémoratifs. — Antiscorbutiques ; sassafras ; emplâtre de Vigo. — Guérison.

« Un étudiant avait longtemps porté de gros poireaux, des bubons, des rhagades autour de l'anus et aux bourses ; vingt frictions mercurielles l'en avaient délivré ; mais il était réduit au dernier degré de maigreur, avait le teint un peu jaune, était affecté d'une toux sèche, et d'une grande sensibilité dans la région épigastrique. Le foie, tuméfié, formait, vers les extrémités antérieures des trois dernières fausses côtes droites, une tumeur aplatie et large comme la main, paraissant squirrheuse, tant elle était dure ; elle finit par se résoudre sous l'influence des antiscorbutiques, de l'infusion de sassafras et de l'application locale d'un grand emplâtre de Vigo *cum mercurio*, etc. »

OBSERVATION 110. *Syphilis simulant une maladie du foie.*

*Sympt. ant.* Non découverts. — *Sympt. diagn.* Céphalée nocturne ; leucorrhée suspecte. — Mercuriaux. — Guérison.

« Une jeune dame, âgée de 25 ans, consulta Portal pour les souffrances suivantes : douleurs épigastriques constantes, parfois coliques violentes à la région cœcale, suivies de jaunisse ; alternatives de constipation et de diarrhée ; urines rouges, briquetées ; excréments blanchâtres ; amaigrissement ; sécheresse et amertume intolérable de la bouche ; grande douleur à la tête habituellement, surtout dans la soirée et encore plus pendant la nuit, se terminant, sur le matin, par une sueur générale, grasse, rougeâtre ; écoulement vaginal copieux, qui n'était pas toujours blanchâtre. Pilules savonneuses, extraits amers, boissons apéritives. Pas d'amélioration. Les derniers symptômes énumérés ayant suggéré l'idée d'une cause syphilitique, Portal prescrivit le sirop de Cuisinier, le sublimé à l'intérieur et des frictions mercurielles. Les digestions devinrent meilleures ; les coliques diminuèrent, puis cessèrent ; les urines s'éclaircirent ; les selles se lièrent et se colorèrent ; le teint se ranima ; la maigreur disparut ; le rétablissement fut complet.

OBSERVATION 111. *Syphilis simulant une maladie du foie.*

*Sympt. ant.* Pustules ; leucorrhée. — *Sympt. diag.* Véroles chez le mari. — Mercuriaux. — Guérison.

« Une dame russe, âgée de 40 ans, était atteinte d'une anasarque générale ; sa peau était jaune comme un citron; ses urines étaient rares, briquetées; les selles, bilieuses, irrégulières, avec coliques fréquentes. Elle portait une tumeur à l'ovaire droit, un gonflement assez volumineux et dur au foie. Les fondants unis aux mercuriaux avaient produit une amélioration très-marquée, mais passagère. A la suite de son mariage, cette dame était devenue sujette à des éruptions pustuleuses et à un écoulement vaginal tantôt blanc, tantôt jaunâtre. Le mari avait subi plusieurs atteintes de vérole. L'appréciation de ces circonstances fit insister sur un traitement spécifique : des frictions mercurielles, longtemps continuées, rétablirent la santé, et réduisirent les deux tumeurs à un noyau à peine reconnaissable au toucher. »

Il me paraît bien difficile de ne pas regarder l'état morbide du foie dans ces six observations comme lié à la maladie vénérienne, de telle sorte que, dans les trois dernières, il ne s'améliore et ne se dissipe que lorsqu'on place l'économie entière sous l'action curative des médications antisyphilitiques. Le diagnostic se tire ici encore des symptômes concomitants de vérole, des antécédents des malades, de l'insuccès des médications ordinaires, etc. etc. Je trouve

dans le mémoire du D$^r$ Boehr une observation analogue aux
précédentes. Les matériaux sont assez rares sur ce point
pour que je ne croie pas devoir m'abstenir de reproduire
cette observatoin.

OBSERVATION 112. *Syphilis simulant l'hépatite.*

« X..., âgé de 40 ans, avait eu, cinq ans auparavant, un
chancre qui disparut par l'emploi du mercure. Bientôt après,
il se manifesta des dartres aux jambes et sur le dos, auxquelles le malade attacha peu d'importance ; mais il se développa insensiblement une maladie au foie, caractérisée par
la perte de l'appétit, l'amertume de la bouche, l'enduit jaunâtre de la langue. Des douleurs, d'abord pongitives, puis
pulsatives à la région hépatique. Le soir, il survenait de la
fièvre, et le matin, des sueurs abondantes ; avec l'accès fébrile du soir se manifestaient des douleurs à l'épaule et à la
cuisse droites. Sclérotique jaune ; amaigrissement considérable ; selles irrégulières ; tantôt diarrhée, tantôt constipation ;
sédiment épais et purulent dans les urines. Le D$^r$ Boehr
vit le malade dans cet état. Le développement des dartres
immédiatement après la disparition du chancre, lui fit soupçonner que l'affection hépatique pourrait bien être de nature
syphilitique. Il crut devoir employer encore la méthode par
abstinence, qui fut de nouveau couronnée d'un plein succès, car le malade guérit entièrement de ses dartres et de
son affection du foie. » (1)

La nature des dartres n'est pas spécifiée ; la traduction ne
dit pas si elles portaient le caractère des syphilides ; il est à
présumer qu'elles offraient ce caractère. La syphilis se com-
porterait-elle avec l'hépatite comme elle a fait avec la pneumonie chronique dans l'observ. 63 ? mettrait-elle obstacle
à la résolution du tissu enflammé ? Il n'y aurait à cela rien

(1) Boehr, *loc. cit.*

de bien étrange. N'est-ce pas un fait admis par un grand nombre de chirurgiens , bien que nié par d'autres , que le virus vérolique s'oppose souvent à la consolidation des os fracturés ? Vainement maintient-on en contact les extrémités : le virus est plus fort que tous les appareils , le cal ne se forme pas. Le mercure, dans cette circonstance, fera plus pour la soudure, que l'immobilisation et la compression. Le virus étant détruit, la lymphe plastique s'épanche , et les sels calcaires se condensent avec rapidité. Dans l'hépatite et la pneumonie syphilitiques , l'inverse aura lieu. L'absorption reprendra son pouvoir , l'engorgement sera résorbé. Dans les deux cas , la guérison ne s'obtient qu'au prix d'un traitement spécifique.

Rappelons pour mémoire que Marc-Aurèle Séverin, dans un vaste hôpital destiné aux vénériens, trouva maintes fois sur le cadavre de ceux qui succombaient, en même temps que des ulcérations de l'œsophage , de la trachée et des abcès de la prostate, trouva, dis-je, des pustules dans le poumon , des pustules dans le foie, *pustulosus pulmo, pustulosumque jecur.*

Sur le cadavre d'une femme , Baader vit toute la surface extérieure du foie couverte de papules, ou tubercules durs et assez gros , tout à fait semblables aux papules et aux tubercules que l'on observe sur la figure , les mains, etc. des personnes infectées de la syphilis. Divisés par le scalpel, ces tubercules présentaient une matière semblable à celle que l'on trouve dans les tumeurs gommeuses et stéatomateuses vénériennes.

Le célèbre Morgagni avoue, il est vrai, ne pas se rappeler avoir rencontré de pareilles altérations dans le foie des vérolés , mais il n'en nie pas la possibilité.

Je terminerai ces citations en transcrivant quelques lignes où l'un de nos plus habiles observateurs modernes, M. Rayer, exprime son opinion sur le même sujet : « Ayant

observé un grand nombre de fois de semblables maladies du
foie ( voir plus bas la description de ces maladies) sans lésion rénale, chez des individus atteints de syphilis constitutionnelle, j'ai été conduit à penser ( et j'ai plusieurs fois
déclaré mes convictions à l'hôpital), que ces altérations du
foie me paraissaient liées, dans ces cas, à la cachexie vénérienne. » (1)


## ARTICLE VI.

### DE L'HYPERTROPHIE DE LA RATE SYPHILITIQUE.

Si, à l'exemple des plus illustres praticiens des siècles qui
nous ont immédiatement précédés, nous assignions au domaine de la syphilis les limites seules du corps humain, il
n'est peut-être aucun organe où nous ne pussions, par nos
recherches, trouver des traces de l'empire de cette funeste
cachexie. La rate elle-même, ce mystérieux organe dont
nos Œdipes physiologistes n'ont pu encore deviner l'énigme,
la rate n'échapperait pas à l'infection vénérienne. Je lis dans
l'ouvrage de Fabre l'observation suivante :

OBSERVATION 113. *Syphilis simulant une maladie de la
rate.*

*Sympt. ant.* Plusieurs gonorrhées.—*Sympt. diagn.* L'enchaînement
des accidents morbides. — Mercuriaux. —Guérison.

« Un homme, âgé de 35 à 40 ans, avait une tumeur énorme
dans le bas-ventre : c'était la rate devenue squirrheuse, et
dont le volume occupait toute l'étendue de l'abdomen du côté
gauche Le malade était dans un état fâcheux : la fièvre lente,
le dévoiement, l'insomnie, l'enflure des extrémités, etc. faisaient d'autant plus craindre une issue funeste, qu'on avait

(1) Rayer, *Traité des maladies des reins*, *t.* II, *p*. 486.

déjà employé inutilement beaucoup de remèdes. Sur la question faite au malade s'il n'avait jamais eu de maladies vénériennes, il se rappela qu'il avait eu, dix ans auparavant,
une gonorrhée qui dura l'espace de trois ou quatre mois,
et qui fut arrêtée par des injections astringentes ; que peu
de temps après, il en succéda une seconde et une troisième,
qui se manifestèrent avec peu de douleur et d'inflammation,
et que l'écoulement ne dura chaque fois que dix à douze
jours ; qu'immédiatement après, il fut attaqué d'une fièvre
quarte qui résista pendant deux ans à tous les remèdes qu'on
employa pour la combattre, et qui cessa enfin, lorsque la
tumeur de la rate commença à paraître. Or, sur cet exposé,
Fabre se crut autorisé à regarder cette maladie comme vénérienne ; car quoique la première époque fût très-éloignée,
il voyait que les divers accidents éprouvés par le malade
formaient une chaîne continue, qui partait de la première
gonorrhée arrêtée par les injections astringentes. L'événement justifia son jugement. Le malade fut parfaitement guéri
par les frictions mercurielles. » (1)

Élève du célèbre J. L. Petit, Fabre, à l'exemple de
son maître, ne posait pas de bornes au champ de la syphilis
larvée. Je suis loin de soutenir que la nature vénérienne de
cette hypertrophie splénique, soit à l'abri de toute contro-
verse. L'insomnie, la durée de la fièvre quarte, l'enchaînement des trois affections consécutives, le passage de l'une
à l'autre, gonorrhée, pyrexie périodique, tuméfaction de la
rate, l'insuccès de toute médication autre que la spécifique,
si tous ces signes ne donnent pas à la maladie un caractère
vérolique patent, irrécusable, ils sont bien faits du moins
pour repousser une négation absolue, et pour constituer
en faveur de l'opinion de Fabre une présomption favora-

(1) Fabre, *Traité des maladies vénériennes*, p. 199.

ble. Cet état de doute m'a paru une raison suffisante pour m'autoriser à admettre l'observation dans mon travail.

Dans l'extrémité fâcheuse où se trouvait le malade, en proie à la fièvre lente et au dévoiement, affecté qu'il était d'enflure aux jambes, etc., quel médecin aurait osé prescrire le mercure en dehors de toute idée d'une complication vénérienne ? Aucun, je le pense ; mais sur le soupçon d'une syphilis larvée, beaucoup, je l'espère. Le malade a guéri, c'est incontestable. S'il n'eût pas été syphilitique, la diarrhée, l'œdème, l'hypertrophie de la rate, la fièvre lente, eussent ils cédé au mercure ? J'en doute. Fabre a eu raison de remonter ad κακοηθειαν.

## ARTICLE VI.

### DES AFFECTIONS SYPHILITIQUES DES REINS.

J'emprunterai au consciencieux et habile observateur que j'ai cité plus haut, ce qu'il a écrit sur les rapports de la syphilis constitutionnelle avec la néphrite albumineuse :

« Il n'est pas facile, dit M. Rayer, de bien apprécier l'influence que peut exercer la syphilis constitutionnelle sur le développement de la néphrite albumineuse ; car il est bien rare de voir cette dernière maladie chez des individus atteints de syphilis constitutionnelle, qui n'aient pas été soumis à l'action d'autres causes dont l'influence sur le développement de la maladie des reins, ne peut être contestée. Cependant j'ai vu des cas où l'influence de l'affection vénérienne constitutionnelle m'a paru si frappante, que je n'ai pas hésité à attribuer, au moins en grande partie, le développement de la maladie des reins à la cachexie vénérienne. »

Il pourrait donc exister une néphrite albumineuse syphilitique. La vérole pourrait donc simuler l'albuminurie ? Quelque rare que soit le cas, il suffit qu'il soit possible, pour qu'il y ait opportunité à le signaler.

Wells, Blackall, Grégory, veulent en vain faire dépendre les hydropisies avec urine coagulable qu'ils ont observées, de l'action du mercure sur les fonctions rénales. M. Rayer leur répond d'une manière péremptoire, ce me semble, que tous les malades observés par eux étaient atteints de syphilis constitutionnelle, et qu'il est infiniment plus probable de rattacher l'albuminurie à la syphilis qu'au mercure, car il est bien rare que l'urine devienne albumineuse par l'effet des préparations mercurielles, lorsqu'on les administre contre les symptômes primitifs de la maladie vénérienne ; et il est plus rare encore d'observer des hydropisies avec urine coagulable, chez les doreurs atteints de tremblement mercuriel ou d'autres maladies dépendantes du mercure.

Dans l'analyse des trois observations suivantes, je me bornerai à mentionner les symptômes qui ont trait à l'albuminurie, et ceux propres à la vérole constitutionnelle : leur rapprochement mettra dans tout leur jour les éléments du diagnostic de cette sorte de syphilis incomplétement larvée.

OBSERVATION 114. *Néphrite albumineuse. Syphilis constitutionnelle.*

*Sympt. ant.* Non indiqués. — *Sympt. diagn.* Périostoses et douleurs ostéocopes nocturnes ; cicatrices dans le pharynx ; adhérence du voile du palais avec les piliers.

« Sanomin, âgée de 28 ans, polisseuse en caractères, entra à l'hôpital de la Charité le 24 novembre 1836. »

« Symptômes de la néphrite albumineuse : urine pâle, citrine, acide, parfaitement transparente, précipitant par la chaleur et l'acide nitrique. Elle n'est ni augmentée ni diminuée en quantité, et l'excrétion n'est pas plus fréquente que dans l'état naturel. Point de douleur à la pression dans la région des reins. Par les progrès de la maladie, les membres inférieurs devinrent œdémateux ; une véritable anasarque se forma lentement et devint considérable; l'abdomen se remplit de plusieurs pintes de sérosité. »

« Symptômes de la syphilis : douleurs ostéocopes à la région frontale ; périostoses et douleurs dans les deux tibias ; de temps en temps, douleurs dans les clavicules ; insomnie causée par les douleurs ostéocopes, qui sont plus fortes la nuit que le jour ; cicatrices dans le pharynx ; adhérence du voile du palais avec les piliers. »

« En outre, le foie, très-volumineux, descend jusqu'au niveau d'une ligne qui, de la crête iliaque, irait au nombril ; il est sensible à la pression. Jamais d'ictère. »

« M. Rayer, rattachant l'hypertrophie du foie et l'albuminurie (d'après plusieurs cas analogues observés par lui) à la même cause que les exostoses et les douleurs ostéocopes nocturnes, essaie les spécifiques sous diverses formes : il soulage passagèrement, mais ne guérit pas la malade. Elle meurt, et l'on trouve, à l'autopsie, le foie de volume ordinaire, sans altération dans sa forme générale, de couleur jaunâtre, un peu pâle à l'intérieur, assez semblable à celle de la cire jaune, et de consistance un peu molle. Dans quelques points rares et disséminés, des taches, formées par un mélange de la substance jaune et de la substance brune, indiquaient les seules parties de son tissu qui ne fussent pas désorganisées. A sa face inférieure, une petite masse de substance squirrheuse commençait à se ramollir. »

« Les reins, tous deux sensiblement plus petits que de coutume, semblent ratatinés ; leur substance est beaucoup plus dure que dans l'état sain, leur forme est conservée ; leur surface offre un grand nombre d'inégalités, de petites bosselures, de mamelons, de rugosités, etc. etc. »

OBSERVATION 115. *Néphrite albumineuse Syphilis constitutionnelle.*

*Sympt. ant.* **Plusieurs maladies vénériennes.** — *Sympt. diagn.* Blennorrhée purulente ; sarcocèle ; anciennes cicatrices vénériennes sur le
nez , le front et le tronc.

« Borreman, âgé de 30 ans , tailleur, entra à l'hôpital de
la Charité le 2 octobre 1838. »

« Symptômes de l'albuminurie : l'urine était trouble au
moment de l'émission , d'une couleur jaune-pâle et d'une
faible pesanteur spécifique ; traitée par l'acide nitrique ou
la chaleur , elle blanchissait, et laissait déposer une quantité
notable d'albumine. Plus tard , œdème des jambes et ascite. »

« Symptômes de la syphilis : suintement purulent par le
canal de l'urètre ; chancre sur le prépuce ; testicule droit au
moins une fois plus gros que le gauche. Le nez et le front
sont couverts d'anciennes cicatrices vénériennes. Le tronc
en présente de larges et de profondes : on dirait celles de
l'anthrax. »

« Les sudorifiques échouent, ainsi que les mercuriaux. Le
malade est emporté par l'abondance d'une expectoration de
crachats muco-purulents, un dévoiement continuel, et l'augmentation progressive des dépôts séreux dans le ventre, les
bourses et le tissu cellulaire sous-cutané des extrémités inférieures. »

« Autopsie : quelques-unes des cicatrices de la peau du
front et du cuir chevelu sont adhérentes aux os du crâne, et
ceux-ci , au niveau des cicatrices , offrent des dépressions
superficielles et des rugosités qui ressemblent à des vermou-
lures. Le foie était très-petit, d'une couleur brune violacée
et d'une densité considérable. Durant la vie, aucun symptôme local n'avait appelé l'attention sur ce point. »

« Les reins, d'un volume et d'un poids ordinaires, présen-

tent de nombreuses bosselures, séparées par des sillons profonds ; leur face, quand ils sont dépouillés de leur capsule,
est d'une couleur rose-pâle qui rappelle l'aspect de la chair
de veau. Un piqueté rouge très-abondant est disséminé par
plaques sur ce fond anémique ; la substance corticale,
épaisse d'une ligne et demie à deux lignes au niveau de la
base des tubulures, est d'un jaune rosé, et striée de lignes
rouges qui se portent de la base des cônes à la surface des
reins. Ces stries, formées par les vaisseaux injectés, sont dis-
tantes les unes des autres d'un quart de ligne à une demi-li-
gne, et les espaces qui les séparent sont d'une couleur tellement uniforme et d'une densité telle, qu'il est impossible d'y
reconnaître les dispositions normales. On dirait que la substance corticale est engouée par un dépôt de matière étrangère à son organisation. »

« Le testicule droit est converti en une masse tuberculeuse. »

« Tubercules miliaires et lenticulaires dans les poumons. »

Observation 116. *Néphrite albumineuse. Syphilis constitutionnelle.*

*Sympt. ant.* Blennorrhagie et chancre ; céphalée et tubercules au
front. — *Sympt. diag.* Cicatrices au front.

« Joseph Pinchard, âgé de 33 ans, journalier, entra le
11 septembre 1835 à l'hôpital de la Charité. »

« Les urines, d'un jaune-paille, claires, transparentes, sans
dépôt, rougissant légèrement la teinture de tournesol, donnent, par la chaleur et par l'acide nitrique, un coagulum
abondant ; ce coagulum formait un dépôt qui occupait le
tiers de la colonne du liquide. Point de douleurs dans les
voies urinaires. »

« Plus tard, ascite, diarrhée et mort. A l'autopsie, le foie
est trouvé dur, pesant, compacte, de couleur jaune, doublé

de volume, etc. etc. Les reins présentent les altérations spéciales de la maladie de Bright. »

« Il n'y avait pas chez ce malade, au moment de son entrée à l'hôpital, de signe de vérole constitutionnelle ; il portait seulement au front des cicatrices blanches, irrégulières, un peu déprimées, autour desquelles la peau paraissait adhérente aux os du crâne. Il déclarait avoir eu, douze ans auparavant, une blennorrhagie et un chancre pour lesquels on lui avait fait subir un traitement mercuriel. Plusieurs années après, se déclarèrent chez lui des tubercules ulcérés au front, qui furent rebelles au point de nécessiter deux autres traitements antisyphilitiques. Ces antécédents suffisent à M. Rayer pour qu'il range l'affection décrite plus haut dans les néphrites albumineuses d'origine vérolique. » J'avoue qu'en pareil cas, je n'oserais être aussi explicite. (Voir, pour plus de détails, les observ. 77, 78 et 79. t. II, p. 87 et suivantes, de son *Traité des maladies des reins*.)

Dans ces trois observations, le foie offrait des altérations tout aussi profondes que les reins. Loin de subordonner l'état pathologique de ces derniers organes à celui de la glande biliaire, M. Rayer les déclare indépendants l'un de l'autre, et fait découler leurs maladies de la même source : le virus syphilitique, devenu comme partie intégrante des organes, et uni à eux par des liens que ni mercuriaux ni sudorifiques, etc. rien enfin ne pourra dissoudre, jusqu'au terme fatal vers lequel il précipite tout l'organisme vicié.

« Dans ces cas de syphilis constitutionnelle, lorsque l'altération du foie existe sans complication rénale, l'urine est ordinairement (c'est M. Rayer qui parle) rare et d'un rouge foncé, et elle dépose un sédiment briqueté, lors même qu'il y a ascite. Dans les cas de complication de maladie du foie avec la néphrite albumineuse chronique, l'urine, au contraire, est citrine, plus ou moins chargée d'albumine, et n'offre point de sédiment rouge briqueté. »

Me dira-t-on que je m'écarte de mon sujet, et que ces dernières formes de la maladie vénérienne ne sont pas précisément des syphilis larvées? J'en conviendrai tout le premier; mais y aurait-il, répondrai-je, déraison à supposer une albuminurie vénérienne simple, en dehors de ces cas de cachexie, d'envahissement de l'organisme entier par le virus vérolique? Si, préoccupé des phénomènes présentés par l'urine et des hydropisies qui en sont la suite, le médecin négligeait d'en rechercher la cause dans une complication virulente, ne serait-il pas exposé à commettre une erreur regrettable? Est-ce à dire que, dans ces cas, que je suppose moins avancés que les précédents, les mercuriaux, les sudorifiques n'offriraient pas quelque chance de salut? L'emploi de l'iodure de potassium, la cure par la diète austère, *cura famis*, qui se sont montrés si héroïques chez des malades tout aussi désespérés, ne donneraient-ils pas des résultats plus heureux?

Ici, comme toujours, le diagnostic devrait se tirer des symptômes de vérole concomitants, des antécédents des malades, de leur position sociale, etc.

Je m'arrête dans le champ des suppositions: c'est assez d'y avoir fait quelques pas, à l'effet seulement d'y poser un signal, d'y faire entendre un appel à des observations nouvelles, à des recherches à venir.

Si des reins nous passons à des organes plus rapprochés encore qu'eux de l'appareil génital, tels que l'utérus, les ovaires, la prostate, les vésicules séminales et les testicules, il semble, au premier coup d'œil, qu'une abondante moisson de faits va couronner nos recherches, et que sur ces points de l'économie, la syphilis doit subir ses transformations les plus fréquentes; et cependant il n'en est rien. Les symptômes primitifs de la maladie vénérienne n'éveillent que très-rarement les symptômes propres à la métrite, à l'ovarite, etc.

de manière à donner le change au médecin. C'est plus loin que le virus établit le cercle de ses attaques secondaires.

Dans quelques cas néanmoins, des ulcères chancreux du col de la matrice, des indurations des testicules, simulent le cancer utérin et le squirrhe de la glande séminale. Je renvoie au chapitre suivant tout ce qui a trait à ce point de diagnostic, l'un des plus intéressants. Je me borne à rappeler ici que, dans l'observ. 59 de cet essai, plusieurs ulcérations arrondies, avec la forme caractéristique des ulcérations vénériennes, entamant toute l'épaisseur de la muqueuse vésicale, apparaissaient à la surface de la vessie, et que (même observation) la vésicule séminale gauche offrait un vaste abcès, la droite étant intacte.

A quels signes caractéristiques aurait-on pu reconnaître ces altérations durant la vie, et les différencier d'autres affections non virulentes? Les faits me manquent pour l'établir. Ces quelques lignes ne sont encore qu'une pierre d'attente que je pose.

# CHAPITRE QUATRIÈME.

## DES MALADIES DIATHÉSIQUES QUE LA SYPHILIS PEUT SIMULER.

Dans le nombre de nos maladies, la plupart naissent sous l'empire de causes passagères, et sont le produit d'accidents variables et fortuits ; elles frappent un ou plusieurs organes, et quelquefois l'économie animale tout entière, et peuvent n'occasionner en nous qu'un ébranlement léger, ou déterminer des désordres profonds et mortels; mais elles se terminent le plus souvent par une résolution complète, et rendent l'organisme à son intégrité première.

D'autres états morbides, heureusement plus rares, semblent avoir pris possession de l'agrégat humain avec le principe de vie lui-même, et tenir la constitution entière sous leur fatale dépendance. Telles sont les maladies diathésiques.

La diathèse est à une certaine classe d'affections ce que le type est à la race, certains traits du visage aux individus de certaines familles. Elle marque la maladie qui en découle d'un cachet particulier, spécial. La même force qui perpétue les espèces dans les trois règnes, semble présider à la transmission d'individu à individu de ces diathèses morbifiques.

Parmi elles je citerai le cancer, la phthisie tuberculeuse, les scrofules. Bien que ces redoutables affections puissent , dans quelques circonstances, s'engendrer en dehors de toute apparence d'hérédité, c'est le plus fréquemment, c'est ordinairement par la génération qu'elles passent d'un être à un autre. Déposée en puissance dans le germe qui nous fit naître, la diathèse sommeille en nous, et reste à l'état latent jusqu'à ce que des conditions d'âge, de lieu, des conditions hygiéniques, climatériques et morbifiques, se rencontrent, qui soient aptes à provoquer l'éclosion et à favoriser le développement de ses manifestations extérieures. Ceci est vrai surtout de la phthisie tuberculeuse et du cancer. Ces diathèses sont innées.

Les scrofules se montrent peut-être presque aussi souvent acquises qu'originelles; elles peuvent servir d'intermédiaire et de transition à d'autres diathèses, qui, bien que développées toujours accidentellement, s'emparent, elles aussi, de l'organisme, et lui impriment une modification, soit définitive, ineffaçable, soit seulement temporaire. De ce nombre, le scorbut, certaines dermatoses, le vaccin, la variole, quelques exanthèmes, l'affection typhoïde; de ce nombre enfin, la syphilis.

J'ai étudié, dans le chapitre précédent, les cas assez nombreux où la vérole emprunte l'apparence symptomatique de la diathèse tuberculeuse ; j'ai fait voir combien graves étaient ces métamorphoses syphilitiques, dans lesquelles la mort peut devenir la conséquence d'une erreur de diagnostic.

Il est hors de mon sujet de rechercher la part d'influence que peut avoir la préexistence d'une vérole constitutionnelle chez les parents, sur le développement de la diathèse scrofuleuse dans les enfants, et les conséquences thérapeutiques qui pourraient découler de ce point encore très-obscur d'étiologie. Ce serait par trop m'écarter du cadre dans lequel j'ai circonscrit mon travail, à savoir , la syphilis larvée.

A une époque où le scorbut régnait endémiquement en France, il devait arriver souvent que les ulcères vénériens prissent chez les malades placés dans des conditions hygiéniques délétères, la plupart des caractères des ulcères scorbutiques. Alors il était de la plus grande importance de bien connaître ces formes de la syphilis larvée, ces complications doublement funestes exigeant une thérapeutique toute spéciale, en raison du danger extrême attaché à l'alliance de ces deux diathèses.

On trouvera dans l'ouvrage de Cirillo des considérations sur ce sujet, pleines encore d'intérêt. Je me borne à y renvoyer. Cette dégénérescence de la syphilis ne peut être aujourd'hui que très-rare en France, et je doute qu'aucun praticien ait eu depuis longtemps l'occasion de l'observer : tant les conditions hygiéniques se sont améliorées depuis un siècle, non-seulement dans nos grandes villes, mais jusque dans la plus chétive bourgade.

Le scorbut, comme maladie endémique, a disparu de France, et avec lui la syphilis scorbutique. Peut-être les médecins de notre marine, durant le cours de quelque long et aventureux voyage de circumnavigation, auraient-ils lieu d'en observer certains cas et de les faire connaître.

La diathèse tuberculeuse, la scrofuleuse et la scorbutique mises à l'écart, ce chapitre se trouve restreint à l'étude des cas dans lesquels la syphilis prend le masque du cancer, la plus terrible des diathèses.

### ARTICLE PREMIER.

### DE LA SYPHILIS SIMULANT LE CANCER.

S'il m'avait fallu, en l'absence de faits positifs, ou abstraction faite des preuves fournies par l'observation clinique, examiner dans des spéculations purement théoriques la question suivante : est-il possible que la syphilis revête les symptômes du cancer? un parallèle établi entre l'une et l'autre affection m'eût conduit à résoudre le problème par l'affirmative; ce parrallèle eût fait ressortir les rapports nombreux qui constituent entre les deux affections des points de contact, des traits de ressemblance et une affinité incontestables.

Dans leur étiologie, je trouve en première ligne la transmission par hérédité. Est-il un médecin qui, dans sa clientèle, ne compte pas quelques jeunes femmes auxquelles le moindre gonflement du sein, la plus légère irritation vaginale, inspire la crainte de voir se développer chez elles le squirrhe mammaire, l'ulcère utérin, dont leur mère a été la fatale victime? Ne les voyons-nous pas, et cela trop souvent, périr, en dépit de nos soins et de nos efforts, du même mal, des mêmes souffrances dont leur mère leur a légué la funeste prédisposition?

Qui pourrait énumérer l'épouvantable multitude de cas où le germe de la syphilis est transmis des parents à leur progéniture? Sans aller compter les nouveaux-nés que l'abandon rejette dans nos hospices d'enfants-trouvés, et qu'on y recueille couverts de pustules et d'ulcères, sont-ils rares dans toutes les classes de la société, ces rejetons contaminés dès le sein maternel, qui, après quelques jours, quelques semaines, quelques mois d'existence, présentent les stigmates irrécusables de la vérole héréditaire?

La disposition au cancer, la diathèse cancéreuse reçue avec la vie, peut rester dans l'organisme un temps plus ou moins long, sans donner des signes de sa présence, y résider en puissance, à l'état latent. Le plus souvent elle attendra l'âge mûr pour se dévoiler par des manifestations extérieures. Il ne sera pas rare qu'elle sommeille jusqu'à l'époque de la vieillesse, paraissant n'être habile à altérer les organes qu'à l'heure de leur déclin et de leur décrépitude. Moins souvent elle éclatera dans l'âge adulte, bien moins souvent encore dans l'enfance.

La vérole que l'enfant apporte en naissant est d'ordinaire constitutionnelle ; elle est le résultat d'une diathèse innée. L'explosion de ses symptômes ne se fait pas, en général, beaucoup attendre : quelques jours, quelques semaines, quelques mois au plus. Son sommeil est court. Son état latent aurait plus de durée, si l'on voulait admettre comme hors de conteste les cas de syphilis héréditaire que j'ai rappelés, et dans lesquels les signes extérieurs n'ont apparu que vers l'âge de puberté. La diathèse syphilitique qui a succédé à des accidents primitifs, peut, comme celle du cancer, demeurer cachée, invisible, un espace de temps très-long ; il est permis de discuter quelles limites on assignera à son sommeil, il ne l'est pas de nier ce sommeil.

Certaines conditions semblent favoriser la manifestation de ces diathèses. Un coup reçu, une phlegmasie ordinaire, etc., mettront en jeu la puissance terrible du cancer. Quelques conditions qui, plus tard, seront l'objet d'un examen spécial, la misère, les chagrins entre autres, m'ont paru avoir le triste privilége de briser les chaînes qui retenaient la syphilis latente.

La diathèse cancéreuse et la syphilitique, une fois entrées en action, produisent des désordres sur un ou sur plusieurs points du corps. Les manifestations du cancer sont plus souvent bornées à un point seul que multiples ; celles de la syphilis, plus souvent multiples qu'isolées.

Le cancer et la syphilis ont de la tendance à récidiver. Il est des cas cependant où la première de ces affections, après avoir disparu d'un organe, ne s'est plus reproduite le reste de la vie ; et des cas plus nombreux où la vérole, abandonnée à elle-même, s'est éteinte sans laisser aucun vice dans l'organisme.

Il n'est aucun tissu, aucun viscère que le cancer ne puisse envahir ; combien petit est le nombre des tissus et des viscères qui échappent aux atteintes de la syphilis !

La diathèse cancéreuse se manifeste matériellement par

la production de tissus anormaux, par des végétations, par l'ulcère ; la syphilitique également, par des végétations, des tissus anormaux, par l'ulcère.

Toutes les deux transmissibles par hérédité, il n'en est qu'une qui le soit par contagion : c'est la syphilis. La contagion du cancer est plus que douteuse. Jusqu'ici parallèles et similaires, les deux affections divergent et diffèrent entre elles sur ce dernier point.

Elles s'éloignent plus encore l'une de l'autre dans un point bien autrement important, je veux dire dans leur curabilité. La syphilis cède au régime, au mercure, aux sudorifiques, aux iodures, etc. Le régime, le minéral, les spécifiques qui doivent triompher du cancer, sont encore à trouver. La mort est le terme ordinaire du cancer, le retour à la santé celui de la syphilis. La guérison du cancer est une exception.

Ces dernières lignes disent assez haut combien il importe de reconnaître sous de fausses apparences cancéreuses la syphilis larvée, en rattachant à leur source vérolique certaines dégénérescences végétatives ou ulcéreuses.

§. I. SYPHILIS SIMULANT LE CANCER DES MAMELLES.

Dans les lectures que j'ai faites à la recherche de la syphilis larvée, Boissier de Sauvages est le plus ancien auteur qui ait signalé la transformation des symptômes véroliques en ceux du cancer. Il s'appuie sur les deux observations suivantes :

« Je vis, il y a quarante ans, à Alais, dit Sauvages, une femme qui avait été attaquée du virus vénérien, et qui portait depuis longtemps un carcinome à une mamelle, plus gros que la tête d'un enfant. Cette tumeur était ulcérée, lorsque l'illustre Deidier prescrivit à la malade les frictions mercurielles, qui produisirent en très-peu de temps une diminution considérable dans le volume de la tumeur ; mais comme ce carcinome n'était pas entièrement guéri , il fallut recourir à l'extirpation. » (1)

L'amélioration rapide et extraordinaire qui suivit l'emploi du mercure, et les antécédents véroliques de la malade, sont des circonstances trop caractéristiques pour qu'on n'en conçoive pas le soupçon que la tumeur était ici de nature vénérienne. Le carcinome , il est vrai, n'a pas été guéri en totalité par les frictions : il a fallu que le fer en extirpât les restes ; mais n'inférons pas de là qu'il n'était point syphilitique. Les tissus envahis par le ferment vérolique peuvent subir des altérations telles que les médicaments soient impuissants à eux seuls à en triompher. Ainsi, sous l'influence de la diathèse vénérienne, voit-on s'élever des végétations vivaces, de volumineux choux-fleurs qui continuent à bourgeonner et à s'accroître après que le germe virulent dont ils sont le produit est complétement éteint dans l'organisme purifié. Coupés et cautérisés, ces tissus parasites ne se régénèrent plus. Les bons effets du mercure me portent donc à considérer la syphilis comme ayant eu une part notable dans le développement de cet ulcère cancéreux ; car les préparations hydrargyriques exercent toujours sur le véritable cancer une action funeste, action reconnue et signalée par tous les auteurs, sans exception, qui ont écrit sur le cancer.

OBSERVATION 117. *Syphilis simulant le squirrhe des mamelles.*

*Sympt.ant.* Non précisés.— *Sympt.diag.* Exacerbation nocturne des douleurs; ulcères à la bouche et au vagin.—Pilules de Keyser.—Guérison.

« Une fille de 30 ans, qui usait depuis plusieurs mois de l'extrait de jusquiame, avait aux deux mamelles une tumeur

(1) Sauvages , *Nosol. méth. t.* IX, *p.* 344.

28

grosse comme un œuf de poule, dure, bosselée, profonde, accompagnée de douleurs lancinantes qui s'étendaient par intervalles depuis l'aisselle jusqu'à la mamelle, le long d'une série de glandes également dures et bosselees. Elle se plaignait en même temps de douleurs nocturnes, d'ulcères à la bouche et au vagin, lesquels étaient les restes d'une vérole acquise depuis dix ans. Les circonstances ne permettant pas d'employer les frictions, j'eus recours aux pilules de Keyser, dont l'usage, continué pendant un mois et demi, fit disparaitre la tumeur et la douleur des mamelles, ainsi que tous les autres symptômes de la vérole, qui n'ont pas reparu depuis. (1).... D'où l'on peut conclure, ajoute ce célèbre nosographe, qu'il y a des carcinomes d'une espèce particulière, différente du carcinome ordinaire qu'on n'a jamais pu guérir par les seuls remèdes mercuriels. » (2)

Ici, une plus grande précision dans la description de la maladie, une plus grande abondance dans les détails, produisent plus de clarté dans le diagnostic, mettent en évidence et rendent incontestable l'existence de la métamorphose que nous étudions.

Dans le mélange des symptômes particuliers aux deux affections, la densité, la forme bosselée de la tumeur, son prolongement vers l'aisselle en un chapelet de glandes de même nature, les douleurs lancinantes qui allaient des unes aux autres, étaient bien propres à signaler un squirrhe. Les douleurs nocturnes, les chancres de la bouche et du vagin, mettaient dans tout son jour la coexistence d'une vérole constitutionnelle. La dégénérescence simultanée des deux mamelles est rare, exceptionnelle, dans le cancer de ces glandes.

La guérison radicale et très-prompte par le mercure, n'autorise-t-elle par à conclure que les tumeurs mammaires

(1) Sauvages, *loc. cit. t.* i, *p.* 531.
(2) Le même, *t.* ix, *p.* 344.

et axillaire étaient sous la dépendance de la même cause qui entretenait les ulcérations syphilitiques ? Un squirrhe réel, dépendant de la diathèse cancéreuse, n'a jamais cédé aux hydrargyriques, loin de là. Il n'y avait donc dans l'espèce que les apparences du squirrhe ; la diathèse syphilitique avait engendré ulcères et tumeurs ; le spécifique, en détruisant la cause unique, a détruit du même coup les effets divers qui n'en étaient que la conséquence. Je n'hésite pas à l'affirmer.

Je tiens le fait suivant de l'obligeance d'un jeune médecin, M. Marin, à l'esprit observateur duquel je me plais à rendre hommage. La maladie du sein qui y est rapportée, avait tellement les apparences du cancer ulcéré que deux médecins en réputation s'y étaient laissé prendre. Une enquête sur le passé de la malade épargna à leur jeune confrère la méprise dans laquelle ils étaient tombés.

Observation 118. *Syphilis simulant le cancer des mamelles.*

*Sympt. ant.* Blennorrhagie et chancres. — *Sympt. diagn.* Les commémoratifs ; l'ulcère sternal.—Sublimé ; guérison apparente. — Angine ulcéreuse. — Rhinite. — Iodure de potassium, mercure et salsepareille combinés. — Guérison.

« Le 14 août 1843, une femme, âgée de 48 ans, d'un tempérament lymphatique et nerveux, née de parents scrofuleux, d'une santé délicate, me fit appeler (écrit M. Marin dans la note qu'il m'a remise) pour lui donner mes soins ; elle était alitée depuis huit jours. Elle me montra, sur le sein gauche et sur l'espace qui sépare les deux mamelles, deux plaies. La première, celle du sein, était de la largeur de la paume de la main ; elle avait pour base la glande mammaire ; sa surface était sale et de couleur cendrée ; on y remarquait quelques débris de membrane cellulo-fibreuse frappés de mortification ; ses bords étaient taillés à pic. L'autre plaie, plus petite que la première, mais plus profonde, offrait les mêmes caractères, et reposait sur le périoste du sternum. Toute la partie de la glande mammaire sur laquelle reposait l'ulcère, était indurée, et offrait sous la pression du doigt une résistance qui se rapprochait de celle du squirrhe; le reste de la glande était souple et mobile sur le thorax. L'ulcération sternale reposait sur l'os dépouillé de son fibro-cartilage. »

« La malade me raconta que la maladie avait débuté par deux petites tumeurs nées simultanément dans l'épaisseur de la peau et du tissu graisseux sous-jacent, qu'elles étaient accompagnées de douleurs sourdes, et s'étant développées et accrues lentement, avaient fini par s'abcéder. Deux méde-cins avaient donné concurremment leurs soins à cette femme, et avaient regardé la maladie comme un cancer ulcéré : ils s'étaient en conséquence bornés à employer des boissons délayantes à l'intérieur, des émollients à l'extérieur, et à conseiller un régime doux. »

« La malade me fit l'aveu que son mari lui avait donné une maladie vénérienne (écoulement compliqué de chancre), et qu'elle avait passé par les grands remèdes. Elle n'avait jamais éprouvé de douleurs nocturnes dans la direction des os longs ; il n'existait chez elle aucune maladie de la peau de nature suspecte, rien du côté des organes sexuels, point d'ulcérations à la gorge ni dans les fosses nasales. Mais les renseignements fournis par la malade et les caractères ac-tuels de la maladie, me firent penser que tous ces accidents étaient le résultat d'une ancienne maladie vénérienne. »

« Je conseillai de panser les plaies avec la pommade d'io-dure de plomb, et je fis prendre, à l'intérieur, la liqueur de Van Swieten, aidée de quelques légers toniques et d'un ré-gime analeptique ; j'ordonnai de quitter le lit. A la faveur de ce traitement, les plaies se cicatrisèrent, et vers le 7 du mois de novembre, la malade cessait les remèdes; elle vaquait déjà à ses affaires. »

« Le siége du mal, le développement lent et presque sans

inflammation des tumeurs, la destruction ulcéreuse des .é-guments qui les recouvraient, et l'aspect cancéreux des plaies, avaient fait prendre cette maladie pour une affection carcinomateuse. »

« Le 2 juin 1845, c'est-à-dire deux ans après la maladie dont je viens de donner l'observation, je fus consulté par la même personne pour un mal de gorge et un enchifrènement. Je découvris une inflammation ulcéreuse du voile du palais, quelques petits ulcères sur les amygdales et la muqueuse de l'arrière-gorge ; il existait aussi une phlogose de la pituitaire, mais sans ulcération appréciable. Je reconnus encore dans cette maladie les effets de l'infection syphilitique, et je com-battis ces accidents par l'emploi de l'iodure de potassium, la tisane de salsèpareille et quelques doses de mercure gommeux. Je prescrivis des gargarismes détersifs et résolutifs et touchai les ulcérations avec le nitrate d'argent. Le 12 sep-tembre, les ulcérations étaient cicatrisées, l'inflammation du gosier dissipée : il ne restait plus que l'enchifrènement, qui a persisté. »

Il fallait que l'ulcère de la mamelle eût une apparence cancéreuse bien marquée pour que deux médecins s'y fussent trompés. Le fait de la métamorphose est donc mis hors de doute, prouvé qu'il est par l'erreur même à laquelle il a donné lieu. M. Marin a soulevé le masque, en provoquant des renseignements plus précis sur la manière dont le mal s'était développé par deux petites tumeurs cellulo-cutanées (à la façon des gommes) en dehors du tissu de la glande mammaire. L'inflammation ne s'était propagée que plus tard sur ce tissu ; elle entraîna son induration dans les points seulement contigus au fond de l'ulcère. Cet ulcère n'exha-lait pas l'odeur fétide si particulière, *sui generis*, qui s'é-chappe de la surface en détritus du cancer. L'ulcère le plus petit né sur le sternum, en même temps que l'ulcère plus grand

qui affectait le sein, semblait un satellite placé là pour éclairer le médecin sur la nature de la maladie. La simultanéité
d'éclosion des deux plaies était une circonstance éminemment propre à ébranler l'idée de cancer, sinon à l'exclure
complétement. Les aveux d'un passé syphilitique provoqués
à propos, changeaient presque les soupçons en certitude. Le
pseudo-cancer disparaissait bientôt sous l'influence de la liqueur de Van Swieten.

Mais deux mois et demi d'un traitement spécifique, s'ils
avaient supprimé les manifestations de la diathèse vérolique,
n'avaient pas suffi à en éteindre le germe. Après deux ans de
sommeil, la syphilis se réveille et détermine une inflammation ulcéreuse de l'arrière-gorge et de la pituitaire. Des ulcères de la muqueuse buccale succédaient aux tumeurs gommeuses du thorax. L'ordre de succession des symptômes
vénériens était interverti, mais c'était toujours la vérole.
Ces nouveaux accidents auraient confirmé la nature des premiers, si cette preuve eût été nécessaire.

### §. II. SYPHILIS SIMULANT LE CANCER DE L'ŒIL.

A ceux qui persisteraient dans la négative ou le doute,
j'ai hâte de soumettre une observation des plus remarquables, dans laquelle la vérole simule un grand nombre de maladies, et enfin le carcinome de l'œil. Je l'extrais de la *Gazette médicale de Paris*, année 1841, *p.* 632. Elle est empruntée à un recueil allemand, dans lequel l'a consignée le
professeur Flarer.

OBSERVATION 119. *Syphilis simulant le carcinome de l'œil.*

*Sympt. ant.* Chancre fongueux au gland; paralysie de la face à gauche; six semaines après, ulcères au palais. Chute des cheveux et de
la barbe. Sarcocèle des deux côtés alternativement. Commencement
d'amaurose. Iritis chronique. Bons effets du mercure trop tôt abandonné. — *Sympt. diagn.* Engorgement d'un testicule; macules cuivrées; insomnie. — Décoction de Pollini, *intus et extra.* — Guérison.

« Un homme de 25 ans, d'une constitution forte, né de

parents sains, fut pris, au printemps de 1838, d'un chancre
au gland qui, mal traité, se couvrit de végétations fongueuses. Presque en même temps, il fut atteint d'une paralysie
des muscles du côté gauche de la face, qui guérit par l'emploi des purgatifs. Le chancre aussi s'améliora sous l'influence d'un traitement local convenable. Six semaines après,
il survint un ulcère au palais, qui disparut en même temps
que le chancre, par l'emploi d'une décoction de douce-
amère et de salsepareille. Plus tard, l'ulcère à la gorge reparut, les cheveux et la barbe tombèrent; un testicule s'enflamma vivement, surtout à l'épididyme et au cordon spermatique. ( Sangsues, cataplasmes émollients, évacuants.)
Cette inflammation diminua un peu et passa alternativement
d'un testicule à l'autre pendant trois mois, au bout desquels
il resta une induration qu'on abandonna aux efforts de la
nature. »

« En avril 1839, le malade s'aperçut d'une diminution de
la vue à l'œil gauche, qui n'était ni enflammé ni douloureux; pourtant, peu après, quelques vaisseaux à la conjonctive s'injectèrent. (Purgatifs, sangsues; plus tard, décoctions
émollientes, collyre de zinc au laudanum, eau céleste.) Pendant ce traitement peu convenable, l'iris devint bosselé :
on soupçonna un corps étranger à cet organe, et l'on consulta
pour la première fois M. Flarer, qui trouva le malade épuisé et découragé. Il avait tous les symptômes d'une iritis
lente, sans douleur et sans photophobie ; l'écoulement des
larmes était un peu plus abondant, la conjonctive palpébrale flasque, celle du globe injecté, la sclérotique rosée ;
l'iris naturellement brun était rougeâtre, immobile et bosselé, la pupille tiraillée en dedans et en haut. ( Pilules d'un
grain de calomel et de quatre grains de jusquiame, à prendre deux par jour ; frictions d'onguent mercuriel dans la
région sus-orbitaire.) A peine le malade avait-il pris trente-
six pilules, qu'une salivation très-forte se déclara. Néan-

moins l'amélioration était remarquable; la rougeur avait disparu et la vue s'était améliorée. Le mieux-être ne dura que trois semaines; l'iritis reparut : on la combattit par les frictions d'onguent mercuriel. Le malade en avait à peu près usé trois onces, lorsqu'il perdit complétement la vue. »

« Il s'était formé, au bord ciliaire de l'iris, en bas et en dehors, deux excroissances brunes, jaunâtres, piriformes, fortement appliquées contre la cornée, et s'élevant peu à peu jusqu'à recouvrir toute la pupille; presque toute la chambre antérieure était remplie par ces deux condylomes; pourtant le malade n'éprouvait que peu de douleur, et pouvait encore percevoir distinctement la lumière. M. Flarer prescrivit alors vingt-quatre pilules composées de six grains de sublimé corrosif, de quatre grains d'opium et d'un gros d'extrait de gentiane, à prendre une pilule tous les soirs et frictions mercurielles au-dessus de l'orbite. Sous l'influence de ce traitement, les condylomes disparurent, ainsi que l'inflammation; l'œil paraissait guéri, sauf la vue, qui était faible, et la sclérotique, qui conservait une couleur jaunâtre sale. Le malade avait pris en tout douze grains de sublimé corrosif, lorsque les médecins ordinaires, qui avaient de l'antipathie pour le mercure, le firent supprimer. Quatre mois après, l'inflammation reparut, et le malade, de son propre chef, eut de nouveau recours au sublimé, qui fut pris d'une manière peu régulière, parce que les médecins de la maison s'y opposaient toujours. »

« La vue, et même toute perception de lumière, était perdue en mars 1840, et il s'était formé, en dehors et en haut, une tumeur à la sclérotique du volume d'une noisette; la conjonctive était boursouflée et couvrait les deux tiers de la cornée; on ne voyait plus rien de l'iris. Il n'y avait de douleurs ni à l'œil ni à la tête; pas de photophobie ni de larmoiement. On fit de nouveau prendre le sublimé à la dose d'un quart de grain par jour, et l'on mit le malade à une diète sévère. Néanmoins la tumeur augmenta peu à peu de volume, et occasionna une pression fatigante sur les parties voisines ; l'appétit, les forces, l'embonpoint et le courage se perdirent ; un testicule s'enflamma de nouveau ; des taches de cuivre-jaune couvrirent le cou, la poitrine et le dos ; tantôt il y eut diarrhée, tantôt constipation. La tumeur avait refoulé, et même recouvert les deux paupières ; elle finit par se rompre, et donna lieu à un ulcère calleux, à sillons profonds, et creusé au point d'admettre le bout du doigt ; son fond était gris, et il s'en écoulait une sanie âcre. Le sublimé corrosif était employé sans le moindre effet : on le remplaça par l'huile essentielle de térébenthine, dont le malade prit, toutes les vingt-quatre heures, pendant huit jours, un gros et demi, dans six onces d'émulsion d'amandes. La tumeur ulcérée avait acquis le volume du poing, et était devenue douloureuse au point de priver le malade de sommeil. Dans cet état de choses, on avait déjà proposé plusieurs fois l'extirpation de l'œil malade, et le malade la demandait avec instance. »

« M. Flarer, avant d'entreprendre cette opération, qui d'ailleurs n'aurait changé en rien la maladie syphilitique, proposa encore une consultation avec le vieux docteur Pollini. On prescrivit à l'intérieur une bouteille de la décoction de Pollini, et des lotions sur les taches cuivrées avec la même décoction fraîchement préparée, et l'on couvrit l'œil avec des cataplasmes émollients. L'amélioration était déjà sensible au bout de trois jours, en ce que l'appétit était revenu. Le huitième jour, la conjonctive s'affaissa, la céphalalgie disparut, l'ulcère diminua, prit un meilleur aspect, et les forces revinrent. Le malade paraissait déjà guéri après avoir bu vingt-quatre bouteilles ; mais pour plus de sûreté, on lui en fit prendre douze autres. Depuis cette époque, il continua de jouir d'une santé parfaite ; l'ulcère se ferma, et donna lieu à une cicatrice allongée sur la sclérotique ; la cornée redevint transparente ; mais le globe est atrophié ; néanmoins il est mobile et très-propre à recevoir un œil artificiel. » (1)

Avant de faire ressortir de cette importante observation les utiles enseignements qu'elle renferme, avant de déduire les conséquences théoriques et thérapeutiques qui en découleront, je crois devoir appeler l'attention sur la paralysie des muscles du côté gauche de la face ; je me demande si cette paralysie constitue un accident à part, distinct de la maladie spécifique, une coïncidence fortuite, ou bien s'il ne serait pas possible de la rattacher à une origine syphilitique, bien qu'elle ait cédé à des purgatifs et qu'elle se soit manifestée peu après l'apparition du chancre de la verge. Je serais porté à la regarder comme étant de même nature que la paralysie évidemment vénérienne des observ. 23 et 24, en raison de ces végétations fongueuses dont se couvre si prématurément l'ulcère primitif, et de la rapidité avec laquelle un symptôme secondaire, l'ulcère du palais, apparait et révèle la formation hâtive de la diathèse syphilitique.

Je ferai encore remarquer cette forme végétative que la vérole a affectée dès le début, et qui indiquait déjà la tendance à se rapprocher du cancer par le développement d'excroissances fongoïdes.

A l'ulcère primitif, on n'oppose qu'un traitement local peu convenable. Malgré l'apparition d'un chancre à la voûte palatine, les moyens généraux se bornent à l'emploi de la douce-amère et de la salseparaeille. Qu'arrive-t-il ? Les symptômes extérieurs ne s'effacent que pour un temps fort court: ils reparaissent, et la chute des cheveux et de la barbe témoigne d'une intoxication de plus en plus profonde ; les testicules s'engorgent alternativement, et restent le siége d'une tumeur circonscrite, mais dure, et qui ne se résout pas. Des

_____

(1) *Medicinische Jahrbucher des œster-reichischen staates*, analysé dans la *Gazette médicale*, année 1841, *p.* 632.

désordres altèrent l'appareil de la vision : d'abord simplement nerveux, ils consistent en un affaiblissement de la vue, en un commencement d'amaurose, et semblent faire le pendant de la paralysie de la face qui a précédé le chancre de la région buccale. Bientôt la conjonctive s'injecte, et une phlegmasie spécifique, s'emparant de l'iris, rend cette membrane rougeâtre, bosselée, et en déforme l'ouverture. Un traitement mercuriel détruit cette inflammation, et rétablit la vision avec une merveilleuse facilité. L'abandon prématuré des mercuriaux a pour conséquence la récidive de l'iritis. La perte de la vue suit la formation, sur le bord ciliaire de l'iris, de deux condylomes bruns-jaunâtres, dont le volume, en s'accroissant, ne tarde pas à obscurcir toute la chambre antérieure de l'œil. Le mal semble reproduire dans l'œil les végétations fongueuses de l'ulcère du pénis. Malgré la gravité de ces altérations, il suffit de douze grains de sublimé pour résoudre complétement ces tumeurs et rétablir de nouveau la vue.

Cependant la conjonctive conservait un aspect jaunâtre, une teinte sale. La maladie était déjà trop ancienne pour avoir cédé à un traitement de courte durée, mais les médecins ordinaires du malade, à qui des préjugés de doctrine rendaient le mercure suspect, se hâtent d'en suspendre l'emploi. Quatre mois après, s'élève sur la sclérotique une tumeur volumineuse; la vue se perd pour toujours; la conjonctive se boursoufle, la tumeur s'accroît rapidement, comprime les parties voisines, refoule les paupières, et bientôt les recouvre ; enfin elle se rompt, et se creuse en un ulcère calleux, à sillons profonds, assez large pour admettre le bout du doigt.

En même temps, et comme pour ne laisser s'établir aucun doute sur la nature de cette excroissance, si semblable en apparence à un vrai carcinome, des taches cuivrées se répandent sur le cou, la poitrine et le dos ; bientôt les forces

déclinent ; le malade s'amaigrit, tourmenté par des alternatives de diarrhée et de constipation. La tumeur acquiert
le volume du poing, et par les douleurs qu'elle occasionne,
elle prive le malade de sommeil. A la veille d'une opération
urgente et jugée indispensable, on tente l'usage de la décoction de Pollini, et sous l'influence de cette préparation
prise à l'intérieur et appliquée en lotions sur les taches cuivrées, un travail curateur s'établit, qui, en peu de temps,
opère la résolution du carcinome, et la guérison radicale de
tous les symptômes syphilitiques.

Quelles conclusions tirer de ces faits ? Celles-ci d'abord
que ces altérations si diverses, la plupart si graves, déri-
vaient d'une seule et même source : la diathèse syphilitique.
Ulcération primitive, gonflement des testicules, ulcère du
palais, alopécie, amaurose, iritis, condylomes ciliaires,
tumeur scléroticale, carcinome de l'œil, macules du derme,
n'étaient tous que des métamorphoses de la même maladie ;
la plupart, que des emprunts faits par elle aux symptômes
ordinaires des organes qu'elle affectait ; autant de masques
sous lesquels il fallait aller reconnaître, pour la détruire,
cette changeante syphilis.

On ne saurait accuser le mercure d'être entré pour quelque chose dans la production de ces accidents : il n'avait pas
été employé au début, et toutes les fois qu'on a eu recours
à lui, son action s'est manifestée par une amélioration
prompte.

Un enseignement qu'il ne faut pas laisser perdre, ressort
encore de cette observation : c'est que, dans les cas graves,
opiniâtres, où le virus semble avoir imprégné l'organisme
jusque dans ses derniers éléments, il faut, ainsi que Delpech en a judicieusement émis le précepte, insister des mois
entiers, des années sur l'usage, d'ailleurs convenablement
surveillé, des préparations mercurielles ou autres spécifiques.

Des doctrines d'école, des préjugés théoriques, des anti-pathies systématiques, ont trop souvent soulevé les tempê-tes, accumulé les nuages dans le domaine de notre art. Malheur à ceux qui, dans la pratique, ne rejettent pas loin d'eux les idées préconçues! leur jugement se fausse, et ils sont précipités dans des erreurs funestes à leur considéra-tion, plus funestes encore aux malades!

C'est ainsi que, dans l'observation du docteur Flarer, des préventions erronées ont aveuglé les médecins ordinaires du malade, au point de leur faire proscrire les mercuriaux comme à plaisir, et au moment même où leur action se montrait aussi rapide que salutaire.

La tumeur de l'œil pouvait être aisément confondue avec le carcinome de cet organe : elle en avait tout le caractère. Implantée sur la sclérotique, elle refoule, et couvre, par son volume croissant, les deux paupières; elle s'abcède, et donne lieu à un ulcère calleux, à bords profonds, à large cavité, à fond grisâtre, d'où s'écoule une sanie corrosive. Ce cham-pignon ne tarde pas à acquérir le volume du poing, et à cau-ser une continuelle insomnie par les douleurs dont il est le siége.

J'ai fait déjà remarquer les fongosités dont s'est couvert l'ulcère initial, les condilomes qui se sont élevés plus tard sur les bords ciliaires de l'iris, la tendance qu'a eue la sy-philis à prendre, dès le début, la forme végétative. Le car-cinome de la sclérotique a été l'exagération la plus extrême de cette tendance : il rappelle ces choux-fleurs énormes qu'il n'est pas rare de voir se développer sur les lèvres vaginales de certaines femmes profondément contaminées.

Quant au diagnostic, il offrait, dans ce cas, peu de dif-ficulté. La nature semble s'être attachée à en accumuler les éléments. Outre la série presque non interrompue d'acci-dents évidemment syphilitiques : ulcération buccale, alopé-cie, amaurose, iritis chronique, au moment même où la tumeur de l'œil se change en végétations carcinomateuses et en ulcère d'aspect cancéreux, deux signes, l'un nouveau, l'autre momentanément disparu, éclatent ou se reproduisent comme pour démontrer la nature syphilitique de la dégénérescence scléroticale, je veux dire l'engorgement testiculaire d'une part, de l'autre, les taches cuivrées éparses sur le cou, la poitrine et le dos.

Le diagnostic était donc facile dans ce cas. Est-il déraisonnable d'admettre qu'une tumeur du même genre puisse se former et ne pas s'accompagner de signes de syphilis aussi nombreux? Non, certes; et dans la pratique, bien des tumeurs de ce genre ont peut-être été méconnues et regardées comme cancéreuses. Dans cette catégorie, je serais porté à ranger quelques-uns de ces cancers heureusement opérés dont la guérison n'a été suivie d'aucune récidive.

En l'absence de signes actuels de vérole constitutionnelle, le diagnostic de ces carcinomes, pour être plus ardu, ne doit pas être considéré comme tout à fait impossible à obtenir. Des indices de vérole larvée, si légers qu'ils fussent, devraient, dans ces conjonctures, être précieusement recueillis. Si j'avais à traiter un carcinome de l'œil ou de tout autre organe, il me suffirait d'obtenir du malade l'aveu d'une infection antérieure, à plus forte raison d'établir une série générique d'accidents secondaires, pour m'y rattacher comme à une chance de salut, et pour m'imposer le devoir, avant de conseiller toute opération chirurgicale, d'employer avec persévérance un ou plusieurs des énergiques agents contenus dans l'arsenal thérapeutique des maladies vénériennes.

### §. III. SYPHILIS SIMULANT LE CANCER DES LÈVRES.

Je signalerai ici brièvement certaines circonstances, heureusement exceptionnelles, dans lesquelles l'ulcère vénérien, méconnu et traité par des moyens peu convenables, peut prendre les apparences du cancer. Cela arrive lorsque la transmission a lieu d'une lèvre contaminée à la lèvre d'une personne saine, soit dans un baiser lascif *(quœ omnium maxime periculosa est, si lascivientes juvenes calida figant basia mulieribus quœ ulcera venerea in ore habent linguis micantibus)* (1), soit dans un baiser donné par la tendresse la plus pure. Biett citait, dans ses cours, l'exemple d'un commerçant qui, à la suite d'un baiser lascif, contracta aux lèvres un ulcère dont il ne s'aperçut pas. Sur le point de partir pour un voyage, il embrassa sur la bouche sa nièce, jeune enfant de 12 ans, qui fut atteinte quelques jours après de la même maladie. (2)

En rappelant ce fait dans une note de ma traduction du poème de Fracastor, j'ajoutais : « Il y a, dans ce dernier mode d'infection, dans cette greffe d'un fruit ordinaire de la débauche sur la lèvre pure et angélique d'un enfant, quelque chose de hideux, d'atroce, d'autant que la maladie est alors fort insidieuse, ne consistant qu'en une pustule plate fixée à la commissure des lèvres (Cazenave), et qu'elle passe souvent inaperçue. La victime s'endort dans une dangereuse, mais inévitable sécurité, et lorsque l'ulcère a étendu ses progrès, ou bien la constitution tout entière est infectée, ou bien l'état local des parties donne lieu à de funestes méprises, et parfois le mal a pu être pris pour un cancer par de très-habiles chirurgiens. »

Dans ces circonstances, tout concourt à égarer le diagnostic : l'âge de la victime, sa candeur, son innocence, non moins que les altérations diverses qu'un traitement inopportun peut avoir produites dans la physionomie de l'ulcère. A quels signes faudra-t-il demander quelque clarté au milieu de pareilles ténèbres, à quelles sources puiser quelque utile avertissement ? S'agit-il d'un jeune enfant ? Si l'âge n'a

(1) Van Swieten.
(2) Cazenave, *Traité des syphilides*, p. 109.

pas permis la supposition d'une maladie vénérienne, ne doit-il pas également ne faire admettre qu'avec réserve le développement d'une affection cancéreuse? le cancer est fort rare durant les premiers vingt ans de notre vie. Cette rareté nous fait une loi d'étudier très-soigneusement la physionomie de ces ulcères d'apparence cancéreuse, d'en analyser tous les éléments, d'en rechercher l'origine, la marche, de tenir compte enfin des moindres circonstances. Une des plus importantes serait l'existence sur la plaie labiale d'un ou de plusieurs points en voie de cicatrisation, ou déjà cicatrisés. J'attacherais beaucoup de prix à cet élément de diagnostic. L'ulcère syphilitique a une tendance à ces cicatrisations partielles. Il n'en est point ainsi dans le cancer ulcéré. Ce signe seul a suffi à Delpech pour éclairer d'une lumière inattendue un de ces cas obscurs qui nous occupent, et pour lui faire substituer le mercure au fer dont il allait armer sa main.

A une époque plus ou moins éloignée de l'enfance, et à mesure que l'on se rapprochera davantage de l'âge mûr, la syphilis larvée pourra plus facilement alors être confondue avec le vrai cancer. Mais sans ignorer que celui-ci affecte de préférence l'âge mûr, gardons-nous d'oublier que la vérole s'y montre bien plus fréquemment encore, et quel que soit l'ulcère que nous ayons à traiter dans cette période de la vie, ne négligeons jamais d'examiner s'il ne serait pas d'origine syphilitique.

J'ai dû raisonner dans l'hypothèse que le mal étant tout local, aucun signe d'infection générale ne se serait manifesté. Mais si, concurremment avec lui, des symptômes secondaires existaient : exostoses, douleurs nocturnes, syphilides, le diagnostic, en cet état de choses, aurait perdu son obscurité.

§. IV. SYPHILIS SIMULANT LE CANCER, SOIT DE LA LANGUE, SOIT DES AMYGDALES, DU LARYNX, DU PHARYNX OU DE L'ŒSOPHAGE.

De pareils ulcères peuvent se rencontrer sur d'autres points de la muqueuse buccale, sur les bords de la langue, sur les amygdales, au larynx, au pharynx, à l'entrée de l'œsophage. La majeure partie des considérations qui précèdent leur est applicable. C'est de ces ulcères néanmoins que M. Cayol a écrit : « Certains ulcères vénériens, larges, profonds, douloureux et exaspérés par un mauvais traitement, ont été pris quelquefois pour le squirrhe, ou le cancer du pharynx. Outre les signes commémoratifs, qui suffisent presque toujours pour reconnaître la nature de ces ulcères, on sait qu'ils ont une marche plus rapide, plus aiguë que celle des ulcères cancéreux, et l'on remarque à leur surface une sorte de couenne grisâtre ou blanchâtre qui leur est particulière. » (1)

Ici retrouve sa place l'observation par nous déjà relatée sommairement sous le n° 54 (observ. 49 du *Traité de la phthisie laryngée* de MM. Trousseau et Belloc), et que je crois devoir reproduire maintenant *in extenso* :

« M. P..., âgé de 54 ans, contracta en 1828 des chancres syphilitiques. Il en fut guéri par un traitement local et un traitement mercuriel qui dura peu de temps. Un an après, sans s'être de nouveau exposé à l'infection vénérienne, il ressentit un mal de gorge violent. Le médecin qu'il consulta reconnut une angine syphilitique ulcéreuse, et prescrivit un traitement mercuriel complet. Le mal guérit, mais la gorge redevint malade peu après : elle se remplit de végétations dures et arrondies. Le voile du palais se souda à la partie postérieure et supérieure du pharynx ; la voix s'altéra, devint rauque,

(1) *Clinique médicale*, p. 430.

puis s'éteignit ; enfin il survint un état habituel de dyspnée. Ces symptômes effrayants furent combattus par des applications locales de nitrate acide de mercure , par des gargarismes de toute sorte, par des applications réitérées de sangsues, par la saignée, par des vésicatoires *loco dolenti*, par le séton à la nuque, et à l'intérieur, par des mercuriaux répétés coup sur coup, par la tisane de Feltz , par les biscuits d'Ollivier, par le muriate d'or. On obtenait un amendement momentané pendant l'été ; mais l'hiver, les accidents revenaient avec une violence nouvelle, et depuis le commencement de l'année 1835 , M. P... n'obtenait aucun amendement et semblait devoir bientôt périr d'asphyxie. »

« Au mois de mai 1835, il consulta M. Marjolin, qui l'adressa à M. Trousseau. En faisant ouvrir largement la bouche du malade, on apercevait les végétations et les altérations décrites plus haut. En portant profondément le doigt dans le pharynx et jusqu'au delà de l'épiglotte , on sentait une masse de tumeurs irrégulières et anfractueuses qui assiégeaient le larynx, et fermaient presque complétement l'œsophage. La sensation que l'on éprouvait au bout du doigt était celle que l'on éprouve quand on touche un cancer utérin profondément ulcéré. La voix était éteinte ; elle devenait rauque et caverneuse quand le malade faisait de grands efforts. La respiration était horriblement gênée ; l'air, en traversant le larynx, produisait un sifflement aigu, seulement dans le mouvement inspiratoire ; l'expiration, sans être bruyante, s'exécutait néanmoins avec peine, en ce sens que les muscles expirateurs étaient forcés d'entrer énergiquement en action. »

« L'examen de la poitrine ne permit de reconnaître aucune trace de lésion pulmonaire. Le malade, naturellement gros et coloré, avait, depuis cinq mois, maigri de plus de vingt livres ; il était faible et avait déjà perdu l'appétit. »

« Quelque grave que fût un pareil état, M. Trousseau

ne désespéra pas de la guérison, et il fut assez heureux pour l'obtenir par les prescriptions suivantes : 1° faire peu d'efforts pour parler, pour cracher et pour tousser; 2° ne s'exposer que le moins possible à l'air froid du soir ou du matin ; 3° tous les quatre jours, cautériser le pharynx et la partie supérieure du larynx, soit avec une solution de nitrate acide de mercure, soit avec une solution de nitrate d'argent, soit avec le chlorure d'or dissous dans l'acide nitromuriatique ; 4° se gargariser tous les jours avec une solution saturée d'alun; 5° tous le jours, deux fois, faire insuffler dans le larynx et dans le pharynx, de la poudre selon la formule suivante : calomel, deux grammes ; sucre candi réduit en poudre impalpable, quinze grammes. Mêlez. Se gargariser avec de l'eau simple, cinq minutes après cette insufflation ; 6° faire des fumigations de cinabre de la manière suivante : sur un petit réchaud bien allumé, projeter une pincée de cinabre pulvérisé, et en recevoir la vapeur dans un entonnoir placé dans la bouche ; répéter cette opération cinq ou six fois de suite, s'il ne survient aucune irritation pulmonaire. »

« La nature vénérienne de la maladie avait fait concevoir à M. Trousseau l'espérance d'une guérison solide : l'évènement ne la démentit pas. Deux ans après, la toux, l'expectoration, la difficulté de la déglutition, avaient depuis longtemps cessé ; l'embonpoint et les forces étaient revenus; les végétations étaient flétries et détachées; et sauf l'altération du timbre de la voix, qui datait de la première atteinte de laryngite vénérienne, il ne restait à ce malade aucune trace de cette cruelle affection. »

La filiation des accidents : chancre, angine ulcéreuse, condylomes; la série presque non interrompue des traitements spécifiques, n'ont pas laissé dans cette observation le diagnostic s'égarer un seul instant.

En dehors de ces indications précises, la soudure du voile du palais à la partie postérieure et supérieure du pharinx, eût pu faire naître des doutes sur la réalité d'un carcinome avec lequel ces végétations pharyngiennes avaient une si parfaite ressemblance. Peut-être s'y joignait-il d'autres signes de vérole confirmée : douleurs nocturnes, exostoses, etc., que l'observateur a négligé de mentionner, inutiles qu'ils étaient à l'usage qu'il avait à faire de cette intéressante histoire.

La vue et le toucher n'eussent peut-être pas suffi, en l'absence de commémoratifs ou de symptômes syphilitiques coexistants, pour éclairer complétement le médecin.

L'observation suivante, que je tire du même livre, en mettant sous nos yeux un carcinome véritable des mêmes organes, montrera avec quelle fidélité trompeuse l'affection syphilitique qui précède en avait emprunté le masque :

« Madame P..., âgée de 32 ans, fit, en août 1832, un voyage à Versailles. Après avoir couru et joué dans le parc, elle rentra chez elle avec un enrouement considérable que rien ne put modifier. Elle avait toujours joui d'une bonne santé. Aucun de ses proches n'avait été atteint de phthisie. Rien dans ses antécédents ne pouvait donner le moindre soupçon d'affection syphilitique. La santé générale resta bonne, jamais d'hémoptysie ; pas d'oppression, pas de toux. »

« En septembre 1834, l'extinction de voix devient complète. Dans les premiers jours de décembre, il y a un peu d'oppression et de l'essoufflement quand la malade marche vite. Vers le 15, l'oppression devient continuelle pendant la nuit, et la malade éprouve de temps à autre quelques accès de suffocation. Au commencement de janvier 1835, les paroxysmes deviennent de plus en plus intenses et fréquents ; quelques-uns sont portés au point de faire craindre l'asphyxie ; celle-ci est tellement imminente le 6, que la trachéotomie est pratiquée. Depuis l'instant où l'air eut un libre accès dans les poumons par l'ouverture artificielle, la malade éprouva un bien-être auquel elle n'était pas habituée. »

« Pendant cinq mois, le mieux ne se démentit pas. La malade portait constamment une canule dans la trachée, et pour parler, elle en bouchait l'ouverture avec l'indicateur. Vers le troisième mois, elle avait pu, par ce moyen, articuler quelques paroles à voix basse. En septembre, huit mois après l'opération, une tumeur qui existait dans le moment de l'opération, au côté gauche et à la partie moyenne du larynx, et qui jusque là était restée stationnaire, prend subitement un accroissement rapide, et ne tarde pas à se montrer entre la canule et le bord supérieur de la plaie. Cette tumeur s'ulcère et donne lieu à de fréquentes hémorrhagies. Le 15 novembre, la malade est prise subitement de fièvre, d'un violent point de côté et d'une toux très-fatigante. On reconnaît dans le côté gauche du thorax tous les signes rationnels d'un épanchement pleurétique. La fièvre hectique arrive, et la malade meurt vers le 10 décembre 1835. »

« *Autopsie.* Les poumons offraient en assez grand nombre des tubercules dont plusieurs étaient ramollis. Un épanchement purulent considérable occupait le côté gauche du thorax. La glande thyroïde, dont le tissu était sain, était notablement hypertrophiée. »

« Le larynx était le siége de lésions extrêmement graves : une multitude de tumeurs d'un volume variable, réunies en groupes ou isolées, occupaient tout l'intérieur du larynx, l'épiglotte et une partie de la trachée-artère ; à l'extérieur, elles faisaient une saillie considérable au-dessus de la canule et au devant du larynx, et avaient le volume d'une poire de moyenne grosseur. En ce point, elles étaient inégales, anfractueuses, et la peau qui les recouvrait était d'un rouge livide, amincie et ulcérée. Sur les parties latérales, du côté gauche principalement, et au devant du corps thyroïde, on voyait, disséminées dans le tissu cellulaire, une multitude de petites tumeurs analogues. A l'intérieur du larynx, dans les points que n'occupaient pas les tumeurs, la membrane muqueuse était ulcérée et comme fongueuse. Le ligament aryténo-épiglottique du côté droit, était dans l'état sain, à cela près d'un peu de gonflement dans la membrane muqueuse; celui du côté gauche était converti en une masse irrégulière de la même nature que les tumeurs. Les cartilages propres du larynx étaient brisés et se retrouvaient en petits fragments au milieu des tumeurs. Les deux amygdales, un peu gonflées, étaient saines d'ailleurs. L'œsophage, à son origine, était rétréci au point qu'il n'avait plus que deux lignes de diamètre. En incisant ces tumeurs diverses, on reconnaissait que les unes (et c'était le plus petit nombre) consistantes et criant sous le scalpel, avaient à peu près la couleur de la chair d'un marron d'Inde, et une humidité qui les rapprochait plus des tumeurs encéphaloïdes que des tumeurs tuberculeuses, tandis que la netteté et la couleur de leur tranche les rendaient plus analogues aux ganglions tuberculeux; les autres étaient ramollies, et étaient converties en une bouillie jaunâtre, ressemblant assez bien à du fromage de Brie diffluent. M. Cruveilhier, à qui la pièce pathologique fut montrée, considéra l'affection comme étant de nature cancéreuse. » (1)

A une certaine période de leur développement, que d'analogie dans les deux espèces de tumeurs, la syphilitique et la cancéreuse, dont les précédentes pages offrent le tableau! et cependant quelle différence dans le traitement et dans l'issue des deux maladies! A quoi tient la diversité des résultats? A ce que, dans le premier cas, le mal a été jugé syphilitique, cancéreux dans le second. Dans tous les deux, leur siége s'établit à peu près sur le même point; leur physionomie extérieure est presque identique. Les végétations cancéreuses ulcérées donnent lieu à des hémorrhagies ; certains condylomes syphilitiques ulcérés, certains chancres fongueux saignent pareillement avec facilité : celui de l'observ. 84 en est la preuve. Ce signe n'eût pas suffi pour les différencier. Les deux espèces s'écartent davantage l'une de l'autre, en ce que l'affection cancéreuse, soit qu'elle hypertrophie les tissus et les endurcisse, soit qu'elle les ramollisse et les détruise, ne permet à aucun travail cicatriseur de réparer les ravages qu'elle produit. C'est une œuvre de destruction absolue, tandis que l'affection vénérienne qui, comme la cancéreuse, désorganise, hypertrophie, ulcère et ronge les tissus, permet cependant encore à l'organisation de réparer les pertes qu'elle lui fait subir, réparation dont témoignent les cicatrices partielles, les soudures, les brides qui se montrent au voisinage des ulcérations syphilitiques. Cette différence entre deux maladies si redoutables, quoique à un degré inégal, me semble d'une grande valeur diagnostique, et l'on ne saurait, je le répète, y attacher trop d'importance, dans l'appréciation de ces cas obscurs où la syphilis se confond avec le cancer. C'est une question de curabilité ou d'incurabilité, de vie ou de mort.

Rien dans les antécédents de Madame P.... ne pouvait donner le moindre soupçon d'affection syphilitique. En praticien expérimenté, M. Trousseau avait porté son attention sur ce point capital. Le passé de la malade était pur ; la maladie fut jugée au-dessus des ressources de l'art, c'est-à-dire que si la vie de cette dame, celle de son mari et de ses ascendants eussent autorisé le moindre soupçon, M. Trousseau n'eût pas hésité à fonder sur ce soupçon, quelque léger qu'il fût, des chances de salut, et à opposer à cette terrible maladie l'énergique spécificité des iodures et des mercuriaux.

En présence de ces affections graves, rebelles aux médications ordinaires, dont la nature est si souvent enveloppée

d'un voile, et qui, selon les paroles de Bossuet, *déconcertent notre art et confondent notre expérience*, l'idée d'une
syphilis larvée doit toujours se présenter à notre esprit et
présider à nos recherches. Un oubli sur ce point seraitplus
qu'une faute. Parvenir à reconnaître que de pareilles affections sont d'origine syphilitique, c'est assurer leur guérison. Que de succès inespérés ont été la conséquence de cette
découverte ! J'en ai relaté déjà d'assez nombreux exemples.
Le fait suivant en fournira une preuve nouvelle.

§. V. SYPHILIS SIMULANT LE CANCER DES INTESTINS.

OBSERVATION 120. *Squirrhe syphilitique des intestins.*

*Sympt. ant.* Non précisés. — *Sympt. diagn.* Les commémoratifs.
Mercuriaux. — Guérison.

« Un homme d'une haute intelligence, accoutumé aux
travaux de l'esprit, présentait depuis plus de deux ans les
apparences d'une lésion intestinale grave. Lié avec ce que
la France a de médecins les plus distingués, il avait pris
successivement leurs conseils. Les uns pensaient que c'était
un rétrécissement de l'intestin, d'autres une entéralgie.
Toujours était-il qu'aucun moyen n'avait même diminué son
mal, qu'il éprouvait toujours la même douleur dans le
flanc, qu'il était condamné à se priver presque entièrement
d'aliments solides, car quelques heures après leur ingestion, les souffrances étaient intolérables, et persistaient
ainsi une, deux et trois heures. Ni les bains ni les calmants
divers n'avaient d'action sur elles. Le malade était tombé
dans le dernier degré de faiblesse et de maigreur ; son énergie morale était éteinte. »

« C'est dans une telle occurrence que, de lui-même, il
songea à une syphilis pour laquelle il avait fait autrefois un
traitement insuffisant, et qu'il communiqua au docteur Miquel le parti qu'il avait pris d'avoir de nouveau recours à

quelque préparation mercurielle. Il fut soumis aux bains de
deuto-chlorure de mercure. A peine eut-il fait usage de ces
bains pendant une semaine, qu'il éprouva une amélioration
sensible, qui augmenta progressivement ; il n'était encore
qu'au milieu de son traitement qu'il se considérait déjà
comme guéri : il ne ressentait plus aucune douleur, ses digestions étaient parfaites, son embonpoint et sa gaîté revenus. » (1)

Qu'il y ait eu, dans ce cas, contracture de quelque portion musculaire de l'intestin, névralgie ou altération organique, je ne saurais le déterminer; mais il est plus que probable que la syphilis en était le génie caché. En vain me
dira-t-on que du succès du sublimé, je ne puis d'une manière absolue conclure à la nature syphilitique du mal qui a
été guéri : jusqu'à ce qu'on m'ait produit des faits d'affection intestinale aussi grave, aussi rebelle à tout traitement,
aux bains, aux calmants, etc., et s'accompagnant de douleurs aussi intolérables et d'un marasme aussi avancé,
qu'en l'absence bien constatée de tout antécédent syphilitique, le mercure ait guérie avec une si merveilleuse rapidité, je persisterai dans l'opinion que j'ai déjà émise, et je
répéterai : *Quoties remediis consuetis morbi non profligan-*
*tur, ad* καχοτθειαν, *Galeni consilio, est recurrendum.*
Si l'on eût agi d'après cette loi dans le cas qui précède,
les médecins, et non le malade, auraient eu l'honneur de la
guérison.

Ne nous étonnons cependant point de l'obscurité qui environne le diagnostic dans ces cas où la syphilis établit le
théâtre de ses métamorphoses sur les organes abdominaux,
ou dans d'autres organes profondément situés. Nous allons
voir que sur des points accessibles à notre doigt et à nos
yeux, la clarté a souvent bien de la peine à se faire.

(1) Miquel, *Bulletin de thérapeutique*, t. x, p. 437.

Je n'ai rien à ajouter à ce que j'ai écrit sur la possibilité de confondre les excroissances syphilitiques de l'arrière-gorge avec le carcinome, soit du larynx, soit du pharynx, soit de l'œsophage. Je passe à l'autre extrémité du tube digestif, et j'acquiers la conviction que, maintes fois, des tumeurs vénériennes de l'anus ont été prises et traitées pour un cancer du rectum.

### §. VI. SYPHILIS SIMULANT LE CANCER DU RECTUM.

« Les ulcères vénériens de l'anus (ainsi que l'ont écrit Bayle et M. Cayol), négligés ou traités par des remèdes qui leur sont contraires, déterminent quelquefois un engorgement tout à fait semblable au squirrhe du rectum. Cet engorgement, parvenu à un certain volume, rétrécit l'anus, et ne s'oppose pas moins que le véritable squirrhe à l'excrétion des matières fécales. L'ulcère qui y a donné lieu s'étend de plus en plus, perce le rectum, puis le vagin, et produit finalement les mêmes désordres que le cancer du rectum ou de la matrice. »

« Lorsqu'on ouvre des sujets qui sont morts dans le marasme par suite de pareils ulcères, on n'y observe point les dégénérescences qui constituent le squirrhe; dans quelque endroit qu'on incise les parois de l'ulcère et les parties engorgées, on les trouve formées par une substance charnue, rougeâtre, infiltré çà et là de sérosité, et fort analogue à celle qui forme les parois de tous les ulcères anciens qui ne sont pas cancéreux. »

« Ces sortes d'engorgements nous paraissent être le résultat d'une phlegmasie chronique du tissu cellulaire, entretenue par l'ulcère vénérien. Leur fréquence, et la ressemblance parfaite qu'ils ont quelquefois avec les squirrhes, expliquent assez pourquoi plusieurs praticiens, à l'exemple de Morgagni (*Epist.* XXXII, *Art.* 9.), ont cru pou-

voir guérir les squirrhes du rectum par le traitement antivénérien. »

« Les mercuriaux opèrent en effet des guérisons surpre-
nantes, et nous pourrions dire merveilleuses, dans certains
cas. Nous avons vu des engorgements de cette espèce très-
durs, très-volumineux, quelquefois même ulcérés, se résoudre complétement, et les malades réduits au dernier degré
de marasme, après plusieurs années de souffrance, revenir,
pour ainsi dire, des portes du tombeau, par l'effet du traitement antivénérien. Mais ces mêmes remèdes sont toujours
inutiles, de quelque manière qu'on les administre, lorsque
la maladie est véritablement squirrheuse. » (1)

Dans son *Traité de pathologie externe et de médecine opératoire*, M. Vidal (de Cassis) a tenu récemment le même langage : « Les indurations vénériennes simulent quelquefois le
squirrhe du rectum de la manière la plus complète.... J'ai
traité, dit cet auteur, à Lourcine, une femme portant une
de ces indurations qui avait considérablement rétréci le rectum, et surtout l'anus. Là étaient des bosselures, des tumeurs
d'une dureté extraordinaire, qui, entourant l'anus, semblaient prolonger le rectum au dehors. Après avoir administré un traitement mercuriel méthodique, j'extirpai les tumeurs qui bordaient l'anus, ce qui me permit l'introduction de mèches dont j'augmentai progressivement le diamètre, et j'obtins ainsi, par la combinaison du traitement
général, de l'extirpation et de la compression, une cure complète. Serait-il bien difficile de faire passer ce cas pour une
guérison de squirrhe du rectum? »

« Un chirurgien devra, dans tous les cas d'affections
graves du rectum, aller à la recherche des antécédents. S'il
sait interroger le malade, presque toujours dans les cas qui
ressemblent à ceux que je viens de citer, il apprendra que
d'autres symptômes vénériens ont existé; le plus souvent

(1) Cayol, *loc. cit.*, *p.* 422.

aussi, il découvrira que nul traitement antérieur n'a été fait, ou qu'il n'a pas été dirigé convenablement. » (1)

Au lieu de rester bornées à la marge de l'anus et à la portion des parois intestinales la plus voisine de cet orifice, ces végétations, ces fongosités syphilitiques peuvent se développer à plusieurs centimètres de hauteur dans l'intérieur du rectum, et en obstruer le passage de manière à simuler une des plus redoutables maladies du domaine chirurgical : le rétrécissement du rectum. Ceux-là surtout y seront exposés, que des habitudes de pédérastie ont conduits au dernier degré de la crapule et de l'infamie. La cautérisation ou l'excision peut avoir fait justice des dégénérescences extérieures ou intérieures voisines de l'anus ; mais des restes de l'affection ont pu échapper à l'opérateur, placés qu'ils étaient au sommet de cet entonnoir anormal que présente chez ces individus la fin du rectum.

A la rigueur, n'est-il pas possible que des chancres indurés, des engorgements, des végétations, surgissent à l'extrême limite de cette portion de l'intestin, si abominablement détournée de ses usages naturels, de même qu'on voit la vérole, dans quelques cas, fixer ses premières manifestations sur l'orifice utérin, ou dans le cul-de-sac que les parois vaginales forment autour du col de la matrice? Si cette dernière supposition se réalisait, elle répandrait plus de difficultés sur le diagnostic, en entourant le mal d'une plus grande obscurité. Cependant il sera toujours possible, je crois, de soulever le voile. Et d'abord, la forme particulière du rectum fournira déjà un premier indice, indice d'une grande valeur, car cette forme anormale conduira le praticien à une enquête sur le passé, et l'autorisera, même en présence de dénégations obstinées, à mettre la maladie sur la pierre de touche. (L'épreuve des spécifiques : mercure, io-

(1) Vidal ( de Cassis ), *Traité de pathologie externe et de médecine opératoire*, t. IV, p. 422.

dure de potassium, etc. , a répondu affirmativement dans tous les cas de cette nature que j'ai recherchés et lus dans les auteurs. En outre, il sera bien rare que des symptômes analogues ne se rencontrent pas au pourtour de l'anus; car je ne les y ai supposés absents, qu'afin de pousser à l'extrême les difficultés du diagnostic.

L'origine syphilitique du rétrécissement une fois constatée, le succès de la thérapeutique deviendra en général facile, tandis que les coarctations intestinales, fibreuses, carcinomateuses, hypertrophiques, ou autres de ce genre, opposent à nos moyens un obstacle à peu près insurmontable, et dont la mort est la conséquence en quelque sorte inévitable.

L'observation suivante appuiera les considérations que je viens de présenter.

OBSERVATION 121. *Syphilis simulant le cancer du rectum.*

« Le nommé F. J..., âgé de 29 ans, journalier, d'un tempérament lymphatique, entra dans les salles de clinique chirurgicale de l'hôpital Saint-Éloy. Livré à toute espèce de libertinage, il a été affecté de plusieurs syphilis. Des ulcérations à la verge, au périnée et au pourtour de l'anus, en même temps que de nombreuses végétations intra-rectales, signalaient une infection constitutionnelle. Ce malade subit plusieurs traitements incomplets et infructueux. »

« En 1842, les évacuations alvines devinrent rares et très-pénibles ; elles s'accompagnaient de douleurs et d'un vif sentiment de brûlure au podex ; les selles étaient glaireuses et sanguinolentes. La constitution du sujet se détériora, et lors de son entrée à l'hôpital, il était maigre, pâle, sans appétit, en proie à des souffrances continues. »

« Le doigt, introduit dans le rectum à travers une masse de végétations, y constate, à trois centimètres au-dessus du sphincter, un rétrécissement qu'il ne peut franchir, et dont

il est impossible de préciser exactement la nature. On sent
à la fois des bosselures, des fongosités et des brides saillantes
qui obstruent le canal. Le doigt est retiré souillé de sang
et de mucosités purulentes. »

« Tenant pour nuls les traitements incomplets, mal exécu-
tés et plusieurs fois interrompus , auxquels le malade s'é-
tait soumis , M. J. Benoît jugea convenable de recommencer la médication spécifique sur de nouvelles bases, se réservant , si le mercure n'amenait pas de changement heureux, de recourir à l'iodure de potassium, dont il obtenait
dans le même temps des effets remarquables sur d'autres
sujets. En conséquence, il prescrivit les pilules d'onguent
mercuriel, les sudorifiques et un régime léger. (1ᵉʳ mars
1845). Des mèches chargées de cérat belladonisé furent
portées dans le rectum. »

« Le malade, étant l'objet d'une surveillance particulière,
se conforme exactement à toutes les prescriptions , aussi
l'amélioration est bientôt manifeste. Le 16 mars, les végétations sont flétries ; les excrétions s'accomplissent sans douleurs et avec moins d'efforts. Les mèches belladonisées sont
remplacées par des mèches couvertes de mercure , d'un volume graduellement grossissant. Quarante-neuf jours de ce
traitement suffisent pour restaurer les forces du sujet.
Quelques cautérisations détruisent les restes des excroissances syphilitiques. L'expulsion des matières est aisée et indolente , et quoique le rectum n'ait pas repris tout à fait son
ampleur normale, F. J. quitte l'hôpital, ne désirant aucune
autre amélioration dans son état. » (1)

(1) J. Benoît, professeur à la Faculté de médecine de Montpellier,
*Nouvelle méthode opératoire pour la cure des rétrécissements du
rectum* , p. 48.

## §. VII. SYPHILIS SIMULANT LE CANCER DE LA VERGE.

La conduite à tenir sera la même dans les cas, peut-être plus nombreux qu'on ne l'a cru jusqu'ici, où le cancer couvre de son masque des ulcères de la verge, et surtout des végétations syphilitiques, soit du prépuce, soit du gland, trop longtemps négligés ou dénaturés par des topiques intempestifs. Car tout comme le cancer peut offrir à son début les caractères du chancre induré, de même de vieux chancres, véritables loups syphilitiques, peuvent s'entourer d'indurations squirrheuses, se couvrir de végétations fongoïdes. Combien ne sera-t-on pas heureux, si, toujours en garde contre le génie protéiforme dont nous poursuivons les transformations, on découvre, en interrogeant scrupuleusement le passé, en provoquant les détails les plus minutieux sur le début, la marche, les altérations graduelles du mal; si, dis-je, on découvre des racines syphilitiques à une affection que soi-même on avait jugée au premier coup-d'œil, ou que des praticiens avaient déjà déclarée provenir du développement de la diathèse cancéreuse! Découvrir la véritable origine du mal, c'est épargner à la victime les horreurs d'une mutilation presque aussi souvent inutile que dangereuse. Peu d'opérés, on le sait, survivent à l'amputation de la verge; et parmi ceux qui échappent aux périls imminents de l'opération, la plupart traînent désormais une misérable vie, que terminent bientôt d'incurables chagrins, et trop souvent le suicide.

On a remarqué que le cancer du pénis était, moins que les cancers des autres organes, sujet à récidiver. Cette circonstance l'a fait considérer par M. Roux comme étant une affection locale plus indépendante de la diathèse cancéreuse. Pourquoi cette surprenante exception? ne l'expliquerait-on pas mieux en supposant que l'on a plus d'une fois pratiqué, soit des cautérisations profondes, soit des amputations de la verge, pour des végétations vénériennes dégénérées, pour des cas de syphilis larvée? Cette opinion est celle de M. Vidal (de Cassis), et je la partage entièrement.

En conséquence, dans tout cancer du pénis, je suspecterais d'abord une vérole cachée, et ne me relâcherais de cette idée qu'alors qu'on m'en aurait invinciblement démontré le peu de solidité. M'eût-il même été impossible de saisir actuellement quelques-uns des signes de la syphilis confirmée, ou de constater leur existence passée, que je voudrais encore courir les chances d'un traitement spécifique. Ces principes me paraissent guider dans sa pratique le judicieux auteur auquel j'emprunte le trait suivant. Je le cite comme un exemple à suivre :

« J'ai observé, dit Monsieur Vidal, et traité pendant longtemps, un malade qui a été vu aussi par mon collègue M. Monod. Ce malade a succombé à un cancer qui a débuté par le sommet même du gland. C'était d'abord une ulcération qui avait taillé nettement les bords du méat, et qui avait la plus grande ressemblance avec le chancre induré. Traitement par le mercure, par les iodures, par les cautérisations profondes avec la pâte de Vienne, rien n'arrêta les progrès de cette terrible maladie. Les ganglions de l'aine se prirent, devinrent cancéreux, et malgré une constitution des plus robustes, ce malheureux succomba dans le marasme. » (1)

Rien, est-il dit, n'arrêta la marche fatale de cet incurable ulcère, si rapproché par sa forme primitive d'un véritable chancre d'apparence syphilitique. Insuccès complet des mercuriaux et des iodures, deux points essentiels à noter. Supposons maintenant à l'ulcère une origine vénérienne, et prenons-le alors même qu'il se sera transformé en végétations carcinomateuses. Que serait-il advenu du traitement

(1) *Loc. cit. t.* v, *p.* **264**.

essayé par le docteur Vidal? Je réponds : Il est infiniment probable que ce mal eût alors cédé, ou tout au moins, eût été très-heureusement modifié.

Le mercure surtout me paraît être, dans ces difficiles occurrences, un moyen d'essai de grand prix, une véritable pierre de touche sur laquelle on doit éprouver l'ambiguë maladie, pour en reconnaître le titre réel ; car il est de notoriété scientifique que cet agent exaspère immanquablement les vrais cancers.

Ferai-je observer que la syphilis peut se développer chez des personnes à diathèse cancéreuse, et que ses manifestations, ulcères et végétations, peuvent devenir, comme tout autre accident morbide, la cause occasionnelle qui mette en jeu la diathèse cancéreuse, jusque là inactive? Je me demande quel serait, dans ces cas mixtes, dans ces dégénérescences hybrides, l'action des mercuriaux, des iodiques, et autres spécifiques qu'on emploie contre la vérole ? Irais-je trop loin dans le champ des hypothèses, en pensant que, par le mélange des deux principes qui constituent le cancer et la vérole, la diathèse cancéreuse en contact avec le virus vénérien, serait alors dépouillée en partie de son incurabilité, et deviendrait accessible aux agents qui triomphent de la syphilis? Les faits pratiques manquent : ces espérances théoriques restent encore à l'état de simple conjecture.

§. VIII. SYPHILIS SIMULANT LE CANCER DE L'UTÉRUS.

Pour rentrer dans la réalité, je vais m'occuper des dégénérescences syphilitiques de l'utérus qui se présentent sous les apparences du cancer. A priori, et à en juger par le siége qu'elles occupent, les ulcérations, les végétations syphilitiques de la matrice, sembleraient devoir être très-fréquentes, placées qu'elles sont dans les conditions les plus favorables pour être ignorées, méconnues et incessamment irritées. Il n'en est rien. Rarement, dans la pratique, on sera en droit de rattacher un ulcère carcinomateux de l'utérus à une origine syphilitique. Sur un nombre assez élevé d'affections utérines que j'ai soignées, je n'en compte aucune qui puisse s'attribuer à la syphilis.

Cullerier l'oncle, sur plusieurs centaines d'affections ulcéreuses de la matrice qu'il a traitées dans les hôpitaux, déclare n'en avoir trouvé qu'une d'équivoque et une de bien évidemment vénérienne. L'ouvrage de Dugès et de Madame Boivin n'en contient aucun exemple; mais l'excellent *Traité des maladies de la matrice* de M. Duparcque, me fournit sur ce point quelques matériaux dont je vais me servir. Deux faits rapportés dans l'ouvrage de M. le docteur Lagneau me prêteront aussi leur appui.

Une analyse rapide et très-succincte de ces faits sera suffisante pour motiver les conclusions que je croirai devoir en tirer.

OBSERVATION 122. *Syphilis simulant le cancer utérin.*

Engorgement chronique avec ulcération du col de l'utérus, suite de métrite aiguë, et paraissant entretenu par une cause vénérienne présumée. Frictions mercurielles; résolution. Récidive. — Mercuriaux. — Guérison.

« Madame L..., mariée contre son goût, en ressentit un chagrin concentré ; elle eut bientôt une leucorrhée habituelle, mit au monde trois enfants lymphatiques et scrofuleux, et à la suite d'une métrite aiguë, dégénérée en chronique, éprouva un dérangement profond dans sa santé. »

« L'examen de la malade fit découvrir un engorgement dur et mamelonné du col de l'utérus, qui dilatait et emplifiait le fond du vagin. Sa superficie, lisse, présentait cependant une dépression avec inégalité en dehors de la commissure gauche du museau de tanche; et là où le toucher devenait beaucoup plus douloureux, il sembla à M. Duparcque qu'il existait une ulcération. La malade ne voulut

pas se soumettre à l'exploration par le spéculum. Il s'écoulait incessamment de la vulve une humeur jaunâtre, et parfois sanguinolente, d'une odeur fade et nauséabonde. Outre
les douleurs continuelles des reins et la sensation d'une
brûlure dans le bas du bassin, des douleurs lancinantes revenaient à des intervalles assez rapprochés, et pendant la
nuit, réveillaient subitement la malade, quand, accablée par
le mal et les fatigues, elle se livrait à quelques instants de
repos. Sous l'influence de frictions faites à la partie interne
des cuisses avec le calomel incorporé dans de l'axonge, en
moins de trois mois, le col de l'utérus reprit son volume ordinaire, et les règles se rétablirent. »

« La maladie récidiva, et quelques années plus tard, rappelé près de la malade, M. Duparcque crut bien évidemment à l'existence d'un squirrhe ulcéré du col de l'utérus,
tant était volumineux et dur l'engorgement, tant l'ulcération
était large et profonde! Cependant, ajoute l'auteur, ayant
mis avec insistance et persévérance en usage les mêmes
moyens qui, dès le principe du mal, avaient produit d'heureux effets, et les ayant renforcés par des boissons sudorifiques et des pilules de deuto-chlorure, je fus merveilleusement surpris de voir la guérison s'opérer assez promptement, et d'une manière si complète, que, depuis six ans, elle
ne s'est pas démentie. » (1)

C'était moins comme résolutif que M. Duparcque employa
les mercuriaux que parce que des affections vénériennes
qu'avait eues dans sa jeunesse le mari de cette dame, lui
faisaient soupçonner que l'engorgement ulcéré de l'utérus
pouvait bien être entretenu par cette cause. Indice très-léger, et dont le praticien a néanmoins obtenu par deux fois
un succès merveilleux. Ici les antécédents du mari ont été
le principal élément du diagnostic.

(1) Duparcque, *Maladies de la matrice*, p. 333.

OBSERVATION 123. *Syphilis simulant le cancer de l'utérus.*

Ulcère et squirrhe du col utérin.— Traitements infructueux. Contagion transmise par la malade à son amant.— Mercuriaux.— Guérison.

« Bonafox soignait, au commencement de 1816, une dame affectée d'un ulcère de la matrice avec gonflement et induration du col, douleurs lancinantes, écoulement sanieux, etc. Les traitements convenables en pareille circonstance ayant été infructueux pendant un temps assez long, il désespérait de pouvoir s'opposer aux progrès de cette cruelle maladie, lorsque la personne qui vivait avec cette femme, vint aussi le consulter pour des chancres vénériens à la verge ; ces symptômes, dont l'origine n'était douteuse ni pour le malade ni pour le médecin, firent aussitôt soupçonner la nature syphilitique des ulcérations du col de l'utérus, et les deux malades furent soumis à un traitement antivénérien méthodique, qui guérit parfaitement l'un et l'autre. » (1)

Les rapports sexuels firent passer le mal de la femme à la personne qui vivait avec elle, et les chancres développés sur la verge ne laissèrent plus de doute sur l'origine de l'ulcère utérin. Il y eut inoculation naturelle, transmission par contagion.

Dans l'observation que Cullerier avait communiquée au docteur Lagneau, le diagnostic était basé autant sur l'état de maladie de l'amant que sur le caractère des ulcères locaux que présentait sa maîtresse. Mais il est très-rare que les altérations utérines syphilitiques conservent encore leur caractère distinctif, alors qu'elles déterminent les symptômes du squirrhe et du cancer.

(1) Lagneau, *Traité pratique des maladies syphilitiques*, t. II, p. 377.

OBSERVATION 124. *Syphilis simulant le cancer utérin.*

Engorgement squirrheux et ulcères à bords durs et perpendiculaires du col utérin chez la malade ; retour fréquent d'accidents syphilitiques chez son amant. — Mercuriaux. — Guérison.

« Madame ..... cohabitait depuis plusieurs années avec M. *** dont la mauvaise santé était annoncée par des retours fréquents d'une ancienne maladie vénérienne qui, à chaque apparition, était palliée par un léger traitement insuffisant pour détruire radicalement le vice constitutionnel. Presque dès le commencement de ce commerce, Madame s'était aperçue, au col de l'utérus, d'une sensibilité qui ne lui était pas ordinaire ; mais elle l'attribua à toute autre cause qu'à celle qui existait réellement. Cette sensibilité passa progressivement à la douleur lancinante la plus vive, et s'accompagna bientôt d'un écoulement sanieux, âcre et très-abondant. Après trois ans, Madame, ne pouvant plus tolérer ses souffrances, vint consulter Cullerier. Il reconnut un engorgement squirrheux considérable du col de la matrice, qui était en outre le siége de plusieurs ulcères à bords durs et perpendiculaires, source de l'écoulement sanieux. Comme le mercure exaspère ordinairement cette fâcheuse maladie, il hésita d'abord à en proposer l'administration ; mais enfin, bien persuadé de l'origine du mal, il se décida à procéder au traitement, au moyen de sudorifiques très-rapprochés, unis à une faible quantité de sublimé corrosif ; et en moins de deux mois, le col de l'utérus revint à son volume naturel ; les ulcères se cicatrisèrent, et tous les symptômes de cette cruelle maladie se dissipèrent entièrement. » (1)

Les observations précédentes ne font mention d'aucun des symptômes ordinaires de la vérole constitutionnelle, mais elles ne constatent pas leur absence. A-t-on négligé d'en faire

(1) Lagneau, *loc. cit. t.* II, *p.* 376.

la recherche? A-t-on jugé inutile de les relater? J'en retrouve la trace dans l'observation suivante.

OBSERVATION 125. *Syphilis simulant le cancer de la matrice.*

*Sympt. ant.* Blennorrhagie ; ulcères volants à la vulve. — *Sympt. diagn.* Douleurs nocturnes. — Sublimé. — Guérison.

« Chez une jeune femme à qui, un an auparavant, son mari avait communiqué une blennorrhagie accompagnée de quelques petits ulcères, accidents combattus par un traitement insuffisant, les signes de cancer étaient : douleurs dans le bas-ventre, les reins et la partie interne des cuisses, principalement de la gauche; règles pouvant être considérées par leur irrégularité comme de petites pertes; vagin très-chaud; col de la matrice, au toucher, mou, gros, très-sensible, portant à gauche un ulcère granuleux ; douleurs causées par la pression du doigt explorateur, se propageant aux lombes et à la partie interne de la cuisse gauche. »

« Examiné à l'aide du spéculum, le col, dans sa partie saine, conserve sa couleur naturelle; à la partie latérale gauche, il porte un ulcère de la largeur d'une pièce d'un franc, à fond jaune, inégal, à granulations recouvertes par une membrane lisse, à bords un peu élevés, rouges, entourés d'un cercle rouge moins vif. A ces signes, plusieurs praticiens consultés avaient déclaré la maladie cancéreuse. Sa nature syphilitique était pourtant attestée par des douleurs insupportables qui, chaque nuit, envahissaient les membres, non moins que par le souvenir de la blennorrhagie et des ulcères qui avaient précédé, et du traitement incomplet qui leur avait été opposé. Le succès obtenu par une cure mercurielle confirma la justesse du diagnostic. » (1)

(1) Meirieu, *Nouvelle bibliothèque médicale*, année 1825, t. III, p. 69.

Dans un autre cas de maladie que je vais rapporter, la ressemblance avec le cancer véritable est telle, que l'ombre d'un doute ne vint pas d'abord à l'esprit de deux éminents praticiens Marjolin et M. Duparcque. Aux signes locaux se joignaient les symptômes généraux de la cachexie cancéreuse. L'apparition d'une syphilide donna seule l'éveil.

OBSERVATION 126. *Syphilis simulant le cancer de l'utérus.*

*Sympt. ant.* — Engorgement ulcéré du col de l'utérus de nature syphilitique, offrant toutes les apparences du cancer ulcéré. —*Sympt. diagn.* Syphilide. — Mercuriaux. — Guérison.

« Madame M..., âgée de 43 ans, mère d'une nombreuse famille et remarquable jusque là par la force de sa constitution et par une santé inaltérable, ressentit des chaleurs, puis des douleurs profondes, et ensuite vives, vers le fond des organes génitaux : elles s'exagéraient par les approches conjugales. Une leucorrhée modérée s'était en même temps établie, et bientôt un prurit continuel aux parties externes de la génération, détermina l'orgasme vénérien, et réveilla des désirs que la malade chercha à satisfaire. Elle s'abandonna avec excès à la masturbation; mais voyant enfin sa santé s'altérer profondément, et ayant été témoin de la mort d'une de ses amies, qui, frappée d'un cancer utérin, avait commencé par éprouver les mêmes symptômes qu'elle ressentait, elle suspendit ses mauvaises habitudes et consulta M. le docteur X.., qui confirma ses craintes, mais promit de la guérir en quelques semaines. »

« Après trois mois de traitement infructueux, Madame M... s'adressa à M. Duparcque ; ce médecin trouva le col utérin tuméfié, inégal, très-dur, et creusé à son centre par une ulcération à bords anfractueux, à couleur grisâtre, et fournissant un liquide sanieux, fétide, mêlé de quelques petits caillots de sang noir. Le col de l'utérus paraissait augmenté de volume ; le vagin était sain, mais les petites lèvres

étaient persemées de plaques rouges et de petits boutons;
les grandes lèvres paraissaient comme chagrinées: c'était là
que la malade rapportait ses démangeaisons. Elle était très-
amaigrie, avait le teint pâle et jaunâtre, les yeux ternes,
etc. M. Duparcque pensa que son affection utérine consistait
en un cancer ulcéré. On avait parlé à la malade de cautérisation, et elle désirait qu'il employât ce moyen. Il crut nécessaire de calmer les symptômes d'irritation et d'inflammation avant d'arriver à un moyen qu'il regardait du reste
comme insuffisant dans ce cas. Il ne revit la malade qu'un
mois plus tard. Elle avait consulté M. le professeur Marjolin, qui avait approuvé les prescriptions de son confrère, et
conseillé en outre la cautérisation immédiatement. »

« M. Duparcque fut frappé de voir la figure, et surtout
le front, marqués de plaques, de pustules, de boutons rouges, qui s'étaient développés depuis peu de temps, et qui lui
parurent présenter le caractère des syphilides. En faisant
concorder ces symptômes avec les aveux qu'il obtint de la
malade, il pensa que l'affection de l'utérus pourrait avoir
une même origine, et il mit en conséquence en usage un
traitement approprié. (Pilules d'un huitième de grain de
proto-iodure de mercure uni à l'extrait de ciguë, une le matin et le soir, en augmentant d'une tous les cinq jours.
Tisane de salsepareille; injection d'eau de guimauve, à chaque chopine de laquelle on ajoute une cuillerée d'une solution de deuto-chlorure de mercure contenant quatre grains
de cette substance.) Vingt jours après, M. Duparcque ne
trouva plus qu'un peu d'engorgement du col; l'ulcération
était comblée presque à fleur de tissu, et considérablement
rétrécie. Deux mois ne s'étaient pas passés, qu'il ne restait
plus de traces d'altération locale; mais à cette époque, les
pustules cutanées, qui avaient aussi d'abord presque entiè-
ement disparu, avaient augmenté de nombre, et s'étaient

répandues sur presque toute la surface du corps. La malade fut soumise à un long traitement dépuratif. » (1)

« Il importe d'autant plus, ajoute cet habile observateur, de s'assurer positivement de la cause de la maladie, en mettant à profit toutes les circonstances qui en ont précédé le développement, que l'expérience a prouvé que le traitement antisyphilitique, favorable seulement dans le très-petit nombre de cas où l'affection est vénérienne, aggrave considérablement les ulcérations qui ne reconnaissent pas cette cause, et hâte leur dégénérescence cancéreuse. »

Il avait dit plus haut : « Soupçonne-t-on la nature vénérienne de l'ulcère, soit d'après ses caractères locaux, soit par la coexistence d'autres symptômes spéciaux, ou d'après des signes commémoratifs, l'indication est précise, et le résultat du traitement antisyphilitique ne tarde pas à lever tous les doutes. Il est en effet remarquable avec quelle rapidité se comblent et s'effacent de profondes excavations caverneuses, et se résolvent des engorgements comme squirrheux de l'utérus sous l'influence de ce traitement opportunément appliqué : résultat merveilleux, et qui ferait presque regretter que tous les ulcères utérins ne portent pas ce caractère originaire. » (2)

Ces faits, quoique en petit nombre, sont plus que suffisants pour rendre incontestable, 1° la métamorphose de la syphilis en squirrhe et en cancer utérins ; 2° la possibilité de soulever le masque dont se couvre cette dangereuse transformation ; 3° la promptitude avec laquelle cette dégénérescence cède aux préparations mercurielles.

Le succès des mercuriaux contre les diverses espèces de cancer syphilitique déjà décrites, mis en regard de leur action funeste sur le cancer véritable, me conduit à considé-

(1) Duparcque, *loc. cit. Obs.* 123, *p.* 401.
(2) *loc. cit.*, *p.* 398.

rer comme chose opportune de faire précéder par l'essai de
ces spécifiques, l'opération du cancer, toutes les fois que
le doute le plus léger s'élèvera sur sa nature.

Ce n'est point de mon autorité privée que je prétends ériger en précepte l'essai préalable du mercure : je puis étayer
de l'opinion de chirurgiens célèbres cette loi que je voudrais
voir généralisée et appliquée à la plupart des manifestations
de la diathèse cancéreuse : là se borne mon initiative. Cette
loi, dis-je, a toujours servi de règle aux Dupuytren, aux
Roux, etc., dans certaines formes du cancer, entre autres
dans les nombreuses dégénérescences du testicule auxquelles se mêle si souvent le germe caché de la syphilis. C'est
sous ce dernier point de vue que je vais étudier les observations suivantes.

§. IX. SYPHILIS SIMULANT LE CANCER DES TESTICULES.

« Jamais le désir d'opérer, disait Dupuytren, ne nous a
paru plus prononcé que quand il s'agissait d'engorgement
des testicules. Que d'organes enlevés qui auraient pu être
conservés ! Aussi ai-je pour règle de ne jamais pratiquer
l'opération avant d'avoir fait usage pendant un mois, six
semaines, du traitement que je crois approprié à la cause
de l'affection. » (1)

Le langage de M. Roux n'est pas moins formel : « Un
état pathologique qu'on a, je n'en doute pas, très-souvent
confondu avec le sarcocèle, c'est l'engorgement chronique
du testicule, développé sous l'influence du vice vénérien.
Un grand nombre de faits m'ont démontré que cet engorgement vénérien chronique est un état pathologique beaucoup plus fréquent qu'on ne le pense communément. Du
moins ai-je eu de nombreuses occasions de l'observer ; et
dans le cas où, d'après le conseil que leur avaient donné d'au-

(1) Dupuytren, *Leçons orales de clinique chirurgicale, t.* IV, *p.* 248.

tres praticiens, les malades étaient sur le point de se soumettre à la castration, qui leur avait été présentée comme
l'unique ressource de l'art contre leur maladie, leur guérison
complète par un traitement antivénérien m'a fourni la preuve
la moins équivoque de l'erreur de diagnostic dans laquelle
on était tombé à leur égard. » (1)

Il faut donc que la ressemblance de l'engorgement syphilitique des testicules avec le squirrhe de ces organes, soit
bien grande, pour que d'habiles chirurgiens s'y soient
maintes fois laissé prendre! L'erreur est d'autant plus grave
qu'elle n'est pas commise dans des conjonctures de peu
d'importance où il s'agit de minces résultats ; elle l'est au
contraire, alors que l'opérateur, à la veille de mutiler son
semblable et de le réduire à un état de douloureuse impuissance, a dû rassembler tous les éléments du plus méticuleux diagnostic, et se rattacher par devoir aux moindres
espérances qui pouvaient arrêter dans sa main le couteau
sacrificateur. En effet, la ressemblance est grande, ainsi que
le montreront les exemples suivants.

OBSERVATION 127. *Syphilis simulant le squirrhe des testicules.*

*Sympt. ant.* Quelques affections vénériennes ; engorgement d'un
testicule présumé squirrheux ; ablation ; engorgement de l'autre testicule. — *Sympt. diagn.* Les commémoratifs. — Traitement antisyphilitique. — Guérison.

« M..., âgé de 40 ans, cultivateur, portait depuis deux
ans un engorgement du testicule gauche ; ce malade, ancien soldat, avait eu quelques affections vénériennes; cependant le volume, la dureté et les douleurs lancinantes ne
laissèrent aucun doute sur la nature de l'engorgement : on le
crut squirrheux ; l'ablation proposée fut acceptée par le ma-

(1) Roux, *Dict. de médec. art. sarcocèle.*

lade, et pratiquée par le docteur C... Le cordon, les glandes de l'aine ne présentaient aucune altération ; la plaie marcha rapidement vers la cicatrisation ; mais au bout d'un mois, le testicule droit commença à s'engorger. Était-ce une récidive? Dans cette supposition, convenait-il d'amputer encore cet organe? N'était-il pas à craindre que le mal ne se propageât dans l'abdomen? Le cas était fort embarrassant. Dupuytren fut alors consulté : son expérience, et l'habitude d'interroger avec soin les malades, et de leur faire subir un traitement en rapport avec la cause présumée de l'engorgement avant de pratiquer l'opération, le conduisirent à prescrire les antivénériens. A peine un mois s'était-il écoulé, que l'engorgement diminua de volume ; et bientôt il ne tarda pas à se résoudre complétement. » (1)

OBSERVATION 128. *Syphilis simulant le cancer des testicules.*

*Sympt. ant.* Non précisés. —*Sympt. diagn.* Les commémoratifs. — Mercuriaux. — Guérison.

« M. B..., de Nancy, âgé de 34 ans, s'aperçut, il y a plusieurs années, que son testicule droit devenait dur, douloureux. Dans sa jeunesse, il avait eu une affection vénérienne. M. le docteur B..., à qui il s'adressa, crut à un engorgement squirrheux, et adressa son malade à M. le professeur R... pour être opéré. Le testicule fut enlevé, et bientôt après, M. B..., guéri, retourna dans son pays. Deux ans s'étaient à peine écoulés, que l'autre testicule s'engorgea, devint douloureux. M. B.... fut de nouveau appelé : il pensa que l'affection cancéreuse s'était reportée sur l'autre organe, et dans un cas aussi grave, il ne crut mieux pouvoir faire qu'en l'adressant au praticien qui l'avait si heureusement débarrassé une première fois. M. le professeur

(1) Dupuytren, *loc. cit.*

R.... partagea l'opinion d'une récidive, et proposa l'ablation de l'autre testicule. Marié et tout jeune, notre malade trouva ce sacrifice trop pénible : il s'adressa d'abord à M. le professeur Cloquet, qui ne pensa pas comme son collègue; puis M. B.... vint trouver le docteur Marx, qui, après avoir examiné avec soin le malade, pensa qu'une affection syphilitique ayant existé, l'engorgement pouvait participer de cette nature, et qu'avant tout, un traitement antivénérien devait être employé. Le malade rassuré adopta ce parti. »

« Au bout d'un mois de traitement par les pilules avec un huitième de grain de sublimé, et des frictions mercurielles sur le testicule, cet organe était revenu à son état normal : plus de tuméfaction, plus de dureté, plus de douleurs ; mais l'engorgement, en se dissipant, avait laissé dans la tunique vaginale une certaine quantité de liquide ; en un mot, une hydrocèle s'était développée. M. le professeur Cloquet fut appelé pour constater la guérison de la maladie primitive et pour reconnaître la maladie secondaire. L'hydrocèle fut traitée par injection; l'inflammation qui survint fut modérée, et ce malade guéri retourna reprendre son commerce à Nancy. Tout porte à croire qu'en procédant de la même manière et d'après les idées émises par Dupuytren, on aurait pu épargner au malade la perte d'un testicule. » (1)

OBSERVATION 129. *Syphilis simulant le sarcocèle.*

*Sympt. ant.* Non précisés. — *Sympt. diagn.* Ulcères à la gorge; syphilide papuleuse. — Calomel et ciguë. — Guérison.

« M. Baumès cite le fait suivant d'un des premiers marchands tapissiers de la ville de Lyon, affecté d'un engorgement syphilitique extrêmement induré du testicule gauche, avec bosselures, aspérités en pointes coniques plus ou moins volumineuses, douleurs sourdes, diurnes et nocturnes,

(1) Dupuytren, *loc. cit.*

accumulation de sérosité dans la tunique vaginale. Ce malade, peu de mois après sa guérison par un traitement simple des accidents primitifs, avait été affecté à la fois d'ulcères consécutifs à la gorge, d'une syphilide papuleuse, et bientôt de l'engorgement testiculaire dont il est question. Un traitement mercuriel rationnellement administré, qui dura près de trois mois, fit complétement disparaître les premiers symptômes, mais n'améliora que légèrement le dernier; celui-ci même ne tarda pas à se montrer exaspéré par la continuation de l'usage du mercure. Divers traitements locaux qu'on lui administra ne réussirent pas. Le malade fut ensuite soumis simplement à l'usage des bains, à un régime convenable. La sérosité contenue dans la tunique vaginale avait été évacuée avec la lancette. Le testicule était alors dans l'état que je viens de tracer plus haut. Une consultation eut lieu, à cette époque, entre MM. Bouchet, Viricel et Baumès : l'un de ces Messieurs regarda le retour du testicule à l'état normal comme impossible ; l'autre jugea qu'une opération pourrait bien devenir nécessaire, ou indispensable plus tard. Nous nous accordâmes tous à regarder le mal comme extrêmement grave, dit M. Baumès. Cependant la proposition que je fis d'administrer les pilules de calomel et de poudre de feuilles de ciguë (ana 0g. 05) fut acceptée : le malade en prit d'abord une le matin et une le soir. Tous les cinq à six jours, il prit la potion purgative à la résine de jalap, que j'ai recommandée ailleurs ( eau de fleurs d'oranger, sp. de fleurs de pêches, ana 30 grammes; résine de jalap 1 à 2 grammes, jaune d'œuf, n° 1 ). Le testicule ne fut soumis qu'à l'usage de cataplasmes émollients ou résolutifs. Deux mois après, il était tellement bien guéri, tellement réduit, selon toutes les apparences, à son état normal, qu'on n'aurait pu dire, en examinant les deux testicules, lequel des deux avait été malade. » (1)

(1) Baumès, *Précis des mal. vénér. t.* II, *p.* 497.

Ces tumeurs, si faciles à confondre entre elles, à quels signes différentiels faudra-t-il les distinguer l'une de l'autre? où trouver ces précieux indices ? On devra les chercher, 1° en dehors de l'organe, loin du lieu affecté ; 2° dans le testicule lui-même.

*1° Signes diagnostiques recueillis en dehors de l'organe.* Les symptômes déjà si souvent énumérés de la vérole constitutionnelle, soit réunis plusieurs ensemble, soit même bornés à un seul, serviront à jeter, plus ou moins, quelque jour sur l'essence de la maladie ; communément ils coexisteront avec le sarcocèle. J'inclinerais à croire que l'erreur est la plupart du temps venue de ce qu'on a négligé de rechercher ces signes généraux de la syphilis, ou qu'on ne l'a fait ni avec assez de soin, ni avec assez de persévérance. Le dépouillement des observations contenues dans le mémoire publié par Astley Cooper sur le sarcocèle syphilitique, me semble autoriser ces conjectures. (Voir *OEuvres chirurgicales complètes, par sir Astley Cooper,* traduct. de MM. Chassaignac et Richelot.)

Dans la première observation de sarcocèle syphilitique(403°) de l'ouvrage de Cooper), en même temps que l'engorgement du testicule, il existait une exostose du tibia accompagnée de douleurs nocturnes, des syphilides sur la poitrine et l'abdomen. Dans la deuxième (404°), des douleurs à la tête et dans les membres, s'exaspérant la nuit au point que le malade ne pouvait dormir, et que, suivant ses expressions, il en devenait presque fou ; et un gonflement douloureux du tibia gauche et du coude; de plus, comme commémoratifs : chancre, quatre ans et demi auparavant, disparu rapidement; bubon de courte durée; mercure pris en très-petite quantité; douleurs ostéocopes présentant divers degrés d'intensité suivant que le traitement était abandonné ou régulièrement suivi. Dans la troisième (405°), réapparitions fréquentes

d'ulcères vénériens à la gorge. Dans la quatrième (406e),
l'engorgement, qui avait la dureté du marbre, se reproduisit
quatre fois, et fut quatre fois dissipé par les mercuriaux.
La cinquième, la sixième et la septième (407e, 408e,
409e), très-sommaires, sont dépourvues de tout détail.
Dans la huitième (410e), un individu, âgé de 32 ans, avait
eu quatre ans auparavant un bubon ulcéré pour lequel il prit
du mercure jusqu'à la cicatrisation de cette ulcération;
quelques mois après, il éprouva dans les membres et dans la
tête des douleurs qui furent suivies de gonflement du tibia.
il fit usage du mercure à plusieurs reprises en quantité suffisante pour dissiper les symptômes, mais non pour guérir
la maladie; le testicule droit fut pris d'un gonflement qui
augmenta d'une manière graduelle, ensuite le testicule gauche devint douloureux et s'endurcit; l'engorgement testiculaire était complétement guéri par le calomel et l'opium,
tandis que la douleur de la jambe n'était pas encore entièrement dissipée.

Ainsi donc, quatre fois sur huit cas, des signes manifestes de syphilis accompagnaient l'engorgement du testicule;
ils sont relatés toutes les fois que l'histoire du malade est
donnée avec quelque étendue. Dans les quatre cas qui manquent de détails, si de pareils signes ne sont pas indiqués,
il n'est pas dit non plus qu'ils n'existassent pas.

Admettons que les symptômes généraux de la syphilis se
soient effacés au moment où le testicule vénérien, déjà depuis longtemps développé, se rapproche le plus du sarcocèle
cancéreux. Mais le sarcocèle syphilitique n'est point un symptôme primitif, un accident sans antécédents préalables :
personne n'a admis de sarcocèle d'emblée : il se rattache par
une chaîne d'accidents antérieurs à anneaux plus ou moins
nombreux, au chancre ou à la blennorrhagie virulente. Si
donc l'on constate que des symptômes de vérole ont existé

à une époque antérieure quelconque, ce signe aura presque la même importance dans le diagnostic de l'engorgement testiculaire. Il suffira que le malade ait été atteint, dans le cours de sa vie, de chancre ou de blennorrhagie, pour que le médecin soit en droit, je dis plus, soit tenu de tenter les chances d'un traitement spécifique. Dans le cas où l'on ne pourrait établir un jugement certain, ne vaudrait-il pas mieux faire usage, pendant six semaines, deux mois, d'un traitement antivénérien, que de pratiquer une opération inutile et funeste dans ses résultats?

Les commémoratifs et les symptômes concomitants présentent donc les principaux éléments du diagnostic. On devait, en effet, s'attendre d'avance à ce que les données fournies par la tumeur elle-même fussent peu précises, puisqu'elles ont, pour l'ordinaire, laissé s'établir une confusion funeste entre le sarcocèle syphilitique et le cancéreux, et occasionné de si graves, de si déplorables erreurs. Cependant l'examen local est loin d'être sans valeur : on va en juger.

2° *Diagnostic tiré de la tumeur elle-même.* Énumérons les principales maladies des testicules : ce sont l'hypertrophie, l'atrophie, l'orchite idiopathique, traumatique, blennorrhagique et métastatique, l'hématocèle, l'hydrocèle, l'engorgement scrofuleux, le squirrhe, le sarcocèle syphilitique. Je n'étudie la tumeur qu'au point de vue de sa similitude avec le sarcocèle.

L'hypertrophie de la glande génitale, que M. Velpeau a observée chez huit Brésiliens, six Américains, trois Indiens, un Égyptien et deux Français, n'est que l'exagération de l'organe porté à trois ou quatre fois son volume ordinaire ; elle ne s'accompagnait d'aucune souffrance. Je la cite pour mémoire. L'atrophie peut succéder au sarcocèle vénérien. On a attribué à la syphilis la fonte et la disparition des testicules. Ce mal est l'opposé de la dégénérescence qui nous occupe.

Dans l'hématocèle, résultat d'une lésion traumatique, la

compressibilité, la rénittence, la transparence de la tumeur, laisseraient-elles quelques doutes? une ponction exploratrice les lèverait.

Il en est de même dans l'hydrocèle. Mais si cette dernière était compliquée d'un épaississement cartilagineux de la tunique vaginale, elle pourrait être prise pour un squirrhe. Suivant Dupuytren, cette erreur a été commise plusieurs fois. Une ponction exploratrice, pratiquée au centre de la tumeur, éclairera sur sa nature. S'il ne s'en écoulait qu'un peu de sang décomposé et fétide, la supposition de l'hydrocèle serait écartée, et le diagnostic deviendrait plus précis.

La ponction servirait encore à distinguer certains kystes des bourses ou du cordon spermatique, parvenus à un grand développement, dans les cas bien rares où le testicule ne pourrait être reconnu, et où la transparence de la tumeur ne pourrait être constatée.

Quant à l'orchite aiguë, idiopathique, traumatique, blennorrhagique ou métastatique, les phénomènes inflammatoires qu'elle présente excluent toute méprise.

Examinerai-je si le sarcocèle syphilitique succède toujours ou presque toujours à une blennorrhagie, en un mot, s'il n'est qu'une orchite chronique, ou bien s'il se développe sans inflammation aiguë préalable, par un travail lent et à la manière des tumeurs gommeuses? *Non est hic locus.* La blennorrhagie, considérée comme antécédent, rentre dans les commémoratifs. J'en ai déjà parlé. Je prends la tumeur au moment où elle s'offre au praticien sous les dehors trompeurs du squirrhe. Trois affections parmi celles énumérées plus haut, restent en présence : l'engorgement scrofuleux, le vénérien et le cancéreux.

« L'engorgement scrofuleux (c'est Dupuytren qui parle) coïncide avec une constitution lymphatique, strumeuse. Son développement est très-lent, sa marche très-lente ; sa durée, très-longue, dépasse souvent plusieurs années. La tumeur, ordinairement inégale dans sa forme générale, raboteuse à sa surface, occasionne un sentiment de pesanteur plutôt que de douleur. Sa dureté est moindre que dans le squirrhe; en se ramollissant, elle donne issue, par un ou plusieurs abcès, à du pus séreux, albumineux, caséiforme, puis à une matière pultacée jaunâtre. Les ouvertures demeurent fistuleuses, ou se ferment pour se rouvrir plus tard; la substance du testicule se désorganise peu à peu et de plus en plus; elle devient fongueuse, et dégénère quelquefois en véritable carcinome. » (1) On le voit, tout est vague; rien de précis, de caractéristique. Le meilleur indice se tire de la constitution du malade, lymphatique, scrofuleuse; et j'ajoute : de la certitude acquise que ce malade n'aura pas essuyé de maladie vénérienne.

Une circonstance pourra se rencontrer qui donne plus de sûreté au diagnostic : je veux dire la participation du canal déférent à la maladie strumeuse. « Un excellent signe du testicule tuberculeux est la déformation particulière que subit le canal déférent : quand ce canal est envahi par les tubercules, ce qui est assez fréquent, il devient noueux, et ressemble assez bien à un chapelet. Ce signe est un de ceux qui éclairent certainement le plus le praticien. » (2)

« A quels signes connaîtra-t-on l'engorgement vénérien? Sera-ce à ce que la tumeur est allongée, de forme cylindrique, à ce que le toucher n'y détermine point de douleurs lancinantes? A ce qu'elle est moins pesante, proportionnellement à son volume, que dans le sorcocèle; à ce que sa surface paraît plus égale et moins bosselée, anticipant un peu sur le cordon spermatique, ou plutôt comprenant la partie inférieure de ce cordon, qui, dans le reste de son étendue, conserve une parfaite intégrité; à ce qu'elle est plus

(1) Dupuytren, *loc. cit.*
(2) A. Bérard, *Compendium de chirurgie.*

grosse en bas qu'en haut, et présente, pour ainsi dire, une forme pyramidale? » (1)

Ces signes sont loin d'être infaillibles ; mais leur réunion doit porter le praticien aux recherches indiquées plus haut et aux tentatives d'une médication spécifique.

« Mais si le malade déclare que le testicule, après avoir été six mois, un an, dix-huit mois malade, est revenu à l'état normal, tandis que l'autre organe s'est pris, on aura de fortes présomptions en faveur de la nature vénérienne de la maladie ; car si l'engorgement était squirrheux, il ne se déplacerait pas ainsi. C'est même un caractère pathognomonique de ces sortes de tumeurs. Une observation non moins importante, c'est que, dans le cas de récidive, lorsqu'on a enlevé un testicule cancéreux, c'est presque toujours le cordon qui devient malade, tandis que, dans l'engorgement syphilitique, c'est au contraire le second testicule qui s'affecte. » (2)

« L'affection des deux testicules simultanément ou successivement, est bien propre à faire présumer qu'il s'agit d'un engorgement vénérien de chaque testicule plutôt que d'un sarcocèle double, ou de deux sarcocèles développés l'un après l'autre : cette circonstance exclut presque entièrement l'idée d'une affection cancéreuse. » (3)

En résumé, toutes les fois que vous poserez la main sur un sarcocèle à surface égale, de forme oblongue, pyramidale, suspendu à un cordon spermatique sain, sa dureté fût-elle de marbre, adressez au malade les questions suivantes : La tumeur a-t-elle été heureusement modifiée par quelque traitement mercuriel antérieur? est-elle le siége de douleurs nocturnes? Est-elle exempte de douleurs lancinantes? a-t-elle abandonné un testicule pour se porter sur l'autre? Après

---

(1) Roux, *loc. cit.*
(2) Dupuytren, *loc. cit.*
(3) Roux, *loc. cit.*

l'ablation d'une des deux glandes réputée cancéreuse,
la tumeur s'est-elle reproduite sur la glande congénère?
s'accompagne-t-elle des symptômes généraux de la syphilis?
attaque-t-elle un sujet jadis infecté? La justesse de votre
diagnostic sera en raison directe du nombre de réponses
affirmatives que vous obtiendrez. La réunion de toutes n'est
pas d'une absolue nécessité : quelques-unes, qui, isolées, ont
peu de poids, peuvent, réunies, faire pencher la balance :
telles, les douleurs nocturnes, les caractères physiques, surtout l'intégrité du cordon, etc.

L'examen actuel du malade, l'enquête rétrospective sur
les maux qu'il a essuyés, vous laissent-ils irrésolus, en sus-
pens? faites subir au sarcocèle l'épreuve du mercure. L'inconnue sera dégagée.

Considérée dans son ensemble (la syphilis sous les apparences du cancer), cette métamorphose offre les particularités
suivantes : et d'abord, je dois dire qu'elle est loin d'être fort
rare, puisque, dans le cercle de ces recherches, que ma position et le peu de ressources bibliographiques dont j'ai pu
disposer, ont rendu forcément assez restreint, elle s'est rencontrée 21 fois. Sur ce nombre, 2 fois elle a occupé la glande
mammaire; 1 fois le globe oculaire ; 1 fois l'arrière-gorge;
1 fois l'intestin ; 5 fois l'utérus ; 11 fois le testicule. Dans
plus de la moitié des cas, la glande spermatique en a donc
été le siége.

Si je fais le relevé des accidents primitifs et secondaires
qui avaient précédé son développement, je trouve que le
cancer des mamelles a succédé à des ulcères du vagin et de
la bouche ; le carcinome de l'œil, à la série de presque tous
les symptômes de la vérole constitutionnelle ; chancre du
gland, chancre du palais, chute des cheveux et de la barbe,
testicule vénérien, iritis ; le carcinome de l'arrière-gorge,
à des chancres de la verge et à une angine syphilitique ; le

squirrhe ulcéré de l'utérus, à une leucorrhée virulente ; le
sarcocèle, à des ulcères à la gorge et à des syphilides, à un
bubon non abcédé, à un chancre et à une hydrocèle, à un
chancre et à un bubon, à un bubon, à des douleurs ostéocopes nocturnes et à un exostose du tibia. Dans 9 observations, la nature des accidents antérieurs n'est pas indiquée.

Quelle part d'influence le genre des symptômes primitifs
a-t-il exercée sur les transformations carcinomateuses de la
syphilis? Si les altérations locales: iritis, angine, leucorrhée, qui
se sont montrées avant le carcinome de l'œil, les végétations
laryngo-pharyngiennes, le squirrhe utérin, paraissent avoir
des rapports directs avec les organes sur lesquels s'est opérée la métamorphose, d'autre part l'induration des mamelles, l'engorgement testiculaire, n'ont pas eu pour prodromes
des altérations spécifiques de leur tissu, telles qu'ulcère du
mamelon, orchite blennorrhagique. Leur cause efficiente
est probablement plus générale que locale ; elle réside dans
l'infection de l'organisme entier ; mais les faits sont en trop
petit nombre pour que, d'après eux, il soit possible de découvrir la raison qui détermine la syphilis à subir sa métamorphose cancéreuse sur tel organe plutôt que sur tel autre.

Des symptômes de vérole confirmée se trouvent relatés
dans 8 observations seulement. Dans aucune des autres,
il n'est déclaré que des recherches convenables en aient
constaté l'absence. Ces symptômes consistaient, dans l'observ. 117, en douleurs nocturnes, ulcères à la vulve et au
vagin ; dans l'observ. 119, en un engorgement chronique
des testicules, en macules cuivrées à la peau ; dans l'observ.
125, en douleurs ostéocopes ; dans l'observ. 126, en une syphilide pustuleuse ; dans la 1re de Cooper, en des douleurs
nocturnes, une syphilide, une exostose du tibia ; dans le 2e,
en des douleurs de tête nocturnes, un gonflement douloureux du tibia et du coude ; dans la 3e, en des retours fréquents d'ulcères vénériens à la gorge ; dans la 4e, en des

douleurs nocturnes accompagnant un gonflement du tibia : 3 fois un seul symptôme ; 2 fois deux symptômes ; 3 fois trois symptômes. Je ne doute pas que si des observations de ce genre sont ultérieurement recueillies avec soin, elles n'établissent comme étant la règle, la coexistence des signes de la vérole confirmée, et ne réduisent l'absence de ces signes au rang d'exception.

En l'absence de ces signes, n'oublions pas que les commémoratifs peuvent être d'un grand secours dans le jugement à porter sur l'origine de ces cancers larvés.

Lorsqu'une ulcération d'apparence carcinomateuse se développera sur la lèvre d'un enfant ou d'un adolescent, la considération de l'âge aura aussi son importance.

Une circonstance bien plus majeure, et, selon moi, plus décisive, ce sera l'existence sur quelque point du cancer ulcéré, ou dans son voisinage, d'une ou de plusieurs portions de cicatrice ancienne ou récente, de brides, en un mot d'un travail réparateur. J'ai assez insisté plus haut sur la valeur de ce signe pour qu'il me suffise de le rappeler ici.

Enfin, plus que dans toute autre métamorphose, l'essai d'une cure mercurielle servira à mettre en évidence la nature véritable d'un cancer larvé syphilitique. Dans tous les 24 cas rappelés ci-dessus, l'agent hydrargyrique a triomphé du mal. A peine était-il employé qu'on le voyait ramollir et résoudre le squirrhe, modifier et nettoyer l'ulcère. En suspendait-on prématurément l'emploi ? la dégénérescence se reproduisait. Jamais peut-être son action ne s'est montrée si constante et si rapide. Dans le vrai cancer, c'est tout à fait l'inverse qui se produit. « Le mercure, sous quelque forme qu'on l'administre, nous a toujours paru nuisible aux maladies véritablement cancéreuses. » (Cayol.) Telle est aussi l'opinion de Dupuytren, de M. Roux, etc. Lisez tous les auteurs qui ont écrit sur la matière : d'une voix unanime, ils proscrivent, le mercure, et l'accusent d'accroître constamment l'énergie de la diathèse cancéreuse, d'en hâter le travail désorganisateur, et de rendre plus prochaine une cachexie mortelle.

Ainsi donc, on peut disposer d'un agent qui, dans le cancer syphilitique, améliore toujours le mal, et le plus souvent le guérit radicalement, mais qui, dans le cancer réel, se montre à un degré égal essentiellement funeste : et l'on hésiterait, dans les cas obscurs, à recourir à un moyen de diagnostic si facile, si sûr, à un critérium presque infaillible !

**ARTICLE II.**

## DE LA GANGRÈNE SYPHILITIQUE.

Nous venons de voir le virus syphilitique, simulant les affections diathésiques, reproduire les traits principaux de leur physionomie. L'exemple suivant nous le montre frappant d'une désorganisation gangréneuse les points occupés par ses manifestations extérieures.

Est-il un médecin qui n'ait pas rencontré, dans sa pratique, de ces chancres doués du plus haut degré de malignité, qui, dès leur apparition, s'étendant en largeur et en profondeur, anéantissent la vitalité des tissus envahis, altèrent leur composition et leur forme, et les changent en un détritus sanieux et fétide, livrant à une mort rapide des portions étendues d'organe, quelquefois des organes entiers.

Ne voit-on pas cette mortification virulente ne céder ni à un traitement antiphlogistique énergique, ni aux toniques les plus puissants, ni à l'action locale du quinquina, des chlorures, des caustiques et du feu ? La gangrène syphilitique marche, et une prompte mercurialisation de l'organisme offre encore, à part certains cas, la chance la plus sûre d'arrêter les progrès du mal.

La cause de ces formidables ravages n'est point dans l'ulcère lui-même : il faut la chercher, soit dans le principe dont il n'est que le symptôme, soit dans l'état de l'organisme au moment de l'infection. Il ne me répugne nullement d'admettre que la qualité du poison varie comme varient ses effets, et que, dans ces cas exceptionnels, si différents des cas ordinaires, il possède une puissance de désorganisation plus grande. Cela se rencontre dans tous les empoisonnements miasmatiques, dans la variole, dans la scarlatine, dans les fièvres intermittentes pernicieuses. Il semble que la syphilis, qui paraît, en général, avoir perdu de sa force en se propageant et s'étendant sur tout le globe, ressaisisse alors son énergie primitive, pour reproduire, sur quelques-unes de ses victimes, des accidents pareils à ceux dont les médecins de la fin du seizième siècle nous ont transmis l'effrayant tableau. Il faut bien en effet reconnaître ce surcroît d'activité dans le virus, lorsque l'on voit ces destructions rapides frapper des individus que leur constitution saine et robuste ne prédisposait pas à des désordres de ce genre.

Il est vrai aussi que de semblables destructions peuvent avoir leur raison d'être en dehors du virus lui-même, quand la maladie se développe sur des êtres chétifs ou délabrés, dont le sang a été appauvri par des privations, les forces vitales radicalement usées par le travail, les chagrins ou des habitudes crapuleuses conservées au sein même de la plus extrême misère. Que sera-ce lorsque la sur-activité du virus et l'imbécillité des forces vitales se trouveront réunies et agiront dans le même sens !

Pour l'ordinaire, cet état gangréneux se présente au début de l'affection, durant la période des symptômes primitifs. Dans l'observation suivante, des ulcères consécutifs prirent ce caractère, et (circonstance à noter), seize mois auparavant, le gland et une partie de la verge avaient été détruits par des chancres de mauvaise nature, résultant d'une quatrième infection.

Bien que la constitution du malade, primitivement forte, eût été ruinée par des excès de tout genre, je ne crois pas hasarder une assertion inadmissible, en faisant dépendre du principe syphilitique la désorganisation gangréneuse plutôt que de la rattacher à la détérioration de l'organisme; et regardant comme spécifique la mortification de la verge et celle des ulcères des jambes , d'en tirer la preuve de ce qu'elle résiste aux antiseptiques et au fer rouge longtemps employés contre elle, tandis qu'elle cède avec promptitude à l'action des mercuriaux, action si différente de celle des toniques et des excitants, action essentiellement débilitante (j'allais dire, septique), hors les cas où elle opère en vertu de cette puissance mystérieuse et inexplicable que l'on nomme la spécificité.

OBSERVATION 130. *Syphilis simulant un état gangréneux.*

*Sympt. ant.* Chancres phagédéniques; douleurs ostéocopes; pustules ulcéreuses.— *Sympt. diagn.* D'abord nuls, plus tard syphilide pustuleuse; chancres de l'arrière-gorge. Insuccès des antiseptiques et du feu contre la gangrène. — Mercuriaux. — Guérison.

« M. le docteur Devèze, de Lyon, eut à donner ses soins à un ouvrier teinturier âgé de 42 ans, dont la constitution avait été ruinée par des excès de tout genre. Ce malade ayant été obligé d'effectuer des travaux auxquels il n'était pas habitué, avait vu sa jambe droite rougir et se tuméfier, surtout en avant; du reste, elle n'était douloureuse que pendant la fatigue. Le malade y avait mis des cataplasmes émollients. Cinq jours après , il s'était formé au centre un point noir qui grandit très-lentement. Trois semaines plus tard, l'eschare dure et sèche était grande comme une pièce de cinq francs. (Cataplasmes, boissons acidules.) Au bout de quatre jours, elle s'est ramollie; on la détache, le fond reste grisâtre, infiltré, et exhale une odeur de gangrène. (Pansement avec la décoction de kina et du chlorure de chaux, sirop de kina à l'intérieur.) La gangrène s'étendant toujours, on y appliqua le cautère actuel. Le malade souffrit beaucoup; il survint une rougeur et une chaleur assez fortes autour de l'ulcère; puis, dans le même point, et surtout vers la partie inférieure, il se développa des phlyctènes qui s'ouvrirent, et laissèrent voir le derme d'un rouge violet, et qui annoncèrent un commencement de gangrène; il s'en exhalait une odeur caractéristique. L'eschare produite par le cautère actuel étant tombée, la face du tibia se trouva à nu dans l'étendue de plus d'un pouce dans tous les sens. Cependant l'odeur de gangrène ne tarda pas à disparaître, le pourtour de la plaie devint d'un beau rouge; les fonctions étaient en assez bon état; l'haleine restait fétide. Néanmoins sur le côté externe et inférieur de la plaie, il restait encore un peu de gangrène : elle y fit des progrès, et nécessita une seconde cautérisation. La plaie qui succéda à l'eschare fut grisâtre et fétide. Les progrès de la gangrène continuèrent, mais lentement; il se forma, à un demi-pouce au-dessous de l'ulcère, un point noir qui, en s'étendant, égala la dimension d'une pièce de un franc. On le cautérisa avec le fer rouge ainsi que la partie gangrenée de l'ulcère. »

«Alors apparurent, sur diverses parties du corps, des pustules qui, en se multipliant, acquirent les caractères les mieux tranchés des éruptions syphilitiques. Depuis l'âge de 31 ans, le malade avait été à l'hospice de l'Antiquaille à quatre reprises différentes, pour s'y faire traiter de chancres vénériens accompagnés de pustules de même nature. La dernière fois, les chancres étaient si étendus et de si mauvaise nature, qu'en huit jours, ils détruisirent tout le gland et une partie du corps de la verge. Seize mois plus tard, il éprouva des douleurs ostéocopes dans la jambe et le pied droit, puis dans les parties correspondantes du côté gauche; il entra pour la cinquième fois à l'Antiquaille, où on lui fit prendre cinquante bains de vapeurs, etc. Il en sortit guéri; mais les douleurs ayant reparu, il fit usage d'une pommade qui le soulagea beaucoup. Ce fut deux mois plus tard qu'éclata l'affection gangréneuse de la jambe droite. Il ne pouvait s'élever de doute sur son origine, d'autant plus qu'à la syphilide s'étaient jointes des ulcérations dans la région gutturale. »

« Dès ce moment, le malade fut soumis à l'usage de pilules mercurielles, de topiques de même nature et d'une tisane sudorifique. Sous l'empire de ce traitement, un amendement notable ne tarda pas à s'opérer : non-seulement l'affection gangréneuse cessa de se reproduire, mais encore il s'établit une tendance bien marquée vers la cicatrisation. D'un autre côté, les pustules cutanées et les ulcérations de la gorge disparurent promptement. Enfin la fièvre, qui jusque là avait persisté, céda non moins promptement. » (1)

(1) *Gazette médicale de Montpellier*, *p* 2. *du n*° 23, 11 *décembre* 1842.

# CHAPITRE CINQUIÈME.

## RÉSUMÉ GÉNÉRAL
### DES RECHERCHES RELATIVES AU DIAGNOSTIC
### DES MÉTAMORPHOSES DE LA SYPHILIS.

Dans le champ si vaste et si souvent remué des maladies
vénériennes, le sillon que je viens de tracer était à peine indiqué : je me suis efforcé de le conduire plus avant , et de
le creuser à une plus grande profondeur ; j'y ai jeté toutes
les semences que ma main a pu recueillir, sachant bien
moi-même que, n'étant pas en position de choisir les meilleures, plus d'un germe frappé d'avance de stérilité devrait
y être plus tard remplacé par un autre. Quelle que dût être
la valeur de mon œuvre, j'ai cru qu'elle pouvait devenir
utile. Cette pensée m'a soutenu dans la longue poursuite d'un
travail pénible et souvent ingrat.

Les métamorphoses de la syphilis n'avaient encore été généralement examinées de près , explorées à fond par personne. Ce point spécial de l'histoire des maladies vénériennes était des plus controversés. Rejetées comme impossibles,
et traitées de vaine illusion par les uns, ces métamorphoses

étaient, par d'autres, admises comme réelles, mais seulement signalées en quelques mots.

Pour arriver à élucider ce point indécis et à mettre au jour tout ce qu'il pouvait renfermer de vrai ou de faux, j'ai emprunté aux usages administratifs une de leurs règles les plus sages, les plus fécondes en bons résultats ; j'ai ouvert une enquête, et collecteur impartial, partout où j'ai espéré rencontrer un témoin qui pût déposer de ce qu'il savait sur la matière, j'ai été le chercher.

Ainsi donc, compulsant tous les livres sans distinction, puisant à toutes les sources sans préférence, je n'ai écarté aucune opinion, qu'elle fût ancienne ou moderne, qu'elle vînt de telle ou de telle école, qu'elle fût empreinte de telle ou de telle doctrine ; je n'ai enfin dédaigné aucune lumière, si faible qu'elle pût être ; et n'ayant eu en vue d'autre but que la vérité, je crois pouvoir dire que mes recherches sont une œuvre de bonne foi. C'est là du moins un mérite dont j'ai eu la faculté, et me suis imposé le devoir de m'assurer.

Dans chaque chapitre et chaque paragraphe, j'ai pesé la valeur relative de chaque observation en particulier, au fur et à mesure d'examen : valeur quelquefois équivoque, le plus souvent incontestable. J'ai mis tous mes soins à déterminer rigoureusement les conséquences que l'on était en droit d'en tirer, n'exagérant la force d'aucune preuve, mais n'en atténuant pas non plus la portée. A ces appréciations de détail, je n'ai donné d'autres limites que le réel, le vrai. Dans le résumé général auquel je vais procéder, je n'ai pas cru devoir me servir uniquement de celles des observations que leur complet développement met à l'abri de toute contestation ; si je n'y appelais que celles-là (très-décisives assurément dans la thèse des métamorphoses), cette manière d'agir eût soulevé peut-être de légitimes objections, et jeté sur moi le reproche de partialité : j'ai donc, rapporteur exact et consciencieux, préféré prendre en masse les 130 observations que renferme ce traité ; je me suis mis à dessein dans des conditions moins favorables, et néanmoins, les résultats que j'obtiendrai s'appuieront sur des faits suffisamment nombreux. Disons d'avance que ces résultats seront encore des plus remarquables.

Des 130 observations, je retrancherai l'observ. 53, qui n'est point un exemple de syphilis larvée, mais de cataracte développée antérieurement à la diathèse vénérienne, et guérie par les mercuriaux en même temps que cette dernière. J'éliminerai aussi les observations 45, 46, 47 et 48, que j'ai citées comme preuves de la possibilité de voir l'ophthalmie succéder à l'inoculation opérée par le malade de lui-même sur lui-même, ou à l'aide de la matière gonorrhéique d'un autre individu. Il me restera encore 125 observations.

La première question à résoudre qu'amène l'ordre naturel des idées, est celle-ci : la syphilis emprunte-t-elle à d'autres affections morbides leurs symptômes, leur marche, leur physionomie, au point de tromper, sous ce masque, le médecin appelé pour les traiter ; en un mot, la syphilis peut-elle se métamorphoser en une autre maladie ?

Interrogeons les 125 faits que je viens de réserver, nous trouverons que, dans leur appréciation première, 67 fois le diagnostic a fait fausse route, qu'il a considéré comme idiopatique la maladie simulée par la syphilis; 67 fois l'origine vérolique a été d'abord méconnue. C'est plus de la moitié des cas. (Voir les observ. 1, 2, 3, 4, 5, 6, 9, 10, 11, 13, 14, 15, 18, 19, 20, 21, 22, 23, 25, 26, 31, 32, 38, 39, 40, 41, 43, 49, 52, 54, 55, 56, 57, 58, 63, 64, 65, 66, 69, 70, 72, 74, 75, 77, 79, 80, 83, 84, 85, 86, 88, 89, 90, 91, 94, 96, 97, 99, 113, 119, 120, 125, 126, 127, 128, 129 et 130.

Remarquez que, dans ces 67 cas, tant que la maladie simulée n'a pas été rattachée à sa cause latente, elle a suivi son cours, s'exaspérant ou restant stationnaire, ne subissant des médications les plus variées des agents les plus énergiques, qu'une modification insignifiante ou passagère ; mais qu'aussitôt reconnue pour ce qu'elle était réellement, et en conséquence attaquée par un traitement antisyphilitique, elle s'est arrêtée, s'est adoucie, et souvent a disparu avec une prodigieuse rapidité.

Si donc, sur 125 cas, le mal a été pris 67 fois pour ce qu'il n'était pas, y aurait-il de l'exagération à dire que la syphilis peut emprunter perfidement la forme de toutes les autres maladies, commettre, sous ce travestissement, mille désordres dans l'économie, et renouvelant la fable du vieux pasteur des troupeaux de Neptune, comme Protée, revêtir les métamorphoses les plus insidieuses et les plus diverses? *Omnia transformans sese in miracula rerum.* (Virg.)

L'emprunt fait à la mythologie de quelques figures allégoriques, et l'application de celles-ci à une maladie aussi variée dans ses formes, aussi obscure dans plusieurs de ses manifestations que la syphilis, ont été, je le sais, regardés par un petit nombre d'auteurs comme touchant au ridicule. Quelque déférence que d'ailleurs je leur doive, j'oserai ne pas me mettre de moitié dans leur formule ironique à ce sujet ; j'aime mieux rester persuadé qu'une allégorie mythologique ne saurait être déplacée, si elle a pour effet, en frappant l'esprit du médecin, de le prémunir contre une erreur de diagnostic, erreur facile à commettre, erreur doublement préjudiciable, puisqu'elle rejaillit sur le médecin lui-même et sur ses malades.

C'est ici, ce me semble, qu'il y a lieu de placer la digression suivante :

On ne s'est pas borné à refuser à la maladie vénérienne un génie protéiforme : on a été jusqu'à nier que la plupart des désordres secondaires et tertiaires, fussent la conséquence de l'imprégnation syphilitique. On s'est efforcé de justifier la vérole des ravages que, de tout temps, elle avait été accusée de produire dans le système osseux et dans d'autres appareils organiques; mais ne pouvant nier l'existence trop réelle de ces terribles accidents, quelquefois accumulés sur la même victime, on en a rejeté le reproche sur le mercure; on lui a imputé d'en être le principal, sinon l'unique auteur.

Certaine théorie, que la pathogénésie des virus contrariait, se prenant de belle passion pour la vérole, a prétendu en faire la plus bénigne, la plus innocente des maladies. Ce n'était plus de la syphilis que venait tout le mal, c'était du remède même employé pour la combattre : c'est le mercure qui était le génie malfaisant, le monstre à mille formes; nouveau bouc émissaire, on le chargeait de tous les désastres injustement attribués à la syphilis.

Je dois donc examiner si je ne me serais pas fait illusion, et si, au lieu de tracer l'histoire de la syphilis larvée, je n'aurais pas, à mon insu, poursuivi les infinies manifestations de la maladie mercurielle.

Heureusement je trouve, pour me rassurer, que, sur les 125 observations précitées, 35 fois aucun traitement mercuriel n'avait eu lieu (voir les observ. 1, 2, 3, 4, 11, 15, 21, 22, 24, 28, 31, 39, 40, 41, 42, 44, 56, 59, 60, 61, 62, 64, 67, 68, 77, 78, 79, 80, 83, 86, 89, 90, 103, 104 et 113), et que 30 fois, la cure par les mercuriaux avait été bornée à quelques jours, incomplète, ou faite sans suite ni régularité (voir les observ. 5, 10, 13, 14, 18, 19, 23, 27, 32, 43, 44, 55, 57, 63, 65, 66, 81, 84, 85, 87, 94, 95, 96, 97, 99, 105, 109, 119, 120, 121 et 125); 11 fois seulement, le traitement mercuriel est noté comme ayant été complet et régulier.

Je ne rencontre pas six observations où l'on ait abusé des mercuriaux avant l'apparition de la syphilis larvée.

Le virus vénérien reste donc à mes yeux l'auteur incon-

32

testable des accidents que je lui.ai attribués. Les chiffres que je viens de relever me semblent propres à l'en proclamer le vrai, l'incommutable promoteur.

L'existence des métamorphoses de la syphilis maintenant prouvée par le fait même de l'erreur où elles ont fait tomber tant et de si habiles médecins, je vais examiner quelles sont les maladies dont la syphilis larvée a pris les apparences, et rechercher si, dans ses travestissements, elle a affecté une préférence marquée pour tels ou tels désordres morbides.

40 fois elle s'est couverte du masque des maladies du système nerveux.

29 fois les appareils à membranes, ou leurs analogues, ont été le théâtre de ses insidieuses manifestations.

42 fois les organes parenchymateux et leurs dépendances, lui ont prêté le simulacre de leurs troubles pathologiques.

13 fois elle a confondu ses altérations organiques et l'expression de ses souffrances avec celles de la diathèse cancéreuse.

1 fois son virus entretenait une gangrène locale que les toniques ni le feu n'arrêtaient, et que le mercure dissipa promptement.

Je néglige de faire entrer en ligne de compte les cas assez nombreux où, sur un même malade, la syphilis larvée a revêtu plusieurs formes successives, me bornant à celles de ces métamorphoses qui, plus importantes ou plus tenaces, ont fourni le titre donné à chaque observation.

A part la classe des diathèses, les maladies simulées sur les trois grands appareils, nerfs, membranes et parenchymes, s'élèvent à un chiffre à peu près égal pour chacune d'elles, et dont un hasard seul cause peut-être la différence. Le nombre des maladies simulées du système membraneux eût été bien plus élevé, pour peu que j'eusse eu à citer des exemples d'ophthalmie et d'iritis syphilitiques, maladies dont l'histoire n'était plus à faire.

Dans les troubles syphilitiques du système nerveux, les affections douloureuses des nerfs ( névralgies et névroses) sont simulées 11 fois, observ. de 1 à 11; les affections convulsives 10 fois, observ. de 12 à 21 ; les affections paralytiques 11 fois, observ. de 23 à 33; les vésanies 1 fois, observ. 22; les pyrexies périodiques 7 fois, observ. de 34 à 40. La proportion varie peu des unes aux autres.

Parmi les affections douloureuses des nerfs figurent la céphalalgie ou la céphalée 3 fois, observ. 3, 5 et 6; le tic douloureux 1 fois, observ. 2; les névralgies occipito-frontale, observ. 1, oculo-sincipitale, observ. 4, intercostale, observ. 7, brachio-mammaire, observ. 8, chacune 1 fois; la névralgie fémoro-poplitée ou sciatique, 2 fois, observ. 9 et 10 ; un grand nombre de névroses, soit simultanées, soit alternatives, 1 fois, observ. 11.

Parmi les affections convulsives, l'épilepsie revient 9 fois, observ. de 11 à 20 ; 1 fois le spasme y est porté jusqu'à la contraction tétanique, observ. 21.

L'épilepsie forme donc à elle seule le quart des maladies nerveuses larvées d'origine syphilitique : proportion énorme, et qui serait faite pour épouvanter, si l'on ne se rappelait la facilité, la promptitude avec laquelle la guérison a été obtenue dans tous les cas, du moment où la cause du mal a été découverte. Dans l'épilepsie ordinaire, l'incurabilité est la règle, la guérison est l'exception ; dans l'épilepsie syphilitique, c'est l'inverse : l'incurabilité est une rare exception.

Les affections paralytiques ont offert 2 fois la paralysie du nerf facial, observ. 23 et 24 ; 2 fois l'amaurose, observ. 25 et 26 ; 2 fois la surdité, observ. 27 et 28 ; 2 fois la paraplégie, observ. 29 et 31; 1 fois la paralysie générale, observ. 30; 2 fois les résultats passagers d'une insulte apoplectique, observ. 32 et 33. 32.

Parmi les 7 cas de fièvre intermittente, le type quarte s'est présenté 2 fois, observ. 35 et 36; le double-tierce 2 fois, observ. 34 et 39; le type quotidien 1 fois, observ. 38; la fièvre était erratique 1 fois, observ. 38 ; le type n'est pas indiqué dans l'observ. 40.

Je ne vois aucune conséquence à tirer de ces chiffres pour le diagnostic de la syphilis larvée.

En décomposant le chiffre des cas où la vérole a simulé les symptômes des maladies propres aux appareils membraneux, j'y rencontre 3 fois le coryza, observ. 41, 42 et 44; 1 fois la rhinite purulente, observ. 43 ( si cette dernière affection n'y figure qu'une fois, malgré son extrême fréquence, c'est qu'elle est une des manifestations morbides les plus spéciales à la vérole, et qui puisse le moins donner lieu à une méprise ; elle marque le malade d'un stigmate trop apparent et trop facile à reconnaître : la carie et la déformation du nez); 4 fois l'ophthalmie, observ. 42, 49, 50 et 51 (l'ophthalmie est une forme habituelle de la maladie vénérienne constitutionnelle ; son histoire n'étant plus à faire, je n'en ai cité que quelques cas rares et singuliers); 1 fois la cataracte, observ. 52; 4 fois des troubles des organes gastro-intestinaux, observ. 54 ( dyssenterie), 55 (gastralgie), 56 (maladie organique de l'estomac), 57 (gastrite); 2 fois l'hydrocèle, observ. 58 et 59 ; 12 fois des affections rhumatismales, savoir : observ. 60, 61 et 62 (rhumatisme musculaire), 63, 64 et 65 (rhumatisme musculaire et arthritique), 66 (rhumatisme et goutte), 67 et 68 (arthrite goutteuse), 69 70 (arthrite gonorrhéique métastatique), 71 (singuliers effets de nature rhumatismale et névralgique, suite de la brusque suppression d'une blennorrhagie aiguë). Le rhumatisme est une des affections qui présente le plus de points de contact avec la syphilis, et avec laquelle on est le plus exposé à la confondre.

Les observ. 72, 73 et 74 ont trait à des tumeurs blanches à et des *tabes dorsalis* liées à la diathèse vénérienne.

Le chapitre consacré à l'étude des maladies des organes parenchymateux, en tant qu'elles se sont développées sous l'influence d'une contamination vérolique, contient 42 observations ; 29 sont relatives aux maladies les plus graves de l'appareil respiratoire : l'asthme y reparaît 2 fois, observ. 96 et 97 ; l'œdème de la glotte 6 fois, observ. 98, 99, 100, 101, 102 et 103; la phthisie pulmonaire ou laryngée 21 fois, observ. de 75 à 95.

La phthisie syphilitique forme à elle seule la moitié des métamorphoses de ce chapitre.

Heureusement que la phthisie *a lue venerea* n'a que les apparences de la phthisie tuberculeuse. Presque dans tous les cas, il ne sera pas impossible de conjurer les dangers d'un affaiblissement croissant, et même d'un marasme profond, dès que la cause cachée aura été mise en lumière et qu'un traitement convenable pourra être appliqué.

Dans le restant des 42 observations, on a vu 2 exemples curieux d'anévrisme artériel *a lue venerea*, observ. 104 et 105 ; 7 cas d'affection du foie qui n'ont pas une grande valeur, observ. 106 à 112 ; 1 cas d'hypertrophie de la rate, observ. 113 ; et 3 cas d'affection complexe dans lesquels la diathèse syphilitique a paru ne pas être sans influence sur le développement de la maladie de Bright, la néphrite albumineuse, observ. 114, 15 et 116.

Dans le chapitre sur les dégénérescences diathésiques, la syphilis larvée a simulé 2 fois le cancer des mamelles, observ. 117 et 118 ; 1 fois le carcinome de l'œil, observ. 119; 1 fois une affection organique des intestins, observ. 120; 1 fois le cancer du rectum, observ. 121 ; 5 fois, soit le squirrhe, soit le cancer de l'utérus, observ. 122 à 126 ; 3 fois le sarcocèle, observ. 127 à 129. Le sarcocèle serait représenté par le chiffre de 11, si je comptais les 8 observ. d'A. Cooper. Dans l'observ. 130 enfin, des ulcères atoniques ont offert de la tendance à se couvrir d'un putrilage gangréneux qui a semblé se rattacher à la diathèse syphilitique, et qui n'a cessé de se reproduire que quand cette diathèse a été directement attaquée au moyen du mercure.

De ce relevé il résulte que les métamorphoses de la syphilis se distribuent dans une proportion assez égale entre chacune des individualités morbides dont elle paraît emprunter indifféremment les phénomènes symptomatiques.

Deux métamorphoses font seules exception : ce sont l'épilepsie et la phthisie ; 9 fois la syphilis a revêtu les symptômes de l'épilepsie , 24 fois ceux de la phthisie.

La fréquence avec laquelle se développent dans l'arrière-gorge les accidents de la vérole constitutionnelle, les ulcères secondaires, etc. rend trop bien compte de la multiplicité des cas où la syphilis a pris le masque de la phthisie, pour qu'il soit nécessaire d'en rechercher une autre explication. Quant à ce qui concerne l'épilepsie, à ne considérer que les atteintes graves, profondes, portées par la vérole à notre charpente osseuse, on serait amené à rattacher les attaques convulsives à l'altération de quelque partie de la table interne ou de l'épaisseur du crâne. Cependant cette altération est loin d'avoir toujours été la cause évidente ou cachée de la métamorphose dont il s'agit. Nous avons donné en leur lieu les raisons qui nous ont conduit à la faire dépendre, dans un grand nombre de cas, d'une modification directe, essentielle, purement fonctionnelle, de la pulpe nerveuse elle-même.

Abstraction faite de ces explications , le fait de la fréquence de ces deux métamorphoses, épilepsie et phthisie syphilitiques , est digne de fixer toute notre attention. Par leur extrême gravité , par l'horreur que l'une inspire , non moins que par le danger que l'autre fait courir , elles se placent en tête des manifestations de la syphilis larvée ; à elles deux revient près du quart des déguisements de la maladie vénérienne.

Le souvenir de cette énorme proportion ne devra-t-il pas être toujours présent à l'esprit du médecin? et chaque fois qu'il se trouvera auprès d'un adulte, en face d'une épilepsie survenue hors de ses causes ordinaires, ou d'une phthisie dans laquelle les poumons ne fourniront pas les signes de la fonte tuberculeuse, ne devra-t-il pas rigoureusement s'enquérir si l'une ou l'autre de ces affections ne se rattacherait pas, de près ou de loin, à des accidents, soit primitifs, soit secondaires, de la maladie vénérienne?

Ces métamorphoses, si multipliées, si insidieuses, souvent si graves, quelles sont les conditions nécessaires pour qu'elles puissent s'opérer? Une seule suffit: celle d'un accident syphilitique préalable. Je ne trouve d'exception à cette loi que pour les cas où la matière gonorrhéique a été directement portée sur la muqueuse oculaire ou sur la nasale, et pour le cas tout à fait exceptionnel relaté par Torella, où des douleurs rhumatismales précédèrent de deux mois l'explosion d'une syphilide pustuleuse, et furent remplacées par elle (observ. 62).

Dans toutes les autres observations, le passé du malade a présenté, comme antécédent de la métamorphose, des symptômes de vérole, le plus souvent longs et opiniâtres, quelquefois si légers qu'ils avaient passé inaperçus, et que le médecin n'en a retrouvé la trace que par son insistance à fouiller dans les souvenirs du malade. Deux ou trois fois celui-ci a formellement nié avoir subi les atteintes d'un mal réputé honteux. Mais la loi est trop générale, trop constante, pour qu'il faille tenir compte d'une exception vieille de trois siècles, et des dénégations intéressées et suspectes de quelques rares malades.

Quel rapport existe-t-il entre les métamorphoses de la syphilis et ces antécédents de vérole? La syphilis larvée, expression formelle de la vérole devenue constitutionnelle, peut-elle succéder directement à des symptômes primitifs, être elle-même le premier signe de l'infection générale, ou exige-t-elle l'apparition préalable des manifestations dites secondaires et tertiaires ?

50 fois la syphilis larvée n'a été précédée que par des symptômes primitifs : blennorrhagie, chancre, bubon, dans les observ. 1, 9, 11, 13, 14, 15, 19, 21, 23, 29, 38, 39, 40, 42, 43, 44, 49, 55, 56, 59, 60, 61, 62, 63, 64, 65, 66, 69, 70, 71, 74, 77, 80, 82, 83, 84, 85, 88, 91, 92, 94, 95, 96, 99, 109, 111, 112, 118, 120 et 125.

39 fois des symptômes primitifs et des symptômes secondaires s'étaient manifestés avant que la syphilis se cachât sous les apparences d'une autre maladie, dans les observ. 18, 20, 24, 25, 26, 27, 28, 31, 32, 33, 36, 50, 52, 57, 58, 72, 75, 76, 81, 87, 93, 97, 98, 102, 103, 104, 105, 106, 107, 108, 112, 114, 115, 116, 117, 119, 121, 129 et 130.

16 fois des antécédents de vérole sont signalés comme ayant existé, mais sans désignation assez précise pour qu'il m'ait été possible de les rapporter à l'une ou à l'autre des deux catégories dans les observ. 3, 4, 5, 7, 10, 12, 16, 17, 30, 34, 51, 54, 73, 90, 127 et 128.

11 fois les premiers signes de l'infection ont passé inaperçus ou sont restés inconnus dans les observ. 6, 8, 22, 35, 37, 67, 68, 86, 89, 100 et 110.

On doit réunir ces 11 cas à la catégorie où les symptômes primitifs ont été les seuls antécédents : le chiffre s'en élèvera à 61.

Aucune manifestation primitive ou secondaire n'avait existé dans les observ. 78 et 79, dans lesquelles la syphilis larvée a été attribuée à un vice héréditaire tardivement éclos.

Deux malades ont obstinément nié avoir jamais essuyé le moindre accident de vérole, observ. 2 et 101.

9 fois la métamorphose a été un accident primitif, dans les observ. 41 (coryza par inoculation), 45, 46, 47 et 48 (oph-

thalmie gonorrhéique, suite d'inoculation fortuite ou volontaire), et dans les observ. 122, 123, 124 et 126, où des
ulcères développés sur le col utérin, soupçonnés ou reconnus vénériens, ont donné lieu à des semblants d'affection
squirrheuse de la matrice.

Ainsi donc, 50 fois j'ai pu constater que la métamorphose
ouvrait la série des accidents secondaires, et 39 fois que des
signes de diathèse syphilitique étaient apparus avant elle.

Ce ne serait qu'une différence d'environ un cinquième
entre les deux catégories, mais il est juste de rattacher à la
première les 11 cas où les symptômes primitifs ont passé
inaperçus, ainsi que les 13 observ. 2, 44, 45, 46, 47,
48, 78, 79, 101, 122, 123, 124 et 126; ce qui porte le
chiffre de la première catégorie à 74.

En conséquence, nous voyons que sur 129 cas, 74 fois la
métamorphose n'est précédée que par des symptômes primitifs, ou constitue elle-même un semblable symptôme; et
que 39 fois seulement, elle est précédée de symptômes primitifs et de symptômes secondaires.

La première catégorie est supérieure presque de moitié à
la seconde. Cette circonstance indique les difficultés inhé-
rentes au diagnostic, en même temps qu'elle explique et
excuse le grand nombre d'erreurs commises. (67 fois.)

Existe-t-il quelque rapport entre la catégorie des accidents
antérieurs et le genre de la métamorphose?

Pour ne pas me perdre dans une minutieuse investigation
relativement à chaque espèce, je prends en masse les observations de chaque chapitre, et je trouve dans le premier, consacré aux maladies simulées qui ont leur siége dans le système nerveux :

19 fois des accidents primitifs seuls, observ. 1, 2, 6,
8, 9, 11, 13, 14, 15, 19, 21, 22, 23, 29, 35, 37, 38,
39 et 40.

11 fois des accidents primitifs et des accidents secondai-

res, observ. 18, 20, 24, 25, 26, 27, 28, 31, 32, 33 et 36.

Dans le deuxième chapitre consacré aux maladies simulées ayant leur siége dans les appareils à membrane :

21 fois des accidents primitifs seuls, observ. 41, 42, 43, 44, 49, 55, 56, 59, 60, 61, 62, 63, 64, 65, 66, 67, 68, 69, 70, 71 et 74.

5 fois des accidents primitifs et des accidents secondaires, observ. 50, 52, 57, 58 et 72.

Dans le troisième chapitre consacré aux maladies simulées ayant leur siége dans les organes parenchymateux :

27 fois des accidents primitifs seuls, observ. 73, 77, 78, 79, 80, 82, 83, 84, 85, 86, 88, 89, 90, 91, 92, 94, 95, 96, 99, 100, 101, 109, 110, 111, 113, 127 et 128.

18 fois des accidents primitifs et des accidents secondaires, observ. 75, 76, 81, 87. 93, 97, 98, 102, 103, 104, 105, 106, 107, 108, 112, 114, 115 et 116.

Dans le quatrième chapitre consacré aux affections syphilitiques offrant les apparences du cancer :

7 fois des accidents primitifs seuls, observ. 118, 120, 122, 123, 124, 125 et 126.

5 fois des accidents primitifs et des accidents secondaires, observ. 117, 119, 121, 129 et 130.

Dans chacun des chapitres, la proportion reste toujours plus forte pour les symptômes primitifs, comme seul antécédent, de même que nous l'avions vu pour les observations considérées dans leur généralité.

Existe-t-il quelque rapport entre la nature des accidents primitifs : blennorrhagie, chancre, bubon, et le genre de la métamorphose ?

14 fois la blennorrhagie a été le seul accident primitif annoncé, observ. 15, 21, 24, 28, 44, 56, 59, 69, 70, 71, 77, 83, 111 et 113.

24 fois le chancre a été le seul accident primitif signalé,

observ. 11 , 19, 25, 26, 31, 33, 40, 42, 43, 50, 60, 61,
64, 66, 74, 80, 81, 84, 87, 91, 92, 112, 119 et 130;

4 fois le bubon a été le seul accident primitif découvert,
observ. 9, 29, 39 et 82;

8 fois avaient existé comme accidents primitifs le chancre
et la blennorrhagie simultanément , observ. 38 , 72, 85,
93, 103, 116, 118 et 125;

8 fois le chancre et le bubon , observ. 18 , 20, 32, 49,
55, 65, 88 et 109;

5 fois les trois symptômes concurremment, observ. 1 ,
13, 14, 22 et 57.

En tant qu'accidents primitifs antérieurs au développement de la métamorphose , la blennorrhagie et le chancre
sont entre eux, relativement à leur fréquence, comme 14
est à 24 , ou comme 1 à 1, 73.

En groupant les chiffres d'une manière différente, on
trouve comme antécédent :

La blennorrhagie seule. . . . . . . . 14 fois.
La blennorrhagie unie à d'autres symptômes. 13 fois.

En tout. . . . . . . . . . 27 fois.

Le chancre seul. . . . . . . . . 24 fois.
Le chancre uni à d'autres symptômes. . . 21 fois.

En tout. . . . . . . . . . 45 fois.

Le chancre est encore à la blennorrhagie comme 45 est
à 27, ou comme 1, 66 est à 1. L'avantage du nombre reste
toujours au chancre.

Quelle conclusion tirer de ce fait ? celle-ci : que bien que le
chancre, comme antécédent de la syphilis larvée, soit près de
deux fois plus fréquent que ne l'est la blennorrhagie , celle-
ci n'en a pas moins sur le développement de la syphilis larvée, une grande, une incontestable influence.

Quant à l'espèce de métamorphose qui coïncide avec l'un
ou l'autre de ces symptômes primitifs, je trouve, relative-

ment à la blennorrhagie, 1 fois l'épilepsie, observ. 15 ; 1 fois des spasmes tétaniques, observ. 21 ; 1 fois la paralysie de la face, observ. 24; 1 fois la surdité, suite d'otirrhée, observ. 28; 1 fois le coryza, observ. 44; 1 fois une affection organique de l'estomac, observ. 56; 1 fois l'orchite, l'hydrocèle et des ulcérations vastes et profondes des organes génitaux, observ. 59 (blennorrhagie entretenue par un chancre larvé) ; 3 fois des affections rhumatismales, arthritiques ou musculaires, observ. 69, 70 et 71 ; 2 fois la phthisie pulmonaire, observ. 77 et 83 ; 1 fois une maladie du foie, observ. 111 ; 1 fois une fièvre-quarte avec hypertrophie de la rate, observ. 113.

Au chancre seul ont succédé : 1 fois de nombreuses névroses, observ. 11 ; 1 fois l'épilepsie, observ. 19 ; 1 fois une amblyopie amaurotique, observ. 25; 1 fois une double amaurose, observ. 26 ; 1 fois la paraplégie, observ. 31 ; 1 fois des accidents d'apoplexie, observ. 33 ; 1 fois la fièvre intermittente, observ. 40 ; 2 fois l'ophthalmie, observ. 42 et 50; 2 fois le coryza ou la rhinite purulente, observ. 42 et 43 ; 4 fois des affections rhumatismales, observ. 60, 61, 64 et 66; 1 fois des symptômes de *tabes dorsalis,* observ. 74; 6 fois la phthisie pulmonaire ou laryngée, observ. 80, 81, 84, 87, 91 et 92; 1 fois l'hépatite, observ. 112; 1 fois le carcinome de l'œil, observ. 119, et 1 fois des accidents de gangrène, observ. 130.

Ces cas, quoique en petit nombre, suffisent pour démontrer que la blennorrhagie et le chancre peuvent donner lieu à des formes de syphilis larvée identiques ou très-analogues. En effet, l'une et l'autre ont produit 1 fois l'épilepsie, 1 fois la fièvre intermittente ; le rhumatisme a été produit 3 fois par la blennorrhagie, 4 fois par le chancre ; la phthisie, 2 fois par la blennorrhagie, 6 fois par le chancre, etc.

A la blennorrhagie ou au chancre ne correspondent pas des espèces de syphilis larvées distinctes, spéciales. Ce résultat fait pressentir que la considération de la nature de l'accident syphilitique primitif, sera de peu de valeur pour aider au diagnostic de la vérole larvée.

La conclusion qu'il importe de déduire du précédent exposé, c'est que la vérole constitutionnelle peut être la conséquence de la blennorrhagie, d'un écoulement urétral ou vaginal, de ce que le vulgaire appelle une chaude-pisse, un échauffement.

Je puis et je dois laisser de côté la question non encore résolue du chancre larvé comme accompagnement obligé, comme condition *sine qua non* de toute gonorrhée à laquelle succèdent des accidents constitutionnels. Le médecin, alors qu'il a le malade sous les yeux, est la plupart du temps fort embarrassé pour constater l'existence d'un chancre intra-urétral. Lorsqu'il est appelé à découvrir la vérole sous ses masques d'emprunt, il ne retrouve dans les commémoratifs que ce que le malade a pu apprécier, voir et toucher lui-même, c'est-à-dire un chancre extérieur, ou un flux des parties sexuelles. Lorsque le malade n'accusera qu'une blennorrhagie, il faudra bien se garder d'en conclure l'impossibilité d'une affection constitutionnelle: ce serait s'exposer à de fréquentes erreurs.

Il est temps d'examiner à quelles sources il faudra puiser les éléments du diagnostic des métamorphoses de la syphilis. Ces éléments nous seront fournis par l'état actuel du malade ou par son passé. Dans l'état actuel, nous devons rechercher les symptômes propres à la maladie vénérienne qui pourront coexister avec ses manifestations larvées. A défaut des symptômes concomitants, le passé nous fournira des signes commémoratifs, anamnestiques, dont un praticien exempt de préjugés théoriques, saura toujours tirer parti. Que l'erreur de diagnostic commise dans 67 cas ne nous induise pas à regarder comme chose rare l'existence de ces symptômes concomitante.

Sur 125 cas, ils n'ont manqué que 26 fois. (Voir les observ. 4, 9, 10, 13, 14, 15, 21, 25, 26, 29, 33, 38, 55, 69, 88,

100, 101, 104, 109, 111, 113, 116, 120, 127, 128 et 129.)

96 fois ils ont existé, observ. 1, 2, 3, 5, 6, 7, 8, 11, 12, 16, 17, 18, 19, 20, 22, 23, 24, 27, 28, 30, 31, 32, 34, 35, 36, 37, 39, 40, 41, 42, 43, 44, 49, 50, 51, 52, 54, 56, 57, 58, 59, 60, 61, 62, 63, 64, 65, 66, 67, 68, 70, 71, 72, 73, 74, 75, 76, 77, 78, 79, 80, 81, 82, 83, 84, 85, 86, 87, 89, 90, 92, 93, 94, 95, 96, 97, 98, 99, 102, 103, 105, 106, 107, 108, 110, 112, 114, 115, 117, 118, 119, 121, 124, 125, 126 et 130. On pourrait ajouter à ces cas celui de l'observ. 91, où la phthisie avait, selon Biett, une physionomie particulière qu'il ne décrit pas, et les observ. 122 et 123, où des ulcères suspects existaient sur le col de la matrice réputée squirrheuse. Dans la grande majorité des cas, ces symptômes existaient au moment même où l'erreur a été commise. Dans un infiniment petit nombre, ils n'ont apparu que postérieurement à l'erreur de diagnostic.

Ces symptômes concomitants étaient 1 fois au nombre de 5, observ. 93 ; 1 fois au nombre de 4, observ. 17 ; 11 fois au nombre de 3, observ. 19, 20, 22, 27, 32, 34, 39, 40, 50, 106 et 115 ; 32 fois au nombre de 2, observ. 2, 3, 11, 23, 28, 31, 37, 41, 43, 44, 49, 51, 57, 59, 61, 66, 68, 75, 77, 80, 81, 82, 86, 89, 95, 97, 107, 108, 114, 117, 119 et 121 ; 45 fois au nombre de 1 seulement, observ. 1, 6, 7, 8, 12, 16, 18, 24, 35, 36, 42, 56, 58, 60, 62, 63, 64, 65, 67, 70, 71, 72, 73, 74, 78, 79, 83, 84, 85, 87, 90, 92, 94, 96, 98, 99, 102, 103, 110, 112, 118, 124, 125, 126 et 130. Ces derniers chiffres pourraient s'augmenter de 3 par l'adjonction des observ. 91, 122 et 123. 6 fois des symptômes concomitants sont signalés comme ayant existé, mais sans être spécifiés relativement à leur nombre ni à leur nature, observ. 30, 52, 54, 56, 76 et 105.

Ainsi donc, dans les quatre cinquièmes des métamorphoses, il se rencontrait chez les malades des symptômes de
vérole dont la présence pouvait faire reconnaître, ou tout
au moins soupçonner la nature exceptionnelle de la maladie
simulée. Dans plus d'un tiers, ils étaient au nombre de 1;
dans plus d'un autre tiers, ils étaient au nombre de 2, de
3, et même au delà.

En recherchant quelle a été l'espèce de ces symptômes
concomitants, nous trouvons que, dans plusieurs cas, les organes sexuels présentaient encore des symptômes primitifs :

7 fois, c'étaient des chancres, des ulcères, des excoriations,
observ. 36, 106, 107, 108, 117, 123 et 124;

5 fois une blennorrhagie reconnue ou une leucorrhée de
nature suspecte, observ. 59, 70, 71, 110 (leucorrhée suspecte), et 115 ;

2 fois un bubon, observ. 106 et 107.

Parmi les symptômes secondaires, signes d'une infection
constitutionnelle, qui accompagnaient le plus ordinairement
la métamorphose, c'était :

32 fois des ulcères , des ulcérations ayant tous les caractères du chancre syphilitique et siégeant sur les muqueuses, ou ayant succédé sur la peau à une syphilide pustuleuse, etc. observ. 3, 11, 17, 18, 22, 24, 27, 31, 32, 34,
35, 42, 43, 49, 50, 56, 65, 66, 76 (érosion de la luette),
80, 84, 85, 86, 89 (épiglotte déchiquetée en crête de coq),
90, 93 , 96, 97, 117 , 118 , 126 et 129 ;

40 fois des syphilides (pustules , tubercules , macules ,
etc.), observ. 3, 11, 17, 22, 23, 28, 31, 32, 34, 39, 40,
42, 49, 50, 51 , 55, 58 , 60, 61 , 62, 66 , 68 , 77, 79,
80, 81, 82, 83, 90, 92, 93, 94, 95, 98, 102, 103, 106,
112, 129 et 130;

18 fois des exostoses, observ. 8 , 17, 19, 20 , 27, 34,
39, 40, 57, 60, 72, 73, 78, 93 , 97, 108 , 114 et 119.

14 fois la carie des os, observ. 2, 5, 17, 19, 22, 28, 31,
34, 39, 41, 43, 73, 86 et 93 ;

3 fois l'engorgement chronique des testicules, en tant qu'il s'est rencontré comme symptôme concomitant, et abstraction faite des cas où il a été pris pour un cancer de ces glandes, observ. 73, 115 et 119;

3 fois des végétations, poireaux, choux-fleurs, etc. observ. 28, 87 et 121;

1 fois des tumeurs gommeuses, observ. 65.

3 fois des engorgements glandulaires développés près du siége de la maladie simulée, n'ont pas été sans valeur pour le diagnostic, observ. 17, 24 et 102. De ce genre serait le bubon pré-auriculaire donné par le docteur Hairion comme un signe pathognomonique de l'opthalmie vénérienne.

1 fois les caractères spéciaux d'une iritis chronique ont donné le premier éveil sur la nature syphilitique d'une épilepsie rebelle, observ. 20.

2 fois se trouvent indiquées des douleurs ostéocopes, mais sans que leur manière d'être soit précisée, observ. 40 et 57.

30 fois des douleurs offrant le caractère suivant : soit de s'éveiller au retour de la nuit pour s'apaiser aux premières clartés du jour, et disparaitre jusqu'au soir complétement, soit de subsister durant le jour, faibles et supportables, pour reprendre chaque nuit un accroissement et une intensité qui les rendaient le plus souvent intolérables, observ. 1, 2, 6, 7, 16, 19, 20, 23, 27, 37, 41, 43, 60, 61, 62, 63, 64, 67, 68, 74 (épilepsie nocturne), 75, 77, 81, 83, 93, 95, 110, 114, 117 et 125. Ce retour d'exaspération des douleurs pendant la nuit s'est présenté comme signalement de la syphilis larvée chez plus du quart des malades. Est-il nécessaire que j'en discute longuement la valeur, et que je me livre de nouveau à de minutieux rapprochements pour en constater l'importance ? Que feraient les raisonnements les plus plausibles pour convaincre ceux qui nieraient cette spécialité des douleurs syphilitiques, de revenir ou de s'accroître la nuit ? Le parti

qu'on peut tirer d'un pareil retour périodique et nocturne,
me paraît aussi concluant que le fut le mouvement aux yeux
du philosophe grec. Que l'on se réfère aux 30 observations
que je viens de citer, on verra que toutes les fois que le médecin a conclu de l'existence de ces douleurs nocturnes à celle
d'une affection syphilitique, il a frappé juste, et le diagnostic a été détourné ou est sorti des voies de l'erreur.

Passons maintenant à l'étude des 26 observations de
syphilis larvée dans lesquelles on ne découvrait aucun
symptôme actuel de vérole. Il est évident que cette absence
contribuera fréquemment à égarer le diagnostic ; mais l'erreur sera-t-elle toujours inévitable, n'y aura-t-il aucun
moyen de s'en garantir ? Repassons en revue ces 26 observations ; examinons les circonstances qui s'y sont produites :
peut-être alors trouverons-nous la clef de la méthode à suivre
dans les cas analogues qui pourront s'offrir à notre pratique. Voici les indices qui ont mis sur la voie de la nature
réelle du mal :

1° La communication, par le coït, d'accidents syphilitiques
de la personne atteinte de syphilis larvée à une autre personne jusque là saine, cela est arrivé 3 fois, observ. 91,
123 et 124 ;

2° La transmission du principe syphilitique par la mère
à son nouveau-né, et l'apparition chez celui-ci, à une époque plus ou moins éloignée de sa naissance, de symptômes
évidents, incontestables, de vérole constitutionnelle et héréditaire, bien que la mère, travaillée par une syphilis larvée,
n'en offrît aucune trace : cela a eu lieu 1 fois, observ. 88.
Stoll attribua à l'action d'un vice héréditaire le développement
d'une affection pulmonaire grave dont il débarrassa par l'usage
des mercuriaux les deux jeunes filles, l'une de 10 ans, l'autre de 11 ans, nées d'une mère saine avant, et restée saine
après son mariage. Outre des exostoses qu'il remarqua
d'abord sur ces jeunes malades, Stoll eut encore, pour ap-

puyer sa manière de voir, les symptômes corrélatifs observés chez leur père. Chez ce dernier, la vérole, faisant
explosion après un long sommeil, produisait à la peau des
syphilides, à la gorge des ulcères caractéristiques, observ. 78 ;

3° La manifestation de la maladie simulée par la vérole,
dans un âge où il est insolite de voir apparaître cette maladie simulée et l'absence des causes qui d'ordinaire la produisent : cela a eu lieu 4 fois, observ. 12, 13, 14, 15.
(Épilepsie);

4° L'envahissement simultané ou successif de deux organes similaires par l'affection simulée, tandis que cette affection, à de rares exceptions près, ne compromet qu'un seul
de ces organes : c'est le cas de cancer syphilitique des glandes mammaires et des glandes séminales : 2 fois cela a eu
lieu, observ. 127 et 128 ;

5° L'existence d'anciennes cicatrices sur quelque partie
apparente du corps. Ces cicatrices sont le plus souvent nombreuses, variables en profondeur ou en saillie, plus ou
moins colorées ou déjà devenues blanches, tantôt isolées, tantôt unies entre elles, linéaires ou épaisses, suivant qu'elles
ont succédé à des tubercules ulcérés, à des pustules, à une
syphilide serpigineuse, à des gommes ou à des caries
osseuses ; elles éveillent l'idée de la vérole, moins encore
par leur forme que par la place qu'elles occupent, et qui
constitue un lieu d'élection des accidents vénériens : tels le
front, le cuir chevelu, les ailes et la racine du nez, l'arrière-
gorge, l'articulation sterno-claviculaire, la partie moyenne
des os longs. Ces cicatrices, dis-je, présentent un signe qui, sans être infaillible, n'en est pas moins d'une
grande valeur pour faire pressentir que la maladie est simulée et de nature syphilitique. 8 fois ce signe a puissamment contribué à la découverte de la syphilis larvée, observ. 25, 72, 81, 87, 101, 114, 115 et 116. Sur la simple

apparence de cicatrices dans l'arrière-gorge (observ. 101), l'œdème de la glotte fut considéré comme syphilitique, malgré les dénégations de la malade, et guéri comme tel par un traitement antivénérien. Moi-même, dans ma pratique, j'ai dû à ce signe un des plus heureux succès dont j'aie eu à me féliciter. Je vais en retracer l'histoire.

OBSERVATION 131. *Syphilis simulant des ulcères atoniques des jambes.*

*Sympt. ant.* Bubon; syphilides. — *Sympt. diagn.* Cicatrices au front; les commémoratifs; tumeur gommeuse claviculo-sternale. — Iodure de potassium. — Guérison.

Le 20 juillet de l'année 1843, je fus appelé auprès d'une lessiveuse, Marie Marchon, femme Savoyan (elle m'a autorisé à la nommer), âgée de 60 ans, pour la soigner de plaies qu'elle portait depuis longtemps aux jambes, et dont plusieurs médecins à qui elle s'était confiée, n'avaient pu la débarrasser. Pendant qu'elle me faisait la description de sa maladie, j'étais frappé par l'aspect de son front, dont toute la surface était couverte et sillonnée de petites cicatrices étroites, blanches, de niveau avec la peau, et s'entrecroisant en réseau irrégulier, adhérentes à l'os dans un ou deux points. Ce front me paraissait offrir l'empreinte évidente de coups répétés de la vérole ; il me remettait en mémoire le vers de Milton sur l'Archange foudroyé : (1)

His face
Deep scars of thunder had intrench'd.

Avant qu'elle eût fini de parler, je lui disais: Je ne serais pas étonné que votre mal vînt de quelque ancienne maladie vénérienne. C'était la première fois qu'on éveillait son attention sur ce point, et que l'on ramenait sa pensée vers un passé fort éloigné.

Elle fut vivement frappée du doute que je lui exprimais,

(1) *Paradise lost*, B. I. vers 600.

et après avoir recueilli ses souvenirs : Vous me guérirez, me dit-elle, car j'entrevois que vous avez deviné la cause de mes souffrances.

Marie s'était mariée à l'âge de 18 ans avec un jeune homme dont la santé n'avait été antérieurement compromise par aucune atteinte de maladie vénérienne. De 21 à 25 ans, elle eut deux enfants, qu'elle perdit immédiatement après leur naissance, l'un à la suite d'une fluxion de poitrine, l'autre d'une hydropisie congénitale. La septième année de leur mariage, le mari contracta une gonorrhée suivie de deux bubons inguinaux sans trace, assure-t-il, de chancres à la verge. La femme ne tarda pas à être infectée : le seul signe de la maladie chez elle consista en deux bubons aux aines. Elle affirme n'avoir eu, à cette époque, ni l'excoriation la plus légère à la vulve, ni le plus faible suintement vaginal. De sa vie elle n'a eu, dit-elle, même l'apparence d'une leucorrhée. Elle ne fit usage que de tisanes émollientes. On se borna à lui faire appliquer des emplâtres fondants sur les glandes engorgées; cependant elles n'arrivèrent pas à suppuration, mais durant quinze années, elles restèrent plus ou moins gonflées.

Plusieurs années après cette contamination, il survint sur diverses parties du corps de petites tumeurs solides, surmontées d'une pustule blanche, pointue, qui, en se crevant, donnait issue à du sang mêlé de sérosité trouble. Cicatrisées dès le lendemain, ces érosions se couvraient d'une croûte qui, bientôt déchirée par le frottement des vêtements, laissait s'écouler le même liquide sanieux. Ces sortes de gommes se sont montrées aux jambes, à l'épaule droite, le long de la clavicule droite, et surtout au front, là en plus grand nombre et plus fréquemment qu'ailleurs. Elles laissaient après elles des cicatrices étroites, aplaties, de niveau avec la peau. La douleur la plus cruelle dont Marie Marchon se souvient d'avoir eu à souffrir à cette époque, a été une céphalalgie térébrante insupportable, et ne cessant ni le jour ni la nuit. Elle croit bien que les souffrances redoublaient d'intensité pendant la nuit ; mais son souvenir n'est pas assez fixe sur ce point pour qu'elle l'assure positivement.

En 1843, la jambe droite devint le siége d'ulcérations permanentes et d'un gonflement qui s'accroissait et s'accompagnait de douleur lorsque la malade s'exposait par la marche, ou même en restant debout, à une fatigue prolongée ; mais gonflement et douleur disparaissaient quand, au lavoir, Marie se livrait, à genoux, au blanchissage du linge. A cette époque, le mari fut atteint d'une affection asthmatique qui mit ses jours en danger. Marie, oubliant ses propres souffrances, n'épargna ni veilles ni soins. Sa jambe alors ne désenfla plus.

Un matin, au saut du lit, elle sentit un déchirement, et une crevasse se former à la malléole externe ; il en découla beaucoup de sang et de sérosité sanieuse ; il y régnait une cuisson intolérable. En même temps, de nombreuses tumeurs, pareilles à celles décrites plus haut, apparaissaient, s'ouvraient et se fermaient pour s'ouvrir de nouveau sur l'une et l'autre jambe, à leur partie antérieure, le long des os. La jambe gauche s'en couvrait comme la droite, mais il n'y existait aucun gonflement. Bientôt, à la partie inférieure de la jambe droite, un peu au-dessus de l'articulation tibio-tarsienne, se forma une tumeur gommeuse plus volumineuse que les autres, solide, rouge, saillante de quelques lignes au-dessus de la peau qui l'environnait, et de la largeur d'une pièce de cinq francs. Un médecin crut opportun d'y appliquer un caustique : la douleur qui s'ensuivit fut si violente qu'on dut enlever ce caustique au bout de dix minutes. L'eschare, en se détachant, produisit une plaie qui ne s'est plus fermée, mais a été en s'élargissant et s'étendant vers le pied.

Au moment où j'examinai Marie Savoyan, outre les cicatrices du front, il existait, sur l'extrémité sternale de la clavicule gauche, une tumeur plate datant de deux ans, d'un rouge terne, sans trop d'engorgement ambiant ; elle s'ouvre chaque fois que quelque accident la déchire, jette du sang mêlé de sérosité trouble et se referme promptement.

La jambe gauche présente, le long du tibia, quatre ou cinq cicatrices noueuses, irrégulières, reposant sur un fond légèrement tuméfié et comme boursouflé, environnées d'une teinte rouge brunâtre, et peu sensibles à la pression. Deux de ces cicatrices, plus grosses que les autres, sont adhérentes au périoste, qui, sur ce point, est gonflé et douloureux. La jambe droite, à la partie externe et au tiers inférieur, porte des cicatrices profondes, irrégulières, parsemées de quelques ulcères à fond charnu presque sec, et dont les bords évasés sont revêtus d'une bandelette pelliculaire blanche ; au tiers supérieur, existe, sur le dos, une large et épaisse cicatrice tuméfiée ; au tiers moyen, un espace de la largeur de la main, couvert de cicatrices noueuses d'un rouge brun, interrompues par des points ulcérés, d'aspect semblable aux précédents; au tiers inférieur et sur la partie antérieure, une plaie de la largeur d'une pièce de deux francs, sécrétant du pus et s'élevant au-dessus du niveau des parties saines, mais sans offrir des bords taillés à pic. Au devant de l'articulation tibio-tarsienne, la plaie ouverte par le caustique est de deux pouces de diamètre, ronde, charnue, semblable en tout à celle située immédiatement au-dessus d'elle. La sanie purulente qui suinte de ces deux plaies dépose sur le linge une tache jaune, marbrée de rose, qui, par le simple lavage à l'eau fraîche, s'efface, laissant le linge d'une netteté, d'une blancheur parfaite.

La malade n'a jamais ressenti dans ces plaies ni prurit ni élancements, mais *elles lui cuisent*, dit-elle, *comme le feu*. Les pieds sont toujours froids ; le genou droit surtout est de-

venu le siége d'un sentiment de froid glacial. La pituitaire
et la muqueuse bucco-pharyngienne sont et ont toujours été
intactes. Les éruptions ne se sont jamais montrées sur le
ventre, sur les cuisses, sur la poitrine, les bras, les mains,
ni sur le cuir chevelu. Jamais de mouvement fébrile. Récemment la diarrhée a persisté durant deux mois. La malade a peu d'appétit, mais la langue est nette, la digestion
facile, le ventre lâche.

Les plaies ont été considérées comme des ulcères atoniques, et traitées, soit par des emplâtres fondants, soit par
des applications de cérat, de cataplasme de lin, soit par
d'autres topiques. Le contact du sparadrap n'a pu être supporté. Marie Savoyan n'a été soumise à aucun traitement
intérieur, et elle ne croit pas avoir jamais pris de l'or ni du
mercure. Mais au commencement de juin 1843, s'étant, en
désespoir de cause, confiée à un charlatan étranger à la
médecine, celui-ci avait fait panser les plaies avec une liqueur qui les blanchissait en y déterminant de vives douleurs, et lui avait fait prendre à l'intérieur de l'essence de
salsepareille. Chose remarquable, après qu'elle eut fait pendant quelque temps usage de la salsepareille, tumeurs et cicatrices, restées jusqu'alors indolentes, étaient devenues le
siége de douleurs nocturnes très-fortes, senties plus vivement à la jambe droite, et occasionnant des nuits sans sommeil.

Je fis panser les plaies avec de la charpie enduite de cérat
simple, en même temps que je donnais à l'intérieur l'iodure
de potassium uni au sirop diacode. Ce médicament fut d'a-
bord mal toléré; il ramena une abondante diarrhée. Celle-
ci, arrêtée par des pilules d'ipécacuanha et d'opium, je revins
à l'iodure, mais à petites doses, et je ne pus que graduellement le porter à cinquante centigrammes, et ne dépassai
jamais un gramme par jour. Cependant les plaies se détergèrent, fournirent un pus de bonne nature, se resserrèrent

de plus en plus, et au commencement de septembre, elles étaient à la veille de se fermer. La malade se mit en tête que l'air pur des hautes montagnes du Luberon hâterait sa guérison, et elle voulut, bon gré, malgré, y aller passer quelque temps dans la ferme d'une de ses nièces. Que trouva-t-elle dans cette ferme isolée? la misère et la plus insigne malpropreté. Une nourriture peu convenable et le manque absolu de soins, la réduisirent en un mois à l'état le plus déplorable. Elle revint à Avignon au commencement d'octobre. La diarrhée avait reparu, les ulcères s'étaient rouverts aussi larges qu'autrefois; leur surface se décomposait en un détritus fétide et gangréneux.

L'opium à l'intérieur, un régime analeptique, des lotions et des pansements locaux avec l'eau chlorurée et le quinquina, la relevèrent de cet état, et dissipèrent la disposition gangréneuse des plaies.

Je ne désespérai point de l'efficacité de l'iodure de potassium, et je l'affectai encore (excluant tout autre médicament) à la cure de cette maladie grave et invétérée : il ne trompa point mes espérances. Au commencement de décembre, Marie Savoyan était radicalement guérie. Depuis lors, à deux reprises, par une cause ou par l'autre, quelque portion des anciennes plaies s'est rouverte. Chaque fois il a suffi, pour les fermer promptement, de les panser avec de l'eau chlorurée, et de les recouvrir de bandelettes de diachylon imbriquées.

Il y a dans cette observation un certain nombre de points principaux qu'il importe de rappeler et de mettre en lumière : le mal paraît avoir débuté par deux bubons d'emblée; je dis *paraît*, car après 37 ans d'écoulés, les souvenirs de la malade ont pu faillir. Toujours est-il que ces bubons furent assez bénins et qu'ils ne vinrent pas à maturité. Mais quinze ans après leur apparition, la malade en sentait encore les restes présents au pli de l'aine.

Pendant trente-cinq ans, le principe de la vérole a tenu l'organisme sous son influence, sans gêner en quelque sorte le libre exercice des fonctions, sans altérer aucun viscère, aucun organe important, multipliant ses manifestations à la périphérie, sans pénétrer profondément, glissant, pour ainsi dire, à la surface : c'était une vérole à fleur de peau. A quoi rapporter cette longanimité ? je l'ignore. Je me borne à la constater. Ce n'est qu'après la trente-cinquième année que les ulcères, jusque là passagers, éphémères, deviennent permanents. La maladie revêt une forme grave, insolite, que l'application inopportune d'un caustique accroît encore.

Si les ulcérations des jambes ne présentent pas un fond lardacé, à bords inégaux, relevés, taillés à pic, la multiplicité des cicatrices, la série de tumeurs gommeuses non interrompue depuis l'accident primitif, la gomme placée sur l'extrémité sternale de la clavicule, les nombreux sillons qui labouraient le front, étaient tout autant d'échelons par lesquels le médecin devait remonter jusqu'à l'origine, jusqu'à la cause unique, intime, constitutionnelle, d'une maladie sans cesse renaissante, à une diathèse, et par exclusion à la syphilis.

La malade assurait n'avoir fait usage ni de mercure ni de préparation d'or, et cependant l'iodure de potassium, dont on a voulu borner les vertus à une action neutralisante du mercure, l'iodure de potassium opère la guérison de cette maladie vénérienne invétérée ; il l'opère seul, directement et par les petites doses auxquelles la susceptibilité des voies gastriques oblige de le réduire. Ici, l'action curative de l'iodure de potassium sur le principe vérolique, est évidente ; elle se manifeste sans médication étrangère préalable, sans intermédiaire.

L'enseignement que l'on peut tirer des cicatrices que certains accidents de la syphilis laissent après eux, paraît clair et positif dans cette observation. On a vu que je fus appelé pour traiter une affection réputée inconnue. En abordant la malade, je lus sur son front le nom de la maladie écrit en cicatrices indélébiles.

Je continue maintenant l'examen commencé plus haut, des indices qui ont amené le médecin à reconnaître la sy-. philis sous quelques-uns de ses déguisements, et je trouve encore :

6° L'insuccès des traitements qui d'ordinaire, soit par leur convenance, soit par leur énergie, triomphent, en peu de temps ou à la longue, de la maladie dont la syphilis a pris la forme. L'étonnement qu'un échec exceptionnel doit faire naître, conduit naturellement à préjuger une cause exceptionnelle : dès lors, il ne reste plus qu'à procéder à l'appréciation de ces causes d'exception, et parmi elles la syphilis tiendra toujours le premier rang. Pareil indice a servi à rétablir le diagnostic sur sa véritable base dans les observ. 4, 9, 10, 26, 33, 37, 38, 98, entre autres.

7° Des soupçons qu'une vérole se cache sous une forme étrangère, seront quelquefois éveillés par les allures, le ton, la physionomie particulière qu'impriment l'habitude du libertinage ; s'il s'agit de deux époux, par la connaissance que l'on a de la conduite irrégulière de l'un ou de l'autre, par le souvenir de quelque circonstance observée dans nos relations de société ; ainsi en fut-il pour ce peintre de l'observ. 25 : il portait sur son front la *corona veneris*, etc.

Nos prédécesseurs prétendaient reconnaître un vérolé à certain ensemble particulier de la physionomie, à savoir : le visage pâle, terreux, le front triste, plissé, les yeux ternes, entourés d'un cercle livide, le regard morne, perdu, préoccupé, les lèvres décolorées, l'haleine fétide, la barbe et les cheveux ternes, rudes, sans souplesse, tombant par places, etc.

Bien que la plupart des vérolés soient loin de porter sur le visage l'ensemble de ces traits, nous devons avouer néanmoins qu'il n'est pas rare de rencontrer chez quelques-uns cette physionomie, ce masque ; et s'il est à notre connaissance qu'ils n'ont antérieurement éprouvé aucune maladie grave, connue, avouée, n'en pourrons-nous pas raisonnablement inférer qu'ils sont atteints d'une maladie vénérienne qui se cache, ou qu'ils ont intérêt eux-mêmes à dissimuler ? (Voir l'observ. 38.)

8° L'attention une fois éveillée, la pensée se porte sur la syphilis, et s'enquiert si elle ne serait pas l'auteur de la maladie simulée. C'est le moment de s'appuyer sur les renseignements que fourniront à cet égard les commémoratifs. La découverte dans le passé du malade d'une ou de plusieurs infections véroliques, rendra très-probable que la maladie actuelle est simulée et qu'elle est d'origine vénérienne. Les signes anamnestiques ont constitué le seul fondement du diagnostic dans 22 cas : observ. 4, 9, 10, 21, 25, 26, 29, 33, 44, 69, 70, 71, 98, 104, 109, 113, 116, 118, 120, 121, 127 et 128.

9° C'est en s'appuyant sur les données puisées dans les commémoratifs, que l'on a été amené à faire l'essai d'un traitement antisyphilitique. Souvent la maladie éprouvée à cette pierre de touche, a complétement et rapidement disparu, sans qu'aucun symptôme de syphilis ait été mis à nu ; le diagnostic n'a été justifié que par le succès de la cure : *naturam morbi ostendebat curatio.* Cet axiome, dont la justesse est souvent contestable, acquiert dans l'espèce un caractère de vérité évident par la multitude d'heureuses applications qu'il y reçoit. Plusieurs fois l'apparition ultérieure de quelque accident caractéristique de la vérole, lève tous les doutes sur la nature de la maladie, sur l'exactitude du diagnostic et sur l'opportunité de la cure commencée. Cela a eu lieu 9 fois : observ. 25, 55, 56, 62, 86, 89, 99, 126 et 130.

10° De l'existence antérieure d'accidents véroliques, on pourra conclure plus sûrement à la probabilité d'une syphilis larvée, si l'on constate qu'aucun traitement spécifique n'a été suivi, ou que les traitements entrepris ont été irréguliers, trop tôt abandonnés, incomplets.

35 fois aucun traitement mercuriel n'avait été subi, dans les observ. 1, 2, 3, 4, 11, 15, 21, 22, 24, 28, 31, 39, 40, 41, 42, 44, 56, 59, 60, 61, 62, 64, 67, 68, 77, 78, 79, 80, 83, 86, 89, 90, 103, 104 et 113.

31 fois les traitements avaient été incomplets ou irréguliers, dans les observ. 5, 10, 13, 14, 18, 19, 23, 27, 32, 43, 44, 55, 57, 63, 65, 66, 81, 84, 85, 87, 94, 95, 96, 97, 99, 105, 109, 119, 120, 121 et 125.

Ainsi donc, 66 fois l'absence ou l'insuffisance des traitements spécifiques a fait naître des soupçons légitimes sur la nature réelle du mal. Et quand même on serait assuré qu'un traitement convenable et régulièrement observé aurait précédemment eu lieu, il ne faudrait pas pour cela s'endormir dans une trop grande sécurité, et rejeter toute hypothèse de vérole cachée.

11 fois les traitements antérieurs n'avaient rien laissé à désirer, et cependant la métamorphose ne s'en était pas moins produite : observ. 20, 25, 33, 38, 58, 72, 74, 98, 102, 116 et 129.

Triste confirmation de cette parole d'Hufeland : « C'est un des malheurs attachés à la vérole qu'il n'y a pas même de signes annonçant qu'on a été débarrassé d'elle! » (1)

11° Le peu d'importance, l'insignifiance apparente qu'auraient offert les accidents primitifs, rassureraient à tort le malade et le médecin. Les chances d'infection consécutive, et partant celles d'une syphilis larvée, ne sont nullement en rapport direct avec la gravité des symptômes primordiaux ; loin de là : l'atteinte la plus légère, un écoulement de peu de durée, une excoriation fugace, peuvent être suivis des

_____

(1) *Manuel de médecine pratique*, p. 485.

accidents les plus fâcheux. 17 fois je trouve noté l'accident initial comme ayant été très-bénin, de peu de durée, facilement effacé par le traitement le plus doux et le plus court : observ. 1, 3, 18, 19, 22, 23, 29, 33, 39, 40, 43, 44, 65, 66, 85, 98 et 99.

12° Ce serait également s'exposer à l'erreur que d'écarter l'idée d'une syphilis larvée, en se fondant sur le plus ou moins de temps qui se serait écoulé entre les accidents primitifs et la maladie obscure, indécise, soumise à nos investigations. Ce laps de temps, j'ai pu l'apprécier d'une manière sûre, exacte, ou l'évaluer approximativement, mais avec assez de rigueur, dans les observations suivantes : il a été de 6 semaines dans l'observ. 50 ; de 2 mois environ dans l'observ. 1 ; de quelques mois dans l'observ. 23 ; de 3 mois dans l'observ. 66 ; de 5 mois dans l'observ. 29 ; de 6 mois dans l'observ. 65 ; de 11 mois dans l'observ. 26 ; de 1 an dans les observ. 18, 44, 55, 94 et 95 ; de plus de 2 ans dans l'observ. 102 ; de 3 ans dans les observ. 14, 51 et 77 ; de quelques années dans les observ. 81 et 84 ; de 4 ans dans l'observ. 75 ; de 5 ans dans les observ. 63, 99 et 112 ; de 7 ans dans l'observ. 85 ; de 9 ans dans l'observ. 75 ; de 10 ans dans les observ. 20, 64, 103 et 113 ; de 12 ans dans l'observ. 116 ; de 15 ans dans l'observ. 43 ; de 15 ou de 20 ans dans l'observ. 96 ; de 15 ou de 30 ans dans l'observ. 72 ; de 17 ans dans l'observ. 58 ; de 20 ans dans les observ. 83 et 91 ; de 20 à 25 ans dans l'observ. 97.

L'intervalle peut donc varier de quelques mois à 20 ans, peut-être même à 25 et 30 ans. Ces chiffres élevés ne sont pas extrêmement rares, car si l'intervalle reste borné 5 fois à 1 an, on le voit s'étendre 4 fois à 10 ans, 3 fois à 15 ans au moins, 3 fois à 20 ans au moins.

Par opposition à ce long sommeil, nous avons vu dans les observations de Torella la vérole donner des signes d'infection générale au bout de 6 jours, dans l'observ. 60 ; au bout de 35 jours, dans l'observ. 61 ; et 1 fois, observ. 62, de prime-saut, d'emblée, sans accident primitif aux parties génitales. Cela se passait il y a trois siècles, à l'époque où la vérole se propageait dans le monde entier avec une effroyable rapidité, et produisait les désordres les plus graves coup sur coup, dans un pêle-mêle bien éloigné de l'ordre et de la succession régulière que nous observons aujourd'hui. C'est ainsi que, de nos jours, le choléra, à sa sortie de l'Inde, foudroyait instantanément ses victimes, les tuait roide et sur le coup, sans vomissements, sans déjections, sans crampes et sans aucun des symptômes qui le caractérisent. Dix ans, vingt ans d'écoulés depuis une seule infection ne deviendraient donc pas une garantie suffisante, un obstacle formel à la réapparition de la syphilis, à son retour sous un masque d'emprunt.

13° Alors donc que la maladie présente une incurabilité exceptionnelle, alors qu'elle est engendrée en l'absence de ses causes ordinaires, alors que quelque indice a mis sur les traces de la vérole, alors que l'on a découvert des accidents syphilitiques dans le passé du malade, etc. etc. quel inconvénient y aurait-il à essayer les médicaments qui d'ordinaire triomphent de l'affection vénérienne ?

Le mercure seul a fait les frais de la guérison de la métamorphose dans 45 observations, savoir : observ. 1, 3, 7, 10, 15, 18, 22, 23, 24, 28, 29, 30, 31, 32, 37, 38, 42, 43, 54, 56, 65, 66, 67, 78, 79, 80, 82, 84, 86, 89, 90, 91, 92, 93, 96, 97, 111, 113, 117, 120, 122, 123, 125, 128 et 129.

La meilleure part lui revient encore dans les 30 observations suivantes, où les sudorifiques lui ont été associés: observ. 2, 11, 13, 14, 21, 26, 27, 33, 41, 57, 58, 63, 64, 72, 74, 76, 77, 83, 94, 99, 100, 104, 105, 109, 110, 112, 124, 126, 127 et 130 ; et dans les 5 observations où il a été fait usage à la fois des mercuriaux, des sudorifiques et de l'iodure de potassium : observ. 19, 20, 102, 118 et 121.

En tout, 80 fois le mercure a opéré à lui seul la cure de la syphilis larvée, ou y a pris la meilleure part ; et cette guérison, il l'a obtenue dans les maladies mêmes les plus graves : l'épilepsie, la phthisie, le cancer, maladies où, dans les conjonctures ordinaires, ce métalloïde se montre, non-seulement impuissant, mais essentiellement funeste, délétère.

5 guérisons ont été dues aux sudorifiques employés seuls : observ. 4, 9, 34, 75 et 119 ; 6 à l'iodure de potassium : observ. 25, 50, 80, 98, 101 et 103.

Lorsque 91 fois sur 125 cas, les antisyphilitiques ont amené la guérison, n'est-on pas en droit de conclure de l'action spécifique des remèdes à la nature spécifique du mal? et l'axiome : *Morborum naturam ostendunt curationes,* fut-il jamais dans son application plus exempt de reproches ?

Dans les 13 cas où la maladie s'est terminée par la mort, observ. 5, 6, 32, 39, 40, 59, 68, 73, 85, 95, 114, 115 et 116 (je ne fais pas figurer ici les cas où Portal n'a observé qu'à l'amphithéâtre et sur le cadavre, des altérations du foie en rapport avec des accidents de syphilis graves et nombreux), on voit que dans les observ. 6 et 59, aucun traitement spécifique n'avait été entrepris, et que dans les observ. 5, 32 et 85, il avait été trop tôt abandonné. Dans les observations de néphrite albumineuse, observ. 114, 115 et 116, la vérole était loin d'être la cause unique, principale, des accidents mortels. Dans l'observ. 68, l'intervention de l'art fut réclamée trop tard. L'observ. 73, enfin, est moins un exemple de métamorphose de la syphilis qu'un exemple de complication de la maladie de Pott avec la diathèse vénérienne. Resteraient donc trois cas où la syphilis larvée a été suivie de mort, malgré la régularité d'un traitement entrepris en temps convenable. Quel petit nombre d'insuccès, et quelle promptitude, quelle énergie dans l'action curative des mercuriaux administrés seuls, ou aidés des sudorifiques et de l'iodure de potassium, et surtout puissamment secondés par cette diète extrême que les Allemands ont appelée la cure par la faim, *cura famis !*

On ne saurait trop se faire une idée de la puissance du régime dans le traitement des maladies vénériennes les plus invétérées, les plus rebelles. Je n'en citerai qu'un exemple : Le docteur G..., médecin à S..., traitait infructueusement depuis huit mois un de ses clients, dont le corps était couvert d'ulcères syphilitiques profonds et de croûtes épaisses. Cependant on avait eu recours à tout l'arsenal de la thérapeutique antivénérienne. Je conseillai au docteur G... de faire sur son malade l'essai d'une cure par la faim. Il imposa à ce vérolé, et celui-ci subit les rigueurs de l'abstinence aussi loin qu'elles purent être portées. En huit jours, les croûtes se détachèrent, les ulcères se trouvèrent détergés, rétrécis, etc. et le régime, dont on adoucit graduellement l'austérité, opéra rapidement une guérison inespérée qui ne se démentit plus.

---

## CONCLUSIONS.

1° La syphilis peut se cacher sous les apparences symptomatiques d'une autre maladie. Les mots *déguisement, travestissement, métamorphose de la syphilis,* sont l'expression fidèle des faits. L'erreur de diagnostic commise dans 67 observations sur 125, prouve incontestablement la réalité des métamorphoses.

2° Le principe de la syphilis est très-certainement le promoteur de ces formes larvées. Dans 35 des maladies simulées, aucun traitement mercuriel n'avait été subi.

3° La syphilis ne paraît pas revêtir par préférence telle métamorphose plutôt que telle autre : elle prend indifféremment le masque de la plupart des maladies, deux peut-être exceptées, l'épilepsie et la phthisie, qu'elle a simulées dans une proportion plus forte.

4° La syphilis larvée exige pour se produire que d'autres accidents de vérole aient existé au préalable.

5° Elle peut succéder directement à des accidents primitifs, être elle-même la première manifestation de la diathèse vénérienne, ou avoir été précédée de symptômes d'infection constitutionnelle.

6° Comme la diathèse syphilitique elle-même, la syphilis larvée peut succéder, soit au chancre, soit à la blennorrhagie, mais plus souvent au premier qu'à la seconde. La différence est de près d'un tiers.

7° La forme de l'accident primitif ne paraît pas exercer d'influence sur le genre de la métamorphose.

8° Les éléments du diagnostic de la syphilis larvée doivent être tirés de l'état actuel et de l'état antérieur du malade, c'est-à-dire, de la coexistence des signes caractéristiques de la vérole avec les symptômes de la maladie simulée, ou, à défaut, de signes commémoratifs déduits d'accidents syphilitiques antérieurs.

9° Des symptômes concomitants de vérole étaient manifestes dans les quatre-cinquièmes environ des maladies simulées. Variables en nombre de 1 à 5, ils consistaient le plus souvent en une syphilide, 40 fois ; en ulcérations caractéristiques, 32 fois ; en douleurs nocturnes, 30 fois ; en caries, 14 fois, etc. etc. Si l'erreur a été commise dans ces circonstances, on n'en doit accuser que l'inadvertance du médecin, sa préoccupation trop exclusive des symptômes de la maladie simulée.

10° L'absence de tout symptôme de vérole concomitant crée au diagnostic les plus sérieuses difficultés. Les signes qui ont fait reconnaître la nature vénérienne de la maladie simulée, ont été :

*a*. La communication d'accidents syphilitiques par le sujet sur lequel s'opère la métamorphose, à une personne saine ;

*b*. La transmission à un enfant, par la voie de l'hérédité, d'une syphilis masquée chez les auteurs de ses jours ;

*c*. Le développement de la maladie simulée, en dehors de ses conditions les plus habituelles d'âge, de causes, etc. ;

*d*. L'envahissement simultané ou successif d'organes similaires, dont la maladie simulée n'attaque en général qu'un seul ;

*e*. L'existence de cicatrices suspectes dans les lieux d'élection des accidents syphilitiques ;

*f*. L'inefficacité des médications ordinairement couronnées de succès dans la maladie simulée ;

*g*. Les considérations tirées de la conduite privée, des relations intimes du malade, ou de quelque souvenir fortuit, etc.

11° Le soupçon de syphilis larvée une fois éveillé, la réalité de la métamorphose se déduira des commémoratifs, des signes anamnestiques, à savoir : atteinte unique, ou atteintes répétées de maladie vénérienne ; absence de tout traitement spécifique ; irrégularité ou abandon prématuré des traitements spécifiques.

12° Ni la bénignité des accidents syphilitiques antérieurs, ni la longueur du temps écoulé entre l'infection première et la maladie simulée, ne donnent la certitude que celle-ci ne soit pas syphilitique.

13° Quand des effets curateurs résulteront de l'emploi d'agents spécifiques dans des maladies simulées, que d'ordinaire ils ne modifient pas, ou que le plus souvent ils aggravent, ce sera là un éclaircissement pour le médecin, une confirmation de la nature syphilitique de ces maladies.

14° Le fait d'un ou de plusieurs traitements spécifiques réguliers, suivis à une époque plus ou moins rapprochée de celle de la maladie simulée, ne contre-indique ni la supposition d'une syphilis larvée, ni l'essai d'un nouveau traitement spécifique. Nulle condition ne sera plus favorable à la réussite du traitement que la sévérité du régime, les rigueurs de l'abstinence, la réduction de la maladie par famine, *cura famis.*

# MÉTAMORPHOSES

## DE LA SYPHILIS.

—

## SECONDE PARTIE.

### DE LA SYPHILIS A L'ÉTAT LATENT.

J'ai pu, dans 36 observations, mesurer le temps écoulé entre l'époque des premiers accidents syphilitiques, et celle où s'étaient manifestés les symptômes de la syphilis larvée. La mesure a beaucoup varié ; mais il importe peu de fixer les extrêmes limites de ce laps de temps, soit qu'il embrasse au delà d'un quart de siècle, ou qu'il descende à quelques semaines. Cet intervalle, fût-il même resserré dans les plus étroites bornes, n'en serait pas moins un fait incontestable. Il est démontré que le principe de la vérole peut rester dans le corps un certain espace de temps, un certain nombre d'années, sans y déceler sa présence par des signes apparents ; il y sommeille, mais il y vit ; il y existe, en un mot, à l'état latent.

Ce sera toujours un sujet d'étonnement profond, un des mystères les plus impénétrables de la pathologie humaine, que cet assoupissement prolongé, cette vie occulte d'un principe si actif. Non pas que ce fait soit sans analogue dans la nature : des graines de plante, des animaux placés au bas de l'échelle zoologique, demeurent dans un état de mort apparente durant un temps plus long encore, et ne se raniment qu'au moment où des conditions d'humidité, de chaleur, de fécondation, se rencontrent, qui leur rendent possibles l'exercice de la vie et le développement de leurs facultés innées. Mais ces êtres, dans leur état d'inertie, sont appréciables à nos sens ; ils conservent une forme, un corps. Il n'en est pas ainsi du virus à l'état de sommeil. Dans le rapide travail de décomposition et de recomposition auquel notre substance organique est incessamment livrée, la molécule qui se détache et meurt, transmet le germe de la vérole à la molécule qui se forme et s'anime, sans qu'aucun signe apparent laisse apercevoir cette intime transmission. Le corps humain pourrait s'être renouvelé en entier sans que la faculté de reproduire les symptômes de la vérole se fût effacée en lui. Le principe de cette maladie reste inhérent à notre machine, comme le fait le principe de vie qui préside à la formation et à l'entretien de nos organes. On dirait qu'ici l'aptitude vérolique affecte le principe de vie lui-même, tellement cette aptitude et la force vitale semblent se confondre et se perpétuer sans nulle interruption.

Au reste, ce fait particulier de pathologie rentre sous la loi de l'hérédité, grande loi qui est comme l'essence, comme la raison d'être du monde créé, loi qui conserve leur place, leur forme, leur caractère, à l'espèce, au genre, à l'individu, au plus grand ainsi qu'au plus petit des êtres, à chaque règne dans ses rapports avec la constitution générale de l'univers, à chaque homme, dans ses rapports physiques avec le monde matériel, et dans ses rapports moraux avec ses semblables réunis en société ; une des lois les plus universelles, soit qu'hérédité civile et politique, elle constitue le lien suprême des familles et des peuples, soit qu'hérédité physique, elle transmette de nation à nation, de race en race, un même type, de mêmes mœurs, soit qu'enfin, hérédité morbide, image sensible et à demi matérialisée de la tache originelle,

elle lègue aux fils les plaies et les souffrances des pères, et enchaîne successivement les générations les unes aux autres par une évidente solidarité !

C'est en vertu de l'hérédité physiologique que nous voyons se propager dans certaines familles, avec des habitudes de sobriété et de labeur, une stature haute, des membres puissants et vigoureux, le libre exercice de toutes les fonctions du corps ; et dans d'autres, sous des conditions contraires, la taille s'abaisser, le squelette osseux s'amoindrir, les ressorts de l'organisme se détendre, et la vie dégénérer en une succession d'actes à demi morbides, interrompue par de courts intervalles de calme et de bien-être.

C'est surtout dans l'ordre des faits pathologiques qu'apparaissent sous tout leur jour les effets de l'hérédité. Qu'en raison d'accidents qu'il serait hors de propos d'énumérer ici, la phthisie se soit introduite dans une famille jusque là saine, ne verra-t-on pas cette affection s'y perpétuer de génération en génération pendant un long espace d'années, et souvent choisir, pour frapper ses victimes, un même âge, un même acte de la vie? Les scrofules ne deviennent-elles pas l'apanage de familles dont l'organisme a subi certaines modifications? Qui ne connaît cette transmission fatale de la folie, à laquelle d'autres sont prédestinées ? L'asthme, la goutte, les maladies du cœur, le cancer, etc. ne passent-ils pas fréquemment du père aux enfants?

Pour concevoir une pareille succession, ne faut-il pas admettre que l'aptitude morbide, que la prédisposition a été reçue par l'enfant avec le germe qui lui a donné l'existence, et qu'elle était contenue virtuellement dans ce germe? Comment s'expliquer autrement celles de ces maladies qui n'éclatent que longtemps après la naissance, à l'époque où l'on voit se produire, sur certains individus et en dehors de l'hérédité, les mêmes maladies : ainsi de la phthisie dans l'âge adulte, de la goutte et du cancer dans l'âge viril, de l'asthme et de l'apoplexie au déclin des années, de la folie dans l'âge des passions, c'est-à-dire presque dans le cours entier de la vie.

Parmi les maladies héréditaires, quelques-unes peuvent apparaître peu après la naissance, telles les scrofules et la syphilis. Il en est dont on pourra prévenir le développement par des moyens hygiéniques et médicaux. D'autres arrivent invinciblement à leur évolution. La syphilis héréditaire possède ce triste privilége. Je ne prétends pas que, d'un père ou d'une mère atteints de syphilis, il ne puisse naître un enfant sain : cette heureuse immunité, quoique peu répandue, se rencontre cependant; il arrivera même quelquefois que deux époux donneront le jour à un enfant sans lui communiquer le mal dont ils sont entachés l'un et l'autre. Ce fait, beaucoup plus rare que le précédent, n'est pas impossible.

Mais le plus souvent, d'un père ou d'une mère isolément ou simultanément infectés, naît un enfant voué à la syphilis, ou déjà frappé par elle. Et quand même l'affection morbide des parents serait tout intérieure, quand il n'en existerait aucun signe à la surface du corps et sur les parties accessibles à notre investigation, il se déclarera pourtant chez l'enfant né de tels parents, des pustules et des ulcérations caractéristiques, qui découvriront ainsi l'impureté des sources où il aura puisé la vie. Deux fois, dans ma pratique, j'ai observé la transmission de la vérole dans de semblables conditions.

Dans le premier cas, les deux époux, examinés avec soin, la femme, soumise au contrôle du spéculum, ne présentaient aucun symptôme syphilitique. Depuis une maladie vénérienne communiquée à la femme par le mari, et dont ils paraissaient avoir été convenablement traités, ils avaient perdu deux enfants peu après la naissance, des suites de nombreux accidents syphilitiques. J'avais constaté chez le dernier-né de ces enfants, une syphilide pustuleuse à ulcères caractéristiques et une rhinite purulente. Sa mère le nourrissait sans dommage pour elle ; il mourut de diarrhée colliquative. Plus tard, un troisième enfant échappa à la terrible action de l'hérédité, garanti qu'il fut par le long traitement mercuriel et ioduré auquel ses auteurs s'étaient soumis à temps.

Dans le second cas, le père, robuste maçon, n'offrait d'autres traces de vérole que des cicatrices larges et sinueuses sur les épaules, témoignage d'une ancienne syphilide tuberculeuse. La femme portait sur les jambes et à l'entour des coudes, de petites tumeurs gommeuses, agglomérées, roulantes sous la peau, dures comme des noyaux de prune. Je fus appelé dans leur ménage, la veille du jour où un de leurs enfants succombait à une vérole congénitale dont il présentait les stigmates irrécusables. Ce n'était pas le premier qui mourait ainsi ; ce ne fut pas le dernier, car le mari ne se soumit qu'avec peine à un traitement par le proto-iodure de mercure, et il l'abandonna prématurément. Un traitement rigoureusement observé par la femme, fit disparaître chez elle les accidents décrits, à l'exception de cinq ou six indurations du tissu cellulaire sous-cutané. J'avais toute raison de la regarder comme guérie. Deux fois elle devint enceinte, et chaque fois elle accoucha avant terme d'un fœtus couvert de taches violacées et de vergetures. Un troisième enfant né à terme, mais chétif, à peau terreuse et ridée, présenta, au bout de quinze jours, des excoriations caractéristiques sur divers points de son corps, et mourut peu après.

Je regardais le mari comme l'auteur unique, ou tout au moins comme l'auteur principal de cette hérédité vérolique si obstinée. Il refusait constamment de se soumettre à un traitement préventif, opposant à mes sollicitations les apparences florissantes de sa robuste constitution. Enfin, l'hiver passé, quatre ou cinq mois après la naissance de son dernier enfant, il vint me consulter pour un mal de gorge léger, mais persistant. Je reconnus une petite ulcération sur l'amygdale gauche. Il refusa de la croire vénérienne, et ne renonça à sa déplorable obstination que lorsqu'une partie de l'amygdale eut été détruite par l'inflammation ulcéreuse. L'action combinée des mercuriaux et des sudorifiques amenda rapidement son état, trop rapidement même, car je crains qu'il ne se soit trop hâté de se soustraire au joug importun, mais indispensable, du traitement prescrit.

Ces faits me rappellent la théorie émise par Hunter. On sait que, suivant le syphiligraphe anglais, deux points sont à distinguer dans la syphilis constitutionnelle : l'action morbide et la disposition morbide. Par l'action morbide, on doit entendre la manifestation actuellement existante de symptômes véroliques sur tel ou tel organe; par la disposition morbide, la modification imprimée à l'économie par le virus syphilitique, et en vertu de laquelle l'action ou les symptômes se produisent.

Pour que l'infection soit communiquée d'un individu à un autre par le coït, la disposition morbide ne suffit pas : il faut nécessairement l'action, c'est-à-dire l'existence actuelle, sur un organe destiné à être mis en contact avec un autre organe (parties sexuelles, lèvres, etc.), de symptômes véroliques, de certains symptômes, suivant le plus grand nombre d'auteurs, d'un symptôme unique, du chancre, suivant d'autres.

Hâtons-nous d'ajouter que l'action morbide n'est plus nécessaire, et que la disposition morbide suffit pour que la vérole passe par voie d'hérédité, du père et de la mère au produit de la conception. Or, l'existence de cette disposition morbide n'est autre chose que la syphilis à l'état latent. Les considérations qui précèdent ne démontrent-elles pas que le diagnostic de ce point de syphiligénésie est un des plus importants problèmes, plein encore, il est vrai, d'obscurités et d'incertitude, mais dont la solution ultérieure serait pour l'humanité un bienfait inappréciable.

Chaque jour nous sommes consultés, soit par un jeune homme naguère éprouvé par la vérole, soit par un mari arrivé à la fin d'un traitement antisyphilitique : ils nous demandent, l'un, s'il peut donner suite à des projets d'union, l'autre, s'il peut rentrer dans le lit conjugal. Quelle réponse leur donner ? Comment reconnaître que chez eux le germe de la vérole est complétement éteint, ou qu'il est seulement assoupi ? A quels signes distinguer que leur vérole a passé à l'état latent ? Dans quelles conditions puiser une garantie d'entière guérison ?

Laisserons-nous planer sur nos clients la possibilité imprescriptible d'un retour ultérieur de la maladie ? Ce serait les livrer à une vie d'inquiétude et de désespoir par l'appréhension d'un danger qui peut-être n'existe pas. Prononcerons-nous un arrêt qui les déclare purgés de toute souillure ? Et si le juge se trompe ? Qui ne voit les conséquences de l'erreur en pareille occurrence ?

Je ne crois pas, je le répète, qu'il y ait, en pathologie, une question plus digne d'être posée au monde médical. Les difficultés dont sa solution est hérissée, ne font qu'ajouter à la nécessité de la soumettre à un examen incessant, de la livrer enfin à une discussion publique, d'où jaillira peut-être quelque lumière imprévue.

En considérant le problème sous ses diverses faces, il est trois points principaux qui m'ont paru appeler plus particulièrement l'attention et l'intérêt. Les voici :

1° Quelles sont les conditions qui favorisent le passage à l'état latent de la maladie vénérienne ?

2° Lorsque cet état latent a eu lieu, d'après quels indices présumer son existence et à quels signes le reconnaître ?

3° Soupçonné ou reconnu, à quels moyens avoir recours pour le faire cesser, c'est-à-dire, pour forcer le principe de la vérole à repasser à l'état actif et à se manifester par les symptômes qui lui sont propres ?

# ARTICLE PREMIER.

## DES CONDITIONS QUI FAVORISENT LE PASSAGE A L'ÉTAT LATENT DE LA MALADIE VÉNÉRIENNE.

Nous avons vu , dans le précédent chapitre , que les symptômes secondaires peuvent succéder , soit au chancre , soit à la blennorrhagie : l'un et l'autre de ces accidents sont donc aptes à être suivis de l'état syphilitique latent, puisqu'ils engendrent l'un et l'autre la disposition morbide ; mais ils ne l'engendrent pas dans la même proportion. En effet , la blennorrhagie ne s'est montrée comme unique accident primitif que 14 fois , tandis que le chancre a 21 fois constitué seul cet accident. Les probabilités de la formation de l'état latent seront donc d'un tiers plus grandes , lorsque la vérole aura débuté par le chancre.

Pour la syphilis à l'état latent, de même que pour la syphilis larvée , il est essentiel de remarquer que les chances de leur formation ne sont pas dans un rapport forcé avec la gravité des accidents primitifs. N'oublions pas que 17 fois , dans les métamorphoses précédemment étudiées , le symptôme initial a été très-bénin , de peu de durée , facilement effacé par le traitement le plus doux et le plus court. Le peu de durée , l'insignifiance apparente de l'accident primitif, ne devrait donc pas rassurer complétement le malade et le médecin sur le danger d'infection consécutive. L'atteinte la plus légère , un écoulement passager , une excoriation fugace, peuvent engendrer l'état latent.

Ces résultats se trouvent, il est vrai , en contradiction avec des théories peut-être trop absolues , mais j'ai dû les signaler avec quelque insistance, puisque, sans dessein prémédité de ma part , ils se sont présentés dans mes recherches. Les négliger ou les rejeter comme suspects, ne serait-ce pas s'exposer bénévolement à commettre, dans l'appréciation des faits à venir, de graves erreurs de diagnostic et de traitement ?

S'il nous était donné de pouvoir anéantir d'une manière complète et sûre le germe de la syphilis dans son symptôme initial ( blennorrhagie ou chancre), il est évident que nous possèderions la meilleure prophylaxie concernant le passage de la syphilis à l'état latent ; cette prophylaxie serait tout entière dans le mode de traitement de l'accident primitif. Malheureusement nous ne possédons aucune médication, aucun agent qui mette absolument à l'abri d'une récidive.

Que d'incertitudes encore, que d'avis opposés sur la méthode curative, comme sur la nature des accidents primitifs ! Selon les uns, la blennorrhagie n'est qu'un flux catarrhal ordinaire, tout aussi incapable d'ouvrir la série des symptômes secondaires, que le sont le coryza et le catarrhe pulmonaire. Selon les autres, elle n'est apte à produire ces symptômes que lorsque la phlogose du canal urinaire se complique d'un chancre intra-urétral. L'inoculation convenablement pratiquée sera un moyen efficace de distinguer la première espèce de blennorrhagie (blennorrhagie non virulente),de la seconde espèce (blennorrhagie virulente), seule vérolique. Selon le plus grand nombre, un flux urétral contracté dans un coït impur, qu'il soit provoqué par la contagion du pus chancreux ou par celle du muco-pus blennorrhagique, pourra être le prélude d'une syphilis constitutionnelle.

De manières aussi diverses d'envisager la nature de la blennorrhagie découlent des préceptes de traitement non moins opposés. A une phlegmasie catarrhale, il suffira d'opposer un traitement antiphlogistique et anticatarrhal : les sangsues, les boissons émollientes, les balsamiques, etc. Telle est la pratique généralement suivie. Ceux qui considèrent la blennorrhagie comme pouvant être syphilitique, ceux-là veulent qu'après la disparition des signes d'irritation et suivant certaines circonstances , telles que l'opiniàtreté de l'écoulement, etc. on ajoute aux moyens précédents l'usage de quelque spécifique : mercure, salsepareille, etc.

Même divergence d'opinions parmi les auteurs sur la nature du chancre et sur la cure qu'il réclame. Le chancre est-il, au début, une pustule, un ulcère tout local, une maladie qui, bornée d'abord au point où elle se développe, ne fera subir que plus tard une modification générale à la constitution? beaucoup le soutiennent. D'autres prétendent que le chancre n'est qu'un signe sensible de la maladie, et qu'alors qu'il apparaît, l'économie entière a subi l'imprégnation vérolique. Pour les premiers, le plus sûr moyen de prévenir l'infection générale, la disposition morbide, le passage à l'état latent, c'est d'enlever le germe avant qu'il ait poussé des racines dans l'organisme. Le coup de ciseau, la cautérisation profonde qui retranche le bourgeon ulcéré, en constitue la meilleure prophylaxie. Selon les autres, un traitement général spécifique détruira seul le ferment qui déjà circule dans les veines.

Pour certains, tout le traitement consiste dans l'emploi convenable des antiphlogistiques. A leurs yeux, le mercure est tout au moins inutile, s'il n'est pas nuisible, si même il n'est pas le véritable auteur du fantastique échafaudage des symptômes donnés comme l'appareil des accidents secondaires et tertiaires de la vérole. Pour leurs antagonistes, l'usage des mercuriaux et des sudorifiques offre encore la moins équivoque garantie contre les pullulations de la maladie vénérienne. Chacun donc, suivant la diversité de ses vues théoriques, tirera de la considération de l'espèce de l'accident primitif et du mode de traitement antérieurement employé, des conséquences opposées sur les probabilités de l'existence de la syphilis à l'état latent.

Au reste, s'il devient difficile de reconnaître de quel côté se trouve la vérité dans les solutions contradictoires de ces

importants problèmes de pathogénie et de thérapeutique,
il n'en est pas moins remarquable qu'au milieu de cet anta-
gonisme de doctrines, il se rencontre un point sur lequel
tout le monde est d'accord : c'est que, quel que soit le traitement préféré, il est indispensable que les règles sur lesquelles il repose, soient fidèlement, invariablement observées, les chances de vérole constitutionnelle étant en raison directe de la négligence apportée dans l'application de la
méthode thérapeutique, quelle que soit celle que l'on ait
adoptée.

En effet, un traitement incomplet, irrégulier, interrompu,
repris pour être de nouveau abandonné, favorise au plus
haut degré le passage de la syphilis de l'état actif à l'état
larvé. Cela se voit tous les jours. Un chancre, une gonorrhée sont à peine disparus, que la cure est suspendue. Les
accidents reparaissent-ils, on la reprend, pour s'en affranchir
encore à la première amélioration. Or, qu'arrive-t-il ? Le
symptôme primitif, apparent, a cédé à l'influence d'une thérapeutique hasardée, mais l'affection continue, la vérole n'a
été qu'assoupie; elle ne tarde pas à se réveiller, et le germe
revivifié va développer ses fruits sur des régions plus éloignées. « Les causes de ces repos temporaires, dit Hufeland, sont
principalement des traitements mercuriels incomplets, qui
n'ont fait que supprimer le mal (suspendre l'action du virus),
sans l'éteindre (sans tuer le germe du virus). » (1)

Pour confirmer l'opportunité et la justesse de ces considérations, il n'est pas besoin de recourir à d'autres matériaux que ceux sur lesquels a reposé l'étude des métamorphoses de la syphilis. Ainsi, tandis que la syphilis larvée,
et ceci s'applique à l'état latent qui l'a précédée, s'est manifestée 35 fois après des accidents primitifs restés sans
traiment mercuriel, et 31 fois après des symptômes primitifs

(1) *Traité de méd. prat. p. 487.*

combattus par des traitements irréguliers et de trop courte durée, en tout 66 fois, elle ne s'est produite que 11 fois alors que le traitement avait été régulier et complet.

Les conditions favorables à l'établissement de l'état latent se trouvent donc dans l'absence et dans l'irrégularité des traitements primitifs. Par contre, la garantie, sinon absolue, du moins relativement la plus sûre, devra être cherchée dans l'observation rigoureuse des règles d'un traitement sévère.

Je vais plus loin : je n'hésite pas à croire qu'un traitement plus convenable opposé aux accidents primitifs, pourrait éteindre le germe de la syphilis, et mettre, d'une manière à peu près infaillible, l'économie à l'abri de l'infection consécutive à laquelle elle est de nos jours si fréquemment exposée. Je m'explique sur les conditions formelles et les règles inviolables du traitement tel que je l'entends :

La thérapeutique des maladies vénériennes a reçu de grandes améliorations sur des points très-nombreux ; elle a été débarrassée des excessives salivations qui portaient au corps un préjudice non moins considérable que les atteintes du mal lui-même. Le traitement local de plusieurs symptômes est devenu plus judicieux· et plus efficace. L'alliance de l'iode et du mercure a accru la vertu de ce dernier contre les accidents secondaires ; les tertiaires ont, à un petit nombre d'exceptions près, trouvé leur remède spécifique dans l'iodure de potassium, etc. Ces avantages sont incontestables. Mais dans l'ensemble du traitement, dans les lois générales qui doivent y présider, n'a-t-on pas fait un pas en arrière ? La connaissance des meilleures méthodes s'étant vulgarisée, les soins et la surveillance qu'exigent les accidents primitifs sont enlevés des mains de l'homme de l'art pour être confiés à quelques pharmaciens accrédités. Souvent les malades ne s'adressent même pas à ces demi-lumières : ils se traitent eux-mêmes, d'après leur propre expérience, ou à

défaut, avec l'aide de quelque ami *éprouvé*.... par la vérole.

On s'arme d'un flacon d'essence de salsepareille et d'une
boîte de ces pilules qui ont plus fait pour populariser le nom
de Dupuytren que ses grands succès chirurgicaux, et sauf
les cas de chancre phagédénique et du bubon sur-aigu, on
ne change rien à ses habitudes, à ses plaisirs comme à ses
labeurs journaliers. L'ulcère s'est fermé. La cure est immédiatement interrompue. Elle ne saurait, certes, être plus
expéditive. En est-elle plus sûre? nullement. La récidive est
à peu près certaine, car il a manqué là condition indispensable au succès réel et durable de la cure: l'observance du
régime.

L'observance du régime, voilà pour moi la base commune de tous les traitements, la condition essentielle d'une
guérison définitive. C'est dans l'influence toute-puissante
du régime que les malades, dès le seizième siècle, trouvaient
un refuge contre les fureurs réunies du mal et du remède,
le mercure, qu'on leur prodiguait d'une main si libérale.
C'est par le régime poussé jusqu'à la plus extrême rigueur
que les habitants de l'Abyssinie, que les fellahs d'Égypte,
que la plupart des peuples barbares, étouffent leurs maux
vénériens. C'est le régime qui guérit radicalement tout un
hôpital de soldats vérolés, que le docteur Clot-Bey vit em-
barquer à Alexandrie en 1840, et y débarquer, après avoir
souffert en mer, durant quelques semaines, tous les tourments de la faim, exténués, il est vrai, par l'abstinence,
mais aussi purifiés par elle de toute souillure vérolique. C'est
le régime que nous avons vu, dans un si grand nombre
d'observations, arracher à une destruction imminente des
malades dont l'affection syphilitique, jusqu'alors incurable,
avait résisté aux traitements les plus énergiques.

Ces rigueurs du jeûne, cette diète qui restreint l'alimentation à quelques onces de pain dur, de fruits secs, d'aman-

des torréfiées, de viande rôtie, cette cure par la faim, je voudrais qu'elle fût imposée dans toutes les périodes du mal vénérien. Si le régime, alors que le virus a ulcéré la gorge, carié les os, vicié presque en entier la peau et le tissu cellulaire, alors qu'aux ravages du mal se sont ajoutés les effets toxiques des plus actifs médicaments, alors que l'organisme est miné, ébranlé dans ses fondements, si le régime suffit lui seul à réparer toutes les brèches, ou, ne voulût-on pas le regarder comme le seul auteur de succès inespérés, s'il est encore le plus apte à faciliter l'action de nouveaux agents, que ne fera-t-il pas, au temps où la constitution sera encore dans toute sa vigueur, où les manifestations de la vérole seront encore locales, où le mal n'aura jeté dans l'économie que des racines récentes et peu étendues !

Je voudrais donc, soit que l'on se déclare partisan du traitement sans mercure, soit que l'on croie indispensable de recourir aux vertus séculaires de cet héroïque agent, soit que l'on mette ses espérances dans les préparations aurifères ou sudorifiques, je voudrais que l'on s'appliquât à faire comprendre au malade qu'il est menacé plus que dans ses jours présents, qu'il l'est dans sa vie entière, et que l'avenir de sa santé dépend irrévocablement du respect ou du mépris qu'il aura pour la rigoureuse observance du régime.

Point de confiance dans la bénignité apparente du mal, surtout point de fausse honte ! Que le malade atteint par la vérole agisse comme s'il était frappé d'une pneumonie, d'une dyssenterie, d'un rhumatisme. Dans quelque position qu'il soit, qu'un aveu immédiat prévienne les fâcheux résultats attachés à une dissimulation, difficile d'ailleurs à soutenir, toujours périlleuse pour lui, souvent funeste à autrui ; qu'il sache se condamner à un repos de quelques semaines, et tandis que l'homme de l'art opposera aux symptômes locaux les soins convenables, qu'il s'attache, lui, à mettre entre la maladie actuelle et l'infection consécutive, l'obstacle puissant, invincible, d'une diète austère : *cura famis*.

Je ne crois pas qu'il existe, pour imprimer à l'organisme un travail de réaction et d'élimination dépurative, de plus puissant excitateur que la *cura famis* : par elle, un surcroît d'activité s'empare de tous les appareils d'absorption ; les mailles du tissu cellulaire se vident de leurs sucs superflus; toutes les molécules inutiles vont se brûler au foyer pulmonaire ; chaque organe se dépouille de ses éléments étrangers pour ne conserver que les plus indispensables à son intime constitution ; et au milieu de ce mouvement général, on voit s'augmenter dans une proportion égale la force des médicaments, et leur dose la plus faible impressionner l'organisme plus énergiquement que ne le font, en dehors du régime, les doses les plus élevées. Au régime est inhérente la double faculté d'agir sur le mal et sur les remèdes : il atténue les qualités nuisibles de l'un, et décuple les forces curatives des autres.

Toutes les fois que j'ai pu décider un vérolé atteint des symptômes primitifs ou des secondaires, à se courber sous le joug de la *cura famis*, j'ai vu la maladie s'amender, disparaître avec promptitude, et la cure s'effectuer dans un espace de temps plus court. En outre, parmi ceux qui n'ont pas fait d'infraction à la règle, aucun, jusqu'ici, ne m'a offert d'accidents consécutifs. Je me propose d'en fournir la preuve dès que le nombre des faits que je possède se sera suffisamment accru pour que j'en puisse déduire des conséquences générales.

## ARTICLE II.

LORSQUE L'ÉTAT LATENT S'EST PRODUIT, D'APRÈS QUELS IN-
DICES SOUPÇONNER SON EXISTENCE? A QUELS SIGNES LE
RECONNAITRE ?

Il n'arrive guère que, durant tout le temps qui sépare le
développement des symptômes secondaires de la cessation des
accidents primitifs, un médecin puisse suivre les malades
chez lesquels la syphilis existe à l'état latent, et relever avec
une persévérante attention, soit les modifications légères ou
profondes que ce principe occulte imprime aux fonctions de
l'économie, soit les altérations diverses d'organe et de tissu
qui dépendent de son influence. J'ai donc été réduit, sur ce
point, à interroger les malades eux-mêmes et à m'en rapporter à leurs souvenirs. Or, si le nombre des hommes de
l'art doués du génie d'observation est si restreint, à quel
petit nombre ne se borneront pas les malades capables de
bien s'observer, et de rendre un compte exact et clair de
leurs observations?

On conçoit que les données que j'ai pu obtenir sur
les questions ci-dessus posées aient été peu nombreuses ; elles n'ont pas non plus, je l'avoue, offert une grande
valeur. L'importance du but que je désirais atteindre rend
plus vif le regret que j'éprouve d'en être resté beaucoup trop
éloigné. Cependant, quelque minces que soient les résultats
de mes recherches, j'ai cru utile de les exposer.

1° Quelques malades m'ont dit avoir remarqué que, pendant le sommeil de leur affection vénérienne, chaque année, au retour des chaleurs, l'épiderme de leurs mains se
soulevait et se rompait en plusieurs endroits, soit sur la face
dorsale, soit à la paume, soit sur les doigts, par petits points
ne dépassant pas, au début, la grosseur d'un grain de mil-

let. Cette desquammation toute superficielle est d'abord ronde ; elle conserve quelque temps, en s'élargissant, cette forme, puis, à mesure qu'elle s'accroît davantage, elle n'offre plus qu'une circonférence irrégulièrement sinueuse. La surface altérée est de la grandeur d'une pièce de vingt-cinq centimes jusqu'à celle d'une pièce de dix sous ; elle s'efface en se confondant avant l'épiderme ambiant, resté sain. Le derme mis à nu est sec, d'un rouge obscur et d'une sensibilité plus marquée qui va jusqu'à la cuisson. Chaque plaque met à se former, à grandir et à disparaître, de quatre à huit jours. Il en existe à la fois trois, quatre, six, plus ou moins. Ces desquammations partielles se succèdent durant deux ou trois semaines. Les mains reviennent à leur état normal lorsque les fortes chaleurs sont bien établies. L'exfoliation ne se reproduit pas pendant l'hiver, ni pendant les saisons autres que l'été.

Mon attention éveillée sur ce point, je ne tardai pas à constater l'existence de pareils phénomènes épidermiques chez un certain nombre de personnes. Toutes avaient des antécédents de vérole ; mais chez la plupart, quoique s'étant renouvelés pendant un grand nombre d'années, ces phénomènes n'ont été suivis d'aucun accident consécutif de syphilis. Je crois même que cet état pourrait se rencontrer chez des personnes vierges de toute contamination vénérienne. Le surcroît de vitalité et d'action que les chaleurs estivales procurent à l'appareil dermoïque, me semble y prendre plus de part que l'influence secrète du principe de la vérole. Ces réserves faites, j'estime qu'on devra tenir compte de cette usure circulaire de l'épiderme. Nul n'ignore que les syphilides ont une tendance remarquable à prendre la forme circulaire. (A. Cazenave.)

2° D'autres malades m'indiquaient comme une chose qui jamais n'avait eu lieu chez eux avant l'époque de la première infection, mais qui leur était devenue habituelle dans la suite, la facilité de leurs ongles à se briser au moindre choc et sous le plus léger effort. L'ongle aurait donc éprouvé une modification ; sa friabilité serait peut-être comme le premier degré des altérations que la syphilis peut lui faire subir, et dont l'onyxis vénérienne, décrite par Delpech dans sa *Clinique chirurgicale, t. 1. p. 364.*, présenterait le plus haut degré. On verra dans l'ouvrage de cet éminent chirurgien la description qu'il donne de l'onyxis syphilitique, et les observations sur lesquelles il l'appuie. Je me bornerai à reproduire ici ce que contient sur ce point des dégénérescences véroliques le *Traité des syphilides* de M. A. Cazenave :

« L'onyxis, inflammation ulcérative de la matrice des ongles, soit des pieds, soit des mains, consiste d'abord dans un gonflement peu douloureux de plusieurs points tout autour de l'ongle, surtout vers sa racine ; la peau y passe du rouge cuivré à la teinte violacée ; quelquefois il s'y forme une ulcération caractéristique ; d'autres fois, de dessous un bourrelet qui se prolonge de chaque côté de l'ongle, suinte un pus souvent mêlé de sang noirâtre ; c'est alors surtout que cette maladie est très-douloureuse. L'ongle tombe ; il se reproduit, si la matrice n'est pas le siége de l'ulcération ; dans le cas contraire, il s'y forme, plus tard, une cicatrice froncée et quelques petites plaques cornées tout à fait informes. Quelquefois, je dirai même le plus souvent, l'inflammation de la matrice de l'ongle ne va pas jusqu'à l'ulcération. »

« Dans quelques cas, l'altération de structure est générale, et l'ongle est converti en une production cornée, sèche, grisâtre, chagrinée, très-friable. Cette forme, qui était bien connue des anciens, est, je le répète, très-commune ; il est même rare qu'une syphilis existe longtemps sans que les ongles du malade soient plus ou moins altérés. Elle est toujours secondaire. C'est quelquefois le seul symptôme qui trahisse une syphilis consécutive. »

« C'est au même genre d'altération qu'il faut rapporter
la chute spontanée des ongles, sans inflammation ni altération
préalables de l'ongle ou de ses annexes. » (Mus. Brassavola,
Hunter, Cullerier oncle, etc. )

Ainsi , lorsque l'altération de l'ongle ira jusqu'à l'onyxis,
et que des ulcérations en occuperont la matrice et les chairs
qui l'avoisinent , alors les caractères présentés par les ulcères fourniront un signe manifeste de l'infection constitutionnelle. Certaines déformations de cette lame cornée pourront
également faire préjuger l'existence d'une diathèse syphilitique. Mais pour les cas où la modification que l'ongle aura
éprouvée se borne à rendre son tissu plus cassant , je dois
apporter à la valeur de ce signe les mêmes restrictions que
pour la desquammation précédemment signalée. En outre,
à l'égard de ces dernières altérations, on ne doit pas perdre
de vue que le vice scrofuleux est pareillement apte à les produire , ni négliger , avant de déclarer le malade syphilitique, de s'assurer que sa constitution a toujours été libre de
tout levain strumeux.

3° Il est des malades qui ont remarqué que, chez eux,
entre les accidentes primitifs et les secondaires, les poils
des diverses régions de leur corps, leur barbe, leurs cheveux, autrefois souples, luisants, onctueux, d'une couleur
uniforme , étaient devenus et étaient restés secs , rudes ,
ternes, teints de plusieurs couleurs ; que noirs , blonds ou
châtains à leur partie moyenne, ils blanchissaient à la racine
et à la pointe, à la manière des poils de blaireau, et se tour-
naient sur eux-mêmes en spirale. Cet état précédait, d'ordinaire, leur chute partielle ou générale. Mais souvent les
changements dans les qualités physiques des cheveux et
des poils, se produisaient sans amener leur chute, sans s'accompagner d'alopécie.

Des symptômes secondaires se déclaraient, un traitement
régulier intervenait , et les malades, débarrassés des au-

tres symptômes de vérole , voyaient leur chevelure, leurs
favoris, les poils des autres régions, recouvrer souplesse,
lustre , onctuosité, couleur uniforme.

La vérole a-t-elle seule le privilége d'occasionner ces
changements dans le système pileux ? Je ne le pense pas. La
chute des cheveux n'appartient pas non plus uniquement à
cette affection. Néanmoins, par les modifications que je viens
de décrire, comme par l'alopécie, le médecin devra être mis
sur ses gardes, et ne pas oublier que la chute générale ou
partielle des cheveux, a été maintes fois, depuis l'origine de
la maladie vénérienne , le seul symptôme de la syphilis constitutionnelle.

4° Quelques personnes ont été sujettes pour la première
fois, à la suite de leur infection, à des efflorescences de la
peau, à des éruptions anormales , opiniâtres ou fugitives ,
mais n'offrant pas le caractère des véritables syphilides. Ainsi
la malade de l'observ. 19 voyait , à l'approche de ses règles, son corps se couvrir de taches rougeâtres, violacées,
semblables à de petites feuilles d'arbre , sans saillie, et se
dissipant dès que le flux menstruel était établi. Celle de
l'observ. 43 avait remarqué que, depuis sa vérole , elle avait
toujours eu la face haute en couleur, injectée, parsemée de
petits boutons à fleur de peau et de plaques érythémateuses.
Chez celle de l'observ. 56, de temps en temps se montraient
aux grandes lèvres quelques boutons qui , soigneusement
examinés, furent jugés dartreux, et qui, traités par les bouillons rafraîchissants et les bains de Baréges, ne reparurent
plus.

Quelque légers que soient ces épiphénomènes, les malades en sont toujours fort préoccupés ; ils sont facilement
enclins à en grossir l'importance et à les considérer comme
un signe de vérole mal éteinte. En réalité, il est impossible de tirer parti, pour la découverte de la syphilis latente,
d'épiphénomènes aussi variables, aussi vagues , aussi dépourvus de tout caractère spécifique.

J'ai rencontré un certain nombre de malades qui, après une ou plusieurs infections, étaient restés sujets à l'*herpes præputialis,* affection d'ordinaire sans gravité, mais singulièrement opiniâtre et importune, car le patient incline toujours à la rapporter à la contagion syphilitique. Il est certain que, méconnues, irritées par des traitements excitants, et surtout cautérisées, les exulcérations superficielles et groupées s'étendent, se creusent, relèvent et durcissent leurs bords, et jouent à s'y méprendre le véritable chancre; et dans ce cas, lorsque, sous l'influence d'un meilleur mode de traitement, elles reprennent leur bénignité première et s'effacent, elles laissent après elles une cicatrice semblable à celle du chancre ; tandis que, reconnues dès le principe et modifiées par des soins de propreté, etc. elles s'évanouissent sans laisser de trace sur l'épithélium, dont elles n'ont pas dépassé l'épaisseur.

L'*herpes præputialis,* s'il est prompt à disparaître, est non moins prompt à revenir. J'en ai vu qui ont résisté à des traitements prolongés, à de grands armements thérapeutiques, hors de proportion avec l'exiguité de la maladie, à l'action des eaux minérales, par exemple. Cette persistance d'un si petit mal m'a maintes fois rappelé la fable du Lion et du Moucheron : ce moucheron pathologique est difficilement écrasé. Je suis loin pourtant d'en faire un symptôme de syphilis, et j'ai montré les inconvénients qu'il y aurait à le considérer et à le traiter comme tel. Je constate seulement que je l'ai assez souvent rencontré chez des sujets qui avaient été vérolés.

Les opinions des auteurs sur les causes qui l'engendrent, sont d'ailleurs fort diverses : les uns le font dépendre de l'abus du mercure (Pearson) ; d'autres le regardent comme symptomatique d'une phlegmasie chronique, ou d'un rétrécissement du canal de l'urètre ( Copeland ) ; comme lié à une affection des organes digestifs (Evans et Samuel Plumbe).

L'âcreté de certains écoulements leucorrhéiques, du sang des règles, l'excitation produite par des excès de table, m'ont paru le plus souvent en être l'occasion.

5° Je rappellerai ici que la malade de l'observ. 88 ne présentait aucun signe de syphilis, et que sa maladie, la phthisie laryngée, ne fut reconnue, traitée et guérie comme étant de nature vénérienne, qu'au moment où des pustules syphilitiques se manifestèrent chez l'enfant qu'elle avait mis au jour. Ces cas ne sont pas très-rares. Il en est d'autres où le produit de la conception, entaché du vice dont ses auteurs portent en eux le germe caché, ne peut venir à maturité, et est expulsé avant l'heure du sein de la mère.

Tant que les parents restent sous l'influence du principe vérolique, on voit, à des époques fixes ou variables, se reproduire de fréquents avortements, sans qu'on puisse les rattacher aux causes ordinaires de ce genre d'accidents. Le fœtus peut ne présenter aucun symptôme de syphilis, et l'action du virus borner ses effets à la mort de l'enfant et à son expulsion prématurée. Des avortements successifs et se produisant en dehors de toute cause appréciable, pourraient donc suggérer au médecin le soupçon d'une syphilis latente, par instinct en quelque sorte, et comme une hypothèse à ajouter à d'autres conjectures hypothétiques. Ces derniers mots annoncent sur quel fragile fondement s'appuierait une telle supposition, et avec quelle réserve, avec quels ménagements elle devrait être accueillie et mise en œuvre.

J'ai cru pouvoir rattacher, dans deux ou trois circonstances, un état prolongé de stérilité à la syphilis latente de l'un des époux. Dans le premier cas, après l'explosion tardive d'accidents secondaires chez le mari et leur guérison radicale, la femme devint pour la première fois enceinte, et donna par la suite des preuves réitérées de sa fécondité native. Dans le second cas, le mari avait infecté sa femme dès les premiers jours de leur union. Guéris tous deux en apparence, plusieurs années s'étaient écoulées sans qu'il leur survînt des enfants. Attribuant la stérilité de leur couche aux restes cachés de leur ancienne maladie, et tourmentés par cette idée, ils exigèrent que je les soumisse à un traitement antisyphilitique régulier. Soit effet réel des remèdes, soit coïncidence fortuite, après cette épreuve, plusieurs enfants leur naquirent. Le peintre de l'observ. 25 n'eut aussi des enfants qu'à la suite du traitement ioduré qui le délivra d'une amblyopie amaurotique vénérienne.

Mais que d'incertitude, que d'obscurité dans les causes de l'avortement et de la stérilité ! Combien n'est pas hasardée la supposition qui rapporte des faits de ce genre à l'influence du principe syphilitique ! Car, pour le malheur de l'humanité, la nature n'a pas attaché la stérilité à l'union des individus vérolés, ni l'avortement aux conceptions contaminées ! Loin d'accorder à l'homme un bienfait qui eût au moins maintenu sauve la santé de sa race, elle a le plus souvent rendu l'enfant solidaire de l'infection encourue par les auteurs de ses jours.

6° Dans l'observ. 38, nous avons vu que Deidier, à l'aspect d'un ensemble d'altérations qu'offraient les traits du visage et l'habitude du corps d'un jeune jurisconsulte, s'aida de ce facies particulier pour soupçonner une syphilis latente, avant même d'avoir reçu l'aveu des antécédents véroliques de ce fébricitant. Il fallait bien que la physionomie du jeune homme présentât quelque chose de caractéristique, pour avoir frappé ses amis, étrangers à l'art médical.

J'ai dit que nos prédécesseurs savaient, pour le diagnostic, tirer parti de ce facies syphilitique. « Avant que le virus, dit Swediaur, produise des éruptions à la peau, ou autres effets visibles dans le corps, les malades tombent souvent dans des abattements et dans des langueurs extraordinaires ; quelquefois ils sentent dans toutes les parties du corps des

douleurs erratiques, et dans les os cylindriques, des douleurs
et des élancements de dehors en dedans ; fréquemment il
se manifeste une douleur dans le péricrâne, comme si la
tête était fortement comprimée. Quand les douleurs ne deviennent pas très-violentes pendant la nuit, elles causent
simplement de l'agitation et de l'inquiétude ; elles paraissent
fort différentes des douleurs perçantes qui attaquent les os
cylindriques dans une infection syphilitique confirmée, et
qui causent l'épaississement et le gonflement du périoste,
ou une véritable exostose, fréquemment suivie de la carie.
Les premières sont des espèces de douleurs erratiques bornées au périoste ou aux surfaces musculaires, aponévroti-
ques ou ligamenteuses, et sont quelquefois si légères, qu'elles excitent à peine des plaintes ; mais lors même qu'elles
sont le plus fortes, elles sont évidemment plus supportables
que ces dernières. »

« Outre ces symptômes, les malades éprouvent souvent
de la faiblesse et de la lassitude, non-seulement pendant le
jour et lorsqu'ils sont debout, mais plus spécialement encore le matin, quand ils se lèvent : le sommeil ni le lit
ne leur procurent aucun repos, aucun rafraîchissement. Ils
sont attaqués d'une fièvre de l'espèce lente avec un pouls
faible et accéléré, les yeux enfoncés, le cercle de l'orbite
livide ; ils ont les épaules et les côtes douloureuses ; la physionomie montre une constitution harassée et minée ; en un
mot, le malade maigrit et dépérit sensiblement. » (1)

Les traits de ce tableau peuvent être communs à plusieurs états morbides ; mais on ne saurait nier qu'ils ne se
rencontrent chez un certain nombre de personnes travaillées
par une syphilis tout intérieure. Je lis dans B. Bell : « Le
symptôme irrégulier le plus général qui domine dans la
syphilis, est la fièvre ; il ne se borne pas à un seul degré de

(1) Swediaur, *Traité des malad. syph. t.* ii, *p.* 22.

la maladie : il peut survenir, suivant les circonstances, dans tous les différents degrés. Il est cependant essentiel d'observer que la fièvre qui parait dans les commencements, diffère beaucoup de celle qui domine en général par la suite. La première est vraiment symptomatique, et dépend toujours d'une affection locale, d'un bubon, par exemple, d'un ulcère fixé à la gorge, ou d'un nodus ; la seconde espèce de fièvre, au contraire, existe souvent sans qu'on puisse découvrir aucun autre symptôme de syphilis ; ainsi, l'une cesse avec la cause particulière qui l'a déterminée, tandis que l'autre subsiste tant que la constitution est infectée de virus ; cette dernière est par conséquent plus grave et mérite toute notre attention. »

« Cette fièvre est toujours une espèce de fièvre hectique, accompagnée de symptômes colliquatifs, surtout de sueurs nocturnes. Le malade maigrit en conséquence promptement ; néanmoins, par une singularité particulière à cette fièvre, malgré l'état de langueur ou de maigreur auquel est réduit celui qui en est attaqué, il lui reste communément assez de force pour continuer à vaquer à ses affaires, longtemps même après que la fièvre s'est déclarée. Il est sujet à des alternatives de chaud et de froid, particulièrement à ressentir une chaleur considérable dans tout le corps vers le soir, à passer les nuits dans l'insomnie et l'agitation, à avoir enfin le pouls habituellement vif. » (1)

« L'atrophie, ou le dépérissement insensible de tout le corps, est un symptôme des plus communs dans la syphilis invétérée ; il est sans doute un effet fréquent du mercure mal administré ; néanmoins il est aussi un symptôme de syphilis. J'ai vu un malade qui n'avait pris que peu ou point de mercure, devenir en peu de temps d'une maigreur extrême ; on en voit perdre leur embonpoint et l'air de santé dont ils

_____

(1) B. Bell, *loc. cit. t.* II, *p.* 205.

paraissaient jouir, maigrir quelquefois tout à coup; leur visage vermeil s'altérer, devenir pâle et jaune, comme si tous les vaisseaux étaient absolument privés des globules rouges du sang. Je considère ce symptôme comme un des plus funestes: je n'ai vu, dans le cours de ma pratique, que peu ou point de malades en réchapper. » (1)

Sous la dénomination de chlorose syphilitique, M. Ricord a décrit cet appauvrissement du sang, cette décomposition anémique des solides et des liquides observée chez certains syphilitiques. Plus heureux que B. Bell, il a trouvé dans les ferrugineux unis aux mercuriaux, d'utiles agents pour combattre cette redoutable cachexie.

La disposition à l'amaigrissement imprimée à l'organisme par le virus syphilitique, au lieu de se généraliser et de s'étendre à tout le corps, peut, dans certaines circonstances, se restreindre à une étroite limite, se localiser, et la résorption ne s'effectuer que dans un seul organe. C'est ainsi que l'on a vu les testicules se fondre graduellement et disparaître en totalité. Ce fait a été mentionné par les auteurs, en particulier par Curling. (2)

A l'influence syphilitique paraissait se rapporter le premier cas de fonte de cette glande signalé par J. Hunter, et le même accident survenu chez un malade atteint de cachexie syphilitique, dont M. Henri de Castelneau a recueilli l'observation. (3)

Cet état d'abattement et de langueur, cette faiblesse, cette lassitude matinales après un sommeil non réparateur, cette fièvre lente, ces sueurs nocturnes, cet amaigrissement progressif, cet appauvrissement du sang, cette altération des traits du visage, peuvent bien, alors qu'ils ne

(1) B. Bell, *loc. cit. t.* ii, *p.* 204.
(2) On the diseases of the testicule.
(3) *Bibliothèque du médecin praticien*, *t.* iv, *maladies des organes génitaux chez l'homme*, *p.* 636.

trouvent leur raison d'être dans aucune altération d'organes, dénoter l'action d'une cause générale, telle que celle
d'un virus, d'une modification diathésique, d'un ferment
spécifique, mais ils ne sauraient appartenir en propre et
exclusivement à la syphilis latente.

J'ai rapporté les passages de ces auteurs qui ont trait à un
ensemble de troubles généraux indépendants de toute forme
spéciale de maladie ; mais tout en reconnaissant ce que de
simples assertions, parties d'écrivains aussi expérimentés,
ont de respectable, je conserve des doutes, et me demande
s'il est possible qu'une pareille usure de la machine entière,
un tel dérangement des fonctions de premier ordre, *totius
substantiæ*, se produise et progresse *sine materia*, sans
avoir son point de départ et ses racines dans un ou plusieurs
organes de l'économie plus particulièrement viciés.

En admettant comme réelles les manifestations d'une
cause cachée, d'une sorte d'épine dont la pointe serait partout et le corps nulle part, et en supposant que nous fus-
sions appelés à nous en rendre maîtres, il est évident que,
dans les recherches de leur origine, la syphilis devrait la
première se présenter à notre esprit. Mais qu'elle sera rare,
si même elle s'offre jamais, l'occasion d'observer ce marasme essentiel, cette colliquation universelle comme unique indice de la vérole à l'état latent ! D'ordinaire, les apparences de la plus florissante santé couvrent l'intervalle
qui sépare l'assoupissement de la syphilis de l'heure de son
réveil.

7° Bien que je n'aie admis qu'avec la plus extrême réserve de pareils effets du principe de la vérole, je conviendrai cependant que plusieurs personnes m'ont assuré que
durant tout le temps qui avait séparé les accidents primitifs
des accidents secondaires, et quoiqu'elles ne fussent dominées
par aucune prévention, ni par des craintes pusillanimes, elles
s'étaient aperçu d'un affaiblissement réel, soutenu ou se repro-

duisant avec fréquence, soit de leurs facultés physiques, soit
de leurs facultés morales, séparément ou simultanément atteintes. Ainsi, elles ne pouvaient plus se livrer aux mêmes
travaux qu'autrefois ; si c'étaient des ouvriers, accomplir la
même tâche, porter les mêmes fardeaux ; si c'étaient des hommes d'une classe plus élevée, se livrer aux mêmes exercices
corporels, promenade ou chasse, s'appliquer avec la même
ardeur qu'autrefois aux œuvres de l'intelligence, posséder
la même aptitude aux productions de l'esprit. Elles m'ont dit
que, plus tard, et complétement débarrassées des symptômes véroliques consécutivement apparus, elles avaient recouvré toute la valeur dont leurs forces physiques ou leur
puissance intellectuelle avait été momentanément diminuée.
Ce sont là des confidences que j'ai dû recevoir, des remarques que j'ai cru bon de recueillir. Mais je serais loin de
faire beaucoup de fond sur elles pour déclarer l'existence
au sein de l'organisme d'une vérole qui ne se trahirait que
par ces seuls indices.

En somme, desquammation épidermique, friabilité des
ongles, altérations diverses du système pileux, chute même
des cheveux, éruptions cutanées anomales, avortements
sans cause appréciable, ou inexplicable stérilité, facies réputé syphilitique, fièvre lente, émaciation générale ou atrophie partielle, affaiblissement plus ou moins prononcé des
forces du corps ou de celles de l'esprit, nul de ces états
morbides, pris séparément ou réunis en plus ou moins
grand nombre, ne me paraît donner un signe vraiment important, un indice de valeur auquel on puisse reconnaître
l'existence cachée de la disposition morbide qui nous occupe:
la syphilis latente.

Mais ces lueurs, toutes faibles, toutes fugitives qu'elles
soient, pourront, dans des cas de pratique environnés de
doutes et d'obscurité, nous être encore utiles en nous mon-

trant un des points, entre plusieurs autres, vers lequel devraient se diriger les recherches du diagnostic.

Si donc l'état latent ne se dévoile par aucun signe sensible, ou n'occasionne que des malaises trop vagues, des
nuances de souffrance trop insaisissables, des altérations
matérielles communes à un trop grand nombre d'affections
pour qu'il fournisse par lui-même les éléments de son diagnostic, en serons-nous réduits à un doute perpétuel, à une
radicale impuissance? L'art, stérile et désarmé, n'aura-t-il
aucun moyen de percer les ténèbres du mal, de le forcer
enfin d'apparaître au grand jour, sous ses formes ordinaires? Je reconnais que les ressources de l'art, pour obtenir
ce résultat, ne sont ni grandes ni nombreuses; cependant
je ne pense pas qu'elles soient tout à fait nulles.

## ARTICLE III.

CET ÉTAT LATENT, UNE FOIS SOUPÇONNÉ OU RECONNU, A QUELS
MOYENS AVOIR RECOURS POUR LE FAIRE CESSER, C'EST-A-
DIRE POUR CONTRAINDRE LE PRINCIPE DE LA VÉROLE A
REPASSER A L'ÉTAT ACTIF, EN SE MANIFESTANT PAR LES
SYMPTOMES QUI LUI SONT PROPRES?

Recherchons d'abord ce que la nature accomplit d'elle-
même; examinons si l'explosion des symptômes consécutifs ne s'opérerait pas à l'occasion de quelque accident, de
quelque excitation particulière. Les observations relatées
dans ce traité nous offrent à cet égard les données suivantes :

a. Le tic douloureux que je me suis cru autorisé à rattacher à une origine vénérienne, d'après la spécificité des lésions qui en furent le terme : rhinite purulente, carie et
chute des os du nez, s'était développé à la suite de fré-

quentes immersions dans l'eau froide en novembre 1840, lors de la grande inondation du Rhône. (Observ. 2.)

*b.* Chez la malade de l'observ. 11, un temps froid et humide mit en action la disposition syphilitique, et celle-ci détermina des palpitations, une oppression considérable, une toux sèche et opiniâtre. Plus tard, une forte émotion morale suscita la violente céphalalgie et l'alopécie qui se substituèrent aux symptômes pulmonaires et cardiaques. Bientôt, sous l'influence d'une indigestion, la diathèse syphilitique provoque de violents maux d'estomac et une abondante leucorrhée. La cause occasionnelle, l'incitation accidentelle, change, suivant les organes sur lesquels elle se porte, le théâtre des métamorphoses syphilitiques, et le promène tantôt sur le thorax, tantôt sur la tête, tantôt sur les muqueuses gastrique et vagino-utérine.

*c.* La malade de l'observ. 17 donnait pour cause de son épilepsie une chute qu'elle avait faite dans un fleuve, et la terreur qu'elle en avait éprouvée.

*d.* Ce fut à la suite de chagrins profonds et des rigueurs d'une extrême misère, que Madame P.... (observ. 19.) fut saisie d'accès d'épilepsie, de céphalalgie nocturne, de carie nasale, de sciatique, d'exostoses, etc.

*e.* Une blessure grave et l'amputation du bras suscitèrent les spasmes tétaniques du malade cité par Lazare, Rivière, spasmes que, seul, le traitement mercuriel fut capable de guérir. (Observ. 21.)

*f.* Des veilles prolongées et un travail excessif devinrent chez la malade de l'observ. 43 l'occasion d'une rhinite syphilitique secondaire, accompagnée de carie.

*g.* Ce fut à l'époque où elle éprouva de vives émotions morales et où sa vie domestique fut traversée par des chagrins de toute espèce, que la malade de l'observ. 56 commença à souffrir d'une grave affection des voies intestinales qui la conduisait au tombeau , lorsque l'apparition d'un ulcère vénérien sur la paroi postérieure du pharynx, révéla la nature de la maladie gastrique, et indiqua le remède qui devait la guérir : le mercure.

*h.* Marie B.... fut saisie d'une affection rhumatismale de nature syphilitique, après s'être couchée , à plusieurs reprises , sur le carreau de sa chambre, afin de diminuer le tourment que lui causaient les fortes chaleurs de l'été. ( Observ. 64. )

*j.* Le malade de l'observ. 66 fut atteint de goutte et de rhumatisme syphilitiques, après avoir été longtemps exposé au froid et à l'humidité dans une partie de chasse.

*k.* Le malade de l'observ. 55, vingt jours après avoir pris les eaux d'Aix en Savoie , fut couvert sur toute la peau de plaques rouges, de pustules ulcérées, de syphilide serpigineuse, et immédiatement guéri par cette décharge à l'extérieur d'une cruelle maladie gastro-hépatique qui le désespérait, et contre laquelle avaient échoué les efforts de plusieurs éminents praticiens.

*l.* Si l'on admettait le fait suivant comme incontestable , il en résulterait que la puberté , le mariage et l'accouchement, par la perturbation majeure qu'ils excitent dans l'organisme, auraient suscité chez la malade de l'observ. 79 la première manifestation d'une syphilis innée , revêtue du masque de la phthisie pulmonaire.

*m.* Chez le malade de l'observ. 83, un refroidissement, en provoquant un catarrhe pulmonaire , occasionna sur les organes du poumon un état syphilitique qui simula la phthisie.

*n.* Chez un entrepreneur de transports par eau ( observ. 85), l'air froid et humide de la rivière qu'il parcourait habituellement , et la fatigue que des cris répétés imposaient aux organes vocaux, paraissent avoir déterminé la syphilis à établir le siége de ses manifestations larvées sur le larynx.

36.

*o*. La cuisinière dont il est question dans l'observ. 86 , fut prise des symptômes d'une phthisie laryngée syphiliti-que après s'être assise sur un banc de pierre.

*p*. L'accouchement devint chez la malade de l'observ. 88 l'occasion du développement de pareils accidents consécutifs.

*q*. Il en fut de même chez la malade de l'observ. 90.

*r*. Une maladie inflammatoire, la pneumonie, amena sur les poumons l'action du virus syphilitique. (Observ. 94.)

*s*. Dans l'observ. 99 , une ouvrière en robes ayant passé la nuit près d'une fenêtre ouverte, fut saisie d'un enroue-ment considérable, avec mouvement fébrile qui devint le point de départ d'un œdème de la glotte syphilitique, momentané-ment supprimé par la laryngotomie, et radicalement guéri par les mercuriaux.

En résumé, ces causes occasionnelles se classent suivant leur fréquence, ainsi qu'il suit :

1° 8 fois, un froid humide ( immersion dans l'eau froide ; influence d'une température froide et humide ; chute dans un fleuve ; refroidissement subit du corps au moment où il était en sueur ; impression de froid par suite d'un instant de repos pris sur un banc de pierre ; longue chasse dans l'eau et à la pluie ; refroidissement brusque ; exposition fréquente à l'air froid et humide sur une rivière).

2° 3 fois , des affections morales tristes ( forte émotion morale ; misère et chagrins ; profonds chagrins ).

3° 1 fois, des excès de veilles et de travail.

4° 1 fois, une indigestion.

5° 1 fois, une blessure de guerre nécessitant l'amputation.

6° 3 fois, l'accouchement.

7° 2 fois, une maladie aiguë produite par un refroidissement.

8° 1 fois, les eaux sulfureuses thermales d'Aix en Savoie.

L'action du froid humide comme propre à favoriser le passage de la syphilis de l'état latent à l'état apparent, est de beaucoup supérieure aux autres causes occasionnelles.

Cette influence des causes occasionnelles n'avait pas entièrement échappé à nos devanciers : Storck indique dans les
lignes suivantes diverses circonstances qui favorisent le sommeil de la syphilis, et quelques-unes de celles qui en provoquent le réveil : *Sœpe virus venereum incognitum quasi in
corpore delitescit, ubi præsertim infectus ab ulteriori si-
mili excessu abstinet, nec extraordinariis corporis aut
animi exercitiis, nec stimulantibus, inebriantibus potulen-
tis, aut cibis aromaticis multum conditis, continuantem sanguinis agitationem concitet, qua sopitum venereum excitetur,
ejusque furori in actum prorumpendi præbeatur occasio.* (1)
Des excès vénériens, de violents mouvements du corps
et de l'âme, l'abus des boissons enivrantes et des mets épi-
cés, peuvent fournir au virus assoupi l'occasion de donner
acte de sa présence par l'explosion de ses plus graves symptômes.

Écoutons Swediaur : « C'est un point de jugement
pratique des plus délicats de connaître si la vérole est radicalement guérie. Si nous étions en possession d'un remède
qui eût le pouvoir de rendre actives les dernières parti-
cules du virus cachées dans le corps, ce serait une des dé-
couver tes les plus précieuses, qui nous mettrait en état de
découvrir sa présence, comme l'aimant décèle la présence du fer. Quelques historiens rapportent que la chair
du lézard iguane et les œufs de sa femelle rendent très-
actif le virus syphilitique caché dans le corps ; mais ce fait
singulier et intéressant a besoin d'être confirmé par quelque observateur philosophe. »

« J'ai observé que les préparations ferrugineuses, et particulièrement les eaux minérales imprégnées de ce métal,
ont produit cet effet dans plusieurs cas, étant prises intérieurement dans la saison la plus chaude de l'année ; mais

(1) Storck, *Præcepta medico-practica*, t. II, p. 234.

je n'ai pas un nombre suffisant de faits pour en tirer une conclusion générale. » (1)

« Le virus syphilitique peut demeurer inactif pendant longtemps dans le corps, et cela arrive souvent, surtout chez les personnes grasses, sans donner aucun signe de sa présence ; et il reparaît ensuite par quelque révolution générale, ou par des causes particulières, comme par des maladies, par l'usage de quelque médicament, par exemple, des eaux minérales ferrugineuses, par de violentes passions, par le passage d'un climat froid dans un climat chaud, par un grand exercice, par l'usage des liqueurs fortes, la débauche de la table. » (2)

Laissons de côté la chair du lézard iguane et les œufs de sa femelle, qui n'ont pas encore trouvé l'observateur philosophe prédestiné à mettre leurs vertus dans tout leur jour. Bornons-nous à recueillir les témoignages de l'observation personnelle de Swediaur sur l'action provocatrice des préparations ferrugineuses, et surtout des eaux thermales imprégnées de fer, et les indications qu'il semble emprunter à autrui sur l'influence de quelque révolution générale, d'une maladie, d'un médicament, des passions violentes, d'un changement de climat, d'un grand exercice, de l'usage des liqueurs fortes et de la débauche de table.

Le judicieux auteur du *Traité des syphilides*, M. A. Cazenave, a fait quelques recherches relativement à l'action exercée sur la syphilis occulte par les causes accidentelles. En voici le résultat : « Il ne suffit pas, pour que l'éruption se manifeste, que la syphilis existe : il faut encore que son apparition soit le résultat accidentel d'un élément morbide non spécial, capable de déterminer un trouble quelconque, trouble qui est suivi de l'apparition du symptôme consécutif. C'est la cause occasionnelle du développement des syphilides. »

(1) Swediaur, *loc. cit. t.* II, *p.* 64.
(2) *Le même, loc cit t.* II, *p.* 67.

« Cette cause, souvent peu appréciable, peut passer inaperçue. Cependant je n'hésite pas à penser que presque toujours elle existe, et qu'elle joue un grand rôle dans le développement des syphilides. Sur 37 cas où elle avait été re-
marquée, elle variait ainsi :

| | |
|---|---:|
| Bains de vapeurs, de mer, de rivière. . . . . | 9 |
| Excès de boisson. . . . . . . . . | 9 |
| Affections morales vives.. . . . . . . . | 4 |
| Fièvres intermittentes. . . . . . . . | 2 |
| Fatigues. . . . . . . . . . . . . | 3 |
| Blessures, contusions, piqûres. . . . . . . | 5 |
| Travail de l'accouchement. . . . . . . . | 1 |
| Application d'un vésicatoire.. . . . . . . | 1 |
| Froid violent. . . . . . . . . . . | 1 |
| Réapparition des règles. . . . . . . . | 1 |
| Médecine–Leroy. . . . . . . . . . | 1 |
| | 37 |

Nous trouvons ici l'action des bains de vapeurs, de mer ou
de rivière, 9 fois sur 37 ; elle y entre pour un quart, chiffre important par le rang qu'il assigne à ce genre de causes,
par la mesure qu'il donne de leur efficacité.

Rapprochons de ces données celles que j'ai consignées
plus haut sur le même sujet. On y voit agir comme cause
accidentelle :

| | |
|---|---:|
| Froid humide. . . . . . . . . . | 8 |
| Émotions morales tristes. . . . . . . | 3 |
| Travail de l'accouchement. . . . . . . | 3 |
| Maladies aiguës. . . . . . . . . | 2 |
| Excès de veilles et de travail. . . . . . | 1 |
| Indigestion. . . . . . . . . . | 1 |
| Blessure. . . . . . . . . . | 1 |
| Bains d'eaux thermales sulfureuses. . . . | 1 |
| | 20 |

Sur ces nombres réunis formant un total de 57, je remarque l'action des bains de vapeurs, de mer, de rivière et d'eaux thermales sulfureuses, se signaler par le chiffre 10 ; celle d'excès de boisson, par 9 ; celle d'un froid excessif et d'un froid humide, par 9 ; celle d'affections morales tristes, par 7 ; celle de blessures, contusions, piqûres, par 6 ; celle du travail de l'accouchement, par 4 ; celle d'un excès de travail ou de fatigues , par 4 ; celle d'une maladie aiguë , par 4 , etc.

Je ne rapporte ici que celles de causes accidentelles dont l'expérience a démontré l'action. Je m'arrête là , mais il est certain que le chiffre 57 n'en représente pas le nombre exact : ce nombre doit être beaucoup plus considérable. Si je cherchais à l'apprécier en me livrant à des évaluations théoriques, j'arriverais sans doute à reconnaître que toutes les excitations capables d'imprimer un grand ébranlement à l'organisme, seraient aptes à provoquer l'explosion secondaire de l'affection virulente dont cet organisme serait sourdement travaillé.

Au point de vue des applications pratiques que peut suggérer la connaissance de ces causes accidentelles et de leur manière d'agir, on est fondé à les diviser en deux catégories bien tranchées : dans l'une se rangent celles que l'art pourrait imiter , dans l'autre, celles que l'art ne peut ni ne devrait imiter.

La première catégorie comprend :

Les bains de mer, de vapeurs, de rivière ou d'eaux thermales.   .   .   .   .   .   .   .   .   .   .   .   .   . 10

Les fatigues, les excès de veilles et de travail.   .   4

L'application d'un vésicatoire.   .   .   .   .   .   .   1

Le vomi-purgatif-Leroy.   .   .   .   .   .   .   .   .   1

La réapparition des règles.   .   .   .   ,   .   .   .   1

La seconde catégorie comprend :

| | |
|---|---|
| Les excès de boisson. . . . . . . . . | 9 |
| Le froid excessif ou humide. . . . . . . | 9 |
| Les affections morales vives ou tristes. . . . . | 7 |
| Les blessures, contusions, etc. . . . . . . | 6 |
| Le travail de l'accouchement. . . . . . . | 4 |
| Les maladies aiguës. . . . . . . . . | 4 |
| L'indigestion. . . . . . . . . . . | 1 |
| | 40 |

Le simple énoncé des causes de cette dernière catégorie démontre que nous ne saurions y choisir nos épreuves. Qui oserait, dans l'intention d'éclaircir un soupçon de vérole latente, conseiller à un client, soit de se ruer dans la débauche de table et les excès de boissons alcooliques, soit de s'immerger dans l'eau glacée d'une rivière, de s'exposer tout suant à la pluie, au froid, et à ce qui peut s'en suivre, rhumatisme, pneumonie, etc. soit de surcharger son estomac jusqu'à l'indigestion, etc. ? Et s'il s'agissait d'une cliente suspecte, loin de désirer qu'elle subit l'épreuve du travail de l'accouchement, ne devrions-nous pas, si cela était en notre pouvoir, lui interdire l'acte qui en est l'origine première ? Quant aux affections vives, aux chagrins de l'âme, le rôle du médecin est d'en paralyser, et non d'en accroître les effets et les suites. Il nous est donc interdit de provoquer de pareilles causes, mais il arrivera souvent que quelqu'une ou que plusieurs d'entre elles auront agi déjà sur les malades au moment où ils s'adresseront à nous.

Lors donc qu'un client, dans les conditions où je l'ai placé, à la veille d'un mariage ou de la reprise des relations conjugales, nous demandera s'il est parfaitement guéri des maux vénériens qu'il aurait antérieurement éprouvés, ne sera-t-il pas opportun de nous informer si depuis la dernière manifestation vérolique, il n'aurait pas essuyé un des ac-

cidents compris dans la seconde catégorie? Aura-t-il impunément affronté les excitations répétées d'une nourriture de
haut goût et l'usage habituel des boissons alcooliques, l'influence prolongée du froid ou de l'humidité ; sa vie a-t-elle
été traversée par de profonds chagrins, son moral secoué
par de brusques et violentes émotions ; a-t-il subi l'atteinte
d'une ou de plusieurs maladies aiguës, sans qu'aucun symptôme de virulence ait apparu ? Dans le cas d'enfantement,
les douleurs qui l'accompagnent et les suites de couche
n'ont-elles mis à découvert, ni chez la mère ni sur le
nouveau-né, aucun symptôme spécifique? Ne sera-t-on pas
en droit d'espérer que la vérole est absente d'un organisme qui se montre insensible à ces excitations provo-
catrices, à ces mouvements profondément perturbateurs?
La présomption, quelque fondée qu'elle soit, ne sera pas,
je le crois, infaillible ; mais je dis que la probabilité sera
grande, et n'est-ce pas beaucoup, dans une pareille matière, que de pouvoir, en mettant à profit des conditions
accessoires et en les ajoutant à des inductions puisées à
d'autres sources, n'est-ce pas beaucoup, dis-je, que de rendre ainsi plus compacte le faisceau des probabilités ?

Quelque soupçon plane-t-il encore sur l'état du consultant? il est d'autres garanties que l'on pourra se procurer, de
nouvelles épreuves auxquelles il sera possible de le soumettre. Ces garanties, ces épreuves, on les tirera de l'appréciation des causes énumérées dans la première catégorie, causes que l'art peut imiter et mettre en jeu à sa volonté. Je
laisse de côté l'emploi des épispastiques, celui des vomi-
purgatifs, et celui des emménagogues, qui me paraissent
n'avoir que très-peu de prise sur la vérole latente, et ne devoir être réclamés que dans des cas rares et tout à fait exceptionnels. Je ne m'arrêterai pas à l'influence que pourraient
avoir sur les manifestations provoquées de la vérole les fatigues corporelles et les rudes travaux manuels. Je ne né-

gligerai pourtant pas de faire concourir ce genre d'exercices au succès de l'épreuve, mais sans le regarder comme base principale.

C'est surtout aux bains de vapeurs, aux bains de mer, aux bains de rivière, à ceux d'eaux thermales, que je demanderai des armes plus puissantes et plus sûres. Ces bains occupent le premier rang parmi les causes accidentelles : on a vu qu'ils y atteignent le chiffre de 10. Et n'est-il pas bien remarquable que les moyens excitateurs dont il nous sera le plus facile d'user, se trouvent ainsi en tête des accidents, qui naturellement ont déterminé le plus fréquemment et avec le plus de puissance, l'éclosion secondaire des symptômes syphilitiques ! Lors donc qu'il s'agira de reconnaître la pureté actuelle d'un organisme jadis entaché de vérole, d'en tâter la disposition morbide, l'épreuve des eaux minérales thermales l'emportera sur toutes les autres épreuves.

Il ne se passe guère d'années que les médecins attachés à ces établissements n'aient l'occasion de constater cette vertu spéciale des eaux minérales. Ceux que j'ai pu interroger à ce sujet m'ont tous répondu par l'affirmative, entre autres M. le docteur Doux, de Gréoulx.

« J'ai vu souvent dans les leucorrhées syphilitiques, écrit M. Boirot Desserviers, les eaux de Néris servir à lever les doutes qui restaient sur leur nature, en reproduisant les symptômes évidents de l'affection vénérienne, et dissiper l'incertitude du médecin, en lui indiquant la vraie méthode curative. » (1)

M. le docteur Chevalier, médecin inspecteur des eaux de Bagnols-les-Bains (Lozère) rapporte que l'on rencontre souvent à ces thermes des jeunes gens qui, ayant eu des maladies vénériennes, viennent, avant de contracter mariage,

(1) *Recherches et observations sur les eaux minérales de Néris*, *p.* 35.

faire l'épreuve de leur guérison, et s'assurer, par l'usage des eaux, s'ils sont entièrement délivrés du virus syphilitique. On sait en effet que les sources sulfureuses ont la propriété de développer les affections vénériennes, lorsqu'elles sont encore cachées et qu'on ne fait que les soupçonner. Les deux observations suivantes confirment cette propriété :

« M...., Receveur de l'enregistrement au Bleymard, fut envoyé à Bagnols pour des douleurs rhumatismales. Après quinze jours de l'usage des eaux, la peau se couvrit de pustules syphilitiques, et des ulcérations se formèrent au fond du palais. Ce malade cessa alors de se baigner et partit. Il y avait cinq ans qu'il avait fait un traitement antivénérien très-méthodique, qui avait fait disparaitre en apparence la maladie dont il était atteint. »

« V..., de Mende, avait mené une conduite régulière depuis une maladie vénérienne qu'il avait contractée il y a environ huit ans; depuis lors, sa santé avait été fort dérangée; il attribuait son état de souffrance à la trop grande quantité de mercure qu'on lui avait fait prendre. Les eaux de Bagnols, dont il fit usage en 1826, mirent en évidence des symptômes d'une syphilis cachée, ancienne, constitutionnelle. Il se déclara une exostose à la voûte palatine et des ulcérations aux amygdales. Ce jeune homme fut immédiatement soumis à un traitement antivénérien, qui le délivra de tous ses maux. » (1)

La durée de l'état latent avait été de cinq ans chez le premier malade et de huit ans chez le second. Chez ce dernier, un état habituel de souffrances était mis sur le compte du mercure, tandis qu'il avait pour cause une vérole cachée que les eaux de Bagnols rendirent évidente, et qu'un traitement spécifique guérit enfin radicalement.

« On croyait autrefois, remarque M. Patissier, que les

(1) *Recherches et observations sur les eaux thermales de Bagnolsles-Bains, près Mende, département de la Lozère*, p. 118.

eaux sulfureuses étaient nuisibles aux maladies vénériennes: elles contribuent au contraire à les développer lorsqu'elles sont encore cachées, ou qu'on ne fait que les soupçonner. Combien de malades souffrant depuis longtemps sans connaître la cause de leurs douleurs, ont eu le bonheur, par l'emploi de ces eaux, de la découvrir et d'obtenir leur guérison. » (1)

Je me borne à reproduire ces témoignages : leur appui me semble suffisant pour justifier les vues médicales sur lesquelles j'appelle l'attention. Dans cette méthode exploratrice, la première place appartient aux eaux minérales sulfureuses, surtout aux thermales. Le malade doit être soumis avec vigueur et d'emblée à toute l'étendue, à toute l'énergie de leur action, *intus et extra*, en bains, en douches, en vapeurs, en boisson, sauf le cas d'indications contraires. Ce sont les thermes de cette classe, et parmi eux, ceux où les proportions de soufre sont les plus fortes et la température la plus élevée, que l'on devra recommander de préférence. Les eaux sulfureuses froides n'offriraient qu'un moindre degré d'efficacité.

A défaut des thermes sulfureux, les eaux minérales acidules, les eaux minérales salines et celles dont le fer forme le principal élément, nous fourniront encore d'utiles ressources. Les résultats des observations de M. Boirot et l'expérience acquise par Swediaur sont là pour l'attester. En outre, certaines conditions de faiblesse, d'anémie, de prédominance lymphatique, certains états morbides de la tête, de la poitrine ou de l'abdomen, etc. etc., pourront nous diriger dans le choix des agents excitateurs.

Mais des cas se présenteront où il ne sera pas en notre pouvoir de diriger nos malades vers les unes ou les autres de ces sources naturelles. Nous devrons alors re—

(1) *Manuel des eaux minérales naturelles*, 2ᵉ *édition, p.* 107.

courir à leurs succédanées. Les bains de vapeurs simples
ou de vapeurs médicamenteuses, les eaux sulfureuses, martiales, acidules ou salines, que l'art compose à l'imitation
des naturelles, seraient substituées à ces dernières, et administrées comme elles, sous diverses formes et par diverses
voies. On pourra, dans les mêmes circonstances, profiter des
facilités que présenterait le voisinage de la mer ou la proxi-
mité d'une rivière. Nous voyons dans l'énumération qu'a faite
M. A. Cazenave, les bains de mer ou de rivière figurer 9 fois
parmi les causes accidentelles qui ont provoqué l'explosion des
syphilides.

Des obstacles provenant, soit d'une pénurie extrême,
soit de la nécessité de rester sur place, etc. vinssent-ils
nous interdire le choix, ou même l'emploi des ressources précédentes, il en resterait encore une que nous pourrions nous
procurer : je veux parler de la méthode hydrothérapique.
Les secousses violentes, les perturbations profondes, générales, *ab imo*, que l'enveloppement, les sueurs et l'immersion impriment à tous les organes, à toutes les fonctions,
me paraîtraient éminemment propres à pousser au dehors la
disposition syphilitique latente. On sait d'ailleurs que les
procédés de ces cures révolutionnaires sont plus effrayants
au point de vue théorique que dangereux dans leur application. Ce genre d'épreuve serait assurément le moins coû-
teux, et peut-être joindrait-il à cet avantage celui de ne le
céder en efficacité à aucune des épreuves dispendieuses énumérées plus haut. Le lot du pauvre se trouverait ici sur la
même ligne que l'apanage du riche. Ce que l'on m'a raconté
et ce que j'ai lu relativement aux faits observés à Graefen-
berg, confirmerait mes espérances ; car on y voit, dit-on,
tous les malades qui ont été atteints et traités de la vérole
quelques années auparavant, reprendre, dans le cours du
traitement, les mêmes symptômes dont ils avaient souffert,
et sur les mêmes parties.

Avant de clore la liste des moyens à tenter pour mettre à
nu la syphilis latente, je rapporterai un passage d'Hufeland,
dans lequel il indique les services que l'on pourrait tirer de
la vertu stimulante et diffusible de l'opium, soit pour provoquer l'action du germe occulte de la syphilis, soit pour
aider l'organisme à s'en débarrasser. Bien que renfermées
encore dans le cercle d'une simple appréciation spéculative,
ces vues pourraient, ce me semble, trouver, en certains cas,
une heureuse application.

« Le poison ( le virus syphilitique) peut aussi se trouver
latent, endormi. L'expérience a suffisamment prouvé qu'il
est sujet à suspendre son action, sans pour cela cesser d'exister, et l'analogie s'élève en faveur de ce phénomène. Car la
chaleur peut exister dans le corps à l'état latent, et même
d'autres miasmes, celui de la rage par exemple, peuvent
demeurer des mois entiers, des années, sans annoncer le
moins du monde leur présence. Quel moyen serait plus apte
que l'opium, par sa vertu stimulante et diffusible, qui pénètre partout, à éveiller ce germe endormi, à le rendre l'objet d'une élaboration critique; et quand il est fixé par une
incarcération spasmodique chronique, comme le cas semble
réellement avoir lieu quelquefois ( état latent ), à dissiper le
spasme et à remettre le miasme en liberté. » (1)

Revenons maintenant au médecin et à son client que nous
avons laissés en présence, l'un demandant s'il est complétement débarrassé du principe de la syphilis, l'autre cherchant sur quelles preuves il doit fonder une réponse affirmative. De tous les points que nous venons d'examiner successivement, il ressort que le médecin sera d'autant plus
autorisé à déclarer la guérison comme certaine, qu'il pourra
davantage s'étayer des circonstances suivantes :

1° Que le malade aura suivi un traitement méthodique et
convenablement prolongé.

(1) Hufeland, *loc. cit. Considérations sur l'opium*, *p.* 624.

2° Que le temps écoulé depuis la cessation dés derniers accidents sera plus considérable.

3° Que depuis cette époque, le malade n'aura éprouvé aucun de ces épiphénomènes qui, sans être caractéristiques de la syphilis latente, se sont néanmoins produits quelquefois pendant l'intervalle d'une guérison apparente : ainsi la desquammation circulaire de l'épiderme, la friabilité des ongles, les altérations diverses du système pileux, la chute des cheveux, des éruptions cutanées anomales, des avortements sans cause appréciable, une inexplicable stérilité, un facies *sui generis*, une fièvre lente, une émaciation générale ou une atrophie partielle, un affaiblissement plus ou moins prononcé des forces du corps et des facultés de l'esprit.

4° Qu'il aura subi impunément l'une, et surtout plusieurs des causes accidentelles que l'on saura être ordinairement l'occasion du développement des symptômes secondaires de la vérole : telles que le changement de climat, le froid excessif, et surtout le froid humide, les 'fatigues et les exercices forcés, les excès de veilles et de travail, les émotions morales vives, le chagrin et la misère, les blessures, les contusions, les épispastiques, les maladies aiguës, le travail de l'accouchement, les débauches de diverses natures, celles de table, comme les autres, l'abus des liqueurs fortes, l'influence excitatrice des bains de mer ou de rivière, des eaux thermales, des sources sulfureuses, salines ou ferrugineuses, des bains de vapeurs, etc. etc.

La réunion des plus importantes de ces conditions garantira l'extinction complète du virus, et portera la certitude à la dernière limite qu'il nous soit donné d'atteindre dans les choses médicales. Si l'examen attentif de la vie passée ou actuelle du malade, sans offrir des symptômes caractéristiques, laisse pourtant planer quelque soupçon de virulence cachée, ce sera alors le cas de proposer l'épreuve des thermes sulfureux, des sources salines ou martiales, des eaux minérales artificielles, des bains de vapeurs, de ceux de mer ou de rivière, des procédés hydrothérapiques. Si le corps reste insensible à ces énergiques sollicitations, si la secousse qu'elles lui imprimeront dans toute son étendue ne fait jaillir au dehors aucun indice de syphilis, le médecin, en conseillant ces derniers essais, et le malade en s'y soumettant, auront atteint, dépassé même tout ce que peut exiger la plus méticuleuse prudence. La vérole sera considérée comme entièrement éteinte, la guérison jugée définitive.

Puisque nous n'avons pu découvrir aucune marque certaine à laquelle, durant les intervalles qui séparent les symptômes primitifs des secondaires, et ceux-ci des tertiaires, il nous soit permis de reconnaître l'existence de la syphilis à l'état latent, et que, dans la recherche des conditions qui font passer son principe de l'inertie à des manifestations actives, nous n'en avons trouvé qu'un petit nombre que notre art saurait imiter, il devient évident que la prophylaxie la plus sûre de la vérole latente, comme de la vérole larvée, sera fournie, sinon tout entière, au moins dans sa plus grande partie, par les meilleurs modes de traitement des accidents primitifs et par les obstacles qu'on opposera à leur propagation. Ce sont des points majeurs sur lesquels je crois devoir encore insister fortement avant de terminer ce travail.

Pour arriver à des conditions de traitement plus convenables, ce ne serait pas assez que d'une meilleure entente entre le malade et l'homme de l'art : à leur double concours devrait s'ajouter celui de la société elle-même.

Je m'explique : chez le malade, je voudrais une plus juste appréciation de la nature et de la gravité de la maladie. Je ne parle pas de ce respect pour soi-même et pour ses semblables qui ne permettrait point que l'on se fît un jeu de sa propre santé, et qu'après l'avoir compromise, on s'exposât à communiquer à autrui le germe de la contagion.

Chose étrange ! inexplicables effets de l'aberration et de la
légèreté humaines ! Tel qui affronterait les angoisses de la
faim et qui souffrirait mille fois la mort plutôt que de commettre le moindre larcin , ne sait plus , quand l'aiguillon
de la chair le presse , écouter la voix de sa conscience , et
va trop souvent, sans scrupule , ravir à une jeune fille son
seul patrimoine , la seule source de ses joies et de son travail : la pureté de son sang, le privilége d'une santé qui
devrait être sacrée ! Ce vol , cet empoisonnement n'est prévu
ni puni par la loi ; il n'est même pas justiciable de l'opinion
publique. Je m'arrête, je ne veux pas empiéter sur le domaine de la morale et de la religion, seuls tribunaux de
qui ressortissent dans notre société civilisée , de pareilles
actions !

En m'adressant aux malades, je laisse à part les déli-
catesses de l'âme : je ne fais appel qu'à leurs instincts les
plus grossiers , à leurs sentiments les moins nobles , à l'intérêt seul de leur propre conservation ; et je voudrais les bien
convaincre, même à ce point de vue étroit, égoïste, que
toute personne devrait , dès qu'elle a contracté la syphilis,
se considérer comme frappée d'une maladie grave, qui, si
elle ne la met pas dans un péril imminent, actuel, n'en est
pas moins capable de corrompre la source première de son
existence, d'empoisonner la vie qui lui est propre et celle
qu'elle est appelée à transmettre à autrui. Je voudrais que tout
contaminé, au lieu de s'endormir dans un déplorable optimisme à l'endroit de la vérole, et de s'exposer, double victime du mal et du remède, aux périls d'une cure secrète,
se plaçât immédiatement sous la main du médecin , sous la
loi d'un régime sévère , ainsi qu'il le fait pour toute maladie aiguë et dangereuse , et qu'il se persuadât bien qu'il faut
autant de science , autant de tact , toujours plus de dévouement de la part de l'homme de l'art, pour mener à parfaite
guérison une maladie vénérienne , que pour triompher d'un
érysipèle , d'une pneumonie ou d'une fièvre typhoïde.

Voilà quelles seraient mes exigences à l'égard des malades. Que demanderais-je aux médecins ? L'unité dans les vues théoriques, l'identité dans les méthodes, la similitude dans les agents thérapeutiques? Cela serait sans doute à désirer, mais la république médicale ne marche point comme un seul homme. La diversité des buts, la variété des routes battues ou des voies nouvelles, n'ont pourtant pas empêché le champ de notre science de s'étendre et de fructifier. J'ai montré que les divergences cessaient en ce qui touche au régime, et que tout le monde s'accordait à en proclamer l'importance ; il me suffirait que chacun s'appliquât à en démontrer aux malades l'absolue nécessité. Peut-être serait-il convenable que, sans rien négliger pour guérir la vérole le plus méthodiquement et le plus sûrement, on s'imposât l'obligation de la traiter jusqu'à parfaite guérison avec le moins de frais possible. Trop souvent la crainte d'une dépense exagérée retient le malade, et le livre à la merci des ignares et des charlatans.

Quant à la société, la part que je lui attribuerais dans la curation et la prophylaxie de la maladie vénérienne, serait la plus large, la plus importante. La société, on doit le reconnaître, a déjà beaucoup fait pour restreindre les ravages du mal. Dans tous les centres de population de quelque étendue, elle a soumis la débauche aux investigations multipliées des hommes de l'art. Les réglements nécessaires existent. Ce qui leur manque encore a été suffisamment indiqué : il n'y a plus qu'à veiller à une exacte et sévère exécution. Dans quelque villes, les médecins placés au premier rang, n'ont pas cru que ce fût en descendre que d'accepter la mission de surveiller les autels de la Vénus impudique. Pourquoi l'exemple qu'ils donnent ne serait-il pas suivi? Pourquoi les médecins et les chirurgiens qui desservent les hôpitaux d'une ville, ne seraient-ils pas tenus de visiter, à tour de rôle, les filles publiques?

Déjà, on peut le dire, la prostitution réglementée n'est pas la source la plus féconde de la contagion. Si cette source, assujettie au contrôle digne et élevé sous lequel je voudrais la placer, venait à cesser d'être empoisonnée, qui n'entrevoit que la prostitution libre, la débauche clandestine n'eût trouvé son plus grand obstacle, si ce n'est son entière annulation. Alors, on aurait fait un pas immense vers l'extinction de la syphilis.

Indiquons d'autres voies à suivre pour arriver à ce but. La plupart des hospices ferment leurs portes aux indigents atteints de la contagion. Cette barrière doit être brisée. La vérole doit rentrer dans le droit commun. Accordons à tout syphilitique sans ressources le privilége d'un lit à l'hôpital. Que sa femme aussi, que son enfant, solidaires du mal, mais innocents de la faute, aient droit d'asile dans cette demeure commune de douleurs qui porte inscrit sur son fronton le nom sublime d'*Hôtel-Dieu !*

Cependant, ces améliorations, tout importantes qu'elles seraient, ne constitueraient encore que des demi-mesures. L'intensité et l'étendue du mal exigeraient un plus grand déploiement de forces. La syphilis a pénétré partout ; le cercle de nos attaques devrait donc s'élargir dans la même proportion, et ne se fermer que là où se rencontreraient les limites extrêmes du mal. Ainsi posée, la question s'élève à la hauteur d'une question d'hygiène publique, de salut social, et comme telle, elle doit être ( je l'ai dit en commençant) évoquée au grand jour de la publicité, attachée au pilori d'une enquête officielle. Du moment où la société aura pu envisager toute l'immensité du tribut qu'elle paie au fléau dévastateur, nul doute qu'alors elle n'éprouve un plus impérieux besoin de s'en affranchir.

Le mot de progrès est sur toutes les lèvres. La civilisation actuelle s'enorgueillit de ses nombreuses conquêtes; et en effet, nos villes mieux bâties, nos rues mieux percées, mieux pavées, nos maisons mieux ouvertes à l'air et au soleil, notre sol sillonné de plus de routes, nos marais desséchés, nos rivières encaissées, l'abondance des vivres partout répandue, leur bonne qualité partout surveillée, le nombre des petites épidémies de plus en plus restreint, les grandes épidémies amorties par l'ensemble des mesures générales et privées, etc. etc. justifient les prétentions de notre siècle, et attestent une marche incessamment progressive. Le scorbut a disparu des localités où il régnait endémiquement; la vaccine a mis un terme aux ravages de la variole; mais la syphilis va toujours se propageant, et n'a pas cessé depuis trois cents ans de ronger les flancs de l'espèce humaine. Apparue au siècle des grandes découvertes qui ont changé la face de monde, au siècle où furent inventées la boussole, l'imprimerie et la poudre à canon, on dirait que, renouvelant la fable du vautour de Prométhée, elle fondit sur l'homme comme pour le punir de ce qu'il venait d'arracher au ciel ses plus vifs rayons de lumière et ses plus merveilleux secrets.

Aujourd'hui encore, malgré les innombrables améliorations que les lois, les arts et l'hygiène ont fait à l'envi pénétrer presque en tous lieux, la syphilis n'a pas lâché sa proie. La société qui se laisse ainsi dévorer, serait-elle donc impuissante à terrasser ce fléau séculaire ? Raisonnons ici par analogie : un mal qui n'était pas sans quelque similitude avec la syphilis, un mal qui passait aussi pour se propager par la double voie de la contagion et de l'hérédité, la lèpre, maladie plus lente dans ses ravages, mais opposant aux tentatives de l'art un obstacle presque absolu, la lèpre a été vaincue par nos ancêtres, elle a été expulsée par eux du sol européen et repoussée vers les lieux de sa première origine. C'était cependant une maladie universellement répandue, une calamité publique. Elle fut combattue par un effort général. Deux mille léproseries furent fondées en France ; six mille en Angleterre ; on en compta dix-neuf mille dans la chrétienté. Un Ordre fut créé qui, à la fois guerrier et religieux, repoussait d'une main les armées des Sarrasins, et de l'autre, le mal redoutable que l'Orient avait communiqué à l'Occident. Louis VIII, roi de France, léguait en mourant des fonds considérables pour combattre le fléau qui ravageait ses États.

La lèpre fut étouffée. N'en serait-il donc pas ainsi de la syphilis, si nous renouvelions contre elle la lutte que nos pères entreprirent contre sa sœur aînée ? Pour repousser la nouvelle lèpre qui s'étend aujourd'hui, soit par contagion, soit par hérédité, sur une grande partie du genre humain, il faut que la ligue soit générale, que tous nous concourions à des mesures commandées par l'intérêt commun. C'est surtout à l'Académie de médecine qu'il appartiendrait de susciter ce mouvement, de l'organiser et de le diriger. Que de sa voix puissante elle fasse un appel aux hommes d'État, aux économistes, aux industriels, aux pères de famille, aux ministres du culte, enfin à tous les hommes de progrès et de charité ; qu'elle les entraîne à sa suite dans cette sainte croisade, au secours de l'humanité.

Aux hommes d'État, aux économistes, elle montrerait, en sondant le mal dans ses replis les plus cachés, en soulevant le masque insidieux que, dans son effroyable persistance, il emprunte si souvent à d'autres maladies pour tromper l'art qui le poursuit, elle montrerait, dis-je, que la vérole est un des agents les plus actifs de la dégradation physique de la race humaine. Aux industriels : ils ne savent que trop de combien de bras la vérole prive leurs ateliers ! Aux pères de famille : oh ! nul ne refuserait d'entrer dans une ligue dont le devoir serait d'attaquer sans relâche l'ennemi qu'ils voient toujours prêt à fondre sur leurs enfants. Aux ministres du culte : ils sont témoins de trop de misères, confidents de trop de souillures ; ils ont trop à consoler, trop à par-

donner, pour ne pas se vuer des premiers à combattre incessamment le fléau. C'est à eux principalement qu'il serait donné
de pulvériser l'objection tant de fois répétée, qu'éteindre la vérole, ce serait accroître la débauche ; car, mieux que personne,
ils sont à portée de savoir combien est petit le nombre de ceux
que la peur de la contagion retient dans les liens de la chas-
teté, et combien est mince la vertu qui n'est séparée du
vice que par l'épaisseur de la crainte !

Parmi les mesures d'exécution qu'il conviendrait de prendre, et sur quelques-unes desquelles j'ai précédemment insisté, la création de dispensaires spécialement destinés au
traitement des maladies vénériennes, occuperait le premier
rang. Il faudrait faire, pour l'extinction de la syphilis, ce
qui a été pratiqué pour la répression du choléra : établir
des bureaux de secours partout où le danger se révèlerait.
Les frais de ces dispensaires ne seraient pas considérables : il suffit souvent de quelques grains de sublimé pour
guérir la vérole la plus invétérée. L'abandon des idées er-
ronnées qui depuis trois cents ans répandent une teinte d'infamie sur la syphilis, voilà le plus grand sacrifice que chacun aurait à s'imposer. Nous venons de dire que la dépense
pécuniaire se réduirait à quelques oboles. Il n'en coûterait
un peu que pour avouer tout haut le but pour lequel on
s'associerait. Plus donc l'association serait générale, moins
on aurait à compter avec un respect humain mal entendu.

Dans la seconde ville de France, le docteur Munaret a pris
l'initiative de pareilles fondations : Lyon lui doit un dispensaire consacré au traitement des indigents atteints de syphilis. L'ouvrier pauvre est sûr de trouver là un remède à ses
maux, et mieux encore, des personnes charitables, dont l'assistance éloigne de lui les horreurs de la misère, dont la
voix sympathique relève son moral, et dont l'intervention
ramène souvent dans le foyer domestique l'ordre, le calme
et la confiance qui s'en étaient exilés. Le mal disparu, le

souvenir des bienfaits reçus et des bons conseils donnés reste : il devient l'utile sauvegarde qui s'opposera au retour d'une contagion nouvelle, plus efficacement que ne le faisaient jadis les menaces du fouet et de la hart, et mieux que ne le fait l'anathème qui pèse encore sur les vérolés de notre époque. Qu'au lieu d'un seul établissement de ce genre il y en ait mille en France, et bientôt, comme la lèpre, la syphilis en sera chassée.

Je m'aperçois que, dans ces arrangements, je n'ai pas marqué le rôle du médecin : son rôle y est d'avance indiqué par celui qu'il a rempli dans les épidémies cholériques, par celui qu'il accepta pour la propagation de la vaccine lors de cette mémorable découverte, et qu'il continue encore : un rôle de dévouement et d'abnégation personnelle. Il connaît de longue main la demeure du pauvre : il se ferait une fête d'y introduire ses associés, et se contenterait, pour rémunération de ses peines, dans cette œuvre de philanthropie et de charité, des seuls honoraires qu'il a coutume de demander à l'indigent : un peu de reconnaissance et de bon souvenir.

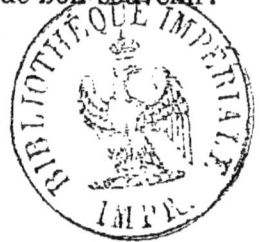

FIN.

# TABLE DES MATIÈRES.

---

## PREMIÈRE PARTIE.

### CHAPITRE PREMIER.

## CHAPITRE DEUXIÈME.

## CHAPITRE TROISIÈME.

## CHAPITRE QUATRIÈME.

## CHAPITRE CINQUIÈME.

# SECONDE PARTIE.

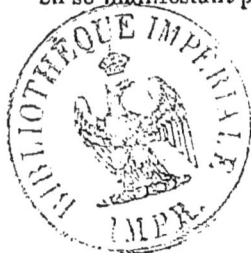

FIN DE LA TABLE.